2018 개정판

해부·병태생리로 이해하는

SN 성인간호학

STEPS TO ADULT HEALTHY NURSING

의학 편저 연세대학교 의과대학 교수 문 영 명

간호 감수 세브란스병원 간호수석부장 오 경 환

경희대학교병원 간호본부장 이 명 해

6 Gastroenterology 소화기

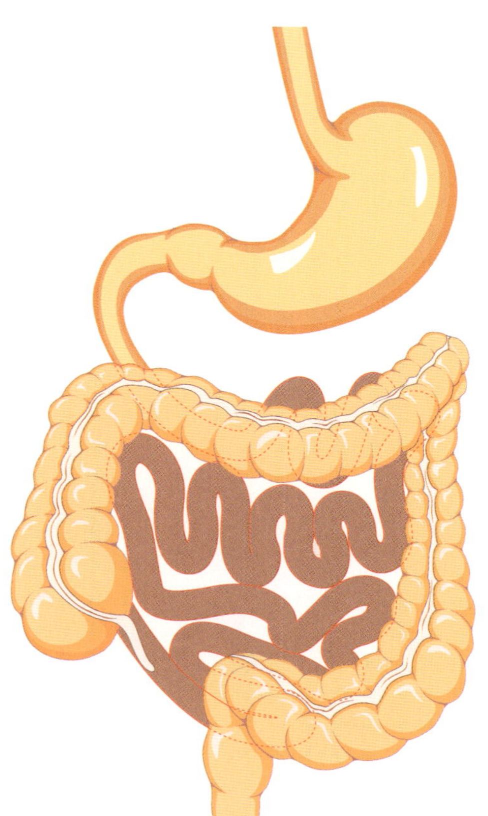

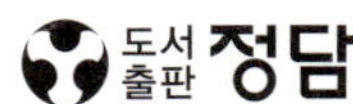

해부·병태생리로 이해하는

SN 성인간호학 6 소화기

1판 발행 / 2009년 9월 9일
2판 발행 / 2018년 1월 30일

발행인 김정찬
편집기획 손지현
편집디자인 최민수

발행처 도서출판 정담
주소 서울특별시 송파구 송이로17길 50-27
(가락동 13-10) 2층
전화 02-443-2791
팩스 02-430-7370
홈페이지 www.jdb.co.kr
등록 제 22-135호

정가 32,000원
ISBN 978-89-8085-841-5
978-89-8085-835-4(set)

저작권법에 의해 무단 전재나 복제를 금합니다.
잘못 만들어진 책은 바꾸어 드립니다.

의학편저자 머리글

의학이라는 험산준령에서도 그 본령을 이루는 것이 내과학이라고 할 수 있다.

내과학은 거대한 퍼즐이다. 양적으로나 내용적으로도 결코 만만치 않은 분야이다. 여러분들이 그동안 배워온 해부학, 조직학, 생리학, 생화학, 약리학, 병리학 등의 각종 기초학 지식들을 머릿속에서 퍼즐처럼 맞추어 임상현장에서 적용하기 위해서는 암기보다 질환에 대한 이해가 우선시되어야 한다.

결국 임상현장에서의 적용은 단순한 암기만으로 도달할 수 있는 경지가 아니다. 인체와 질병에 대한 기초의학에서 배웠던 모든 지식을 임상적인 지식에 접목시키고 그것을 다시 환자에 적용시킬 수 있는 수준으로 끌어올리기 위해서는 질병을 종합적으로 이해해야만 한다.

의과대학 본과생들 가운데는 참고서의 모든 것을 달달 외우려 했던 학생들도 더러 있었다. 그러나 아무리 기억력이 우수하다고 해도 암기만으로는 모든 내용을 기억할 수도 없으며, 아무런 연관성도 없는 의학용어의 나열만 암기한다고 해서 그 노력만큼 성적이 따라주지도 않았다.

이렇게 된 가장 큰 원인은 그들이 기초의학을 제대로 이해하지 못하였고 이를 임상의학과도 융합시키지 못했기 때문이다. 정상적인 인체의 구조, 생리, 병리에 대해서 잘 알지 못하면 각종 질환이 어떻게 초래되는지도 이해하기 힘들기 때문에 결국에는 책 속의 모든 내용을 외우려고 하는 악순환에 빠져버리는 것이다.

그렇다면 어떻게 해야 할까?

현실적으로 학교에서 임상의학을 공부하면서 다시 기초의학을 처음부터 공부한다는 것은 너무 어려운 일이다. 그렇기 때문에 기본으로 돌아가 그동안 공부했던 기초의학인 해부생리와 병태생리를 질환과 연계하여 다시 정리할 수 있도록 공부해야 한다.

이 책은 그동안 공부해왔던 인체의 해부학, 조직학, 생리학, 병리학 등의 각종 지식들을 리뷰할 수 있도록 간결하면서도 꼼꼼하게 서술하고 있다.

인체의 어떤 부위에서 어떠한 원인과 기전에 의해 질환이 발생하는지 이해하기 쉽도록, 또한 다양한 질환의 진단·증상·검사·치료 등에 대한 각각의 핵심내용을 명확하게 파악할 수 있도록 그림과 사진을 적절하게 활용하여 요점을 간결하게 서술하였다.

그렇기 때문에 이 책으로 공부하면 질환에 따른 병태생리와 증상, 치료 및 간호 모든 부분이 저절로 퍼즐이 맞춰지듯이 이해될 것이며, 따라서 자연스레 암기할 내용도 확연히 줄어들 것이다. 그리고 당연히 임상실습과 국시에도 반드시 필요한 지침서가 될 것이다.

2018년 편저자 일동

간호감수자 머리글

병원간호사회는 미래의 간호사인 학생들의 학습에 도움을 주기 위하여 정담 출판사에서 요청한 <성인간호학>의 간호관리와 포인트 리뷰 부분을 감수하기로 결정하였다. 감수과정에서 간호 파트 내용의 오류를 정정하였고 또한 간호 과정에서 누락된 핵심내용을 보충하여 감수하였다.

간호 과정(Nursing Process)의 목적은 환자의 질병을 올바르게 이해하고 질병의 치유 및 회복 과정에 따라 환자의 신체적·정신적·사회적 문제를 해결하는 과정에 초점을 맞추는 것이다.

학생들이 교재를 통해 학습된 간호 과정을 임상 현장에서 실제로 어떻게 적용하면 좋을지 판단하는 것은 매우 어려운 일이다. 이 교재에서는 학생들이 체계적으로 간호과정을 적용하기 위하여 간호 과정의 흐름을 한눈에 파악할 수 있도록 간호문제, 간호진단, 간호목표, 간호수행 항목을 일목요연하게 정리하여 실었다.

또한 포인트 리뷰의 '셀프 복습문제'를 통해 스스로 리뷰할 수 있도록 하였고, 이 리뷰가 끝난 뒤 '핵심 정리 문제'를 풀면서 향후 국시를 위한 확실한 길라잡이가 될 수 있도록 하였다. 뿐만 아니라 임상실습에서도 학생들은 환자 개개인의 간호문제에 따른 간호과정을 쉽게 적용할 수 있게 되어 학습효과를 더욱 실감할 수 있을 것이다.

이 교재가 성인간호학의 주요 참고도서로 폭넓게 사용할 수 있을 것으로 생각하며 감수 글을 마감한다.

2018년 감수자 일동

편저·감수 명단 (가나다순)

의학편저

김 세 규
연세대학교 의과대학 호흡기내과

김 준 명
연세대학교 의과대학 감염내과

문 영 명
연세대학교 의과대학 소화기내과

이 꽃 실
관동대학교 의과대학 감염내과

이 수 곤
연세대학교 의과대학 결합조직내과

정 남 식
연세대학교 의과대학 심장내과

고 윤 웅
연세대학교 의과대학 혈액내과

차 봉 수
연세대학교 의과대학 내분비내과

최 규 헌
연세대학교 의과대학 신장내과

최 일 생
연세대학교 의과대학 신경내과

홍 천 수
연세대학교 의과대학 면역·알레르기내과

간호감수

김 연 희
서울아산병원 간호부원장

박 희 라
경희대병원 간호팀장

오 경 환
세브란스병원 간호수석부장

이 명 해
경희대병원 간호본부장

이 순 행
서울아산병원 간호팀장

이 창 숙
단국대병원 UM

장 창 섭
서울대병원 수간호사

조 문 숙
분당서울대병원

최 경 옥
서울성모병원 간호부장

일러두기

공부를 시작하기 전에 우선 이 책이 어떤 방식으로 구성되어 있는지 알아보도록 하자.

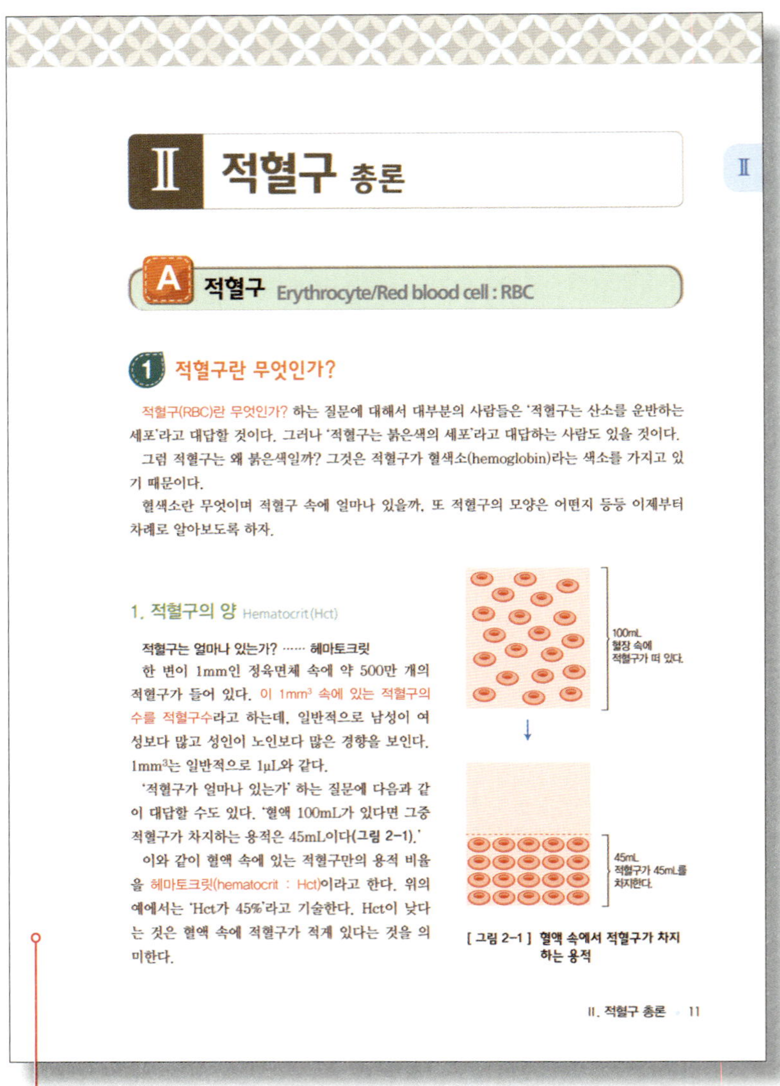

Ⅱ 적혈구 총론

A 적혈구 Erythrocyte/Red blood cell : RBC

1 적혈구란 무엇인가?

적혈구(RBC)란 무엇인가? 하는 질문에 대해서 대부분의 사람들은 '적혈구는 산소를 운반하는 세포'라고 대답할 것이다. 그러나 '적혈구는 붉은색의 세포'라고 대답하는 사람도 있을 것이다.

그럼 적혈구는 왜 붉은색일까? 그것은 적혈구가 혈색소(hemoglobin)라는 색소를 가지고 있기 때문이다.

혈색소란 무엇이며 적혈구 속에 얼마나 있을까, 또 적혈구의 모양은 어떤지 등등 이제부터 차례로 알아보도록 하자.

1. 적혈구의 양 Hematocrit(Hct)

적혈구는 얼마나 있는가? …… 헤마토크릿

한 변이 1mm인 정육면체 속에 약 500만 개의 적혈구가 들어 있다. 이 $1mm^3$ 속에 있는 적혈구의 수를 적혈구수라고 하는데, 일반적으로 남성이 여성보다 많고 성인이 노인보다 많은 경향을 보인다. $1mm^3$는 일반적으로 1μL와 같다.

'적혈구가 얼마나 있는가' 하는 질문에 다음과 같이 대답할 수도 있다. '혈액 100mL가 있다면 그중 적혈구가 차지하는 용적은 45mL이다(그림 2-1).'

이와 같이 혈액 속에 있는 적혈구만의 용적 비율을 헤마토크릿(hematocrit : Hct)이라고 한다. 위의 예에서는 'Hct가 45%'라고 기술한다. Hct이 낮다는 것은 혈액 속에 적혈구가 적게 있다는 것을 의미한다.

[그림 2-1] 혈액 속에서 적혈구가 차지하는 용적

Ⅱ. 적혈구 총론 11

총론

각론에서 질환을 배우기 전에 그동안 기초학에서 공부했던 해부, 생리, 병리를 리뷰할 수 있도록 그림과 함께 간결하게 서술하였다. 이를 통해 각 질환의 이해가 더욱 빨라질 수 있다.

각론

총론의 해부, 생리, 병리를 토대로 각 질환의 병태생리에 대해 자세히 설명하고 있다.
질환에 대한 이해를 돕기 위해 그림과 표를 추가하여 쉽고 자세하게 설명함으로써
더욱 이해하기 쉽도록 하였다.

B 빈혈의 형태적 분류

1 철결핍빈혈 Iron deficiency anemia : IDA

소적혈구성저색소성빈혈의 대표적인 IDA는 임상에서 가장 많이 접하는 빈혈이다.

1. 철결핍의 원인

IDA의 2가지 중요한 원인은 ①체내에 들어오는 철이 감소하거나 또는 ②체내에서 밖으로 나가는 철이 증가하는 것이다. 또 정상적으로 일정량이 흡수되고 있어도 체내에서 수요가 증가하는 경우에는 상대적으로 철부족 상태가 되어 버린다. 좀 더 구체적으로 체내의 철이 결핍되는 원인을 살펴보자(표 3-2).

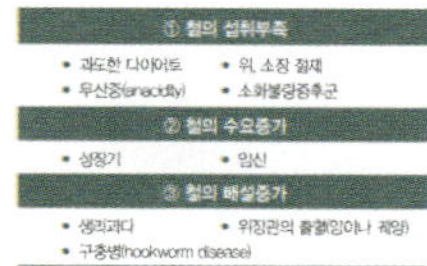

① 철의 섭취부족	
• 과도한 다이어트	• 위, 소장 절제
• 무산증(anacidity)	• 소화불량증후군
② 철의 수요증가	
• 성장기	• 임신
③ 철의 배설증가	
• 생리과다	• 위장관의 출혈(암이나 궤양)
• 구충병(hookworm disease)	

[표 3-2] 철결핍의 원인

1) 몸에 들어오는 철이 감소하는 경우

급격한 다이어트 등으로 인해 철의 섭취량이 감소하는 경우를 생각해 볼 수 있다. 그러나 철의 섭취량이 정상이었다고 하더라도 철의 흡수에 문제가 있어 철이 부족해지는 경우가 있다. 예를 들면, 수술로 위를 절제한 경우와 소장을 절제한 경우이다.

- 위가 없다.
  - → 위산이 없다.
  - → Fe^{3+}를 유리형으로 바꿀 수 없다.
  - → 철을 환원할 수 없다.
  - → 흡수할 수 없다.
    (특히 전체위절제술(total gastrectomy) 후에 발생한다. 위부분절제술(subtotal gast-rectomy)에서는 잘 발생하지 않는다)
- 소장을 너무 많이 잘라냈다.
  - → 철은 소장(십이지장~공장 상부)에서 흡수되기 때문에 흡수가 불가능해진다.

2) 철의 수요증가

성장기에는 골격근이 빠르게 발달함에 따라, 근육내의 미오글로빈(myoglobin)도 증가한다.

22 적혈구

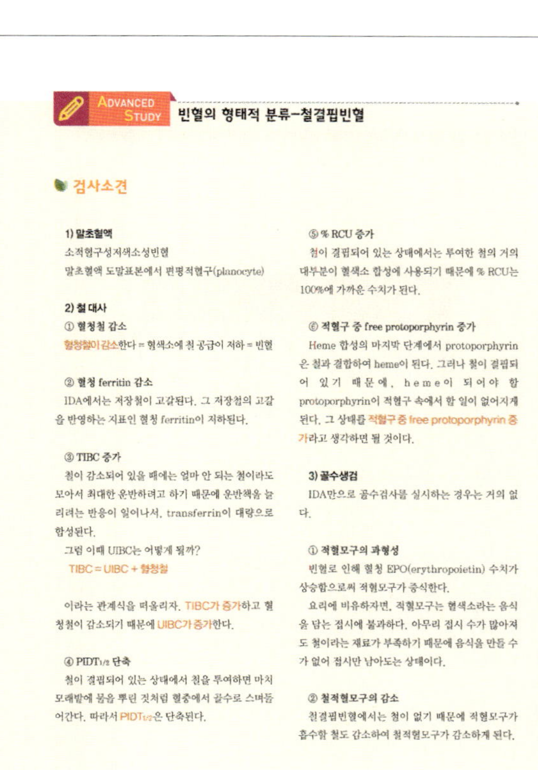

ADVANCED STUDY 빈혈의 형태적 분류–철결핍빈혈

검사소견

1) 말초혈액
소적혈구성저색소성빈혈
말초혈액 도말표본에서 편평적혈구(planocyte)

2) 철 대사

① 혈청철 감소
혈청철이 감소한다 = 혈색소에 철 공급이 저하 = 빈혈

② 혈청 ferritin 감소
IDA에서는 저장철이 고갈된다. 그 저장철의 고갈을 반영하는 지표인 혈청 ferritin이 저하된다.

③ TIBC 증가
철이 감소되어 있을 때에는 얼마 안 되는 철이라도 모아서 최대한 운반하려고 하기 때문에 운반책을 늘리려는 반응이 일어나서, transferrin이 대량으로 합성된다.
그럼 이때 UIBC는 어떻게 될까?
TIBC = UIBC + 혈청철
이라는 관계식을 떠올리자. TIBC가 증가하고 혈청철이 감소되기 때문에 UIBC가 증가한다.

④ $PIDT_{1/2}$ 단축
철이 결핍되어 있는 상태에서 철을 투여하면 마치 모래밭에 물을 뿌린 것처럼 혈중에서 골수로 스며들어간다. 따라서 $PIDT_{1/2}$은 단축된다.

⑤ % RCU 증가
철이 결핍되어 있는 상태에서는 투여한 철의 거의 대부분이 혈색소 합성에 사용되기 때문에 % RCU는 100%에 가까운 수치가 된다.

⑥ 적혈구 중 free protoporphyrin 증가
Heme 합성의 마지막 단계에서 protoporphyrin은 철과 결합하여 heme이 된다. 그러나 철이 결핍되어 있기 때문에, heme이 되어야 할 protoporphyrin이 적혈구 속에서 할 일이 없어지게 된다. 그 상태를 적혈구 중 free protoporphyrin 증가라고 생각하면 될 것이다.

3) 골수생검
IDA만으로 골수검사를 실시하는 경우는 거의 없다.

① 적혈모구의 과형성
빈혈로 인해 혈청 EPO(erythropoietin) 수치가 상승함으로써 적혈모구가 증식한다.
요리에 비유하자면, 적혈모구는 혈색소라는 음식을 담는 접시에 불과하다. 아무리 접시 수가 많아져도 철이라는 재료가 부족하기 때문에 음식을 만들 수가 없어 접시만 남아도는 상태이다.

② 철적혈모구의 감소
철결핍빈혈에서는 철이 없기 때문에 적혈모구가 흡수할 철도 감소하여 철적혈모구가 감소하게 된다.

Ⅲ. 적혈구 각론 25

Advanced Study

질환에 대한 기본적인 설명 이외에도 전문 간호사로서의 깊은 지식을 쌓을 수 있는 Advanced study 코너를 만들었다. 이를 통해 질환별 병태생리와 검사 및 치료법에 대해 더욱 깊게 알 수 있는 심화내용을 보충하였다.

플러스 코너와 Tip

총론 및 각론의 본문 내용과 연계되면서도 흥미롭게 읽을 수 있는 배경지식들을 선별하여 별도로 편집하였다.

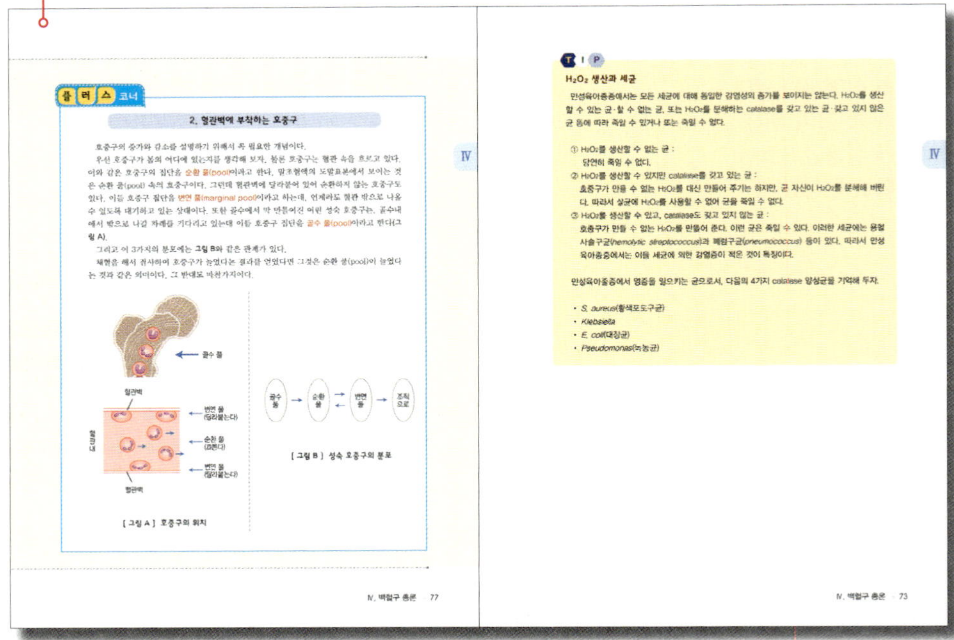

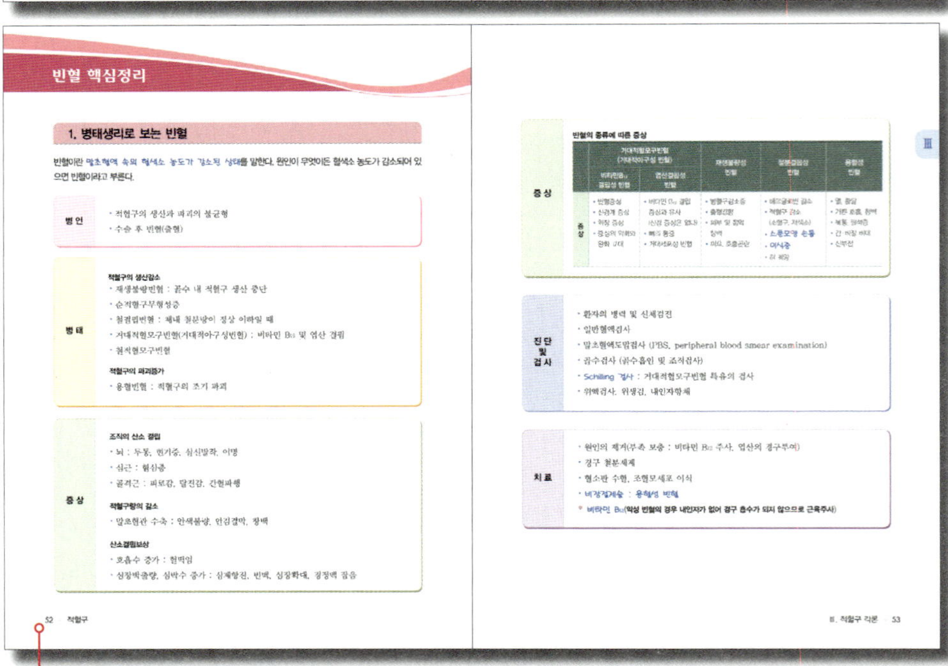

질환별 핵심정리

앞서 공부했던 질환의 핵심내용을 정리하여 한눈에 살펴볼 수 있도록 간결하게 서술하였다.

차례 소화기

소화관

Ⅰ. 소화관의 구조

Ⅱ. 소화관의 기능

Ⅲ. 소화관 질환의 증상

IV. 식도 질환

VI. 소장 · 대장 질환

간

담도계 · 췌장

X. 담도계 · 췌장의 구조와 기능

XI. 담도계 질환

XII. 췌장 질환

소화관

I. 소화관의 구조
II. 소화관의 기능
III. 소화관 질환의 증상
IV. 식도 질환
V. 위 · 십이지장 질환
VI. 소장 · 대장 질환
VII. 복막 질환

I 소화관의 구조

소화관의 구조를 이해하기 위해서 육안으로 본 구조(육안해부학)와 조직으로 본 구조(현미경해부학)를 살펴보기로 한다. 육안해부학은 의학을 공부하는 데 있어 기본이 되므로 각 부분의 명칭은 반드시 기억하도록 하자(**그림 1-1, 2**). 소화관 각 부분의 명칭은 각 종양의 「암 취급 규약」에 명확하게 정의되어 있으며, 대부분의 교과서가 이것을 기준으로 하고 있으므로 본서도 여기에 따르기로 한다.

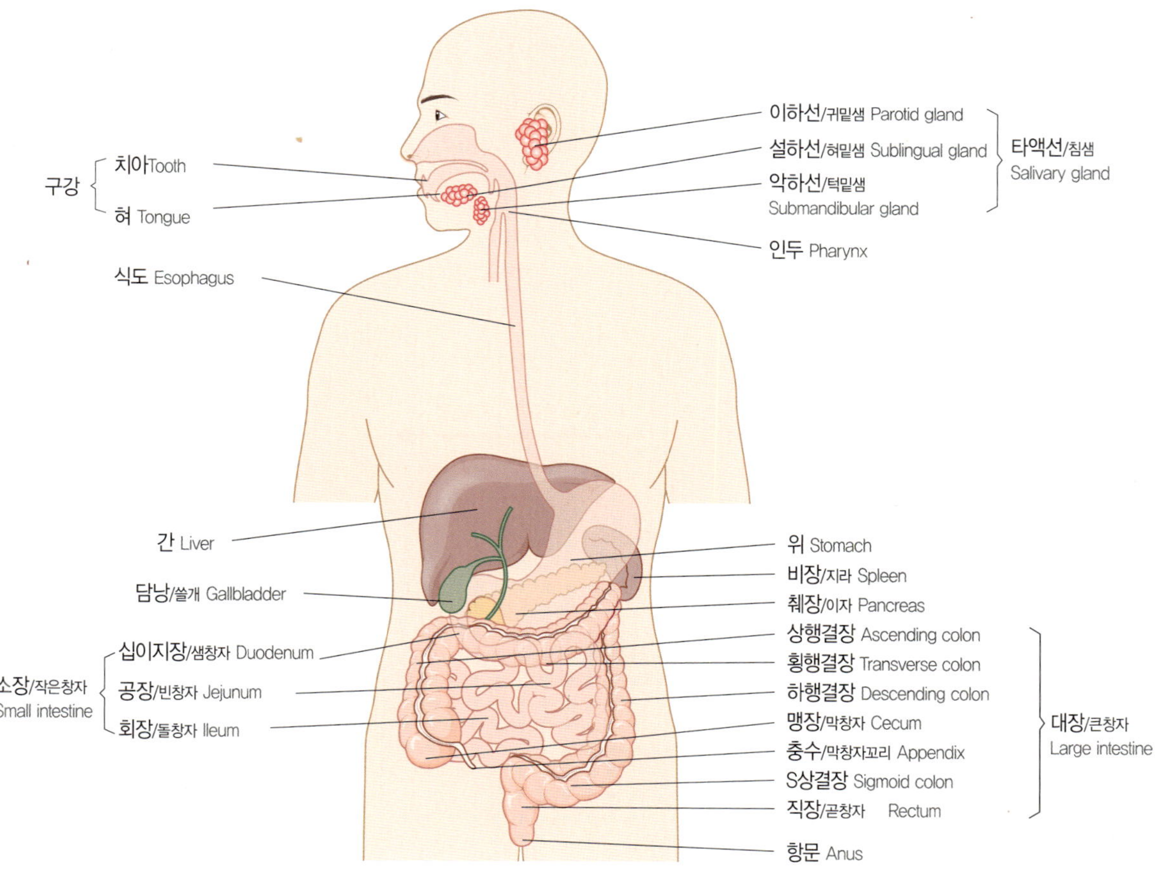

[그림1-1] 소화관의 전체 모습

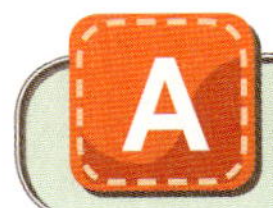

육안해부학 Macroscopic anatomy

소화관과 그 질환을 이해하기 위해 육안해부학에서 알아두어야 할 것은 다음과 같다.

· 소화관 각 부위의 명칭(그림 1-2)
· 소화관 상호 위치관계(그림 1-3)
· 소화관 각 부위의 혈액분포(그림 1-12)

이 밖에, 혈액분포와는 직접 관련이 없지만, 「문맥압 항진증의 측부혈행로」도 중요한 항목이므로 살펴보기로 한다.

1 소화관 각 부위의 명칭

소화관에는 식도(esophagus), 위(stomach), 십이지장/샘창자(duodenum), 공장/빈창자(jejunum), 회장/돌창자(ileum), 맹장/막창자(cecum), 충수/막창자꼬리(appendix), 상행결장/오름잘록창자(ascending colon), 횡행결장/가로잘록창자(transverse colon), 하행결장/내림잘록창자(descending colon), S상결장/구불잘록창자(sigmoid colon), 직장/곧창자(rectum)이 있다. 십이지장, 공장, 회장을 합쳐서 소장(small intestine)이라 하며, 맹장, 충수, 상행결장, 횡행결장, 하행결장, S상결장, 직장을 합쳐서 대장(large intestine)이라 한다**(그림 1-2)**.

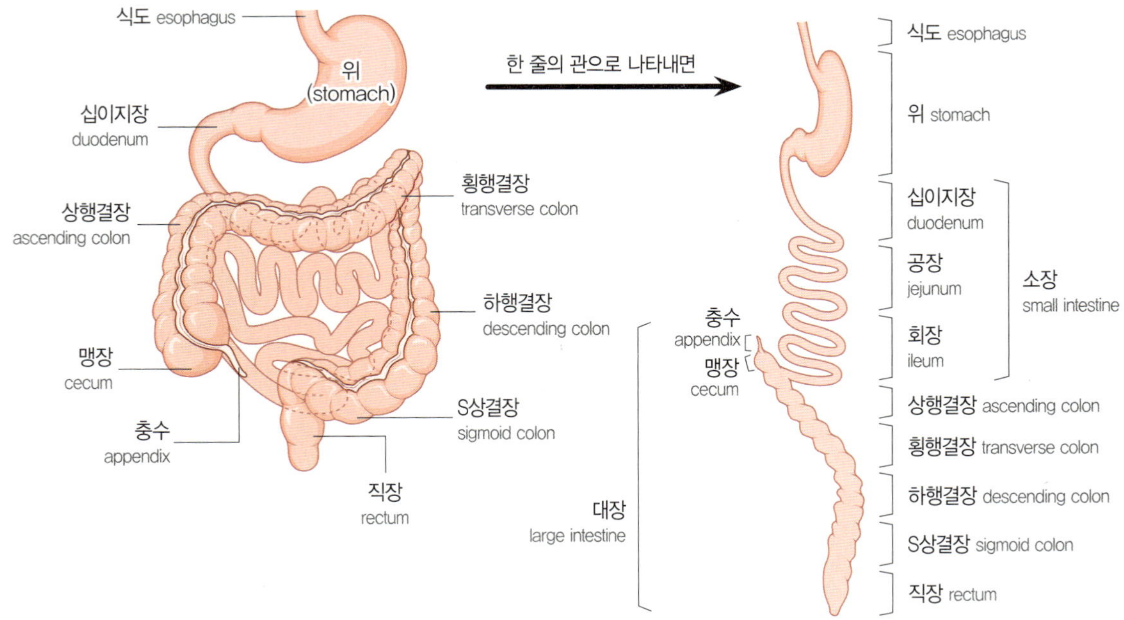

[그림1-2] **소화관 각 부위의 명칭**

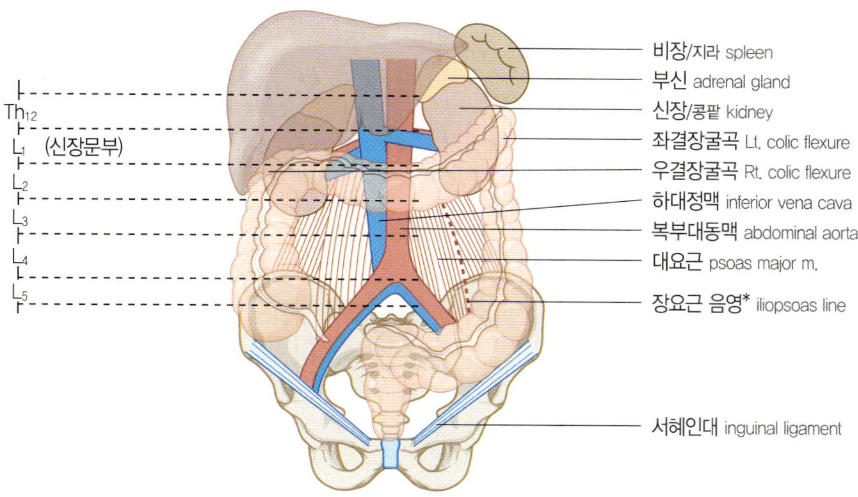

***장요근/엉덩허리근 음영 Iliopsoas line**

대요근/큰허리근의 가장자리를 나타내며, 복부 단순 X-선 상에서 후복막 병변을 발견하는 데 도움이 된다. 후복막출혈, 복강내출혈, 복막염 등에서는 보이지 않는다.

[그림1-3] 소화관의 상호 위치관계(정면)

1. 식도 Esophagus

기관, 흉골과의 위치관계로 보아 식도는 5개로 나눌 수 있다.

식도암(esophageal cancer)의 호발부위는 가슴 중부식도라는 것을 기억해 두자**(그림 1-4)**.

또 식도에는 하부식도괄약근(lower esophageal sphincter : LES)이라는 부위가 존재한다.

어디에서 어디까지가 LES인지 그 위치를 정확하게 정의할 수는 없지만, 대략 식도의 하부라고 생각하면 된다.

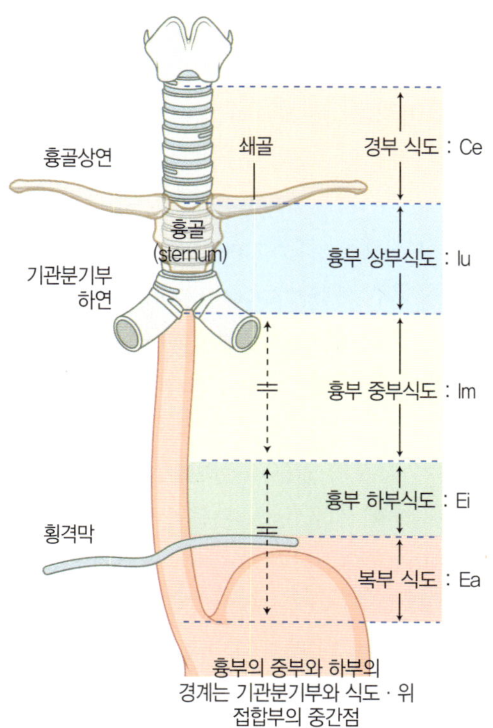

[그림1-4] 식도암 취급규약에 의한 식도의 분류

2. 위 Stomach

분문/들문(cardia), 유문/날문(pylorus), 위바닥(gastric fundus), 위도/위몸통(gastric body), 유문동/날문방(pyloric antrum), 소만곡/작은굽이(lesser curvature), 대만곡/큰굽이(greater curvature) 등의 명칭은 반드시 기억하도록 하자. 이 외에도, 「위암 취급규약」에 따른 위의 구분이 있으므로 읽어 보기 바란다. 위암을 공부하는 데 있어 반드시 알아두어야 할 지식이다 **(그림 1-5)**.

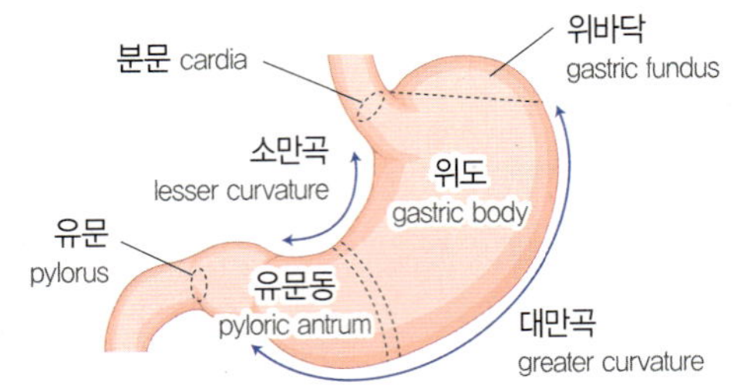

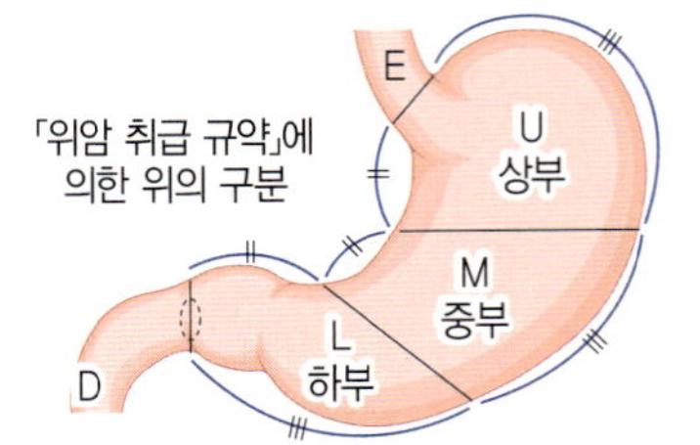

[그림1-5] 위의 각 부위의 명칭

3. 소장 Small intestine

소장은 위(stomach)에서 아래로 이어지는 가늘고 긴 소화관이다.

후복막장기인 십이지장(duodenum)와 장간막을 가지고 있는 공장(jejunum) 및 회장(ileum)으로 구분할 수 있다. 공장과 회장에는 뚜렷한 경계선이 없고 입구쪽 2/5가 공장, 나머지 3/5이 회장이다.

1) 십이지장 Duodenum

십이지장은 4개의 부위로 나뉜다**(그림 1-6)**.

- 상부(제1부, first portion), 약 5cm
- 하행부(제2부, second portion), 약 8cm
- 수평부(제3부, third portion), 약 8cm
- 상행부(제4부, fourth portion), 약 5cm

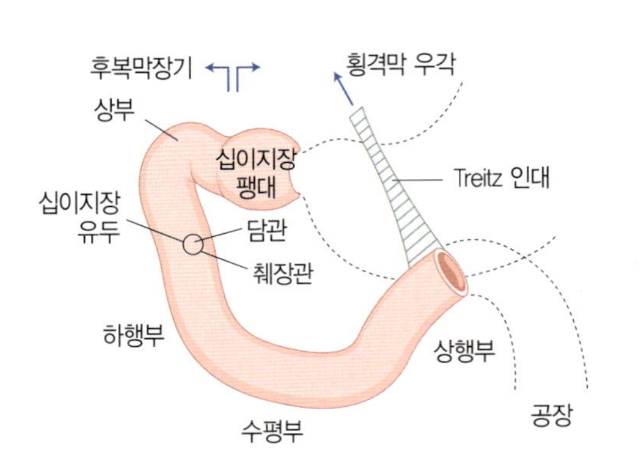

[그림1-6] 십이지장의 분류

특히 상부의 입구쪽 절반에 해당하는 부분, 즉 유문/날문에서 2.5cm 부분까지를 십이지장팽대(duodenal bulb)라고 한다. 앞에서 십이지장은 후복막장기(retroperitoneal organ)라고 했는데, 이 십이지장팽대는 후복막장기가 아니다.

창자팽대의 끝 쪽만 후복막장기이다. 십이지장팽대의 앞벽은 십이지장궤양의 호발부위라는 것을 반드시 기억하자.

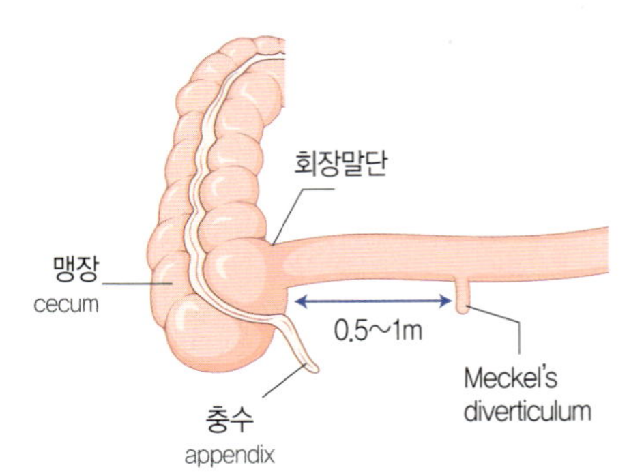

[그림1-7] 멕켈 게실

하행부에 십이지장유두(duodenal papilla)가 있는데, 담즙, 췌액은 여기에서 소화관 내로 방출된다.

상행부의 끝쪽은 공장이다. 십이지장과 공장의 경계가 되는 것이 Treitz's ligament(십이지장제근)로서 평활근을 가진 결합조직이다. 이것은 소화관 출혈이 일어났을 때 출혈부위의 진단이나 ileus 관을 삽입할 때 중요한 지표가 된다.

2) 공장 Jejunum과 회장 Ileum

소장 중에서 장간막/창자간막을 가지고 있는 것이 공장과 회장인데 길이를 합치면 약 6m가 된다. 복강 내에서 공장은 일반적으로 왼쪽 상부에 있고, 회장은 오른쪽 하부에 있다.

회장의 끝에서 근위부쪽으로 약 0.5~1m 들어간 곳에 5cm 정도 돌출된 것을 볼 수 있는데, 이것을 멕켈게실/멕켈곁주머니(Meckel's diverticulum)라고 한다**(그림 1-7)**.

4. 대장 Large intestine

대장은 회장의 말단에서 항문까지를 말한다. 즉, 맹장(cecum), 충수(appendix), 결장(colon: 상행〈ascending〉, 횡행〈transverse〉, 하행〈descending〉, S상〈sigmoid〉), 직장(rectum)을 대장이라고 한다. 이들 위치관계를 그림으로 확인해 보자**(그림 1-8)**.

직장에 대해서는 「대장암 취급규약」에 의해 그 구분이 정의되어 있다**(그림 1-9)**.

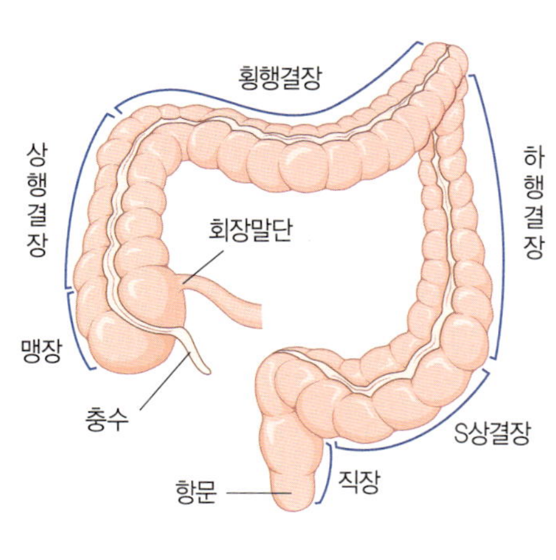

[그림1-8] 대장 각 부분의 명칭

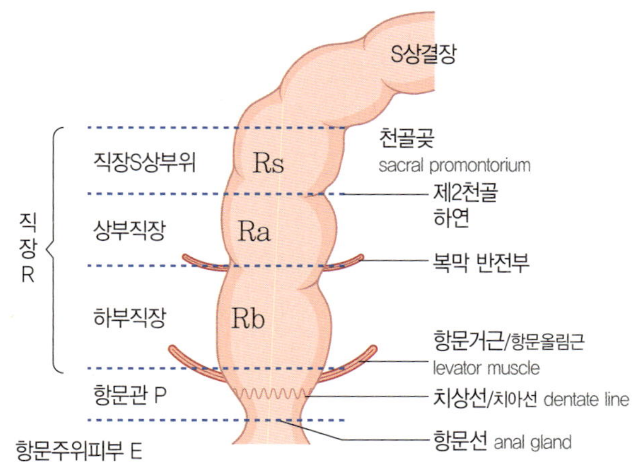

[그림1-9] 직장·항문관의 구분(대장암 취급규약)

천골곶/엉치뼈곶(sacral promontory)에 해당하는 높이가 직장 상단의 기준이 된다**(그림 1-10)**.

복막 반전부에서는 복막이 함몰되었는데, 특히 직장의 앞면에 해당되는 복막 함몰부를 임상에서는 Douglas pouch**(그림 1-11)** 라고 한다.

남성의 경우에는 직장방광오목(rectovesical pouch), 여성의 경우에는 직장자궁오목(rectouterine pouch)에 해당된다. 그러나 방광자궁오목(vesicouterine pouch)을 Douglas pouch라고 하지는 않는다.

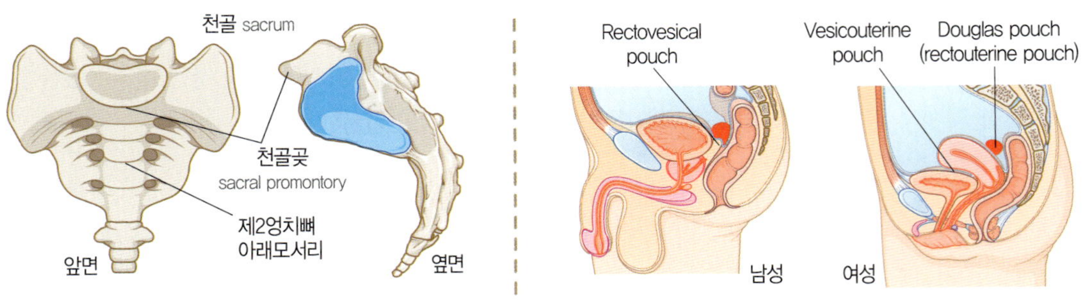

[그림1-10] 천골곶

[그림1-11] Douglas pouch

 소화관의 혈액분포

소화관에 영양을 공급하는 혈관은 크게 복강동맥(celiac trunk a.), 상장간막동맥(sup. mesenteric a.), 하장간막동맥(inf. mesenteric a.)의 3가지이다**(그림 1-12)**.

정맥쪽은 조금 복잡한데 소화관에서 나온 정맥혈은 최종적으로 문맥(portal v.)으로 들어간다. 이것은 소화관에서 흡수된 물질이 전부 간을 통과한다는 것을 의미한다.

그러나 소화관의 양끝(식도와 직장)에서는 이처럼 혈액분포를 명확하게 설명할 수가 없다.

식도와 직장의 혈류에 대해서는 확실히 기억해 두자. 문맥압 항진증(portal v. hypertension)에서의 측부 혈행로를 이해하는 데 꼭 필요한 지식이기 때문이다. 직장의 혈류는 직장암/곧창자암의 폐전이와도 관계가 있다.

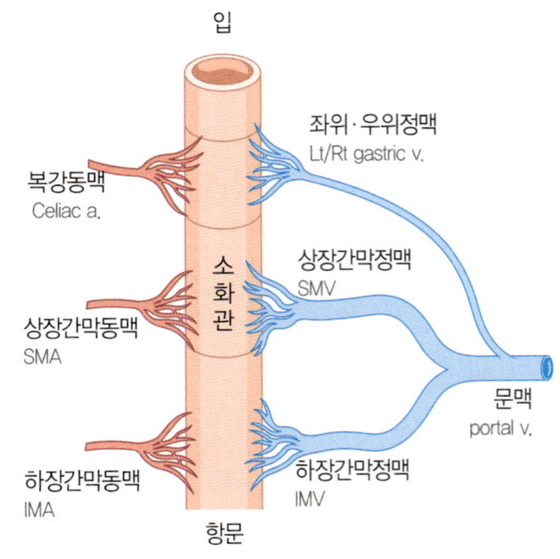

[그림1-12] 소화관의 혈액분포

1. 식도 Esophagus

식도의 상부 1/3은 하갑상선동맥(inf. thyroid a.; 쇄골하동맥의 가지〈branch of subclavian a.〉)으로부터, 중간부 1/3은 식도동맥(esophageal a.; 흉대동맥의 가지)으로부터, 하부 1/3은 좌위동맥(left gastric a.)으로부터 혈액을 받아 각각 하갑상선정맥(inf. thyroidal v.), 기정맥/홀정맥(azygos v.), 좌위정맥(left gastric v.)으로 흘러간다**(그림 1-13)**.

식도의 중간부와 하부 정맥은 식도정맥총(esophageal venous plexus)을 통해서 연결된다.

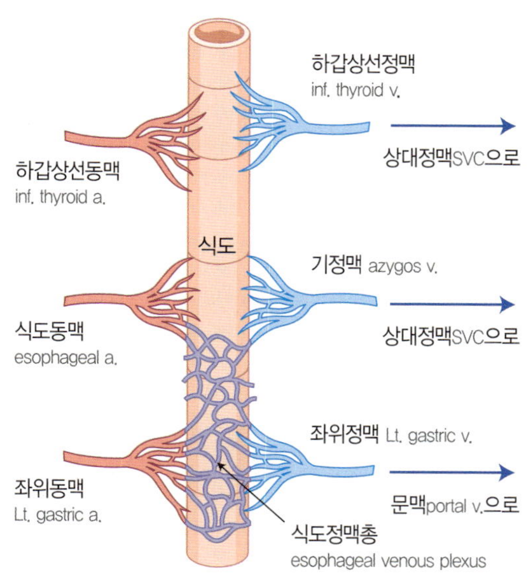

[그림1-13] 식도의 혈액분포

2. 직장 Rectum

직장의 동맥은 상직장동맥(sup. rectal a.; 하장간막동맥의 가지), 중직장동맥(mid. rectal a.; 내장골동맥의 가지), 하직장동맥(inf. rectal a. 내음부동맥의 가지)의 3개의 가지로부터 혈액을 받는다**(그림 1-14)**.

직장의 정맥은 상직장정맥(sup. rectal v.), 중직장정맥(mid. rectal v.), 하직장정맥(inf. rectal v.)의 3개이며 상직장정맥은 하장간막정맥을 거쳐 문맥(portal v.)으로 흘러 들어간다.

중직장정맥(mid. rectal v.) 및 하직장정맥(inf. rectal v.)은 내장골정맥(int. iliac v.), 총장골정맥(common iliac v.)을 거쳐 하대정맥(IVC)으로 흘러 들어간다. 상·중·하직장정맥은 직장정맥총(rectal venous plexus)에 의해 서로 연결된다.

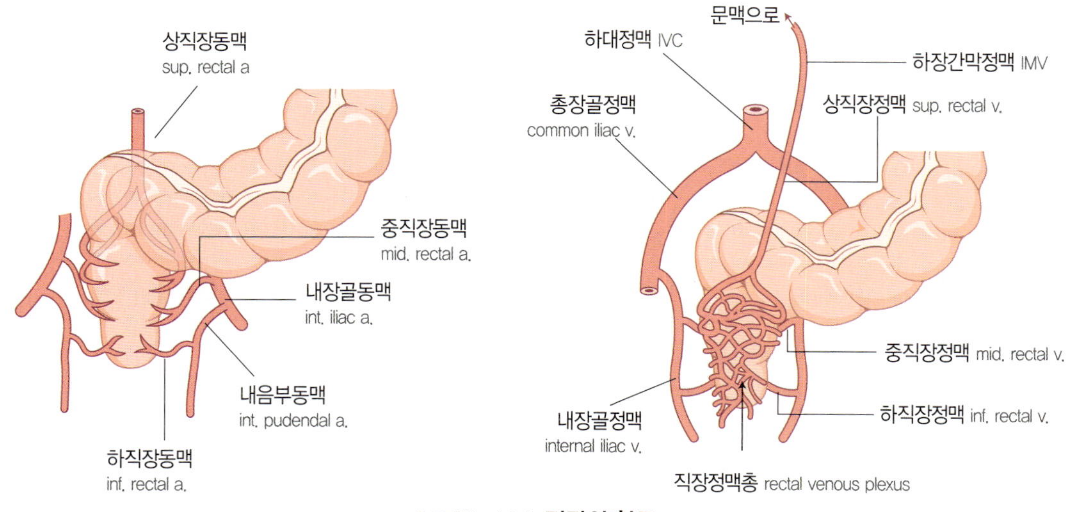

[그림1-14] 직장의 혈류

ADVANCED STUDY 소화관의 혈액분포

참고-8p. 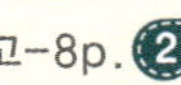

문맥 portal v.이 막혔을 때의 혈류

그림 1-12와 같이 소화관에서 오는 혈류는 전부 문맥(portal v.)을 통과해서 간으로 들어간다. 만일 문맥(portal v.)이 막혔다면 간으로 들어가야 할 혈액은 어떻게 될까? 혈액이 간으로 들어가지 못할 뿐만 아니라 심장으로 돌아가지도 못하게 된다.

식도의 아랫부분에서는 식도정맥총(esophageal vein plexus)을 통해서 문맥계(portal system)와 상대정맥계(SVC)가 연결된다. 문맥(portal v).을 통과하지 못한 혈액은 왼위정맥(left gastric v.)으로부터 식도정맥총(esophageal venous plexus)을 거쳐 기정맥(azygos vein), 상대정맥(SVC)이라는 경로를 통해 심장으로 돌아간다.

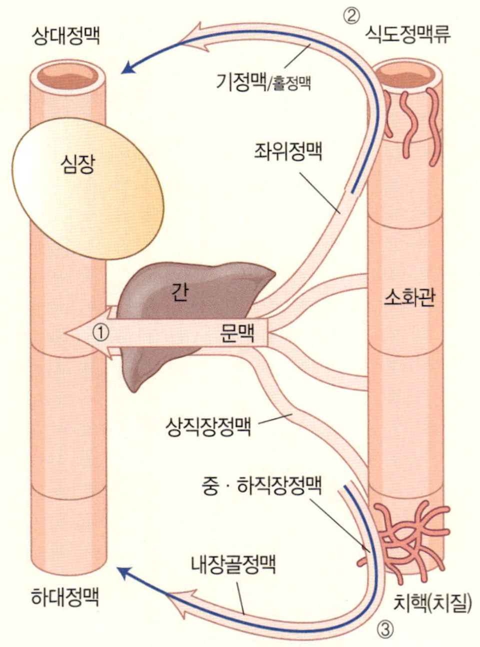

정상에서는 ①처럼 소화관에서 나온 정맥은 문맥을 흐르지만, 문맥압 항진 시에는 측부혈행로 ②, ③을 경유해서 심장으로 돌아간다.

[그림 1-15] 문맥이 막힌 상태

직장에서는 직장정맥총(rectal venous plexus)을 통해서 문맥계(portal system)와 하대정맥(IVC)이 연결된다.

문맥(portal v.)을 통과하지 못한 혈액은 상직장정맥(sup. rectal v.)으로부터 직장정맥총(rectal venous plexus)총을 거쳐 중간 · 하직장정맥(mid. inf. rectal v.), 내장골정맥(int. iliac v.), 총장골정맥(common iliac v.), 하대정맥(IVC)이라는 경로를 통해 심장으로 되돌아간다.

일단, 혈액이 심장으로 되돌아갈 수 있게 되지만 식도정맥총(esophageal venous plexus)이나 직장정맥총(rectal venous plexus)에는 문맥을 통과했어야 할 많은 혈류가 흐르게 된다.

그 결과 정맥총이 팽대(engorgement)되고 식도정맥총(esophageal venous plexus)은 식도정맥류(esophageal varix)가 되며 직장정맥총(rectal venous plexus)은 치핵(hemorrhoid)이 된다(**그림 1-15-②, ③**).

또 문맥압이 항진된 상태에서도 이와 같은 현상이 일어난다.

- 문맥압 항진 시에는 측부혈행로가 발달한다.
- 그 결과 식도정맥류(esophageal varix), 치핵(hemorrhoid)이 발생한다.

문맥압이 항진되는 질환

- 특발성 문맥압 항진증(Banti's syndrome)
- 간경변(liver cirrhosis)
- Budd -Chiari syndrome
- 일본 주혈흡충증(schistosomiasis)

측부혈행로의 발달로 나타나는 현상

- 식도정맥류(esophageal varix)
- 치핵(hemorrhoid)
- 메두사머리(caput medusae)
- Retzius 정맥

소화기의 신경지배

소화기의 자율신경 지배를 보면, 부교감신경에는 미주신경, 골반내장신경(S_2~S_4)이 있고 교감신경에는 내장신경(Th_1~L_1), 하복신경(Th_{12}~L_2)이 있다.

식도, 위, 소장, 좌결장은 부교감신경인 미주신경과 교감신경인 내장신경(Th_1~L_1)이 지배하고, 원위결장, 직장은 부교감신경인 골반내장신경(S_2~S_4)과 교감신경인 하복신경(Th_{12}~L_2)이 지배한다. 미주신경 복강가지는 위운동을 항진시키지만, 위산분비에는 관여하지 않고, 미주신경의 위(胃)가지가 위산분비를 항진시킨다**(그림1-16)**.

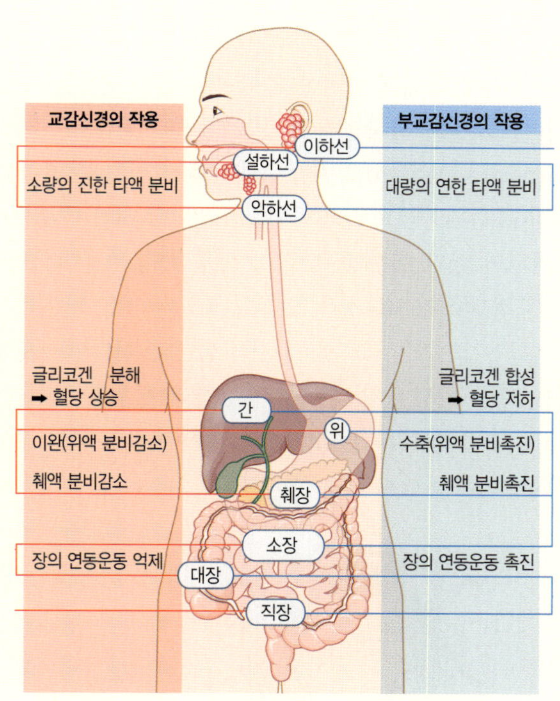

[그림 1-16] 소화기의 신경지배

플러스 코너

문맥압 항진증 Portal v. hypertension 으로 인한 4개의 측부 혈행로

문맥압 항진증으로 인한 측부 혈행로는 4개로 알려져 있다. 2개는 이미 설명한 바와 같이 식도정맥총과 직장정맥총이다.

세 번째는 복벽의 피하정맥을 측부 혈행로로 하는 것이고, 네 번째는 후복벽의 정맥(이 후복벽의 정맥을 합쳐서 Retzius 정맥이라고 한다)을 측부 혈행로로 하는 것이다. 간원인대(teres ligament) 주위에 뻗어 있는 배꼽주위정맥(paraumbilical v.)은 문맥(portal v.)과 복벽피부정맥(abdominal cutaneous v.)을 연결한다. 문맥압 항진 때에는 이 연결도 발달하여 복벽의 피하정맥이 팽대(engorgement)된다.

특히 간경변(liver cirrhosis)인 경우 배꼽을 중심으로 피하정맥이 팽대되므로, 이 모양을 그리스 신화에 나오는 메두사의 머리형(**그림 A**)에 빗대어 메두사 머리(caput medusae)라고 한다(**그림 B**).

마지막으로 Retzius 정맥에 대해서 살펴보자. 문맥으로 들어가는 소화관의 정맥이 후복막의 정맥에 연결되며, 그 결과 하대정맥(IVC)과 연결이 된다.

후복막에서, 문맥계(portal system)로부터 하대정맥계(IVC)로 연결되는 정맥을 일괄하여 Retzius 정맥이라고 한다. 참고로 말하면, Budd-Chiari 증후군에서는 하대정맥(IVC)이 막상으로 폐쇄되어 있기 때문에, 다리나 복부의 장기 등 심장 아래에서 되돌아오는 정맥혈이 모두 상대정맥(SVC)을 경유하게 되어 있다.

그렇다면 어떻게 SVC로 가는가? SVC로 가는 방법에는 복벽이나 흉벽의 피하정맥을 측부혈행로로 해서 돌아가는 방법이 있다. 단, 간경변의 경우와 달리, **그림 1-15**의 ③에 나와 있는 경로는 사용할 수 없다. 따라서 **그림 C**와 같이 배꼽을 끼고 좌우로 평행하게 올라가는 피하정맥의 팽대(engorgement)를 볼 수 있다.

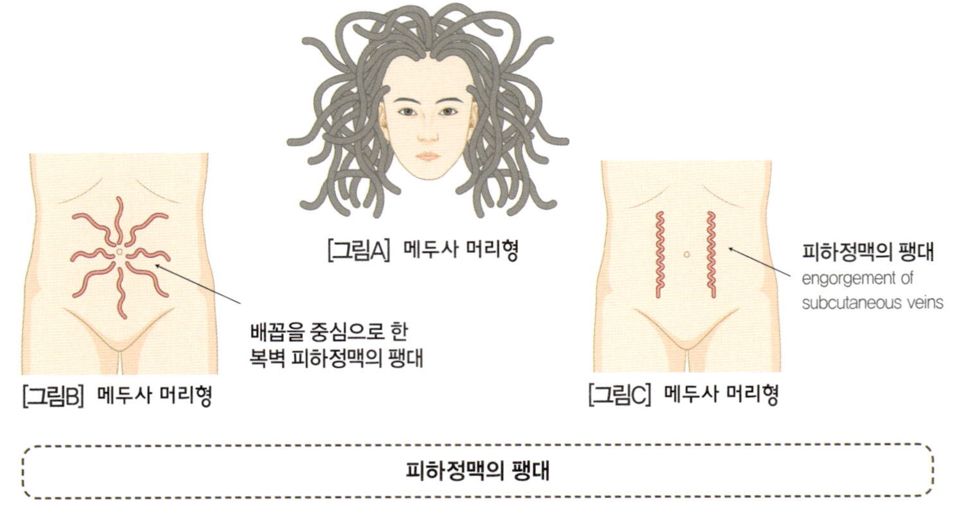

[그림A] 메두사 머리형

[그림B] 메두사 머리형

[그림C] 메두사 머리형

피하정맥의 팽대

B 미세해부학(조직학) Microscopic anatomy

육안해부학에서 소화관 명칭과 혈액분포에 대해서 공부하였다. 다음으로는 소화관의 내부구조(조직)를 살펴보자. 소화관의 기본구조는 식도에서 직장까지 동일하다. 이것은 특히 암의 깊이(depth)를 말할 때 꼭 필요한 지식이다.

1 소화관의 기본구조

소화관은 기본적으로 **그림 1-17**과 같은 구조를 하고 있는데, 이처럼 점막(mucosa)에서 장막(serosa)까지 어느 부위에서나 똑같은 구조를 가지고 있다. 특히, m(mucosal layer), sm(submucosal layer), pm(proper muscle layer), s(serosa)라는 것이 어느 부위를 지칭하는가를 아는 것이 중요하다. 예를 들어, sm이라고 하면「암은 점막하층까지 침윤되었고, 근층/근육층에는 침윤되지 않았다」는 것을 알아야 한다. 참고로 말하면, 담낭/쓸개에는 점막근판(mm, muscularis mucosa)이 없다. 따라서 점막하층도 존재하지 않는다.

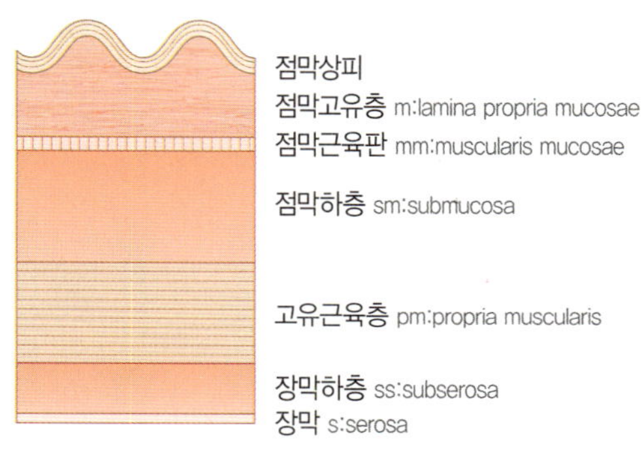

[그림1-17] 소화관의 기본 구조

2 소화관 신경총/신경얼기

소화관의 평활근/민무늬근이나 선조직/샘조직을 지배하는 자율신경계에는 외래신경인 교감신경, 부교감신경과 내재신경인 벽내신경총이 있다. 교감신경이나 부교감신경에 대해서는 잘 알고 있을 것이다. 그러나 벽내신경총이란 대체 무엇일까?

소화관의 조직표본에서 보면, 점막하층과 근층 사이에 신경총/신경얼기(nerve plexus)이 있다. 점막하층에 있는 신경총을 점막하신경총/점막밑신경얼기(Meissner 신경총)이라고 하며, 고유 근층의 내윤주층/속돌림층과 외종주층/바깥세로층에 끼어 있는 신경총을 근층간신경총(Auerbach 신경총)이라

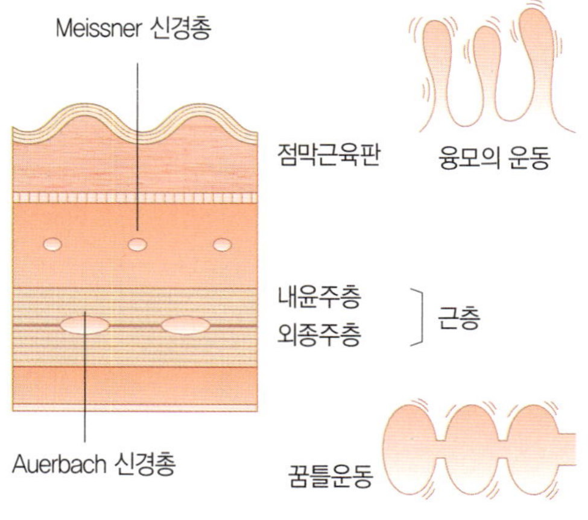

[그림1-18] 벽내 신경총

고 한다.

Meissner 신경총은 섬유를 점막근육판으로 보내 점막운동을 조절하며, Auerbach 신경총은 섬유를 고유근육층으로 보내 꿈틀운동을 조절한다.

또한 이 두 신경총은 외래신경의 신경절이후 신경세포(postsynaptic neuron)로서의 기능도 가지고 있다(**그림 1-18**).

소화관 신경총, 즉 벽내 신경총은 소화관 운동의 국소적인 중추로서 외래신경인 교감 · 부교감신경과 협조하여 소화관의 기능을 조절한다. 이 소화관 신경총에 이상이 생기면 질환이 발생하는데, 하나는 식도이완불능증(esophageal achalasia)이고, 다른 하나는 선천성 거대결장증(Hirschsprung's disease, 창자무신경절증)이다.

식도이완불능증은 식도 아랫부분의 Auerbach 신경총 세포가 변성 · 소실됨으로써 발생하고, 선천성 거대결장증은 결장벽의 Auerbach-Meissner 신경총이 선천적으로 결핍됨으로써 발생한다.

플러스 코너

소화관 벽의 구조

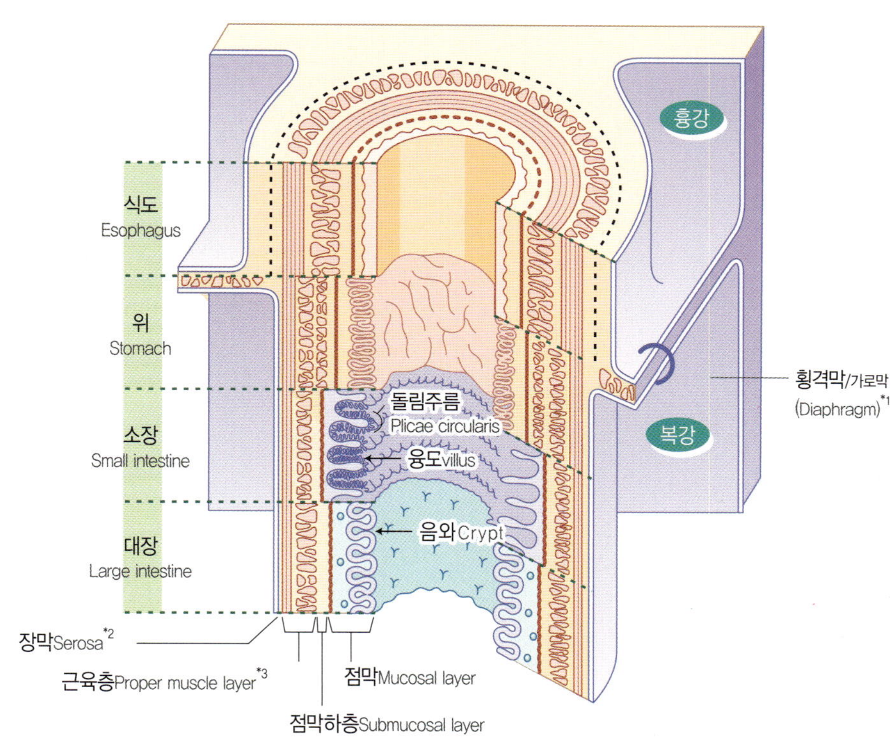

*1 식도~위의 이행부(분문/들문)는 횡격막의 식도구멍(관통부)에서 1~2cm 아래에 있으며 이 부분의 식도를 복부식도라고 한다.

*2
- 장막은 단층편평상피와 얇은 결합조직으로 이루어지며, 얇은 결합조직 부분을 장막하층이라고 하는 경우도 있다.
- 각 장기의 장막이란 장측복막(내장쪽복막, visceral peritoneum)을 말한다.

*3 위의 근육층은 안쪽부터 내복사근(internal oblique abdominal muscle), 내윤주층/속돌림층(inner circular layer), 외종주층/바깥세로층(external longitudinal layer)의 3층으로 구성된다.

Ⅱ 소화관의 기능

소화관질환의 병태를 이해하는 데 꼭 필요한 소화관의 생리에 대해서 살펴보기로 한다.

A. 하부식도 승압대
B. 위산의 분비
C. 소화와 흡수
D. 장내세균

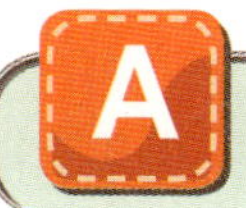

A 하부식도 승압대

먼저, 하부식도괄약근(lower esophageal sphincter : LES)이 어떠한 기능을 하는지 살펴보자.

LES가 압력을 가함으로써 위에서 식도로 음식물이 역류하는 것을 막는다.

이 LES에 의한 압력을 LES pressure라고 한다**(그림 2-1)**. LES에 의해 식도하부의 내압이 높아져 있으므로 그 부위를 다른 이름으로 하부식도 승압대라고도 한다.

위의 내용물이 식도로 역류하는 질환, 예를 들어 식도열공탈장(esophageal hiatal hernia), 역류식도염(reflux esophagitis)에서 식도내압을 측정해 보면 LES pressure가 낮아져 있다.

또한 LES pressure는 음식물을 삼킬 때에 저하된다. 만약 삼킬 때에 LES pressure가 저하되지 않으면 음식물이 그곳을 통과하지 못한다. 그러나 식도이완불능증(esophageal achalasia)에서는 삼킬 때에도 LES pressure가 계속 올라가기 때문에 협착이 생기고 삼킴이 곤란해진다**(그림 2-2)**.

그 밖에 LES 이상이 원인이 아니더라도 식도내압을 측정하면 이상을 일으키는 질환이 있다.

- 중증 근육무력증(myasthenia gravis)
- 연수마비/숨뇌마비(bulbar palsy)
- 피부경화증(scleroderma)
- 근육퇴행위축(muscular dystrophy)

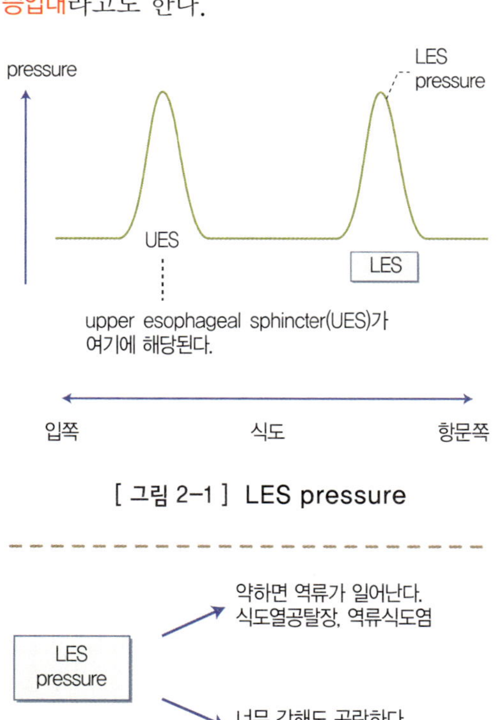

[그림 2-1] LES pressure

[그림 2-2] LES pressure와 역류·협착

이들 질환에서는 삼킬 때에 정상적인 수축파를 관찰할 수 없다(수축파가 소실되거나 미약하기 때문). 요컨대, 어떤 원인에 의해 식도의 평활근/민무늬근 수축부전이 일어나 음식물을 위로 보낼 수 없게 된 것이다.

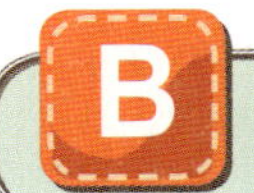

B 위산분비

위에서 분비되는 액체를 위액이라고 한다. 위액 속에는 물(H_2O), 염산(HCl), 펩시노겐(pepsinogen) 등의 성분이 포함되어 있다.

HCl이 포함되어 있기 때문에 위액은 강산성이다. 위산이라는 말은 그다지 과학적인 말이 아니다. 위액, 염산, 위산이 거의 동의어로 사용되기 때문이다.

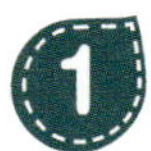

1 위산은 어디에서 분비되는가?

위점막상피세포에는 몇 가지 종류가 있으며 각기 다른 작용을 한다. 위선/위샘에서 어떤 세포가 어떤 물질을 분비하는지 기억해 두자.

- 주세포(chief cell) → Pepsinogen 분비
- 벽세포(parietal cell) → 위산과 intrinsic factor 분비
- G cell → 가스트린 분비

주세포와 벽세포는 위몸통(body), 위바닥(fundus)에 있으며, G세포는 유문동/날문방(antrum)에 있다(**그림 2-3**). 그 밖에 점액을 분비하는 점액분비세포가 있다.

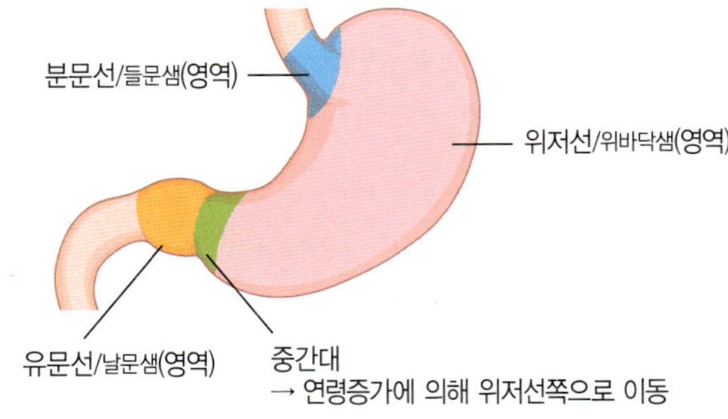

[그림 2-3] 위선/위샘의 분포

2 가스트린과 세크레틴

가스트린과 세크레틴의 작용 및 가스트린 수치가 높아지는 질환 등이 중요한데, 특히 가스트린을 중심으로 공부하기 바란다.

1. 가스트린과 세크레틴의 분비 부위

- 가스트린 → 유문동 부위의 G세포
- 세크레틴 → 십이지장의 S세포

2. 가스트린과 세크레틴의 작용

먼저, 소화관 호르몬의 일반작용에 대한 법칙을 암기해 두자.

「일반적으로 소화관 호르몬은 분비 부위보다 근위부쪽의 소화관에는 억제적으로 작용하고, 분비 부위를 포함한 항문쪽의 소화관에는 촉진적으로 작용한다.」

		Gastrin	Secretin
분비부위		• 유문동(날문방)과 십이지장의 G세포	• 십이지장(상부 소장 점막)의 S세포
분비자극		• 유문동 내의 단백질 • 점막신전 • 미주신경 자극(아세틸콜린)	• 소장 내의 단백질 • 산
작용	위산분비	↑	↓
	위운동	↑	↓
	체외분비	↑	↑
	담낭수축	↑	↑
유사 호르몬		CCK	VIP, 글루카곤

[표 2-1] 가스트린과 세크레틴의 작용

가스트린의 분비로 식도내압이 상승하는 것은 이 법칙에 맞지 않는다는 생각이 들지도 모르지만, 가스트린이 위 운동을 활성화시켰을 때에 식도내압이 감소하면 위에서 식도로 음식물이 역류되어 버린다. 가스트린으로 식도내압이 상승하는 것은 구토를 막는다는 의미에서 합리적이다.

호르몬 이름의 유래 및 법칙을 알고 있다면, **표 2-1**과 같이 소화관 호르몬의 작용에 대해서는 어느 정도 파악한 셈이 된다.

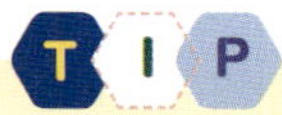

Gastrin과 Secretin의 용어 의미

호르몬의 명칭을 붙일 때, 무엇인가를 촉진하는 것에는 in을 붙이고 억제하는 것에는 on을 붙인다. Gastrin이란 gaster를 in하는 것, 즉 위운동을 촉진시킨다는 의미이다. 다시 말해, 위의 연동운동/꿈틀운동을 활발하게 하여 위산의 분비를 촉진시킨다는 의미이다.

Secretin이란 secret를 in하는 것, 즉 분비를 촉진시킨다는 의미이다. 이 경우 분비는 췌장액분비이다.

다른 예를 하나 들면, vasopressin이라는 것이 있다. 요붕증(diabetes insipidus)으로 친숙해진 뇌하수체후엽 호르몬이다. 이 호르몬에 강력한 혈관수축작용이 있다는 것은 잘 알려져 있다.

이름을 풀어 보면 vaso의 press를 in하는 것, 즉 혈관수축을 촉진한다는 의미이다.

3. 가스트린 분비

1) 가스트린 분비를 항진시키는 것

(1) 위 내용물

위 속에 음식물이 들어가면 가스트린이 분비된다. 에탄올이나 글리세린 등, 아미노산에 의해 혈중가스트린이 증가한다는 것은 이미 증명되었다.

(2) Acetylcholine(Ach)

미주신경, 특히 위 가지(gastric branch)의 자극을 받아 가스트린 분비가 항진된다.

(3) 고칼슘혈증 Hypercalcemia

부갑상선기능 항진증에서는 혈중 가스트린의 수치가 높아진다.

(4) 양성자펌프 억제제 Proton pump inhibitor : PPI

강한 위산분비 억제작용이 있기 때문에 가스트린 분비가 항진된다.

2) 가스트린 분비를 억제하는 것

(1) 위산

음식물이 위 속에 들어오면 가스트린이 분비되며, 벽세포(parietal cell)에서 염산(HCl)이 분비된다. 그리고 그 음식물이 어느 정도 산성이 되면 가스트린이 잘 나오지 않게 되는데, pH가 2.0 이하가 되면 가스트린이 전혀 분비되지 않는다. 이것이 위산과다를 막는 되먹임(feedback) 작용이라고 생각할 수 있다.

(2) 세크레틴

위에서 소장/작은창자 내로 음식물이 들어오면 세크레틴이 분비된다. 세크레틴은 췌장에서 알칼리성 췌장액 분비를 촉진하는데, 이것은 위에서 온 강산성의 음식물을 중화시키기 위해서이다. 중화시켜야 하는 이유는, 십이지장 이후의 소장에서 작용하는 소화효소의 pH가 중성이기 때문이다. 또한 세크레틴은 가스트린의 분비와 위산의 분비를 억제하여 소장 내의 산이 중화되는 것을 돕는다(**그림 2-4, 5**).

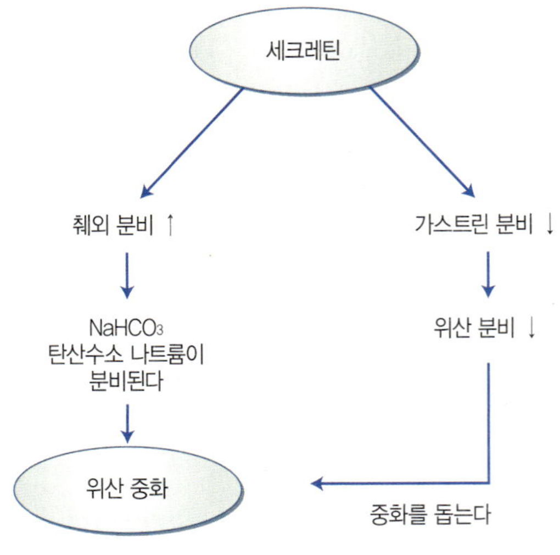

[그림 2-4] **세크레틴의 산 중화**

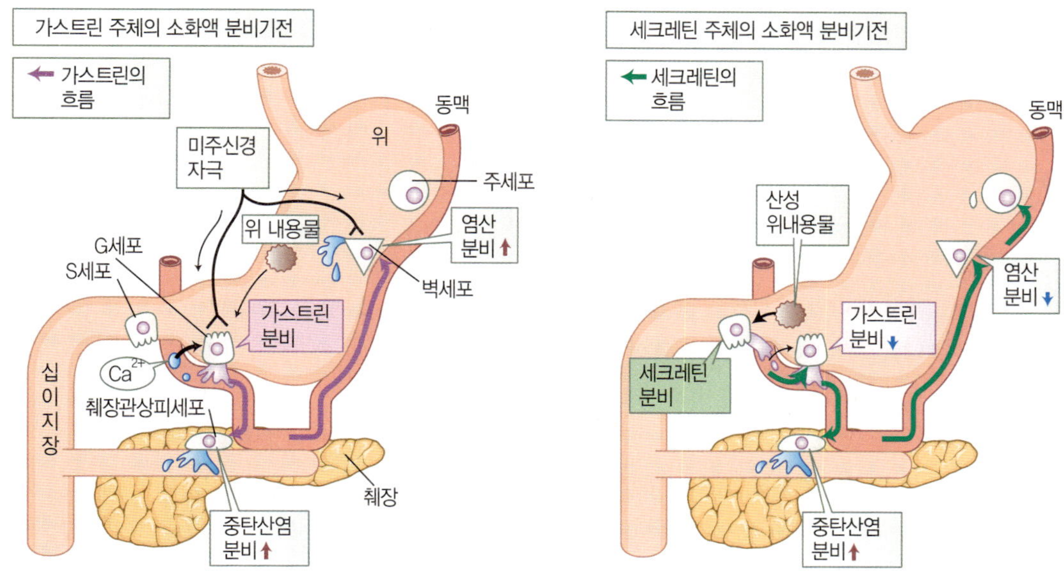

[그림 2-5] **가스트린 및 세크레틴 주체의 소화액 분비기전**

(3) 혈관작용장펩티드 Vasoactive intestinal polypeptide : VIP)

혈관을 확장하는 기능을 가진 VIP는 가스트린의 분비를 억제하는 것으로 알려져 있다.

3) 고가스트린혈증 Hypergastrinemia 을 초래하는 질환

(1) 가스트린종(Zollinger–Ellison 증후군)

가스트린을 생성하는 종양 때문에 가스트린이 증가한다.

(2) 악성 빈혈 Aplastic anemia

벽세포가 자가항체에 의해 파괴된 결과, 염산(HCl)이 분비되지 않아 무산증이 된다. 이 때문에 생체측에서는 가스트린의 분비를 항진시켜 HCl이 분비되기를 기대하지만, 가스트린의 수치가 높더라도 벽세포(parietal cell)가 없기 때문에 무산증은 개선되지 않는다.

(3) 부갑상선기능 항진증 Hyperparathyroidism

혈중 Ca이 증가하기 때문에 가스트린의 분비를 자극한다.

(4) 만성 신부전 CRF

가스트린은 신장에서 대사되므로, 만성 신부전/만성 콩팥기능상실에서는 대사되지 않고 혈중에 남아, 고가스트린혈증(hypergastrinemia)을 일으킨다.

ADVANCED STUDY **위산분비**

참고-18p. B

벽세포 Parietal cell 에 의한 염산 HCl 의 분비

벽세포에서 염산이 분비된다. 위산 조절은 소화궤양, 역류식도염의 관리와 치료에 중요한 위치를 차지한다. 여기서는 염산 분비의 주역인 벽세포(parietal cell)를 생화학적인 면에서 보기로 하자(**그림 2-6**).

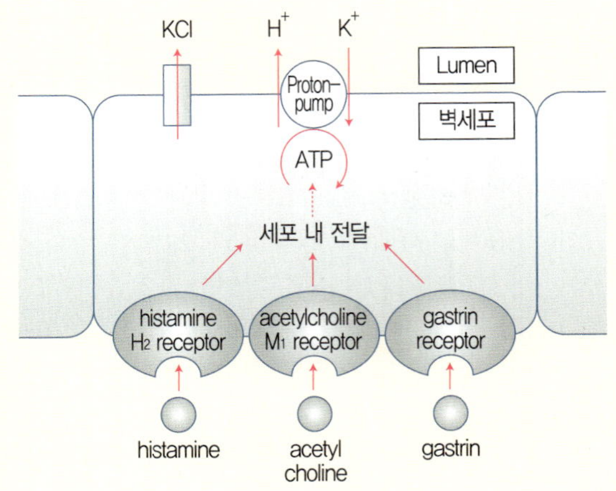

[그림 2-6] **벽세포**

벽세포에는 가스트린 수용체, Ach 수용체(M1 수용체), 히스타민 수용체(H_2 수용체)가 있다. 이들 수용체에 ligand가 결합하면, second messenger를 매개로 하여 양성자펌프($H^+ - K^+$ ATPase)를 활성화시킨다.

즉, 가스트린, Ach, 히스타민이 각각 수용체와 결합하면 자극을 받아 HCl 분비가 촉진되는 것이다. 그래서 HCl의 분비를 억제하기 위해 다음과 같은 약제를 사용한다.

1. 항가스트린제 Antigastrin agent … Proglumide

항가스트린제가 있기는 있지만 임상에서는 그다지 사용되지 않는다.

2. 항콜린제 Anticholinergic agent … 염산 Pirenzepine

항콜린제로서는 muscarine성 수용체에 길항하는 약을 사용한다. 항콜린제의 결점은 타액분비 억제에 의한 구갈, 소화관 운동의 억제에 의한 변비 등의 부작용이 많아, H_2-수용체 차단제나 양성자펌프 억제제(proton pump inhibitor)만큼 많이 사용되지 않는다.

3. H_2-수용체 차단제 H_2-blocker … Cimetidine, 염산 Ranitidine, Famotidine

H_2-수용체 차단제는 히스타민 효과를 경쟁적으로 저해하는 것은 물론, 가스트린이나 아세틸콜린의 효과도 비경쟁적으로 저해한다. 이 약은 위산 분비 억제작용이 강하기 때문에 소화궤양에 대한 약물 치료효과가 비약적으로 향상되었다.

4. 양성자펌프 억제제 PPI … Omeprazole, Esomeprazole, Rabeprazole

양성자펌프 억제제(proton pump inhibitor : PPI)는 직접적으로 위산 분비를 억제할 수 있으므로, H_2-수용체 차단제와 동등하거나 그 이상의 제산효과를 얻을 수 있다.

ADVANCED STUDY

소화관의 기능 – 소화와 흡수 Digestion· Absorption

소화관에서 가장 중요한 기능은 소화와 흡수이다.

탄수화물의 소화 · 흡수

1. 탄수화물이란?

탄수화물의 최소단위는 포도당(glucose)을 비롯한 탄소수 6개의 단당류이다. 이 단당류를 포함한 집합체를 탄수화물이라고 한다. 예를 들어 전분(amylose, 다당류), 맥아당(maltose), 자당(sucrose), 유당(lactose)의 이당류, 그리고 포도당, 젖당(galactose), 과당(fructose) 등의 단당류를 일괄하여 탄수화물이라고 한다.

2. 탄수화물의 소화·흡수 개요

소장의 상피세포는 탄수화물이 단당 상태가 되어야 비로소 흡수할 수 있다. 그러므로 입으로 섭취한 탄수화물을 단당류로 분해해야 할 필요가 있다. 이 분해 과정을 소화라고 하며, 소화는 효소에 의해 이루어진다.

3. 탄수화물의 소화

아밀로오스(amylose)는 타액 및 췌장액 속에 있는 아밀라아제(amylase)에 의해 장내강에서 이당류인 maltose(맥아당)까지 분해된다. 모든 이당류는 소장상피세포의 솔가장자리(brush border)에 있는 효소에 의해 단당류로 분해된다**(그림 2-7A)**.

4. 탄수화물의 흡수

솔가장자리막 위에는 단당류를 수송하는 운반체가 있다. 포도당(glucose)과 갈락토오스(galactose)는 나트륨이온(Na^+)과 함께 수송되고, 과당(fructose)은 단독으로 수송되어 소장상피세포에 흡수된다. 이러한 과정을 그림으로 나타내면 **그림 2-7B**와 같이 된다.

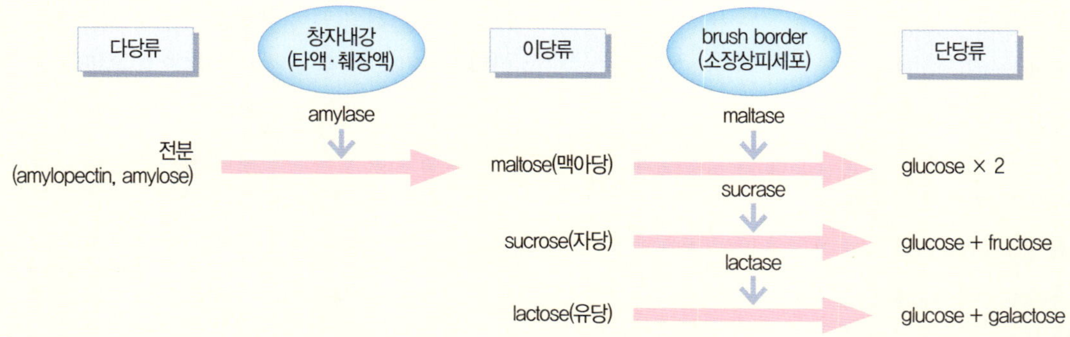

[그림 2-7A] 탄수화물의 소화

창자내강

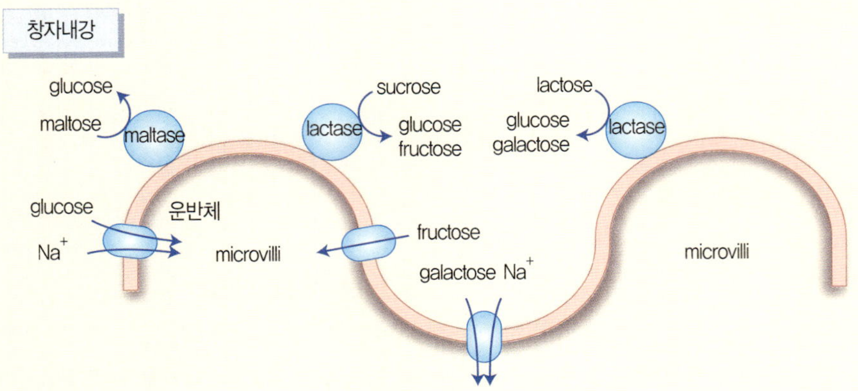

[그림 2-7B] **탄수화물의 소화·흡수**

단백질의 소화 · 흡수

1. 펩티다아제 Peptidase

단백질은 아미노산을 최소 단위로 하는 폴리펩티드(polypeptide)이다.

이것을 분해하는 효소인 펩티다아제에는 다음과 같은 종류가 있다.

1) 위의 주세포 Chief cell 에서 분비되는 것

- Pepsin

2) 췌장/이자의 외분비선에서 분비되는 것

- Trypsin
- Chymotrypsin
- Elastase
- Carboxypeptidase

3) 솔가장자리 막상의 효소

- Enterokinase
- Aminopeptidase

펩신(pepsin)이나 췌장효소는 모두 전구체 상태로 분비된다.

2. 단백질의 소화·흡수

단백질은 췌장효소에 의해 1/3은 아미노산이 되고 나머지 2/3는 아미노산 수치가 2~6인 작은 펩티드(peptide)가 된다. 그 아미노산은 솔가장자리막에 존재하는 각각의 아미노산에 대응하는 운반체를 매개로 하여 소장 상피세포내로 흡수된다(그림 2-8).

작은 펩티드는 한편으로는 솔가장자리막 위의 펩티다아제에 의해 다시 소화되어 아미노산이나 더 작은 펩티드가 된다. 한편, 작은 펩티드는 그 형태 그대로 세포 내로 흡수된다. 그 작은 펩티드는 세포질(cytosol)에 존재하는 펩티다아제에 의해 아미노산으로 가수분해된다. 단백질은 이처럼 최종적으로는 아미노산이 되어 문맥(portal v.)으로 운반된다.

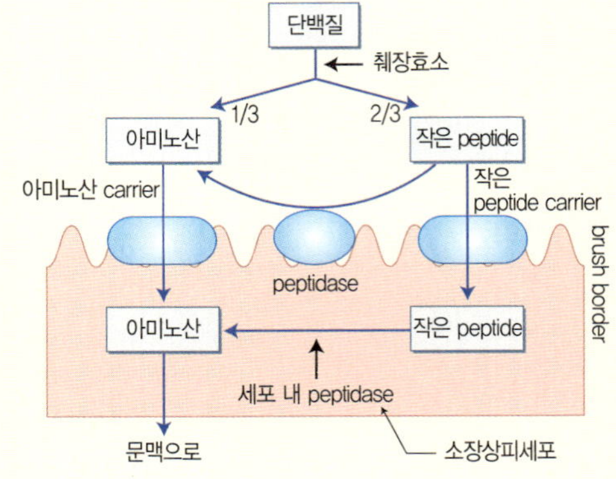

[그림 2-8] **아미노산의 소화·흡수**

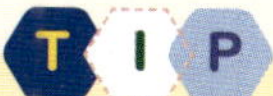

솔가장자리 Brush border

소장상피세포를 고배율 광학현미경으로 보면, 그 관강내쪽(luminal side)에 브러쉬처럼 깃털이 나 있는 것을 볼 수 있는데, 이것을 솔가장자리라고 한다(그림 2-9).

브러쉬 털에 해당하는 것이 미세융모(microvilli)이며, 이 미세융모의 표면에는 더욱 가는 돌기가 뻗어 나와 있는데, 이것은 당단백으로 이루어진 당질층(glycocalyx)이다. 당질층에는 소화효소가 흡착되어 있어 여기에서 각종 소화가 이루어진다.

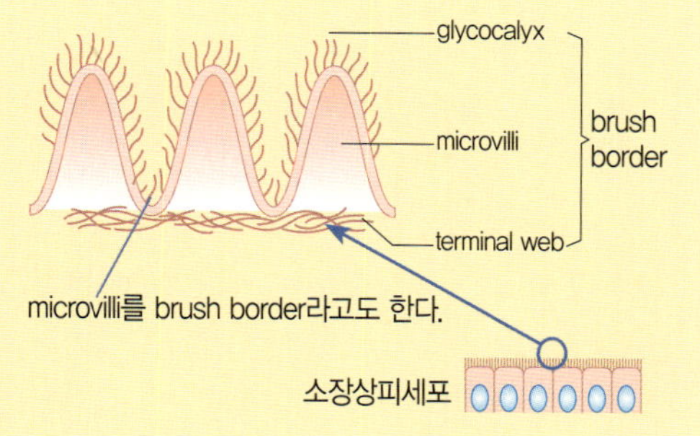

[그림 2-9] 솔가장자리(brush border)

지방의 소화 · 흡수

1. 지방의 내용물

음식물 속의 지방은 대부분 triglyceride(중성 지방이라고도 한다)로 이루어져 있으며, 그 외에도 cholesterol(콜레스테롤), phospholipid(인지질)가 포함되어 있다.

Triglyceride는 glycerol과 fatty acid(지방산)의 에스테르 결합체이다(**그림 2-10**). 여기에서는 지방의 대부분을 차지하고 있는 triglyceride의 소화 · 흡수를 중심으로 설명하고자 한다.

2. 췌장효소에 의한 가수분해

Triglyceride는 lipase에 의해 monoglyceride와 fatty acid로 가수분해된다(**그림 2-10**).

3. 담즙산과 미포 Micelle 형성

Monoglyceride와 fatty acid는 물에 녹기 힘든 분자이며, 솔가장자리(brush border)막에서 흡수된다. 그러나 막 위에는 물층이 있어, 솔가장자리막까지 도달할 수가 없다(**그림 2-11 왼쪽**). 그래서 등장하는 것이 담즙산(bile acid)이다.

triglyceride

$CH_2-O-C(=O)-R_1$
$CH-O-C(=O)-R_2$
$CH_2-O-C(=O)-R_3$

$+\ 3H_2O \rightleftharpoons$

glycerol

CH_2-OH
$CH-OH$
CH_2-OH

$+$

fatty acid

$R_1-C(=O)-OH$
$R_2-C(=O)-OH$
$R_3-C(=O)-OH$

triglyceride

$CH_2-O-C(=O)-R_1$
$CH-O-C(=O)-R_2$
$CH_2-O-C(=O)-R_3$

$+\ 2H_2O \xrightarrow{\text{lipase}}$

monoglyceride

CH_2-OH
$CH-O-C(=O)-R_2$
CH_2-OH

$+$

fatty acid

$R_1-C(=O)-OH$
$R_3-C(=O)-OH$

[그림 2-10] Triglyceride

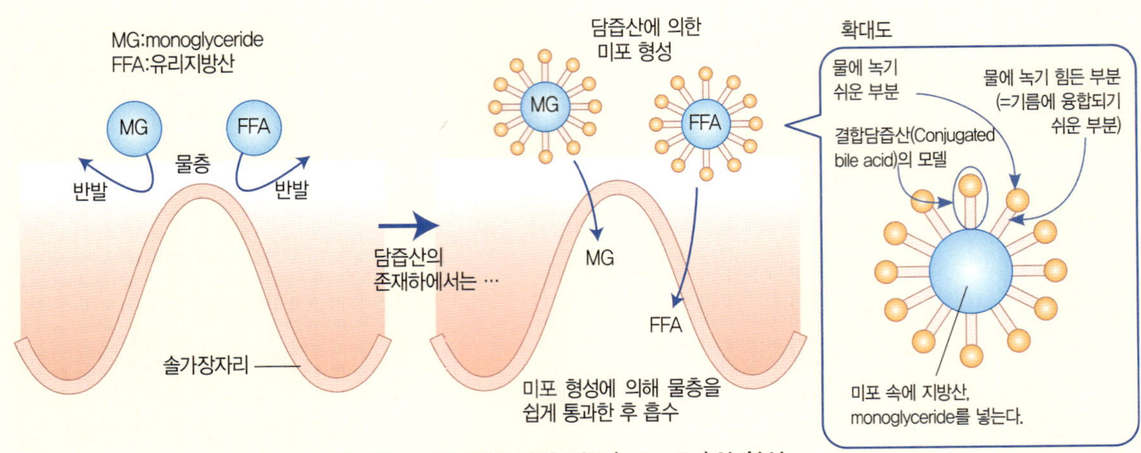

[그림 2-11] **담즙산과 미포(micelle)의 형성**

4. 담즙산 Bile acid 이란?

담즙산/쓸개즙산(bile acid)은 스테로이드 골격을 가진 분자이다. 간에서 담관으로 배설될 때에는 glycine 또는 taurine과 결합하여 결합담즙산 형태로 배설된다(**그림 2-12**). 그 때문에 결합담즙산(conjugated bile acid)은 물에 녹기 쉬운 부분과 어려운 부분이 있다.

이런 분자상의 특성 때문에 장 내강에서는 미포(micelle)를 형성한다(**그림 2-11 오른쪽**).

물에 녹기 어려운 monoglyceride나 fatty acid는 미포 속에 녹아들어, 자연스럽게 물 층을 통과하여 솔가장자리막에서 흡수된다(**그림 2-11 중앙**). Cholesterol이나 지용성 비타민(비타민 A, D, E, K)도 미포에 용해되어 흡수된다.

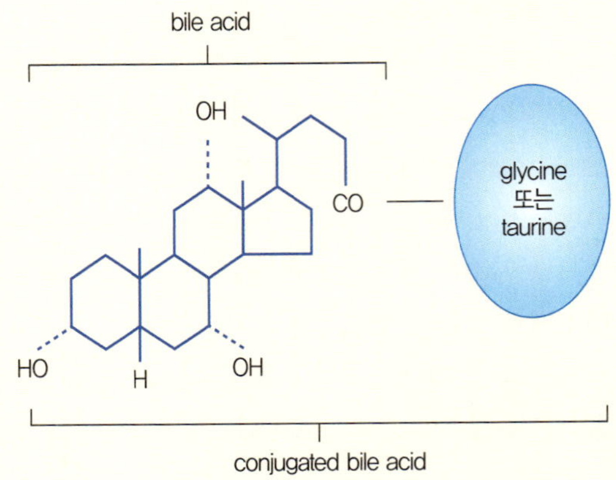

[그림 2-12] **결합담즙산**

5. 흡수 후

Fatty acid와 monoglyceride는 소장상피세포로 흡수된 후, 세포 내에서 다시 한 번 에스테르 결합을 하여 triglyceride로 되돌아간다.

Triglyceride는 세포 내에서 단백질, 인지질(phospholipid), cholesterol과 합쳐져서 chylomicron이라는 lipoprotein이 된다. 지방은 chylomicron 상태로 림프관으로 흘러 들어가 흉관/가슴림프관(thoracic duct)을 거쳐 혈류에 합류한다.

6. 담즙산의 장간순환

먼저 담즙산의 장간순환/창자간순환(enterohepatic circulation)에 대해 알아보자.

결합담즙산(conjugated bile acid)은 지방흡수의 역할을 다한 후, 95~98%가 회장 말단(terminal ileum)에서 재흡수된다. 흡수된 담즙산은 문맥(portal v.)을 통과하여 간으로 되돌아간다. 이른바 장간순환을 형성하는 것이다(**그림 2-13**).

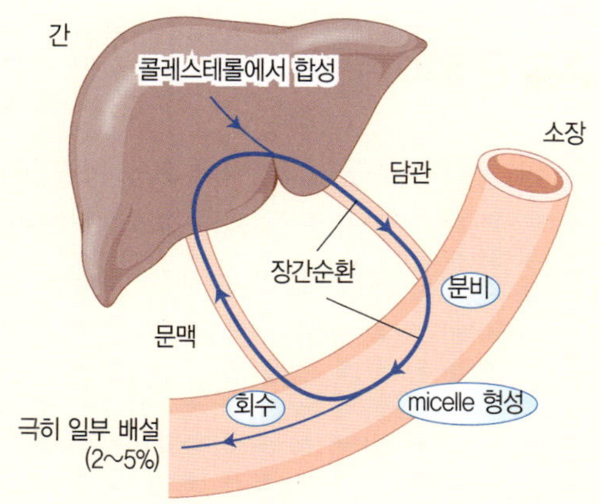

[그림 2-13] **장간순환(enterohepatic circulation)**

7. 회장 질환, 회장 절제와 담즙산

회장에 병변이 있는 경우(회장 질환)나, 또는 회장이 없는 경우(회장 절제후)에는 담즙산의 회수량이 감소한다. 그 결과, 다음과 같은 기전으로 분비성 설사(secretory diarrhea)가 일어나는데, 그것은 담즙산 자체에 설사를 일으키는 작용이 있기 때문이다.

- 담즙산의 회수량 감소

→ 대장으로 대량의 담즙산이 흘러 들어간다.

→ 담즙산이 대장점막의 수분, 전해질 분비를 촉진한다.

→ 분비성 설사를 일으킨다.

담즙산의 회수량이 감소되어도 간이 그것을 보상할 수 있는 한, 지방흡수에 필요한 담즙산 양을 유지할 수 있으므로 지방흡수불량은 발생하지 않는다.

그러나 간의 대사기능에 비해 담즙산의 재흡수량이 적어지면 미셀(micelle)화에 필요한 담즙산의 양이 부족해져 지방흡수불량이 발생하게 되며, 그 결과 변 속에 지방을 대량 함유한 지방변이 되는 것이다. 그렇다면, 회장 절제 후에는 어떻게 치료를 해야 하는가?

1) 회장을 30cm~1m 가량 절제했을 경우

담즙산의 회수 부족을 간이 보상할 수 있으므로 지방변은 거의 나타나지 않는다(변 중 지방 8~20g/day). 그러나 담즙산으로 인한 설사가 나타난다. 이러한 설사에는 cholestyramine*이 효과가 있다.

*** Cholestyramine**
담즙산과 결합하는 이온교환 수지이다. 경구투여로 흡수되지 않고 장관 내에서 담즙산을 흡착하며, 그 상태로 변속으로 배출된다.

- 지방변 : 지방변이 있기는 하지만 가벼운 정도
- 설사의 원인 : 담즙산 → cholestyramine이 효과가 있다.

2) 회장을 1m 이상 절제했을 경우

담즙산(bile acid)의 회수부족을 간이 보상할 수 없어 지방변이 하루 20g 이상 배출되어 정도가 심해진다. 변 속으로 담즙산이 계속 배출되어, 마지막에는 담즙산이 고갈된다. 그 결과 대장에 도달하는 담즙산도 감소된다. 이 때문에 담즙산이 변으로 배출되는 동안에는 설사가 계속되는데, 담즙산이 고갈되어 버리면 설사가 더 이상 나오지 않을 것이라고 생각하지만, 설사는 계속된다.

흡수되지 않은 지방산이 장내세균에 의해 대사되고, 그 대사된 물질이 설사를 일으키는 것이다. 즉, 지방산이 원인이 되어 설사가 일어나는 것이다. 이러한 설사는 저지방식으로 치료한다.

- 지방변 : 고도의 지방변이 있다.
- 설사의 원인 : 지방산 → 저지방식이 효과가 있다.

8. 창자정체 증후군 Blind loop syndrome

수술로 인해 장관의 연결이 달라져 장관에 막창자와 같은 「막다른 곳」(막힌고리)이 생기는 경우가 있는데, 바로 이때 나타나는 증상이다.

이 blind loop syndrome에서는 장내세균의 증식이 막힌고리 내에서 일어난다. 증식된 세균이 소장 내에 있는 결합담즙산(conjugated bile acid) **(그림 2-12)**을 필요 이상으로 분해한다(glycine, taurine을 분리한다). glycine, taurine이 분리된 담즙산(유리담즙산〈free bile acid〉이라고 한다)은 미포(micelle)를 만들 수 없으므로 지방흡수불량이 일어나, 지방변과 설사가 나타난다. 흡수되지 못한 fatty acid의 세균에 의한 대사물이 설사의 원인이다.

소화관호르몬과 그 작용

소화관의 분비와 운동을 조절하기 위해 호르몬이 생산되고 있는데, 이것들을 소화관호르몬이라고 한다. 이것들은 모두 폴리펩티드이며 분자구조상 가스트린족과 세크레틴족으로 나눌 수 있다.

일반적으로 소화관호르몬은 분비부위에서 입쪽 소화관으로는 억제적으로 작용하고 분비부위를 포함한 항문쪽 소화관으로는 촉진적으로 작용한다**(표 2-2)**.

	소화관호르몬	분비부위	주요 작용
가스트린족	가스트린	유문 전정부 소장 상부의 G세포	• 위액·펩신 분비촉진 • 위벽세포 증식작용 • 하부식도 괄약근(조임근) 수축
	CCK	십이지장의 I세포	• 담낭/쓸개주머니 수축작용 • 췌장효소 분비작용 • 위액 분비촉진
세크레틴족	세크레틴	십이지장의 S세포	• 위산 분비억제 • 췌장에서 물·중탄산 분비 • 담즙의 생산촉진
	GIP	소장 상부의 K세포	• 위액·펩신 분비억제 • 장액/창자액 분비억제
	VIP	소장 상부의 신경	• 위액 분비억제 • 혈관확장, 심박출량↑
기 타	모틸린	소장	• 위운동 항진
	소마토스타틴	췌장 랑게르한스섬의 D세포 위나 십이지장의 점막	• GH 분비억제, TSH 분비억제 • 가스트린, 세크레틴 분비억제

[표 2-2] 대표적인 소화관호르몬과 그 작용

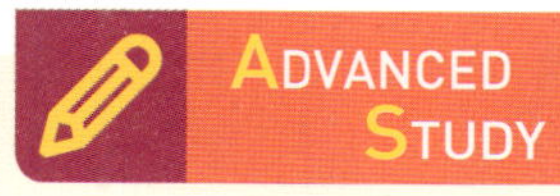

소화관의 기능 – 장내세균

우리의 소화관 안에는 세균들이 살고 있다. 풍부한 영양과 적당한 온도가 항상 확보되어 있고, 특히 하부 소화관(회장말단, 대장)에는 내용물이 체류하기 때문에 세균들이 살기에 매우 좋은 곳이다. 이러한 장내세균은 우리 몸에 유용한 몇 가지 작용을 하고 있다.

장내세균의 역할

1. 외부병원균에 대한 저항

소화관에는 100종 이상의 장내세균이 생식하며 장내세균총을 형성하고 있다. 영양소의 경합, 장소 쟁탈전 등으로 세균들이 서로 힘겨루기를 하며 균형을 이루고 있다.

이렇게 균형을 이룬 장내세균총은 외부 병원균이 증식하지 못하게 한다. 외부 병원균의 침입은, 마치 만원 지하철에 탑승하는 것과 같다. 요컨대, 장관 안은 장내세균총으로 가득 차서 다른 병원균이 생육할 여지가 없는 것이다(그림 2-14).

[그림 2-14] 장내세균총의 외부병원균에 대한 저항

2. 장내세균의 기타 역할

장내세균은 소화관 조직의 발달이나 정상적인 소화관 기능에 꼭 필요한 중요한 역할을 하는 것으로 알려져 있다. 예를 들면, 장내세균은 비타민 K의 흡수에도 도움을 준다. 항생제를 내복하여 장내세균이 줄어들면 비타민 K가 부족해진다. 방귀에서 냄새를 풍기는 것도 장내세균 때문이다. 장내세균이 식물섬유 등을 기질로 하여 혐기성 발효를 하여 단쇄 지방산, 메탄, 암모니아, 수소가스 등을 생성하기 때문이다.

장내세균총의 균형 파괴

장내세균총의 균형이 파괴되는 원인은 크게 「항생물질」과 「증식 장소의 제공」, 2가지로 나누어 볼 수 있다.

1. 항생물질 Antibiotics 의 사용

항생물질을 장기 투여함으로써 그 항생물질에 감수성이 높은 장내세균이 죽게 되어 장내세균총의 균형이 파괴된다. 특히 *Clostridium difficile*이 대량으로 증식한 결과 생기는 질환을 위막성결장염/거짓막잘록창자염(pseudomem-branous colitis)이라고 한다.

또한 고의로 장내세균총을 파괴하는 경우도 있다. 골수이식을 할 경우 환자의 면역력은 극도로 저하되는데, 그 때문에 장내세균이 원인이 되어 감염을 일으키는 경우가 있다.

따라서 vancomycin을 경구 투여하여 장내세균을 사멸시킨다. Vancomycin은 소화관에서 흡수되지 않으므로 장내세균 박멸에 가장 적합하다.

2. 증식 장소의 제공

음식물이 체류하게 되는 장소가 새로 생기면, 그곳에서 장내세균이 이상 증식을 한다. 창자정체증후군(blind loop syndrome)에서는 막힌고리 부분에서 장내세균이 이상 증식한다.

장내세균이 이상 증식하면 장내세균이 생존을 위해 몸속의 영양소를 빼앗는다. 그리고 불필요한 대사가 이루어져 소화 · 흡수에도 불균형이 생기게 된다.

플러스 코너

1. 3대 영양소와 효소의 흐름

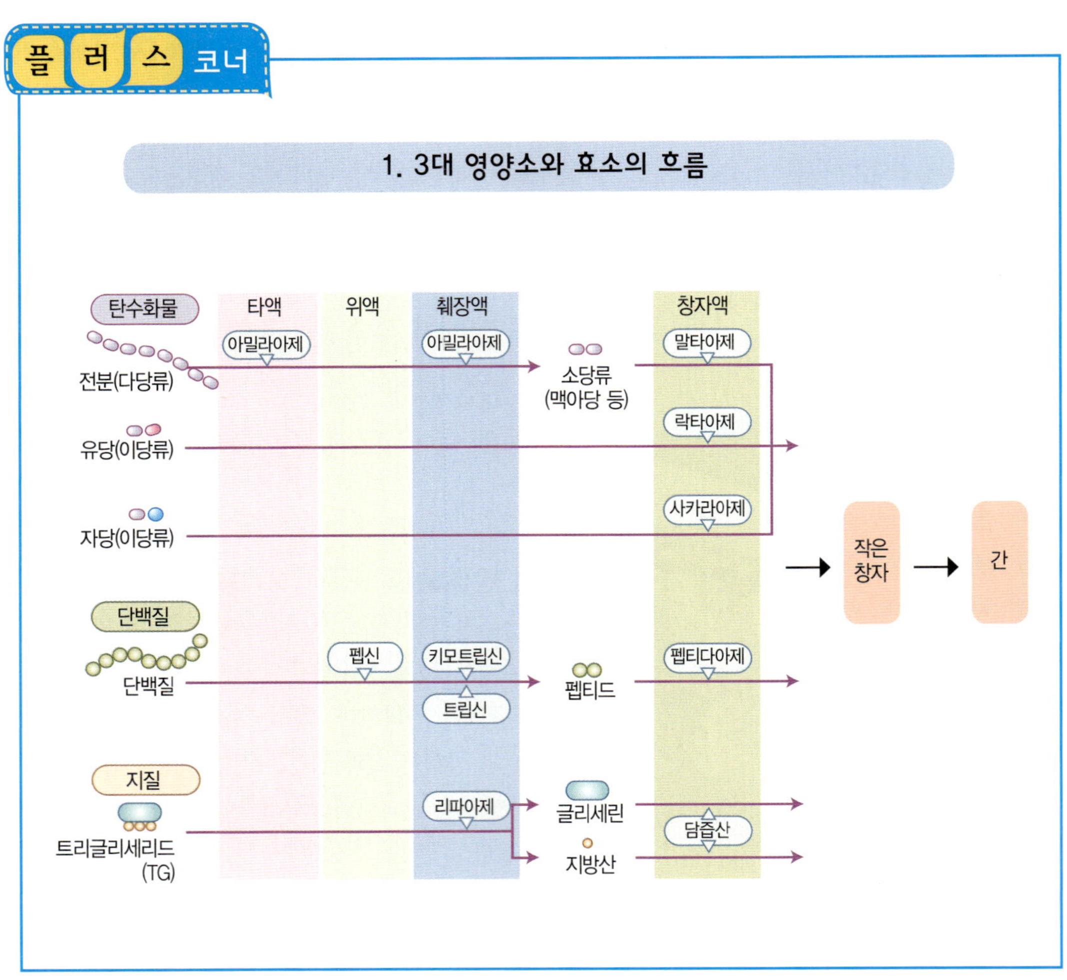

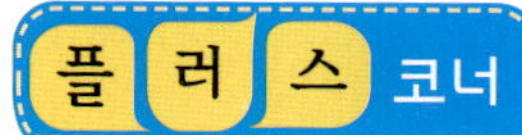

2. 영양소와 그 흡수부위

흡수부위		영양소		결핍에 의한 대표적 장애·질환
위		(알코올)		–
소장	십이지장~공장	수분 (전체의 80~90%)		탈수
		전해질	Na	저Na혈증(두통, 간대성 경련, 의식장애)
			K	저K혈증(주기성 사지마비, 부정맥)
			Ca, Mg	테타니(간헐성 사지강직성 경련)
			P	골연화증, 구루병(뼈의 석회화 부전 → 유골 증가)
			Fe	철결핍빈혈(설유두 위축, 숟가락손발톱, 고박출성 심부전)
		탄수화물		설사, 체중감소
		단백질		부종, 복수
		지방		지방변성 설사
		지용성 비타민	A	야맹증(암순응 반응이 어려움)
			D	골연화증, 구루병
			E	용혈빈혈(미숙아)
			K	응고인자II, VII, IX, X저하 → 출혈경향
		수용성 비타민	B_1	각기(다발성 신경염, 부종, 심부전), Wernicke뇌증(기억장애, 지남력상실, 작화증〈confabulation〉, 안구운동이상 등)
			B_2	구각염, 설염
			B_6	말초신경장애
			니코틴산	펠라그라(홍반, 설사, 치매)
			C	괴혈병(출혈경향)
		엽산		거대적혈모구성 빈혈(악성 빈혈, Hunter 설염, 백발)
	회장 말단	비타민 B_{12}		거대적혈모구성 빈혈(아급성 연합성 척수변성증, 심부감각, 추체로장애)
		담즙산		지방흡수장애
대장		남은 수분, 전해질		설사, 쇠약

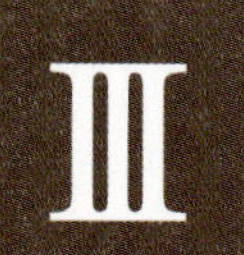

Ⅲ 소화관 질환의 증상

III장에서는 다음과 같은 증상에 관하여 병태생리적인 면에서 살펴보기로 한다.
장폐색증에 관해서는 각론에서 자세히 설명하도록 한다.

A. 소화관의 통과장애　　D. 변비
B. 토혈, 하혈　　E. 복수
C. 설사　　F. 복통

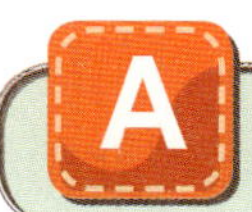

A 소화관의 통과장애

소화관에는 식도, 위, 소장/작은창자, 대장/큰창자가 있다. 구강을 포함한 식도의 통과장애로 발생하는 증상을 연하곤란/삼킴곤란(dysphagia)이라고 하며, 소장, 대장(합쳐서 장관)의 통과장애로 발생하는 증상을 장폐색증/창자막힘증(ileus)이라고 한다.

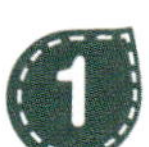

1 통과장애로 유발되는 증상

소화관의 통과장애는 여러 가지 요인에 의해 발생하는데, 일단 발생되면 공통된 증상을 초래한다(**그림 3-1**). 즉, 장관의 내용물을 보낼 수 없게 되므로 근위부쪽에 air, 액체가 고여 air 배출이나 배변이 정지된다.

1 근위부쪽의 air, 액체의 저류

1) 첫 번째 증상
→ 근위부쪽 장관의 팽창
→ 장관벽의 진전이 자극이 되어 장관운동 항진
→ 장관 평활근의 연축(spasm)으로 복통 발생

근위부
음식의 흐름
통과장애　항문쪽
구토
air 배출과
배변의 정지
근위부의 확장 { 복통
복부팽만

[그림 3-1] 통과장애

2) 두 번째 증상 → 복부팽만감(배가 팽팽한 느낌)

3) 세 번째 증상 → 지나치게 많이 저류하면 구토한다.

2. air 배출, 배변의 정지

방귀로 나와야 할 air와 대변으로 나와야 할 장관내용물이 통과장애 때문에 막혀서 항문으로 나오지 못한다.

연하곤란 Dysphagia

환자들은 음식물을 삼키기 힘들다고 호소한다. 그 원인은 여러 가지이므로, 연하곤란/삼킴곤란의 기전에 따라 나누어 생각하는 것이 좋다.

1. 연하곤란의 분류

연하곤란을 분류할 때는 다음 사항을 고려해야 한다. ① 연하/삼킴기능이 저하되어서 삼키기 힘든 것인가 아니면 ② 협착 등의 기질적인 원인으로 통과장애가 발생한 것인가를 생각해야 한다.

1) 기능적 장애에 의한 연하곤란

연하기능의 저하는 신경, 근육, 또는 신경근 접합부(neuromuscular junction : NMJ)의 장애로 발생한다(그림 3-2).

(1) 신경질환

① 다발성 뇌경색
② 근위축성측삭경화증(ALS)
③ Wallenberg 증후군
④ 기타 연수마비/숨뇌마비, 거짓연수마비를 일으키는 질환
⑤ 파킨슨병
⑥ 당뇨병신경병증(diabetic neuropathy)
⑦ 반회후두신경/되돌이후두신경 마비

(2) 근육질환

근육질환에는 다음과 같은 것들이 있다.

① 근육퇴행위축
② 피부경화증
③ 다발근육염, 피부근육염
④ 기타 근육병, 디스트로피

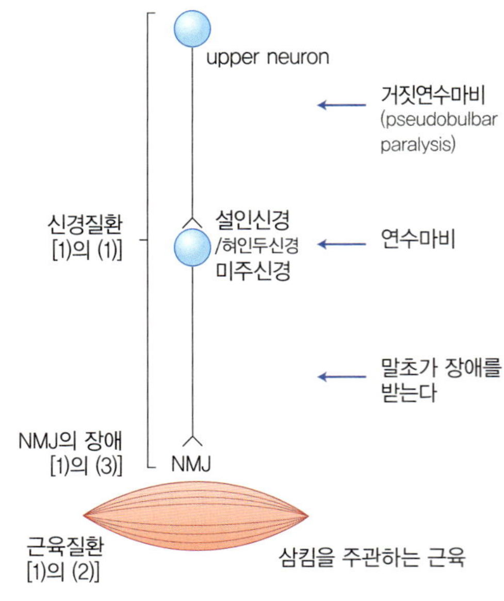

[그림 3-2] 기능 장애

신경기능이 정상이더라도 근육에 이상이 있으면 근육퇴행위축 등과 같이 연하기능이 저하되는 경우가 있다.

(3) 신경근 접합부의 질환

① 중증 근무력증(myasthenia gravis)
② 보툴리눔 중독(botulinum intoxication)
③ Lambert – Eaton 증후군

신경근 접합부에 이상이 있는 중증 근육무력증이나 보툴리눔 중독에서도 연하곤란(dysphagia)이 생긴다. 이 2가지에서 매우 중요한 공통적인 소견은 바로 안검하수/눈꺼풀처짐증(ptosis)이다.

2) 기질적 장애에 의한 연하곤란

연하기능은 정상임에도 불구하고 협착이나 압박 등의 기질적 변화에 의해 연하곤란이 발생하는 경우가 있다. 기질적 장애는 식도질환과 기타로 나눌 수 있다.

(1) 식도질환

① 식도이완불능증(esophageal achalasia)
② 식도게실(esophageal diverticulum)
③ 식도궤양(esophageal ulcer)
④ 식도암(esophageal cancer)
⑤ 식도평활근종(esophageal leiomyoma)
⑥ Plummer – Vinson 증후군

* 식도정맥류(esophageal varix)에서는 연하곤란이 일어나지 않는다.

식도이완불능증에서는 연하곤란이 반드시 일어난다. 식도게실(diverticulum)은 아주 커지지 않는 한 연하곤란을 호소하지 않는다.

(2) 기타

① 종격종양(mediastinal tumor), 갑상선종양(thyroid tumor) ← 식도를 밖에서 압박한다.
② Sjögren 증후군
③ 타액선/침샘 방사선 조사후

Sjögren 증후군과 방사선 조사 후에 일어나는 연하곤란에 대해 공통적인 것은 침이 나오지 않는다는 점이다. 침이 나오지 않기 때문에 씹어도 부드러워지지 않고 떡처럼 되어 버린다. 격한 운동 직후에 물 없이 빵을 먹는 것은 아주 힘든 일인데, 마치 그와 같은 현상이다.

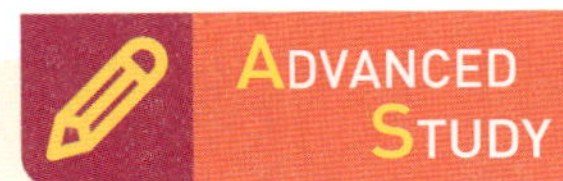

장폐색증/창자막힘증 Ileus

장폐색증/창자막힘증의 정의는 「**장관내강의 폐쇄나 장관의 운동장애 등으로 정상적인 장관 내용물이 항문쪽으로 통과하지 못하는 병적인 상태**」이다.

장관 내용물의 통과장애를 장폐색증이라 하며, 그에 동반되는 여러 가지 증상을 장폐색증 증상이라고 한다. 원인이 무엇이든 통과장애가 발생하면 그것은 장폐색증이다.

장폐색증의 분류

장관의 통과장애를 생각할 때, 먼저 장관의 폐색 유무를 확인하는 것이 중요하다(그림 3-3).

장관 내에 종양이 있거나 장관이 비틀려 있거나 또는 비정상적으로 팽팽하게 당겨져 경련이 일어나는 등 기질적인 원인에 의해 장관이 폐쇄된다.

한편 기질적인 원인을 찾을 수 없는 경우, 즉 눈에 보이는 폐색이 없는데도 통과장애가 발생하는 경우가 있다. 바로 장관의 연동운동의 저하로 인한 통과장애이다.

전자의 장관의 폐색에 의한 통과장애를 기계적 장폐색증(mechanical ileus)이라 하고, 후자의 통과장애, 즉 장관의 폐색은 없지만 연동운동의 저하로 인한 통과장애를 기능적 장폐색증(functional ileus)이라고 한다(그림 3-3).

기계적 장폐색증은 다시 장관의 순환상태에 따라 혈행장애가 없는 단순장폐색증(simple ileus)과 혈행장애를 동반하는 교액장폐색증(strangulation ileus)으로 분류된다.

기능적 장폐색증은 무력장폐색증(paralytic ileus)과 경직장폐색증(spastic ileus)으로 분류된다.

무력장폐색증에서는 장관의 운동이 정지되므로 통과장애가 발생하며 경직장폐색증에서는 장관평활근육에 경련이 일어나 통과장애가 발생한다.

장관의 폐쇄 유무, 혈행장애의 유무로 장폐색증이 분류된다는 것을 기억하기 바란다.

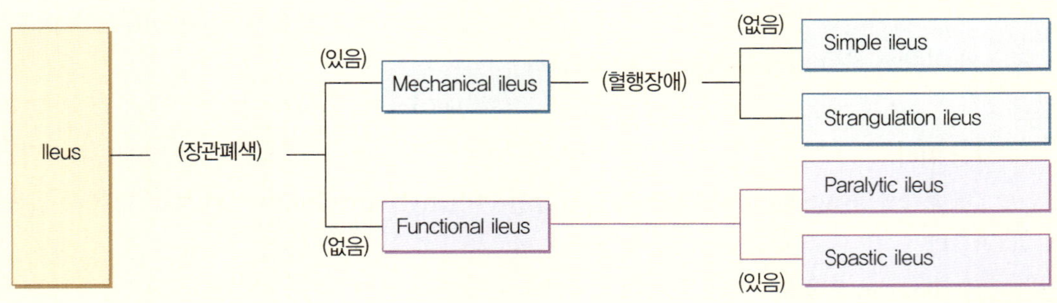

[그림 3-3] 장폐색증(ileus)의 분류

장폐색증을 일으키는 질환

기계적 장폐색증을 일으키는 질환과 무력장폐색증을 일으키는 질환을 기억하자. 기계적 장폐색증에 관해서는 단순장폐색증과 교액장폐색증을 개별적으로 다룰 필요는 없다. 왜냐하면, 양쪽의 발병기전이 같기 때문이다.

그러나 임상에서 기계적 장폐색증을 취급할 때에는, 양쪽을 엄격하게 나누어 다룰 필요가 있다. 왜냐하면 **후자에서는** 혈행장애로 인해 장관괴사를 일으켜 천공, 복막염, 쇼크로 급속하게 상태가 악화될 수 있어, 이때에는 긴급하게 외과 수술을 단행해야 하기 때문이다.

1. 기계적 장폐색증 mechanical ileus 을 초래하는 질환

- 유착(adhesion), 삭상물
  → 대부분 개복수술 후에 발생하며, 기타 외상이나 복막염에 의해 발생하는 경우도 있다.
- 멕켈 게실(Meckel's diverticulum)
- 탈장감돈(hernia incarceration)
- 대장암(rectal cancer)
- 장중첩증/창자겹침증(intussusception)
- 염증창자질환(inflammatory bowel disease)
- 식이성(alimentary)
- 담석증/쓸개돌증
- 염전/창자꼬임(volvulus)
- 소장궤양
- 소장종양

이 중에서도 압도적으로 많은 것이 수술 후 유착으로 인한 장폐색증(ileus)이다.

2. 무력장폐색증 paralytic ileus 을 초래하는 질환

- 복막염(peritonitis)
- 개복수술 직후
- 복강내출혈

플러스 코너

1. 수술 직후의 무력장폐색증 Paralytic ileus 과 방귀

개복수술 후 1~2일이 지나면 방귀가 나온다. 일반인들 사이에서는 이 방귀가 수술의 성공을 알리는 신호로 알려져 있다.

수술 후에는 상처가 아파 힘을 줄 수 없을 뿐만 아니라 소화관, 특히 위와 대장의 운동이 저하된다. 이 상태를 수술 직후의 무력성 장폐색증이라고 한다.

이 때문에 air가 차서, 환자는 복부 팽만감을 호소한다. 소화관 운동이 정상으로 돌아오면 장폐색증은 사라진다. 또한 상처의 통증도 완화되며 복부 팽만감도 급속히 사라진다. 방귀야말로, 수술 후의 소화관 운동마비로부터 회복되었다는 증거인 것이다**(그림 A)**.

2. 멕켈 게실 Meckel's diverticulum

멕켈게실이 장폐색증(ileus)을 일으키는 경우가 있다. 첫 번째는 게실이 팽출(evagination)하여 장중첩의 앞부분이 되는 기전**(기전 1)**이다.

두 번째는 게실염(diverticulitis)에 의한 유착**(기전 2)**, 마지막으로는 태생기 배꼽장간막관의 잔유물인 mesodiverticular vascular band에 의한 교액/꼬임(strangulation)**(기전 2)**을 원인으로 들 수 있다**(그림 B)**.

3. 감돈 Incarceration

본래 들어가 있어야 하는 곳에서 튀어나온 것이 탈장(hernia)이다. 튀어나온 장기가 원상태로 돌아가지 않은 상태에서 다시 순환장애가 겹쳐진 상황을 감돈이라고 정의할 수 있다.

정의상으로 교액장폐쇄증/꼬임창자막힘증(strangulation ileus)이란 장관의 폐쇄를 문제삼느냐 아니냐에 따라 달라진다. 그러나 대개의 경우 감돈되면 장폐색 증상을 유발하므로, 감돈 = 교액장폐색증이라고 생각해도 무방하다.

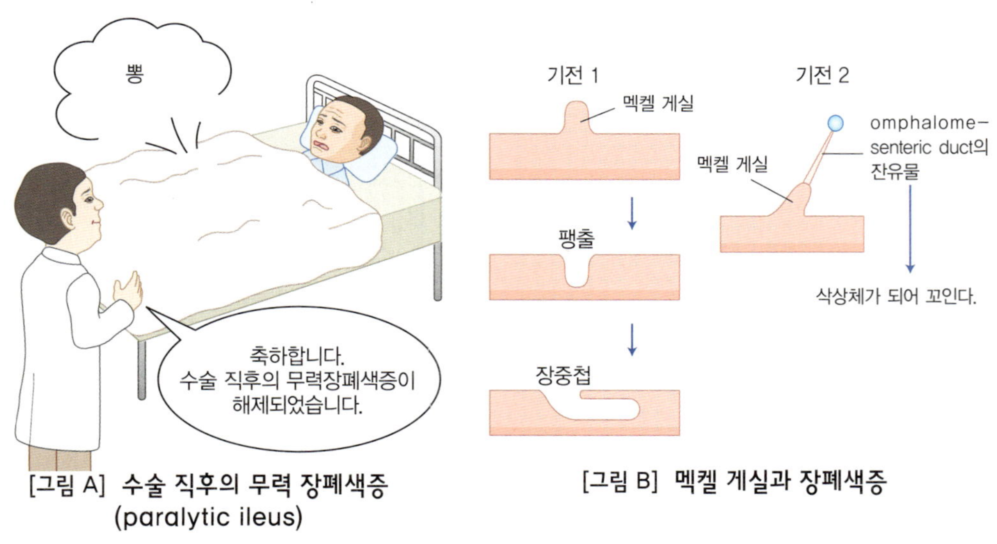

[그림 A] 수술 직후의 무력 장폐색증 (paralytic ileus)

[그림 B] 멕켈 게실과 장폐색증

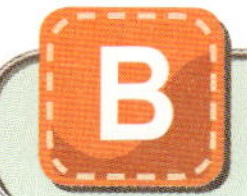

토혈, 하혈 Hematemesis, mel(a)ena

토혈, 하혈의 정의

소화관에서 출혈이 발생하면 출혈된 혈액은 대변에 섞여 항문으로 나오거나 또는 구토에 의해서 입으로 나온다.

항문을 통해서 관찰되는 소화관의 출혈을 하혈이라고 하고, 입을 통해서 관찰되는 소화관의 출혈을 토혈이라고 한다. 즉, 소화관에서 출혈이 일어나기 때문에 토혈이나 하혈이 나타나는 것이다. 출혈 부위에 따라 토혈과 하혈로 나뉜다.

토혈은 Treitz's ligament 상부의 소화관 출혈로 나타나고, 하혈은 소화관 모든 부위의 출혈로 나타난다(그림 3-4). 여기에서 다시 한번 Treitz's ligament의 장소를 확인해 두자(답 : 십이지장과 공장의 경계). 결국, Treitz's ligament 상부의 출혈에서는 토혈, 하혈 모두 발생한다. 그러면, 어떤 경우에 토혈이 되고 어떤 경우에 하혈이 되는가?

일반적인 경향으로는 출혈량이 많을 때 토혈이 일어나는데 토혈을 할 때에는 하혈도 동시에 일어난다. 그러나 하혈만 일어날 때에는 출혈량이 그다지 많지 않다. 다시 말해, 토해야 할 정도의 출혈량은 아니라는 것이다.

입을 통해서 관찰되는 출혈에는 객혈(hemoptysis)도 있다. 객혈은 기도에서의 출혈이 입을 통해 관찰되는 것이다. 토혈과 객혈의 감별방법을 표 3-1에 제시한다.

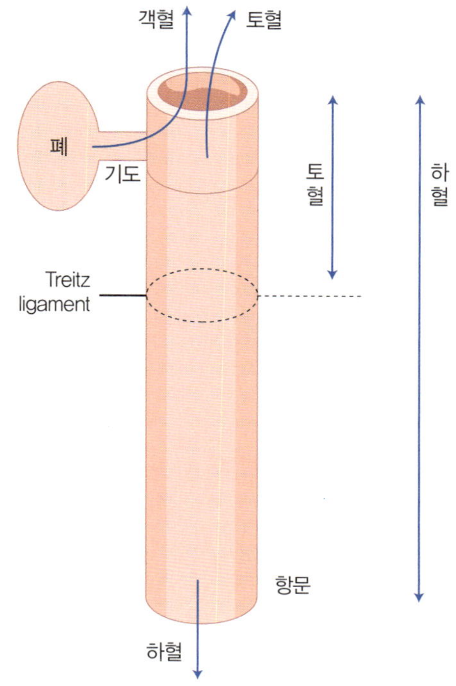

[그림 3-4] 토혈(hematemesis)과 하혈(melena)

	토혈	객혈
전구증상	오심, 위 불쾌감	목 통증, 기침의 욕구
발생	구토에 의함	기침에 의함
색	선홍색 ~ 흑갈색	선홍색
거품	−	+
혼합물	음식물	객담 (WBC, RBC, Hemosiderin(+), Macrophage)
대변	흑색변	정상

[표 3-1] 토혈과 객혈의 차이

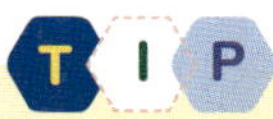

토혈 hematemesis과 객혈 hemoptysis

상부 소화관의 출혈을 입으로 배출하는(구토를 동반한다) 것을 토혈이라 하고, 기도의 출혈을 입으로 배출하는(기침을 동반한다) 것을 객혈이라 한다. 양쪽의 특성을 비교해 보자(표 3-1).
환자가 피를 토했다고 호소할 때에는 항상 토혈인지 객혈인지를 감별해야 한다.

2 토혈의 특성

피를 토한다는 것은 소화관에 어느 정도의 혈액이 고여 있었다는 것을 의미한다.

출혈속도가 빠르면 소화관(특히 위)에 혈액이 고이는 시간도 짧다. 출혈속도가 느리면 토혈까지 시간이 걸린다(**그림 3-5**).

위에는 염산(HCl)이 있는데, 이 염산이 헤모글로빈을 흑갈색으로 변색시킨다. 즉, 혈액과 염산이 접촉하는 시간이 길어짐에 따라, 혈액의 색은 적색 → 암적색 → 흑갈색으로 변하게 된다.

토혈의 색을 좌우하는 것은 위산과의 접촉시간이므로, 이 색깔로 다음과 같은 것들을 알 수 있다.

- 신선한 피 : 대량출혈, 또는 식도출혈로 위로 넘어가지 않았다.
- 커피색 : 위 속에 일정시간 이상 정체되었다.

3 토혈을 초래하는 질환

토혈을 초래하는 대표적인 3가지 질환은 위궤양, 식도정맥류파열, 급성 위점막병변이다(**그림 3-6**).

- 식도암(Esophageal cancer)
- 식도정맥류(Esophageal varix) 파열
- Mallory – Weiss 증후군
- 급성 위점막병면(Acute gastric mucosal lasion)
- 위궤양(Gastric ulcer)
- 십이지장궤양(Duodenal ulcer)
- 위암(Gastric cancer)

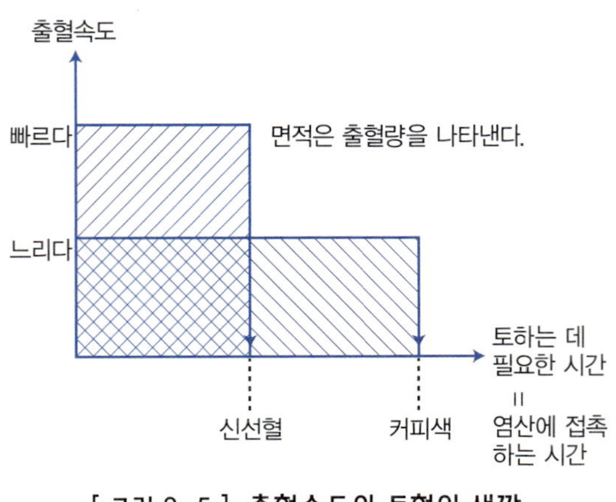

[그림 3-5] 출혈속도와 토혈의 색깔

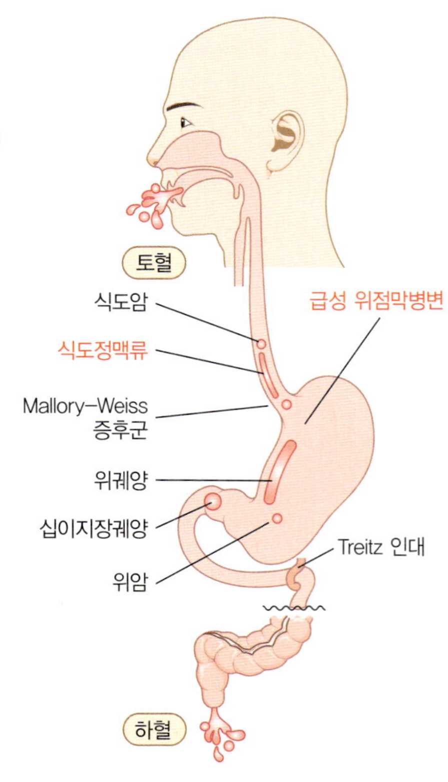

[그림 3-6] 토혈의 원인질환

4 하혈의 특성

소화관에 출혈이 있으면 반드시 하혈도 있다. 출혈된 혈액이 장기간 장관 내에 정체되어 있으면 다시 말해, 출혈부위가 항문에서 멀어질수록 변의 색이 검어진다.

그러나 약간의 소화관 출혈로는 검게 변하지 않으며, 출혈량이 50mL를 초과할 경우에만 변이 검은색으로 변한다. 흑색변을 melena라고도 하는데 melena가 보인 경우에는 보다 상부(위 · 십이지장) 쪽에 어느 정도 심한 소화관출혈이 있었음을 생각해야 한다.

실제로는,

- 직장 · 항문에서의 출혈 : 선홍색
- 상행결장에서 직장까지 : 적갈색～선홍색

이와 같이 항문에서 멀어질수록 검은색을 띠지만, 회장에서의 출혈로 melena가 되는 빈도는 적다.

5 하혈을 초래하는 질환

토혈을 초래하는 질환은 모두 하혈도 초래한다. 트라이츠인대(Treitz's ligament) 하부 질환으로는 아래와 같은 것을 들 수 있다**(그림 3-7)**.

- 멕켈 게실(Meckel's diverticulum)
- 장중첩증(Intussusception)
- 대장게실(Diverticulitis)
- 크론병(Crohn's disease)
- 대장폴립(Colorectal polyp)
- 허혈성 대장염(Ischemic colitis)
- 궤양성 대장염(Ulceratine colitis)
- 약인성 대장염(Drug-induced colitis)
- 감염성 대장염(Infective colitis)
- 대장암(Colorectal cancer)
- 치핵(Hemorryhoid)

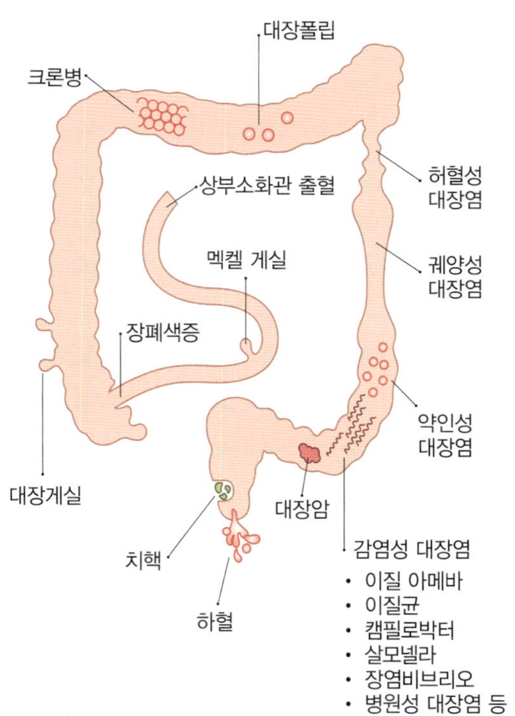

[그림 3-7] 하혈의 원인질환

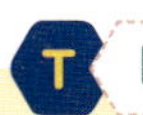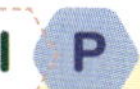

TIP

급성 하부위장관 출혈의 접근

혈역학적으로 안정되어 있는 경우, 40세 이하라면 sigmoidoscopy, 필요 시 colonoscopy를 실시하고, 40세 이상이라면 colonoscopy를 실시한다. 혈역학적으로 불안정한 환자라면 upper endoscopy와 colonoscopy를 실시한 뒤 출혈의 정도에 따라 추가로 필요한 검사를 실시한다.

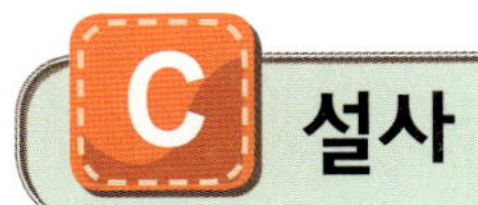

설사

설사의 정의

설사란 변 속의 수분량이 증가하여 변이 묽어져서 액상 또는 반유동성 상태가 되는 것을 말한다. 정상 성인의 변은 대개 무게가 200g 이하로, 수분이 차지하는 비율은 60~85%이다.

배변 횟수는 주 3회에서 하루 3회까지를 일단 정상 범위로 본다. 교과서에서는 배변량이 증가하고 배변 횟수가 증가하는 것을 설사라고 정의하고 있다.

설사의 기전

소화관에는 하루에 약 9ℓ의 물이 들어온다. 그 내역은 아래와 같다.

- 음식물 ························ 2ℓ
- 침 ···························· 1ℓ
- 위액 ·························· 2ℓ
- 담즙, 췌장액, 장액 ············· 4ℓ

그렇다면 이 물은 어디에서 흡수되는가?

- 공장 ························ 4~5ℓ
- 회장 ························ 3~4ℓ

위와 같이 소장에서 대부분 흡수되고 대략 1ℓ의 물이 대장으로 가는데 대장에서는 나머지 물을 흡수하여, 분변 속의 물은 약 150mℓ가 된다.

소화관에서는 이와 같이 동적인 물의 흡수와 배출이 이루어지는데, 이 균형이 파괴되면 설사를 하게 된다.

설사의 원인은 다음과 같이 분류할 수가 있다.

- 흡수될 장소를 잃는다.
- 장관 내의 높은 삼투압으로 물이 흡수되지 않는다(osmotic diarrhea).
- 자극성 물질로 인해 장관 상피에서 물이 분비된다(secretory diarrhea).
- 기타

1. 흡수될 장소를 잃는다
(삼출성 설사, exudative diarrhea)

물은 소장, 대장의 상피세포에서 흡수된다. 상피세포가 적어진 상태에서는 물의 흡수가 감소하기 때문에 수분배설이 증가하여 설사가 일어난다.

또 이것은 장관을 광범위하게 절제할 때도 발생하며, 염증에 의해 상피세포가 손상을 입어도 발생한다. 염증의 경우 물이 흡수되는 장소가 좁아질 뿐만 아니라 삼출액이 장관내강으로 스며드는 것도 설사의 원인으로 작용한다. 또한 조직이 파괴될 때 일어나는 출혈로 인해 혈성 설사(hemo-rrhagic diarrhea)가 동반되는 경우도 있다.

2. 장관 내의 높은 삼투압으로 물이 흡수되지 않는다
(삼투압성 설사, osmotic diarrhea)

장관 내에 분자가 많으면, 그 분자가 물을 확보하여 유지하려고 한다. 즉, 흡수되어야 할 물이 높은 삼투압 때문에 장관으로 이행하지 못하는 것이다.

그러면 왜 삼투압이 높아지는 것일까? 그것은 흡수되어야 할 탄수화물, 지방, 단백질이 남기 때문이다. 그 원인은 다음과 같다.

1) 소화효소가 부족하다.
2) 흡수할 장소가 없다.

3. 자극성 물질로 장관 상피에서 물이 분비된다
(분비성 설사, secretory diarrhea)

호르몬 또는 독소(toxin) 등의 물질이 장관 상피에 작용하여 물을 분비하게 한다. 분비성 설사의 경우, 물설사(watery diarrhea)가 되는 경우가 많다.

4. 기타 원인

그 밖에도 여러 가지 원인으로 설사가 일어난다(**표 3-2 참고**).

	병태
삼투압성 설사	• 장관 내의 다량의 고삼투압성 물질이 물을 장관 내로 끌어들인다.
삼출성 설사	• 장의 염증에 의해 장관벽의 투과성이 항진되어 다량의 삼출액이 장관 내로 나온다. • 혈성 설사가 많다.
분비성 설사	• 소화관점막의 분비 이상항진

[표 3-2] 설사의 병태

3 설사의 특성

설사에는 다양한 형태가 있다. 피가 섞여 나오거나 또는 대변이라기보다 소변에 가까운 변 등이 있다. 기억해 두면 도움이 되는 특성들을 다음에 열거한다.

- 쌀뜨물 형태(watery diarrhea 중 가장 심한 형태)의 설사
  - 콜레라(Cholera)
  - rota virus 감염증(젖먹이와 유아의 설사)

- 점혈변
  - 궤양결장염/궤양잘록창자염(ulcerative colitis)→(크론병에서는 설사가 나오고 혈변도 나타나지만, 점혈변은 나타나지 않는다.)
  - 세균이질

- 딸기젤리 모양의 변
  - 이질 아메바

		삼투압성 설사	삼출성 설사	분비성 설사
주된 요인	급성	• 약인성 대장염 • 염류 설사 • 솔비톨 • 락툴로스	• 세균성 대장염 • 바이러스성 대장염 • 약인성 대장염 • 허혈성 대장염	• 엔테로톡신에 의한 장염 – 콜레라균 – 이질균 – 포도상구균 – 장관출혈성 대장균
	만성	• 흡수불량증후군 – 유당불내증 – 세리악스풀 – 만성 췌장염 등	• 염증성 장질환 – 궤양성 대장염 – 크론병 – 장결핵 등	• 내분비종양 – Zollinger–Ellison 증후군 – WDHA증후군 등
치료		원인질환의 치료가 중심이 되며, 대증적으로는 식사요법(죽, 섬유질이 적은 음식, 금식 등)이나 수액요법(수분·전해질·영양분 보급)을 실시한다.		

* WDHA증후군(WDHA syndrome) : watery diarrhea, hypokalemia and achlorhydria syndrome

[표 3-3] 설사의 원인 질환

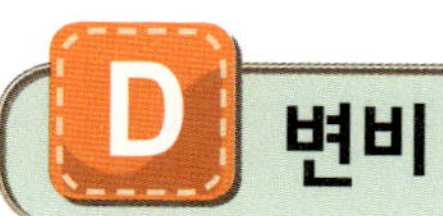

D 변비

1 정의

일반적으로 변비라고 하면 변이 잘 나오지 않는 것으로 생각하지만 의학적으로 보면 변이 장기간 장관 내에 머물러 수분이 지나치게 흡수되어 대변 중의 수분량이 매우 적어진 상태이다.

변비는 발생기전에 따라 크게 기능성 변비와 기질성 변비로 나눌 수 있다(**표 3-4**).

	기능성 변비				기질성 변비
	식사성 변비	직장성(습관성) 변비	이완성 변비	경련성 변비	
원인	• 섬유질이 적은 편식 또는 소식	• 반복되는 배변자극의 무시 • 설사제, 관장의 오용·남용	• 대장의 긴장저하·운동의 둔화 • 복근력이 약하기 때문에 배변 시에 충분한 복압을 얻을 수 없다.	• 부교감신경의 과다긴장 등에 의해 장관(특히, 구불결장)이 지나치게 긴장하여 변의 이동이 장애를 받는다(과민성 장증후군).	• 창자의 통과장애(종양, 염증 등에 의한 협착), 또는 창자 이외의 기질적 질환에 동반되는 대장의 운동기능 이상에 의한 변비
치료	• 섬유질이 많은 야채나 과일을 의식적으로 섭취한다.	• 규칙적인 배변습관의 확립	• 섬유질이 많은 식사 • 적절한 운동 • 네오스티그민계 약제나 팽창성 설사제의 사용	• 장운동조정제와 항불안제의 병용	• 원인질환의 치료

[표 3-4] 변비의 분류

E 복수 Ascites

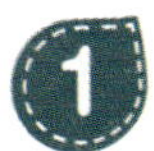

1 복수의 분류

복강 내에는 생리적으로도 소량의 체액(30~ 40mL)이 존재하는데 다양한 원인에 의해 그 이상의 체액(100~200mL 이상)이 저류하는 경우, 그 액체를 복수라고 한다.

복수는 그 상태에 따라 비염증성 누출액과 염증성, 종양성 삼출액으로 나눌 수 있다.

누출액이 나타나는 원인으로는 문맥압 항진, 혈장삼투압 저하(저알부민혈증), 신사구체/토리 여과량의 감소, 하대정맥압 항진 등이 있으며, 식염 제한, 이뇨제, 알부민 정맥주사 등으로 치료한다.

삼출액의 원인은 염증이나 종양에 의한 혈관투과성의 항진이다. 항생물질 및 화학요법으로 치료한다.

2 복수의 진단과 성상 감별

복수의 진단에는 복부 초음파나 복부 CT가 효과적이다. 대량의 복수는 신체진찰에 의한 파동의 감지나 앙와위/바로누운자세와 측와위/옆누운자세에서 탁음의 경계가 이동하는 현상(이동탁음, shifting dullness) 등의 소견에서도 진찰할 수 있다.

또한 복수의 성상은 원인질환의 감별에 도움이 된다. 누출액에서는 간경변에 의한 것, 삼출액에서는 암성 복막염에 의한 것이 가장 많다(**표 3-5**).

1. 복수의 원인질환

아래의 **표 3-5**를 참조하기 바란다.

누출액		삼출액	
장액성	• 간경변 • 문맥압항진증 • 우심부전 • 신증후군 • 흡수불량증후군	농성	• 화농성 복막염(소화관천공 등)
		혈성	• 암성 복막염 • 복강내 출혈(외상, 자궁외 임신파열 등) • 급성 췌장염
		담즙성	• 담즙 복막염 • 담낭내 담관천공
		유미성	• 림프관폐쇄 • 필라리아(filaria)
		기타	• 결핵성 복막염

[표 3-5] 복수의 원인질환

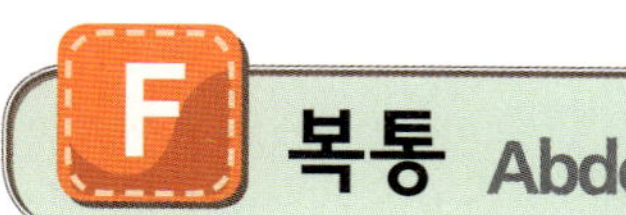

복통 Abdominal pain

복통의 발생원인

복통은 발생 기전에 따라 다음의 3가지로 나눌 수 있다.

1. 내장통증(visceral pain)
2. 몸통증(somatic pain)
3. 연관통증(referred pain)

이들은 서로 중복되어 나타난다. 일반적으로 복통은 내장통증으로 시작하여 몸통증으로 이행하며 여기에 연관통증이 혼재한다.

1. 내장통증 Visceral pain

내강장기(luminal organ ; 소화관이나 요로 등)에서 오는 통증을 내장통증이라고 한다. 어떤 원인으로 인해 내강장기의 평활근에 연축, 신전, 확장, 견인 등의 기계적 자극이 발생하거나, 통증유발 물질 등으로 인해 벽 내에 화학적인 자극을 받으면 그 자극이 뇌로 전해져 통증을 느끼게 된다. 간, 췌장/이자, 신장/콩팥 등 실질장기의 피막 자극에 의한 통증도 내장통증으로 분류된다.

원인은 염증이거나 폐쇄(이상 내강장기) 또는 장기의 종창(이상 실질장기) 등이다. 통증의 특징은 다음과 같다(표 3-6).

- 둔한 통증
  → 배가 아픈 것 같은 둔한 통증이 있다.
- 정중선상, 비국한성
  → 정확한 위치는 알 수 없지만, 배 중앙 부위가 아프다.
- 간헐성, 산통
  → 통증이 간헐적으로 나타난다.

	내장통증	몸통증
원인 부위	내강장기	복막, 횡격막, 장간막
증상	둔한 통증, 산통	찌르는 듯한 통증
통증의 특징	간헐성	지속성
부위	정중앙선상, 비국한성	국한성
복막자극 증상	없음	있음
치료	내과	외과

[표 3-6] 내장통증과 몸통증의 특징

2. 몸통증 Somatalgia, somatic pain

복막에서 오는 통증을 몸통증이라고 한다. 어떤 원인에 의해, 벽측복막이나 장간막에 염증, 견인, 마찰, 염전/꼬임, 통증유발 물질 등의 물리 · 화학적인 자극이 뇌에 전달되어 나타나는 통증이다. 복막염이 대표적인 질환으로, 통증의 특징은 3가지이다.

- 날카로운 통증
  → 찌르는 듯한 통증을 느낀다.
- 국한성
  → 아픈 곳을 정확하게 말할 수 있다.
- 지속성
  → 통증이 계속된다.

실제로는 내장통증과 몸통증을 엄격하게 나눌 필요가 없으며, 또 나눌 수도 없다.

중요한 점은 의사가 복통 환자를 접했을 때, 내과적인 치료로 끝날 복통인지, 아니면 즉시 외과적인 치료를 해야 하는 것인지를, 복통의 특성을 보고 어느 정도 판단할 수 있어야 한다. 일반적으로 내장통증은 내과 치료로 대처하며 몸통증은 외과 치료가 필요하다.

3. 연관통증 Referred pain

내장으로부터 통증이 오면 동일한 척수분절이 지배하는 체성영역(체벽)에 통증을 느끼는데, 이것을 연관통증이라고 한다. 일명 방사통 또는 투사통이라고 한다. 장기의 통증을 전달하는 신경이 피부의 통증을 전달하는 신경과 합류되기 때문에, 장기의 통증을 피부의 통증으로 느끼게 된다.

연관통증 부위에 따라, 어떤 장기가 장애를 받고 있는지 짐작할 수 있다. 유명한 것으로서 다음과 같은 것이 있다.

- 우측 견갑골/어깨뼈 부위
  → 담낭염(cholecystitis), 담석
- 등 중앙
  → 급성 췌장염(acute pancreatitis)
- 하복부~음낭
  → 요로

심근경색이나 협심증에서 왼쪽 어깨나 아래턱이 아픈 것도 연관통증이다. 그러나 연관통증의 발생기전에는 아직 명확하지 않은 점이 많다(그림 3-9).

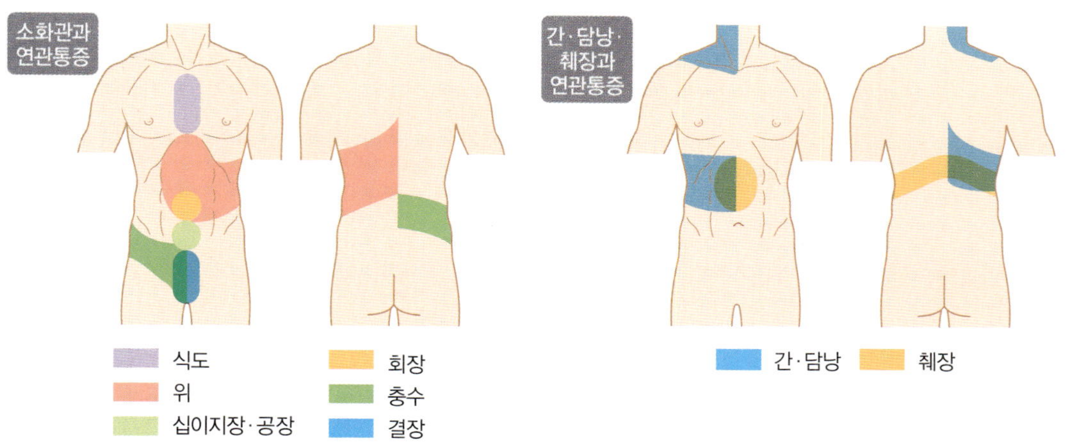

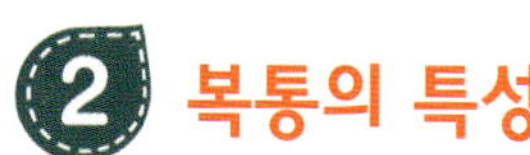

[그림 3-9] 연관통증

2 복통의 특성

1. 통증 지속기간

통증이 지속적인가 간헐적인가 하는 정보는 중요하다. 간헐적인 통증의 원인은 평활근의 연축(spasm)이며 이 경우는 내강장기의 질환이 의심된다.

지속되는 통증에서는 실질 장기나 복막에 대한 자극이나 염증의 파급 등이 의심된다. 통증이 지속되며 또한 시간이 경과함에 따라 심해지는 경우는 대부분 외과 치료가 필요한 질환이다.

건강한 사람이 6시간 이상 복통을 호소하는 경우는, 대부분 외과적 질환이 있는 경우이다.

정리하면 다음과 같다.

- 간헐적인 통증(평활근의 연축으로 통증이 나타난다)

→ 내강장기의 질환 : 단순성 장폐색증/단순창자막힘증, 담석/쓸개돌, 요관결석/요관돌, 위 · 십이지장/샘창자 궤양

- 지속되는 통증

→ 실질장기 또는 복막의 질환

- 일정한 통증이라면 염증일 경우가 많다.
  간염, 췌장염 등
- 통증이 심해진다면
  복막질환(somatic pain)
  장기의 파열 · 출혈 → 복막을 자극
  천공 → 복막을 자극
  혈류장애 → 심근경색으로 오는 통증과 유사하다.

예를 들어, 충수염/막창자꼬리염의 천공이나 쓸개염의 파열로 염증이 복막까지 퍼져 있는(복막염) 증상, 간암의 파열로 인해 복강에 출혈이 있는 증상, 자궁외 임신으로 출혈이 복막에까지 미치는 증상 등을 복막 질환으로 칭했다. 편의상의 이름이므로 의학계에서는 통용되지 않는다.

2. 식사와의 관련

소화궤양이나 간 · 담도계/쓸개계통 · 췌장 질환과 식사와의 관련은 자주 거론되는 부분이다.

1) 공복 시의 통증

밤중, 새벽, 식사 전 등 공복 시에 통증이 있으면 십이지장궤양(샘창자궤양, duodenal ulcer)을 생각해야 한다. 십이지장궤양에서는 산의 분비가 증가되므로 공복 시에 아프고, 식사를 하면 위산이 묽어지므로 통증이 경감된다.

2) 식사 30~40분 후의 통증

위궤양(gastric ulcer)이 아닌지 의심해 본다. 음식물 덩어리가 위벽을 자극하기 때문에 위가 손상된 경우에는 자극을 받는다.

3) 식사 몇 시간 후의 통증

간 · 담도/쓸개길 · 췌장에 질환이 있는지 생각해 보아야 한다. 특히 폭음이나 폭식 후에 아픈 경우가 많다.

- 폭음, 폭식 · 지방식 : 담석증/쓸개돌증
- 폭음, 폭식 · 지방식 · 알코올 : 급성 췌장염(acute pancreatitis)

3. 진경제와 진통제

Antispasmodic agents, analgesics

복통에는 진경제(spasmolytic drug) 또는 진통제(analgesic agent)를 사용하는데, 평활근의 연축(spasm)이 원인이라고 생각되는 경우에는 진경제를 사용한다.

진경제라는 말은 친숙하지 않지만, 요컨대 항콜린제를 말하는 것이다. 그 외의 원인일 경우에는 비스테로이드계 항염증제(nonsteroidal anti-inflammatory drugs : NSAID)에서 마약까지의 진통제를 사용한다.

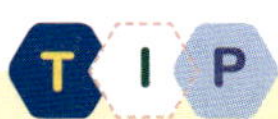

항콜린제 anticholinergic agent

내시경 검사를 하기 전에 항콜린제를 피하에 주사한다. 항콜린제를 주사하면 장관운동이 멈추어 보기가 쉬워지며, 동시에 내시경의 기계적인 자극에 의한 평활근의 연축을 억제하여 복통이 일어나지 않도록 한다.

물론 항콜린제를 사용하기 전에는 녹내장의 유무, 전립선비대증의 유무를 확인해야 한다.

통증부위와 질환의 이해

1. 복부 부위의 명칭

예전에는 서양의 경우 보통 복부를 4등분하고, 일본과 독일에서는 9등분하여 나타내었는데, 현재는 양쪽 모두 사용한다(**그림 3-10**).

2. 통증 부위와 질환

복부를 크게 4등분하고, 거기에 명치 부위(epigastric region)와 배꼽주위를 합하여 6개 부위로 나누어 보았다(**그림 3-11**).

1) 명치 부위 Epigastric region

환자는 위의 통증을 호소하며 명치 부위(epigastric region)를 가리키지만, 위의 질환이라고만 생각할 수는 없다.

심혈관 질환에서도 배가 아프다고 호소하는 경우가 있으며, 또한 충수염(appendicitis) 초기에도 명치 부위가 아프며, 통증이 차츰 우하복부로 이동하는 경우가 있다.

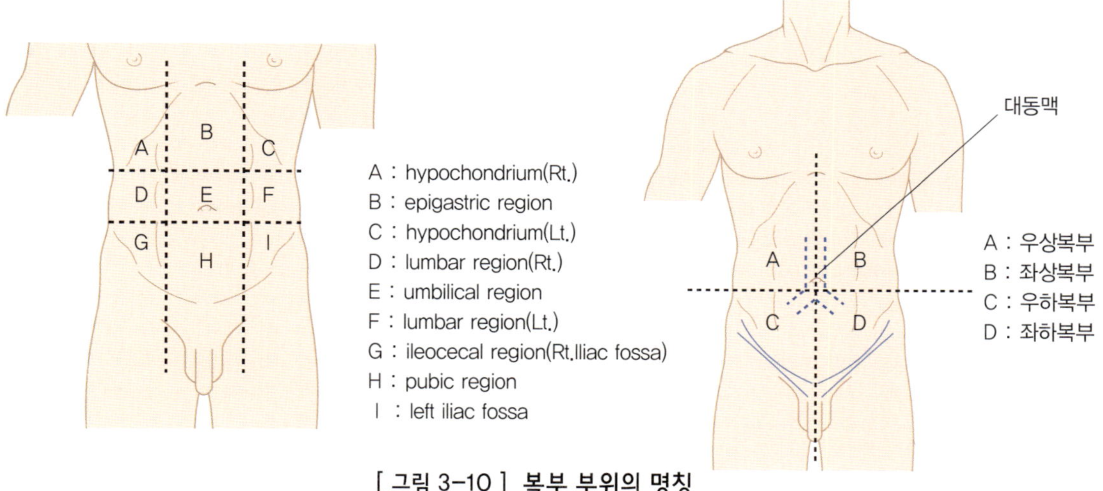

[그림 3-10] 복부 부위의 명칭

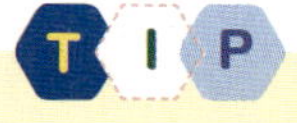

충수염appendicitis의 통증

복통은 내장통증(visceral pain)에서 몸통증(somatic pain)으로 이행한다고 설명하였다. 충수염 초기에는 내장통증으로, 천공되면 몸통증으로 이행한다고 생각하면, 초기에 명치부위(epigastric region)나 배꼽부분 등 복부 정중선상이 아픈 것은 내장통증 때문이고, 그것이 몸통증으로 이행하면 오른쪽 아랫배가 아픈 것이라고 생각할 수 있다

2) 우상복부

간질환과 담낭염, 그리고 요로감염증을 생각할 수 있다. 드물게는 폐렴, 늑막염 등으로 인해 횡격막이 자극을 받아 복통이 일어나는 경우가 있다.

3) 좌상복부

췌장/이자, 비장/지라, 횡격막/가로막, 심장, 요로 질환으로 통증이 발생한다.

4) 우하복부

회맹장/돌막창자부분(ileocecal portion)에서 자주 발생하는 질환을 염두에 두어야 한다. 또한 부인과 질환, 요로계 질환도 중요하다.

5) 배꼽주위

충수염은 앞에서 언급한 바와 같다. 그 외, 혈관의 병(대동맥류 파열, 장간막동정맥 혈전증) 때문에 생기는 복통은 복부 정중앙에서 나타난다.

6) 좌하복부

부인과 질환, 요로계 질환 외에는 S상결장염전/구불창자꼬임(volvulus of sigmoid colon), S상결장게실염/구불창자 곁주머니염(diverticulitis of sigmoid colon), 궤양결장염(ulcerative colitis) 등이 있다.

S상결장이 관련되어 있다고 기억해 두자. 그러나 임상에서 가장 많이 나타나는 것은 변비이다.

복부 전체

위염(gastritis), 장폐색(ileus), 대장염(colitis), 미만성 복막염(diffuse peritonitis), 급성 췌장염(acute pancreatitis), 식중독(food poisoning), 장간막동맥혈전증(mesenteric a. thrombosis), 복부 대동맥류 파열, 납중독(lead poisoning), 포르피린증(porphyria), 요독증(uremia), 헤노흐쉔라인 자반병(Henoch–Schönlein purpura), 당뇨병성 케토산증(diabetic ketoacidosis), 아니사키스증(anisakiasis)

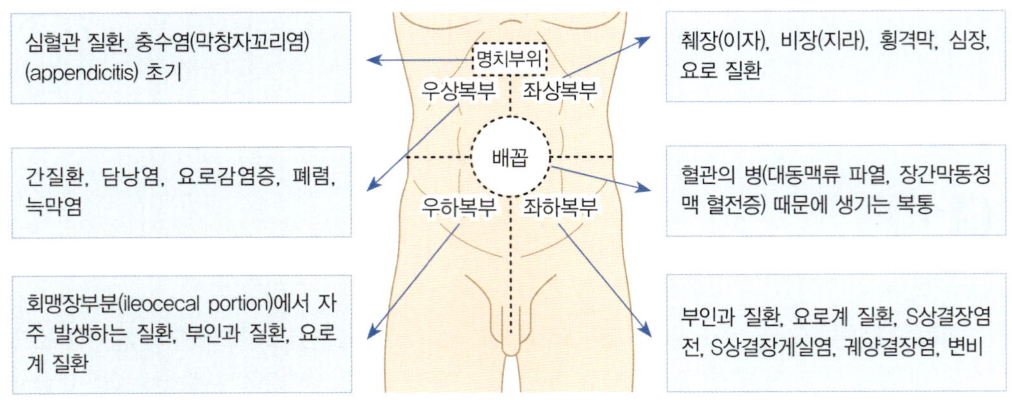

[그림 3-11] 급성 복증의 통증부위와 생각할 수 있는 질환

Ⅳ 식도 질환

식도 질환

식도 질환에서 중요한 질환은 다음 4가지이다.

- 식도암(esophageal cancer)
- 식도이완불능증(esophageal achalasia)
- 식도열공탈장(esophageal hiatal hernia)
- 식도정맥류(esophageal varix)

식도질환의 주요 증상인 연하곤란/삼킴곤란(dysphagia)과 가슴쓰림(heart burn)은 감별에 있어서 어떻게 관련되어 있는지 파악하는 것이 중요하다.

증상에 따라 식도질환을 구분해 보자.

1) 연하곤란을 주로 호소하는 질환

- 식도이완불능증(esophageal achalasia)
- 식도암(esophageal cancer)
- 식도양성종양(esophageal benign tumor)
- 식도 게실(esophageal diverticulum)

2) 가슴쓰림을 주로 호소하는 질환

- 역류성 식도염(Gastroesophageal reflux disease)
- 바레트식도(Barrett esophagus)
- 식도궤양(esophageal ulcer)
- 식도열공탈장(esophageal hiatal hernia)

3) 응급치료의 대상이 되는 질환

- 식도정맥류(esophageal varix)
- 특발성 식도파열(idiopathic esophageal rupture)

4) 토혈이 있지만 보존치료만 해도 되는 질환

- Mallory-Weiss 증후군

2 식도의 구조

성인에서 식도의 길이는 약 25cm이다.

식도는 제6경추(C_6)의 높이(윤상연골후연/반지연골 뒤모서리)로, 인두에서 시작하여 제11흉추(Th_{11}) 높이의 식도 · 위 접합부에서 끝난다. 절치(incisor tooth)에서 15~40cm까지의 길이로 약 25cm 되는 관이다. 식도의 생리적 협착이 있는 3곳은 이물질이나 염증에 의한 통과장애를 일으키기 쉽다(**그림 4-1**).

1) 식도의 횡단면

식도는 점막 · 근육층 · 외막/바깥막의 3층 구조로 이루어져 있으며 **장막**(serosa, 위나 소장을 싸는 복막에 해당하는 막)을 **가지고 있지 않다**. 따라서 식도암이 주위에 침윤되기 쉽고 또한 기관림프절의 염증이 식도에 파급되기 쉽다.

외막은 소성 결합조직으로 종격/세로칸 내의 다른 장기(기관 · 대동맥 등)의 외막과 연속되어 있다.

2) 식도의 혈관분포 (그림 4-2)

식도정맥 밑에 있는 식도정맥총은 기정맥/홀정맥, 반기정맥/반홀정맥과 문맥을 연결하고 있으며 간경변 등으로 문맥압이 상승하면 식도정맥류가 형성된다.

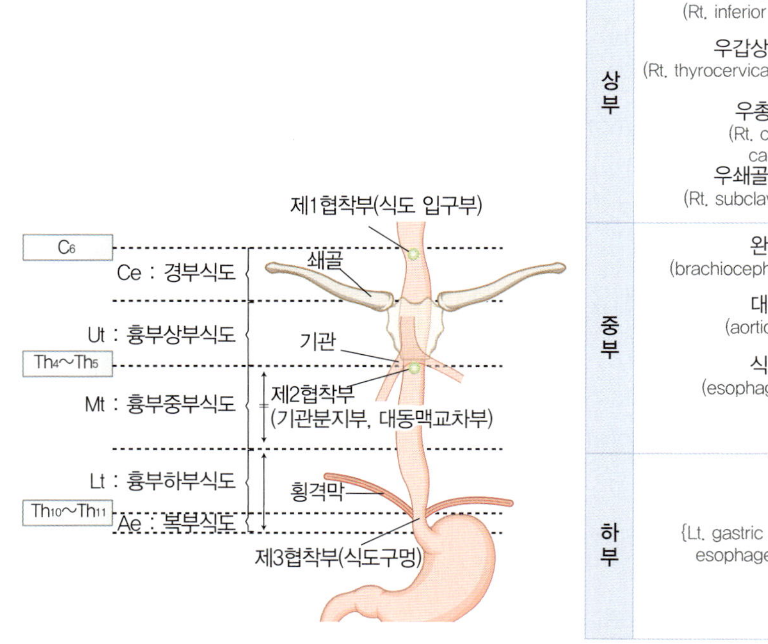

[그림 4-1] 식도의 위치관계

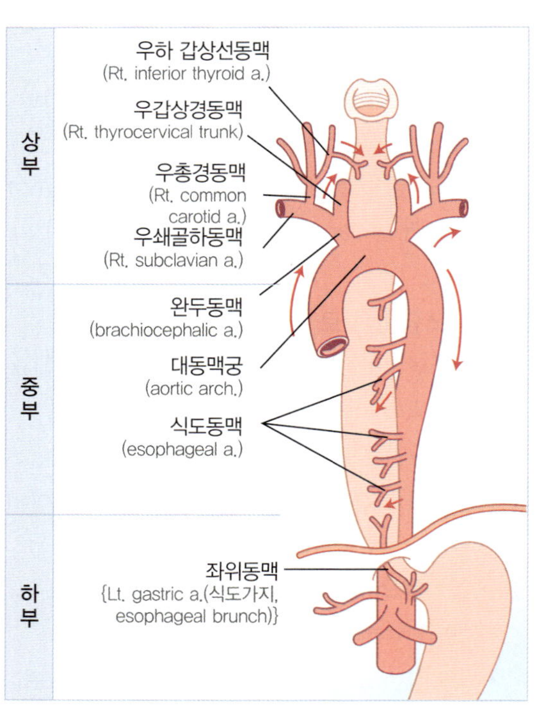

[그림 4-2] 식도의 혈관분포

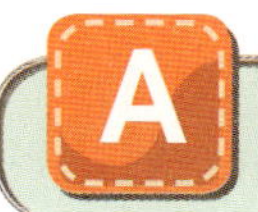

식도이완불능증 Esophageal achalasia

병태생리

하부식도(lower 1/3 부위)에는 역류를 방지하기 위한 기전이 있다(p.17). 즉, 하부식도의 압력을 높임으로써 역류를 방지한다. 압력의 원천이 되는 근육을 하부식도괄약근(lower esophageal sphincter : LES)이라고 하며, 그 압력을 LES pressure라고 한다.

역류를 방지하기 위한 LES pressure는 보통 20mmHg 전후인데, 삼킬 때에는 이 압력이 낮아진다. 기계적인 자극이 반사적으로 LES pressure를 저하시켜 음식물이 식도에서 위(stomach)로 쉽게 이동할 수 있게 하는 것이다(그림 4-3).

그러나 식도이완불능증에서는 LES pressure가 올라간 상태를 유지한다. 삼킬 때에는 반사적으로 이완되지 않을 뿐 아니라, 그 압력이 정상보다 훨씬 높아져 100mmHg 정도까지 올라갈 때도 있다. LES pressure는 국소적으로는 식도근육층 내의 신경총, 즉 근육층신경총(Auerbach's plexus)에 의해서 조절되는데, 상부에서는 미주신경에 의해 조절되고 있다(표 4-1, 그림 4-4).

식도이완불능증은 Auerbach's plexus에 변성이나 소실이 일어나는 질환이다. 그 때문에 신경지배를 받지 않게 된 LES가 자율적으로 수축하여, 연동운동이나 반사적 이완과 같은 기능적인 운동을 하지 않게 된다. 따라서 식도이완불능증은 연하장애를 초래하는 질환이라고 할 수 있다.

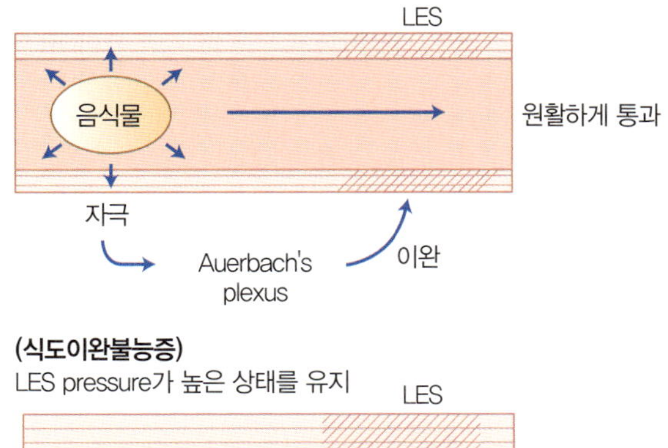

[그림 4-3] 식도이완불능증의 병태생리

	LES press 상승인자	LES press 저하인자
호르몬	• 가스트린	• 세크레틴 • 글루카곤
신경전달물질	• 항콜린에스테라제 • 콜린작동제	• Ca 길항제(Ca-channel blocker) • β아드레날린 작동제 • 항콜린제(아트로핀)
음식	• 단백식 • 커피	• 지방식
기타	• 스트레스	• 테오필린 • 에피네프린 • 니트로글리세린 • 니코틴(담배) • 연령증가 • Heller 수술 후

[표 4-1] LES press에 영향을 주는 인자

IV

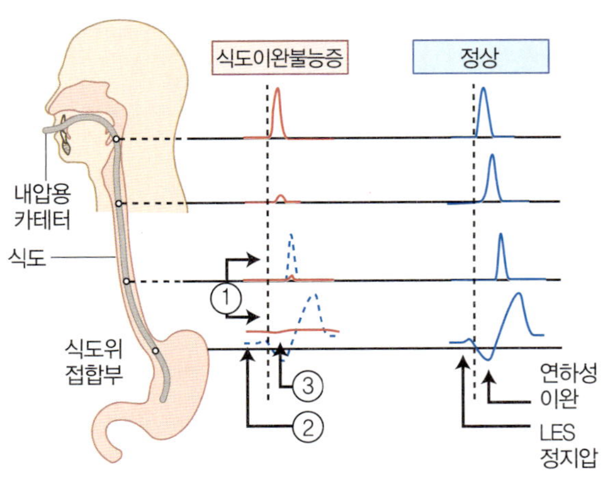

[그림 4-4] 식도이완불능증 LES pressure 그래프

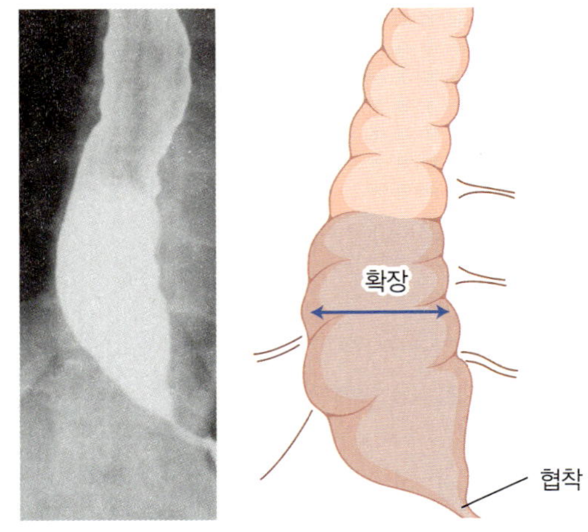

[그림 4-5] X-선 조영상

 특징 및 증상

하부식도괄약근이 이완되지 않고, 식도 자체의 연동 운동도 소실되어 식도 하부에 음식물이 축적되어 연하곤란, 가슴쓰림, 역류 등의 증상이 나타난다.

식도이완불능증(esophageal achalasia)과 동일한 연하곤란(dysphagia)을 일으키는 식도암(esophageal cancer)과의 비교가 중요하다(표 4-2).

	식도이완불능증	식도암
연령	젊은층	노년층
먹기 힘든 음식	차가운 액체	고형물
체중감소	적다	많다

[표 4-2] 식도이완불능증과 식도암의 비교

① 젊은 사람에게 많이 발생한다.
② 차가운 액체를 마시기 힘들다.
③ 체중감소가 적다.
④ 역류가 발생한다.
⑤ 하부식도(lower 1/3 부위)의 협착과 근위쪽의 확장(그림 4-5)

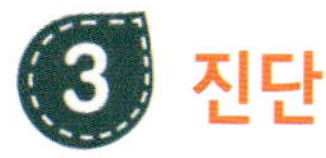

진단

1. 식도조영술 Esophagogram, 바륨연하검사

식도가 심하게 확장되어 있고 식도 최하단부가 새부리 모양이다.

2. 식도내압검사 Esophageal manometry

① **식도체부** : 휴식기압이 증가되어 있다. 삼킴 후 정상적인 연동파가 보이지 않고 낮고 넓은 진폭의 동시적인 압력파가 나타난다.
② LES pressure : 휴식기의 LES pressure가 40mmHg 이상(정상인 : 20mmHg 전후)이며, 연하 시 이완이 안 되거나 감소된다.

3. CCK test Cholecystokinin 투여검사

LES의 paradoxical contraction(정상적으로는 LES pressure가 감소)

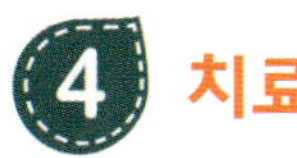

치료

식도이완불능증은 정신적인 스트레스에 의해 더욱 악화되므로, 우선 안정을 취해야 한다. 그리고 내과적 치료를 시작하여 증상이 악화되면 수술을 시행한다.

1. 약물요법(평활근 이완제)

- 칼슘길항제(calcium antagonist)
- 항콜린제(anticholinergic agent)
- 아질산약(nitrite제)

2. 보툴리눔 독소 주사

최근에는 보툴리눔 독소를 내시경을 통해 주사하는 경우도 있다. 내시경을 통해 하부식도괄약근에 보툴리눔 독소를 직접 주사하면 보통 환자의 70~80%가 하부식도괄약근의 압력이 완화된다. 주로 침습적인 방법을 사용하기 때문에 노인과 내과적 장애가 많은 환자에게 시행한다.

3. 풍선확장술 Balloon dilatation

약물치료가 효과가 없는 경우 실시하는데 하부식도괄약근(LES)의 수축을 강제적으로 확장하는 방법으로 보통 balloon을 일정시간 정기적으로 가압해서 LES를 신전시킨다**(그림 4-6)**.

조기에 발견한 경우는 70~80%에서 효과가 있다.

4. Heller의 하부식도 근육층 절개술

식도통과장애의 제거나 개선을 위해 실시하는 술식으로 하부식도와 분문/들문부에 대해서 협착부의 점막외층을 점막하층까지 식도의 주행에 따라 세로로 절개한다**(그림 4-7)**. 기본방식은 balloon dilatation과 같다. 현재는 절개부에 다시 위저부분을 봉합시켜 역류를 방지하는 술식이 주류를 이루고 있다.

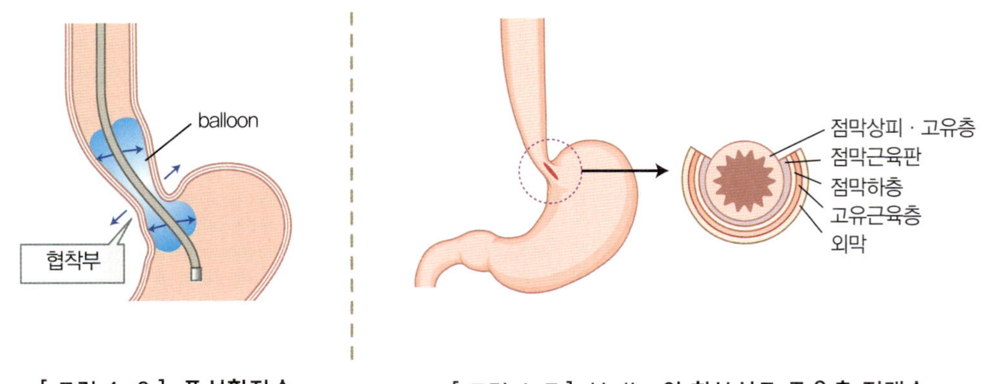

[그림 4-6] 풍선확장술

[그림 4-7] Heller의 하부식도 근육층 절개술

식도이완불능증 핵심정리

병태생리로 보는 식도이완불능증

식도 이완불능증은 식도의 하부 2/3의 연동운동이 소실되고 하부 식도괄약근 이완에 장애가 생기는 질환이다. 하부식도(lower 1/3 부위)에는 역류를 방지하기 위한 기전이 있다. 즉, 하부식도의 압력을 높임으로써 역류를 방지한다. 압력의 원천이 되는 근육을 하부식도괄약근(lower esophageal sphincter)이라고 하며, 그 압력을 LES pressure라고 한다.

역류를 방지하기 위한 LES pressure는 보통 20mmHg 전후인데, 삼킬 때에는 이 압력이 낮아진다. 그러나 식도이완불능증에서는 LES pressure가 올라간 상태를 유지한다.

즉, 연하 시 LES가 정상적으로 이완하지 못하여 음식물이 내려가지 못하는 상태를 식도이완불능증이라고 한다.

병인 및 원인	• 정확한 원인이 규명되지는 않았지만 Auerbach's plexus에 변성이나 소실이 일어나 신경지배를 받지 않게 된 LES가 자율적으로 수축하여, 연동운동이나 반사적 이완 같은 기능적인 운동을 하지 않게 되는 것이다. • 식도 하부 2/3 지점 근육 손상
병태	• 젊은 사람에게 많이 발생한다(30~40세). • 차가운 액체를 마시기 힘들다. • 식도암 발생빈도가 7~10배 정도 높다. • 하부식도(lower 1/3부위)의 협착과 근위쪽의 확장
증상	• 연하곤란 • 음식물 역류 • 흉통
진단 및 검사	• 식도조영술(바륨 연하검사) • 식도내압측정검사(LES 압력 상승 : >40mmHg) • CCK test • 상부위장관내시경 검사

치 료	**내과적 치료** • 약물요법 – 하부식도 괄약근의 이완과 식도압력 감소 : 항콜린제(칼슘 차단제) – 아질산제 – 항콜린 제제 및 교감신경 제제의 작용 : LES를 약화시키고 평활근을 이완시켜서 음식이 통과할 수 있도록 돕는다. • 몹시 뜨겁거나 차가운 음식 자제 **내시경적 치료** • 풍선확장술 • 보툴리눔 독소 주입법 • 경구내시경근층절개술(PerOral Endoscopic Myotomy, POEM) **외과적 치료** • Heller의 하부식도 근육층 절개술

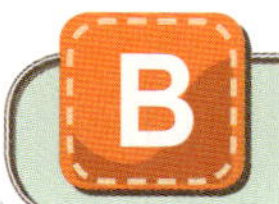

식도암 Carcinoma of the esophagus

식도암은 주로 60~70대의 연령층에서 발생하며 우리나라에서는 남성이 13:1의 비율로 발생율이 높다.

소화관의 악성 종양은 외과의 범위와 중복되는 경우가 많아, 내과에서 잘 습득하면 외과에서 고생하지 않아도 된다.

Ⅳ

역학, 호발부위, 병리

식도암에는 다음과 같은 특징이 있다.

- 고령자(65세 이상)에 많다.
- 남성에 많다(남녀비 = 5 : 1).
- 흡연과 음주가 유력한 위험인자이다.
- 가슴 중부식도(mid 1/3 부위)가 호발 부위이다(IM암).
- 대부분 편평상피암이다(약 95%).

원인 및 위험인자

1. 편평상피암 SCC

- 흡연, 음주 : 양에 비례하며 흡연과 음주는 서로 상승작용을 가지고 있다.
- 발암물질 : 질소화합물, 아편, 절인 채소의 fungal toxins 등
- 물리적 요인에 의한 점막손상 : 뜨거운 음료, 부식 식도염, 이온화방사선(ionizing radiation) 등
- 기타 : 오래 지속되는 식도이완불능증, 두경부 SCC, 식도게실, 부분 위절제술 등

2. 선암종 Adenocarcinoma

- 위식도역류 : Barrett 식도, LES를 이완시키는 약물이나 음식 등
- 식도염, 식도궤양, hiatal hernia
- 비만, 과도한 열량 및 지방섭취
- 흡연과 음주의 관련성은 편평상피암(SCC) 보다는 미미하다.

3 증상

식도암의 경우, 연하곤란은 종양이 커지지 않으면 나타나지 않는다. 연하곤란은 진행암에서 나타나는 증상이다.

1. 조기 증상

조기에는 증상이 확실하지 않은 것이 특징이다. 삼킬 때에 위화감이 주로 나타나며, 「따가운 느낌」, 「음식물이 가슴 속을 쓸어내리는 느낌」, 「경미한 가슴의 통증」 등을 호소한다.

2. 만기 증상

종양이 커져 내강을 막게 되면 연하곤란(dysphagia)이 나타난다. 식도이완불능증과 달리 **고형물에 대한 연하곤란이 뚜렷하다.**

종양세포의 증식과 연하곤란이 겹쳐서 체중감소 현상이 뚜렷해진다(악성 종양에 의한 체중감소는 흔한 일로 식도암에서만 나타나는 특이적인 현상은 아니다).

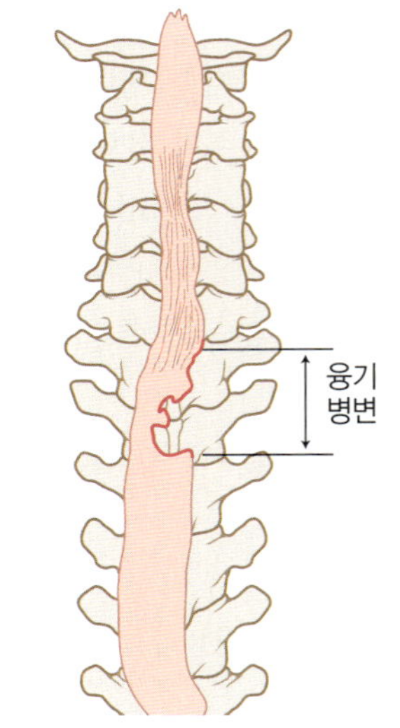

[그림 4-8] 식도암 조영사진

검사

식도암을 진단하기 위한 검사는 식도조영과 내시경이 중심이 된다**(그림 4-8, 9)**.

1. 식도조영술

식도 가장자리에 고르지 않은 음영 결손이 보이면 식도암을 생각해 보아야 한다. 연하곤란을 호소하는 환자에게서는 식도 협착을 볼 수 있다.

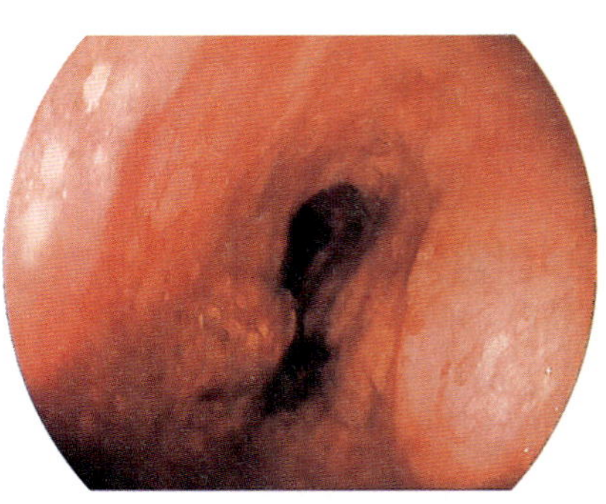

[그림 4-9] 식도암 내시경사진

2. 내시경 검사

눈으로 보아 확실히 종양인 경우도 있지만, 무엇인지 잘 알 수 없는 경우도 있다. 그래서 등장한 것이 루골(Lugol) 염색이다. 루골이란 요오드를 말한다. 정상 식도의 점막세포는 글리코겐을 가지고 있지만, 암세포나 이형상피, 이소성 위점막은 글리코겐을 가지고 있지 않다. 글리코겐은 요오드를 흡착하므로 정상 세포는 갈색으로 물든다. 그러나 암세포는 물들지 않고 희뿌옇게 보인다(불염색대). 이 반응은 **식도에 암세포가 있는지 없는지 판정해** 줄 뿐만 아니라, **암의 경계를 확실히** 알 수 있게 해 준다는 의미에서 매우 중요하다**(그림 4-10)**.

그 밖에, 최근에는 narrow band image라는 방법도 있는데, 이것은 특수한 빛을 쪼여서 혈관의 주행을 보고 조기암을 파악하는 방법이다.

3. 기타

CT나 초음파검사로 림프절이나 다른 장기에 대한 침윤 유무를 확인하기도 하고 최근에는 초음파 내시경으로 암의 깊이를 조사하기도 한다.

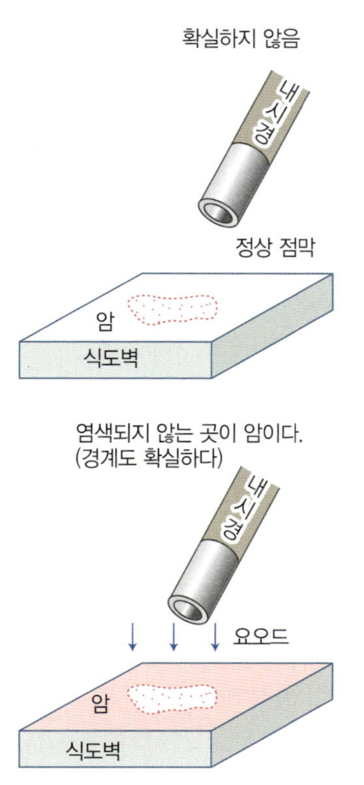

[그림 4-10] 내시경 검사(루골 염색)

TIP

요오드 전분 반응 Iodine amylose 반응

사실, 이 루골염색은 여러분도 잘 알고 있는 반응일 것이다. 초등학교 자연시간에 실험했던 「요오드 전분 반응」이다. 색만 다를 뿐(감자의 단면이 보라색으로 변한다) 원리는 마찬가지이다. Glycogen도 amylose도 glucose의 중합체이다.

ADVANCED STUDY

식도암 – 검사

만기의 합병증

종양이 주위에 침윤함으로써, 기관지식도루(bronchoesophageal fistula)이나 반회후두신경마비(recurrent laryngeal n. paralysis) 등의 특징적 증상을 일으킨다. 왜 이러한 합병증이 일어나는지 알아보기 위하여 식도 주위의 구조에 대해 살펴보도록 하자(**그림 4-11~13**). 여기서 주목해야 할 점은 아래의 2가지이다.

1) 식도와 기관의 위치관계

식도의 앞면에는 기관이 부착되어 있다. Mid 1/3 부위의 경계는 기관분기부 하단이며(**그림 4-11**), mid 1/3 부위 이하는 기관 및 기관지와 접하는 일이 없다. **그림 1-4**를 보고 재확인하기 바란다.

2) 식도와 반회후두신경의 위치관계

미주신경(vagus n.)의 가지인 반회후두신경(recurrent laryngeal n.)은 오른쪽은 쇄골하동맥(subclavian a.)에서 되돌아오고, 왼쪽은 대동맥궁에서 되돌아온다. 되돌아온 다음, 식도와 기관 사이에 생긴 홈(sulcus)에서 올라간다(**그림 4-12, 13**).

이 2가지 점을 이해한 다음에 식도암(esophageal cancer)의 합병증을 생각해 보자.

중요한 합병증은 다음 2가지이다.

- 기관식도루(trachoesophageal fistula)
- 반회후두신경마비(recurrent laryngeal n. paralysis)

기관식도루/기관식도샛길 Tracheoesophageal fistula : TEF

식도암이 기관에 침윤하여 구멍이 생기고 누공이 형성된다. 누공을 통해서 음식물이 기관 내로 들어가기 때문에 폐렴을 일으키기 쉬운 상태가 된다. 식도암의 가장 중요한 증상은 연하곤란인데, 이 증상과 함께「차가운 물을 마시면 자주 숨이 막히는 증상」이 나타나면 기관식도루의 형성을 의심해야 한다.

식도이완불능증

차가운 물을 마시기 힘든 것이 특징이다. 따라서 식도암에 의해 trachoesophageal fistula가 형성된다는 사실을 모르면, 「연하곤란, 차가운 물 → 식도이완불능증」으로 단정짓게 되어 실수할 수가 있다.

반회후두신경마비 Recurrent laryngeal n. paralysis

식도암이 반회후두신경으로 침윤하면 반회후두신경마비가 일어난다. 반회후두신경은 상행한 다음에 하후두신경(inf. laryngeal n.)으로 이름이 바뀐다. 하후두신경은 윤상갑상근/반지방패근(cricothyroid muscle)을 제외한 모든 후두근육을 지배한다. 후두근육은 발성에 관여한다. 즉, 반회후두신경이 마비되면 후두근육이 마비되어 발성장애가 일어난다. 구체적으로는 쉰목소리(hoarseness)가 된다.

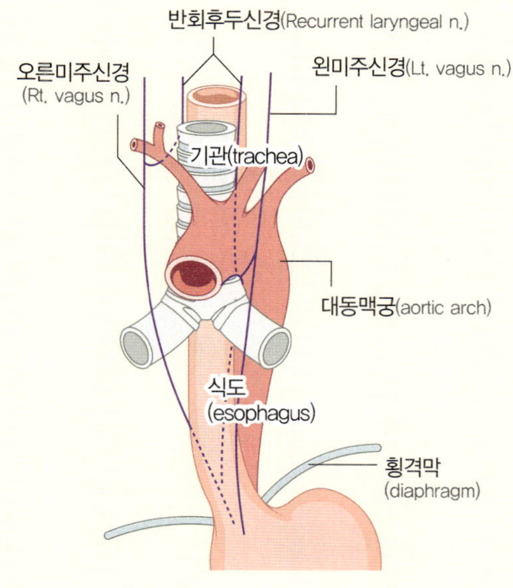

[그림 4-11] 식도 주위의 구조

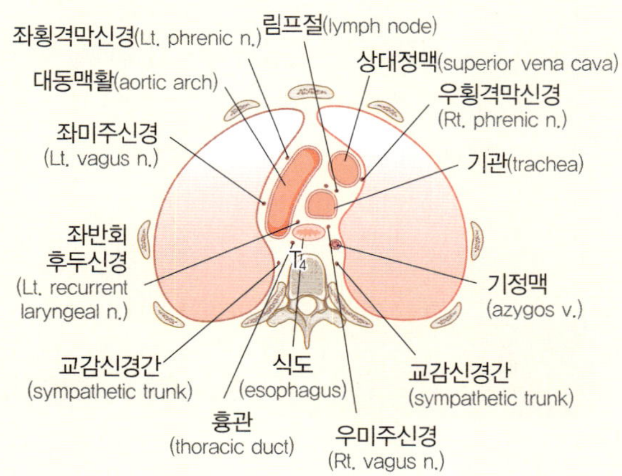

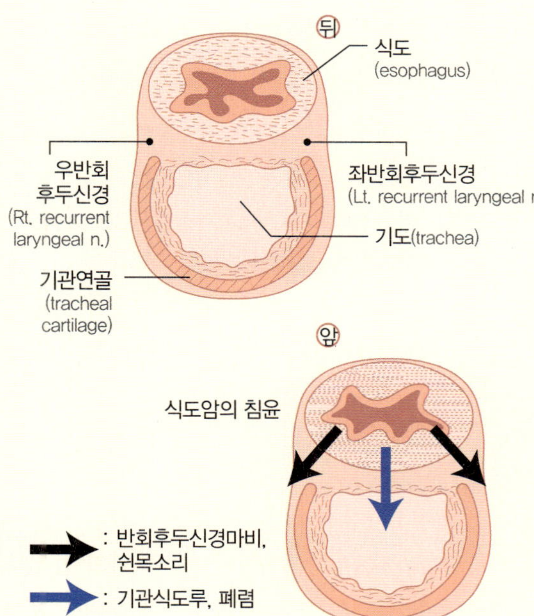

[그림 4-13] 기관분기부

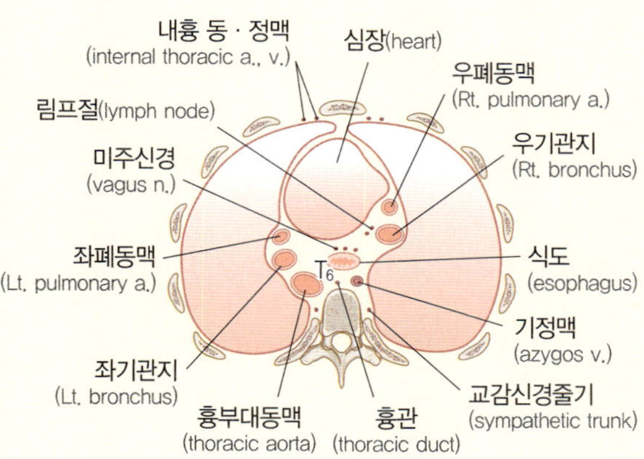

[그림 4-12] 식도 주위의 횡단면

기타

암은 식도에 가까운 곳, 즉 대동맥, 폐동맥, 기정맥(azygos v.), 흉관/가슴림프관, 심장막과 같은 곳에 침윤한다. 외과 수술 시에는 이들 침윤을 생각하는 것이 매우 중요하다. 암에 합병되어 나타나는 증상과 암의 진행에 의한 침윤을 아울러 생각할 때는 위에서 설명한 기관, 반회후두신경에 대한 침윤이 가장 중요하다. 그 밖에 후두암에 식도암이 합병되는 경우도 있다. 그 원인은 식도암과 후두암의 위험인자가 흡연과 음주이기 때문이다.

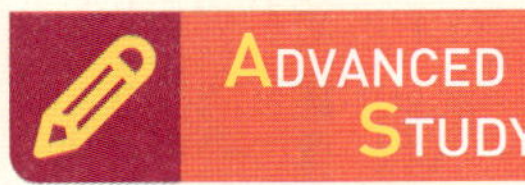

식도암 – 진행과 전이

표재암과 조기암 Superficial carcinoma, early carcinoma

식도암은 점막근육판에 침윤할 때부터 림프절 전이가 나타나고, 점막하층에 침윤하는 증례에서는 약 40% 이상에서 림프절 전이가 나타난다. 림프절에 전이되기 쉬운 암이기 때문에, 침윤이 점막하층까지 이르는 표재암 중에서도 특히 **림프절 전이가 없는** 것을 조기암이라고 한다.

위암인 경우는 표재암 = 조기암으로 본다. 즉, 림프절 전이 유무에 관계없이 모든 표재암을 조기암으로 취급한다.

- 표재암 : 암이 점막하층(sm)까지 침윤한 것으로 림프절 전이의 유무와 상관이 없다.
- 조기암 : 암이 점막고유층(m)까지 침윤한 것으로 림프절 전이가 없는 것이다.

상피내암과 점막암 Carcinoma in situ : CIS, mucosal carcinoma

표재암이란 점막하층까지의 침윤을 가리키는 폭넓은 개념이다. 왜냐하면 "점막하층까지"라는 말 속에는 점막상피, 점막고유층, 점막근육판, 점막하층까지가 포함되기 때문이다.

점막상피까지, 정확하게는 기저막까지의 침윤을 상피내암이라 하고 점막근육판까지의 침윤을 점막암이라고 한다(**그림 4–14**).

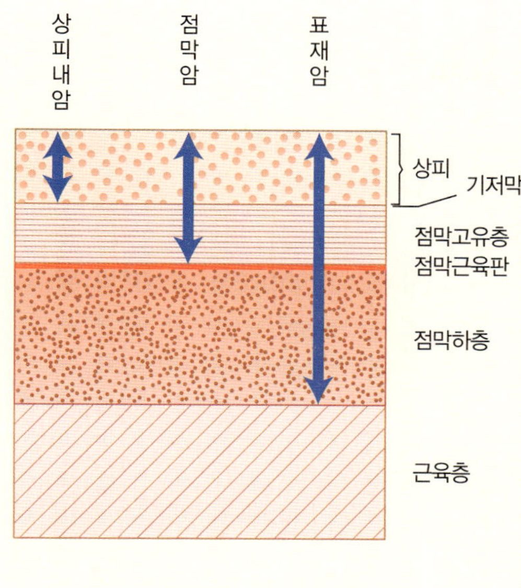

[그림 4-14] 암의 깊이

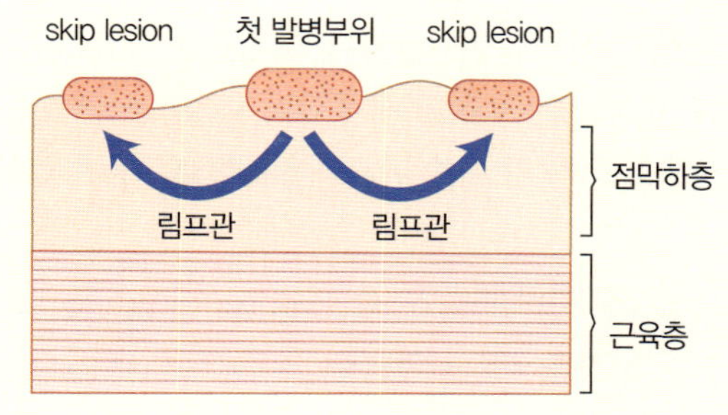

[그림 4-15] skip lesion

Skip lesion

식도에는 점막하층에 림프관이 풍부하게 존재하는데, 이 림프관을 통해서 skip lesion이 생긴다(**그림 4-15**). 반대로 skip lesion이 있는 증례에서는 림프절에도 전이되었을 가능성이 높다. 따라서 일반적으로 예후가 나쁘다. Skip lesion은 식도암에 특징적으로 나타난다.

림프절 전이 Lymph node metastasis

식도암에서는 가슴부분의 림프절(종격/가슴세로칸, 기관 주위, 식도 주위)을 비롯하여 목부분, 배부분의 림프절에도 암이 전이한다. 이 때문에 식도암의 외과 근치술에서는 림프절 절제 시 목 · 가슴 · 배부분의 림프절도 절제한다.

전이는 혈행성보다 림프성으로 많이 나타난다.

혈행 전이 Hematogenous metastasis, blood-borne metastasis

소화관 암이 가장 많이 전이되는 부위는 간이지만, 식도암은 간으로 전이되는 경우가 적다는 것이 특징이다. 식도 하부의 혈류 중 일부만이 문맥(portal v.)으로 들어가기 때문에 혈행 전이가 적은 것이다.

5 치료

식도암의 치료 시 얕은 표재암의 경우는 내시경하점막절제술(EMR)을 실시하고 그 외에는 식도절제술을 실시한다.

식도암은 증상이 늦게 나타나고 식도의 특성상 장막(serosa)이 없어 주위조직으로의 침윤이 조기에 나타난다. 또한 식도 주위에 lymphatics가 풍부하여 전이가 쉽게 일어난다. 이러한 이유로 식도암의 진단 후 5년 생존율은 5% 미만일 정도로 예후가 매우 나쁘다. 따라서 식도암을 완전히 절제할 수 없거나 원격전이가 있는 경우, 증상을 감소시키고 영양실조를 개선하기 위해 고식적인 치료를 시행한다.

식도암의 치료법에는 다음과 같은 것이 있다.

① 내시경하점막절제술(endoscopic mucosal resection : EMR)
② 비개흉 식도 발거술
③ 3영역 림프절을 제거하는 근치술
④ 아르곤 레이저에 의한 광선역학요법(photodynamic therapy : PDT)
⑤ 방사선 요법
⑥ 화학 요법
⑦ 고식 수술
⑧ 식도 스텐트

식도 스텐트는 암으로 인한 식도 협착의 악화를 억제하여, 경구 섭취를 계속할 수 있게 한다. 스텐트는 내시경을 이용해서 삽입한다. 식도암이 부분적으로 괴사되어 누공(fistula)을 형성하여 기관이나 종격으로 음식물이 새어나오게 된 상태에서도 스텐트로 누공을 막음으로써 경구 섭취가 가능해진다.

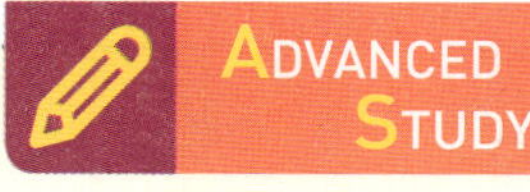

식도암 – 치료

내시경점막절제술 EMR

식도점막암에 대해서 실시하는 내시경하의 수술법이다. 그 순서는 다음과 같다(**그림 4-16**).

① 초음파 내시경에서 점막암이라는 사실을 확인한다.
② 요오드 염색으로 병변부를 명확히 한다.
③ 병변부에 생리식염수, adrenaline*, indigocarmine(파란 색소)을 주입**한다.
④ 병변부가 부풀어 오른다.
⑤ 링 모양의 철사(snare)를 걸어 전기가 통하게 한다.
⑥ 절제를 종료한다.
⑦ 도려낸 부분의 점막은 재생된다.

* adrenaline의 혈관수축작용을 이용하여 절제 후 출혈을 막는다.
** 색소를 주입하면 절제할 부위를 확인하기 쉽다.

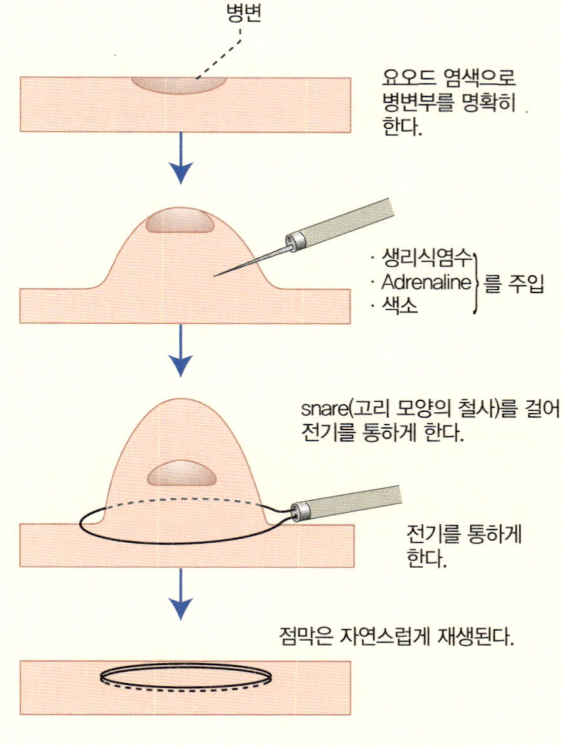

[그림 4-16] 내시경하점막절제술(EMR)

비개흉 식도발거술 Blunt dissection

가슴을 절개하지 않고 식도를 뽑아내는 수술이다. 식도를 뽑아낸 후 재건하지 않으면 안 되므로 경부와 복부를 절개한다. 가슴 림프절 제거가 불가능하므로 다음과 같은 경우에 한해서 적용한다.

- 점막암
- 경부식도암
- High risk의 진행암 환자

3영역 림프절을 제거하는 근치술

심장이 왼쪽에 있으므로 왼쪽 가슴을 절개한다면 식도에 접근할 수가 없다. 오른쪽 가슴을 절개하여 식도를 절제하고, 가슴 · 목 · 배부분의 림프절을 제거한 후 식도를 재건한다.

- 재건 장기 … 위, 소장, 결장
- 재건 경로 … 흉골 앞(피하)
  흉골 뒤(가장 일반적)
  후종격(본래의 위치)

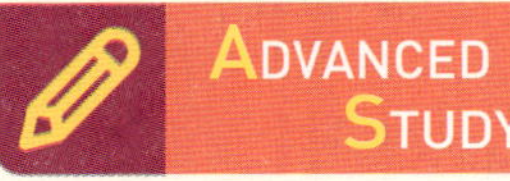

식도암 – 수술 후 합병증

식도암 근치술을 실시하면, 다음과 같은 2대 합병증이 나타난다.

- 폐합병증(가장 많다)
- 봉합부전

오른쪽 가슴절개를 통해 식도에 접근할 때는 폐가 눌리는 등, 수술 중 폐에 대한 침습이 매우 높다는 사실과 봉합부전이 문제가 된다. 후종격/뒤세로칸의 재건 경로에서는 봉합부전에 의해 농흉/가슴고름집(empyema)이 나타나면 치명적일 수 있다. 또한 수술조작에 의해 식도 주위의 장기가 손상될 수 있으며 그 결과 다음과 같은 합병증이 흔히 나타난다.

- 반회후두신경(recurrent laryngeal n.)
  → 쉰목소리(hoarseness)
- 흉관/가슴림프관
  → 유미흉/암죽가슴증(chylothorax)

식도암 핵심정리

병태생리로 보는 식도암

식도암의 경우, 연하곤란은 종양이 커지지 않으면 나타나지 않는다. 조기에는 증상이 확실하지 않은 것이 특징이며, 종양이 커져 내강을 막게 되면 연하곤란(삼킴곤란)이 나타난다. 식도이완불능증과 달리 고형물에 대한 연하곤란이 뚜렷하다.

IV

병 인	**편평상피암 SCC** • 흡연 및 음주(식도암 발생률을 6배 증가시킴) • 발암물질(질소화합물 등) • 물리적 요인에 의한 점막 손상(뜨거운 음식이나 음료, 부식 식도염 등) • 식도이완불능증 **선암종** • 위 식도 역류 • 식도염, 식도 궤양, • 비만
병 태	• 식도점막상피에 암이 발생 • 식도협착 • 주로 식도 중간 및 하부 2/3 지점에서 발생 • 식도의 풍부한 림프관 분포로 인해 식도종양은 국소적 성장이 빠르며 조기 전이가 흔하다. • 합병증 : 기관식도루, 반회후두신경마비
증 상	• 연하곤란(초기에는 고형식, 후기에는 타액 연하곤란이 나타남), 구토, 구역질 • 음식물의 역류 • 가슴쓰림, 체중감소 • 쉰목소리, 기침, 빈혈 * 수술 후 합병증 – 폐합병증(가장 많다) – 봉합부전(농흉) – 반회 후두신경(쉰목소리) – 흉관/가슴림프관(유미흉)

진 단 및 검 사	**검사** • 식도조영술(바륨) • 상부위장관내시경 • 상부위장관 초음파내시경 • 흉부 CT검사 • PET-CT • 생검
치 료	**수술요법** • 내시경적 점막하박리술(ESD) • 식도절제술 **방사선요법** **항암화학요법** **대증요법** • 식도 스텐트 삽입술

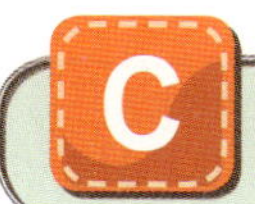

식도 양성종양 Benign tumor of the esophagus

식도 양성종양에는 유두종, 선종(adenoma), 평활근종, 지방종, 섬유종, 과립세포종 등이 있다. 상피성 종양은 유두종, 선종 등이며, 비상피성 종양에는 평활근종, 지방종, 섬유종, 과립세포종이 있어 이것들이 점막하종양의 형태를 하고 있다.

식도 양성종양 가운데서 발생빈도가 가장 높아 약 80%를 차지하는 것이 평활근종(leiomyoma)이다. 이는 식도근육층을 구성하는 평활근을 근거지로 하는 식도의 양성 종양으로 점막하종양의 형태를 취한다. 표면이 평평하고 미끄러운 반구모양 또는 타원형이 많은데, 이것은 정상적인 식도점막으로 덮여 있기 때문에 내시경 검사에서 요오드에 염색된다.

대부분 증상이 없어 내시경 검사(endoscopy)나 바륨 식도조영술(barium esophagography)상에서 우연히 발견된다. 검사상에서 점막면이 정상적인 완만한 융기상의 음영을 나타내는데 원칙적으로는 경과관찰로 충분하나, 커지는 경향이 있으면 외과적으로 적출한다.

유두종이나 선종은 유두모양 융기 또는 연성 섬유종(acrochordon)으로 나타난다. 생검조직진단에 의해 양성 종양이라고 진단되어도 증상이 나타나지 않는 증례에 대해서는 경과관찰만으로 충분하다. 그러나 커지는 경향이 있는 경우에는 절제술을 실시한다.

식도 양성종양에서 반드시 기억해야 할 것은 단 한 가지이다. **식도 양성종양에서 가장 많은 조직형은 평활근종으로 이것이 가장 중요하다.**

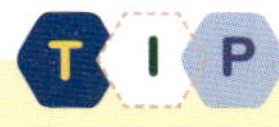

과립세포종

조직학적으로는 식도의 비상피성 양성종양이지만 국소재발이나 전이 등이 나타난다. 따라서 임상적으로는 악성이라고도 생각할 수 있어 원칙적으로 완전 절제가 필요하다.

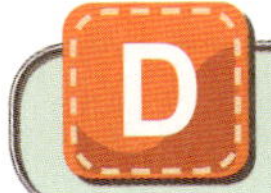

식도게실/식도곁주머니 Esophageal diverticulum

식도게실은 연하곤란을 일으키는 질환으로 취급되었는데, 게실이 상당히 크지 않는 한 연하곤란은 일어나지 않는다. 또한 멕켈 게실(Meckel' s diverticulum)과 같이 염증을 일으키는 경우도 거의 없어, 대부분 증상이 없는 상태로 경과한다.

식도게실의 종류(그림 4-17) 및 호발부위, 발생기전을 기억하자.

1 Zenker 게실 Zenker's diverticulum

Zenker 게실은, 인두에서 식도로 이행하는 부위에 근육으로 완전히 덮이지 않은 부위가 있는데 그 부위에서 발생한다. 이 부위는 압력에 약하므로 압력을 이기지 못하고 돌출하여 게실이 되는 것이다. 거짓게실이기 때문에 게실벽에 고유 근육층이 없다.

- 상부 식도(인두식도 이행부)에 생긴다.
- 압출성 게실(pulsion diverticulum)
- 거짓게실(false diverticulum)
  → 게실벽에 고유 근육층이 없다.

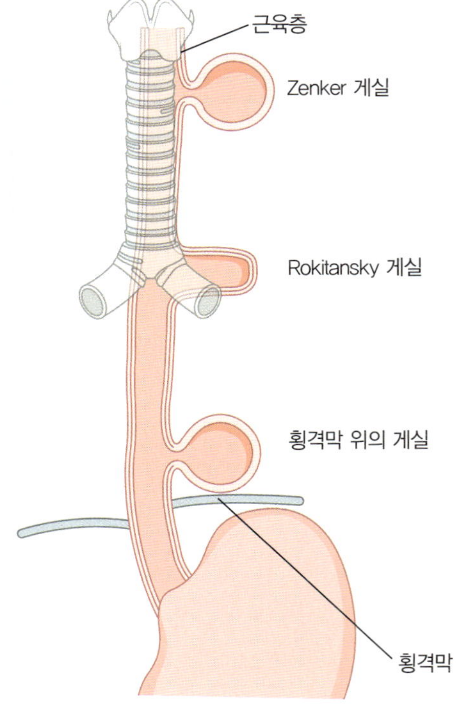

[그림 4-17] 식도 게실

2 Rokitansky 게실 Rokitansky's diverticulum

Rokitansky 게실은 종격 내의 유착으로 인해 식도벽이 당겨져 생긴 게실을 말한다. 주로 결핵성 림프절염이 원인으로 발생한다. 결핵성 림프절염은 폐문부나 기관분기부에 생기므로, Rokitansky 게실도 식도 중부(mid 1/3 부위)에 생긴다. 진짜 게실이기 때문에 게실벽에 고유 근육층이 있다(그림 4-18).

IV

- 기관분기부에 생긴다.
- 견인 게실(traction diverticulum)
- 진짜 게실(true diverticulum)
  → 게실벽에 고유 근육층이 있다.

3 횡격막상 게실 Epiphrenic diverticulum

횡격막상/가로막위 게실은 횡격막에서 저항이 약한 곳에 생기는 거짓게실이다.

기전은 Zenker 게실과 같다. 이 장소는 특히 LES pressure에 노출되어 있기 때문에 식도 내압이 상승하면 눌려서 밀려나기 쉬운 곳이다.

- 횡격막 위에 생긴다.
- 내압확장 게실(pulsion diverticulum)
  → Zenker 게실과 같다.
- 거짓게실(false diverticulum)
  → 게실벽에 고유 근육층이 없다.

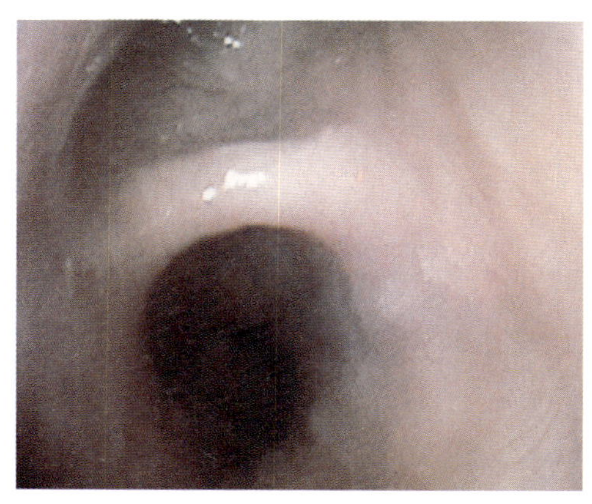

[그림 4-18] Rokitansky 게실

식도게실(식도곁주머니) 핵심정리

병태생리로 보는 식도게실

식도게실(식도곁주머니)이란 식도내강의 일부가 주머니 모양으로 돌출하는 질환을 말한다. 식도게실은 연하곤란을 일으키는 질환으로 취급되었는데, 게실이 상당히 크지 않은 한 연하곤란은 일어나지 않고, 대부분 증상이 없는 상태로 경과한다. 여자보다 남자에게서 발생가능성이 3배 높다. 식도게실의 종류 및 호발부위, 발생 기전에 대해 기억해 두도록 하자.

병인: 염증, 선천적 결손, 식도 외상, 연하 시 과다한 압력

증상: 연하곤란, 트림, 소화되지 않은 음식물의 역류, 구취, 입안의 신맛

진단검사: Esophagograpy, UGI, Barium enema(게실 위치 확인)

* EGD(상부위장관내시경)는 게실을 천공시킬 수 있으므로 금기

치료: 수술(인두근육절개술, 게실절개술). 게실을 절개하고 식도 점막을 문합한다.

Zenker 게실	Zenker 게실은 인두에서 식도로 이행하는 부위에 근육으로 완전히 덮이지 않은 부위가 있는데 그 부위에서 발생한다. 이 부위는 압력에 약하므로 압력을 이기지 못하고 돌출하여 게실이 되는 것이다. • 상부 식도(인두식도 이행부)에 생긴다. • 압출성 게실 • 거짓 게실이기 때문에 게실벽에 고유 근육층이 없다.
Rokitansky 게실	Rokitansky 게실은 종격 내의 유착으로 인해 식도벽이 당겨져 생긴 게실을 말한다. • 기관분기부에 생긴다. • 견인 게실 • 진짜 게실 → 게실벽에 고유 근육층이 있다.
횡격막상 게실	횡격막상 게실은 횡격막에서 저항이 약한 곳에 생기는 거짓게실이다. • 횡격막 위에 생긴다. • 내압확장 게실 → Zenker 게실과 같다. • 거짓게실 → 게실벽에 고유 근육층이 없다.

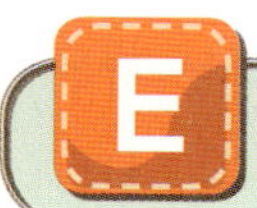

역류성 식도염/위식도역류질환 Gastroesophageal reflux disease : GERD

역류성 식도염(GERD)이란 위의 내용물이 분문/들문을 넘어 병적으로 식도로 역류하여 여러 가지 증상을 초래하는 병태를 말한다. 이러한 병태로 인해 하부식도에 나타나는 점막의 발적, 짓무름 등을 역류성 식도염이라고 한다. GERD의 고전적인 증상으로는 가슴이 쓰리거나 답답한 느낌 등이 있는데 협심증과 같은 흉통, 인후두부의 이상감이나 쉰목소리, 천식과 같은 발작과 원인불명의 만성 기침이 GERD의 증상으로서 나타난다는 것이 밝혀졌다.

Ⅳ

1 무엇이 역류하는가?

역류성 식도염(GERD)에서는 위의 내용물이 분문(cardia)을 넘어 식도 내로 역류한다. 위 내부는 위산에 의해 강한 산성으로 유지되는데, 이 산성 물질이 식도 점막을 손상시켜 역류식도염이 발생하는 것이다**(그림 4-19)**. 또 이 역류에 의해 인두와 후두부 등에도 손상이 미쳐 여러 가지 증상을 초래한다.

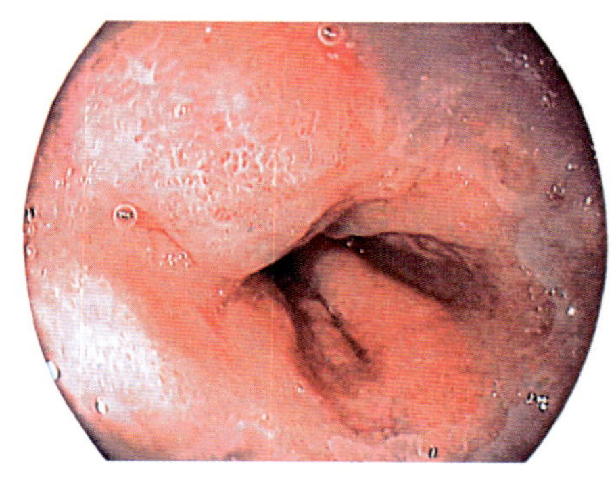

[그림 4-19] 역류식도염

2 구토와 다른 점

구토 시에도 위의 내용물이 역류하는데 이때에는 반드시 구역질을 동반한다. 즉, 구토인 경우에는 속이 울렁거리고 메슥거리는 전조증상이 있지만 GERD에서는 이와 같은 전조증상 없이 바로 음식물이 역류한다.

3 증상

GERD의 주된 증상은 가슴쓰림(heart burn)이며, 연하통과 위산역류가 발생한다. 특히 작열감이 심할 때는 등, 목, 턱 등으로 통증이 방사되기도 한다. 마치 가슴을 얻어맞은 것 같다고 표현하기도 한다. 여러분도 술을 많이 마시고 구토한 다음 날 아침 명치부분에 위화감을 느낀 적이 있을 것이다. 그것과 같은 느낌이라고 생각하면 된다.

이 밖에도, 이비인후과 영역에서는 인후두부의 이상감각(목이 건조한 느낌이나 이물감)이나 쉰목소리, 그리고 호흡기 영역에서는 천식 형태의 발작이나 원인불명의 만성 기침이 GERD의 증상으로서 나타난다는 것이 명확해졌다. 간혹, 협심증에서와 같은 통증을 호소하는 경우도 있는데 부하 심전도에서 이상이 나타나지 않을 때에는 일단 GERD를 의심해야 한다.

자각증상이 있음에도 불구하고 이에 상응하는 이상소견이 없는 경우는 NERD(Non-erosive reflux disease, 비미란성 역류성 식도염)라고 한다.

4 원인

GERD는 여러 가지 원인으로 발생하지만, **하부식도괄약근(LES)의 기능저하**가 가장 큰 원인이다(그림 4-20).

그 밖의 원인으로는 연령증가, 식도열공탈장, 전신성 강피증, 위전절제술후, 분문/들문쪽 위 절제술 후 등이 있다.

1) LES pressure의 저하

역류의 가장 큰 원인이다. LES pressure를 저하시키는 원인에 대해서 다시 한번 확인하기 바란다(p.55). 특히 흡연(nicotine), 아질산제(nitrates), 칼슘길항제의 사용 시에는 주의가 필요하다.

2) 식도의 연동운동 저하

역류된 것을 식도에서 위로 바로 되돌려 보낼 수 있다면 다소 역류를 해도 문제는 없을 것이다. 식도의 연동운동능력이 저하되어 있으면, 식도내에 산성 물질이 정체하게 되어 식도점막을 손상시키는 기회가 많아진다.

3) 위산분비 증가

위산분비가 증가되는 상태에서는 역류하는 위 내용물이 강한 산성이기 때문에 식도점막에 대한 자극도 증가된다.

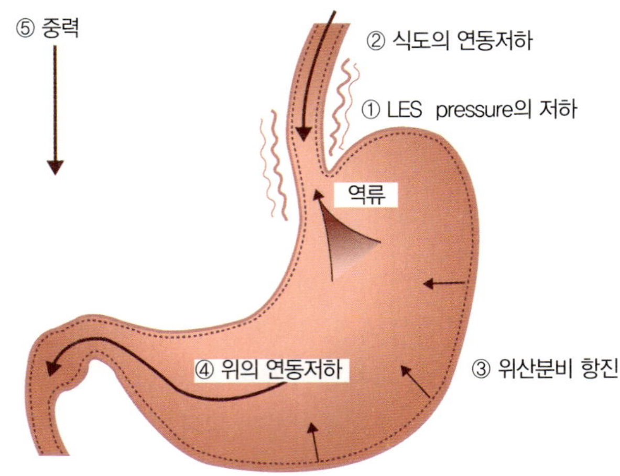

[그림 4-20] 역류성 식도염의 원인

4) 위의 연동운동 저하

위 내용물이 정체되지 않고 원활하게 소장으로 보내진다면 식도로 역류하는 기회는 적어질 것이다. 즉 위의 연동운동 저하로 인해 위의 내용물이 정체되기 때문에 역류할 가능성이 높아지는 것이다.

5) 중력

중력에 따라 음식물은 식도에서 위로 흘러간다. 옆으로 누울 경우, 예를 들어 취침 시에는 역류가 더욱 잘 일어나게 된다.

6) 복압의 상승

비만, 변비 등도 원인이 된다.

5 검사와 진단

위 내용물의 역류에 관한 검사에는 식도내압측정(manometry)과 24hrs ambulatory pH monitoring 검사가 있다. 식도내압측정으로 LES pressure의 저하를 확인하고, 24hrs ambulatory pH monitoring으로 위 내용물이 역류하는지 알 수 있다. 임상증상과 내시경소견이 일치하지 않는 경우에는 식도 pH 모니터링이 유용하다(**그림 4-21**).

식도 내시경으로 식도점막에 발적, 미란, 궤양이 관찰되면 역류식도염을 의심해야 한다.

GERD의 진단은 증상을 중시한 진단법이 중요시된다. 따라서 약제에 의한 치료적 진단도 실시되고 있다. 이것은 GERD에 대해 PPI 등에 의한 치료를 우선 실시하여, 그 치료에 의해 증상이 개선되었을 경우에는 GERD라고 진단하는 방법이다.

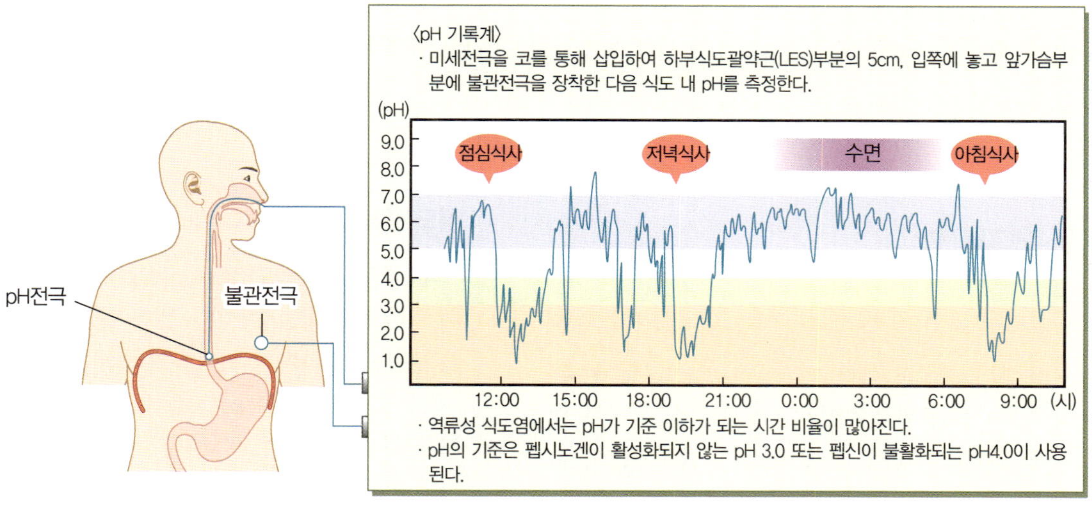

[그림 4-21] 식도 pH 모니터링

6 치료

우선 생활습관을 개선하고 다음으로 약물요법을 실시한다. 그래도 치료가 안 되면 외과 요법을 실시한다.

1. 생활습관의 개선

- 금주, 금연
- 취침 전 음식섭취 금지
- 베개를 높인다.
- 변비, 비만의 해소
- 혈압약, 심장약의 확인(칼슘길항제, nitrite제는 LES pressure를 내려주기 때문)

2. 약물요법

위 내용물이 역류하더라도 식도점막이 가능한 한 손상을 적게 받도록 하기 위하여 위산분비를 억제하는 다음과 같은 약물을 투여한다.

- H_2 - 수용체 차단제(H_2 - blocker)
- 양성자펌프 억제제 (proton pump inhibitor:PPI)

항콜린제(anticholinergic agent)는 위산분비를 억제하지만 LES pressure를 저하시키므로 사용하지 않는다.

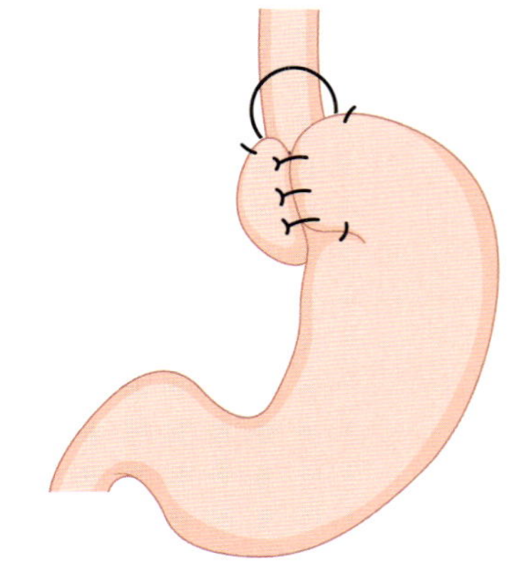

위바닥 부위에서 복부식도를 감싸듯이 휘감아 봉합한다

[그림 4-22] Nissen fundoplication

3. 외과요법

역류 방지를 위해 외과적으로 실시되는 수술방식에 Nissen fundoplication이 있다**(그림 4-22 및 p.81 지식넓히기 2 참고)**. 이것은 식도 하부 주변에 위바닥 부위를 전체적으로 휘감아 붙여 봉합하는 방법이다. 최근에는 복강경하에서 Nissen fundoplication을 실시하는 경우가 있다.

식도궤양(esophageal ulcer)

식도궤양은 역류식도염(reflux esophagitis)에 많이 동반되는 질환이다. 많이 발생하는 부위는 하부식도(lower 1/3 부위)이다.

또한 인위적으로 식도궤양을 만드는 경우가 있다. 예를 들면, 식도암에 대한 EMR이나 식도정맥류(esophageal varix)에 대한 경화요법이다.

플러스 코너

1. LES에 의한 역류방지 기전

흡기 시

음압

- 흉강내가 음압이 되면 횡격막 우각이 식도를 끼워넣듯이 수축한다.

위에 내용물이 충만되어 있을 때

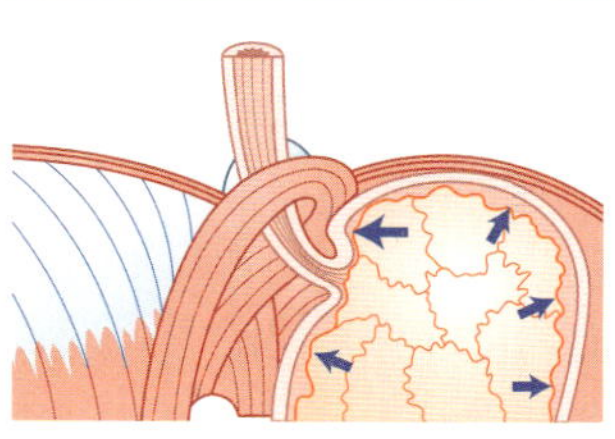

- 식도와 위는 예각으로 접해서 His각을 형성하고 있기 때문에 위내압이 상승하면 위저 부분에 의해 식도위접합부(EGJ)가 짓눌린다.

복압 상승 시

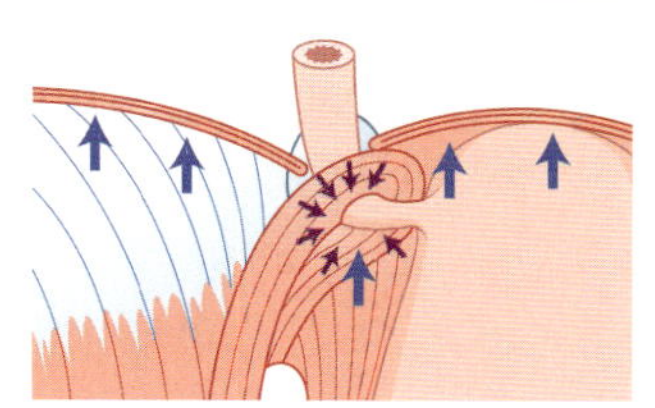

- 하부식도는 횡격막 인대에 의해 횡격막의 식도열공에 단단하게 고정되어 있다. 따라서 급격하게 복압이 상승해도 식도의 아래끝은 복강 내에 머무르며, 복압을 바깥쪽에서 받아 수축한다.

2. Nissen 수술

복부식도를 충분히 박리해서 복강 내로 끌어내리고 위저부분의 위벽에서 복부식도를 옷의 칼라 모양으로 휘감아 봉합하는 술식이다.

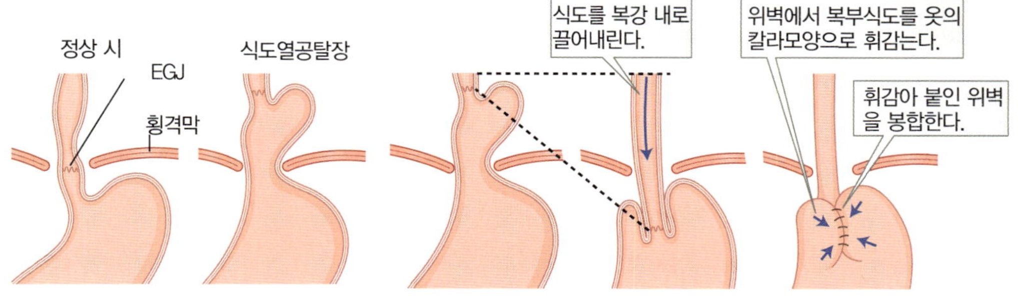

역류성 식도염(위식도역류질환) 핵심정리

병태생리로 보는 역류성 식도염(위식도역류질환)

위 분문의 형태이상 또는 기능상실로 인해 위의 내용물이 병적으로 식도로 역류하여 여러 가지 증상을 초래하는 병태를 위식도역류질환이라고 한다. 이러한 병태로 인해 하부식도에 나타나는 점막의 발적, 짓무름 등을 역류성 식도염 이라고 한다

병 인	• 식도 하부 괄약근(LES)의 기능저하 • 위산에 의한 식도 점막 손상 • 식도열공탈장 • 분문쪽 위절제술 후 • 흡연, 음주, 고지방 식이, 카페인, 초콜릿, 약물복용(항콜린제 등) • 복압 증가 시 : 비만, 체중 증가, 복수, 임신, 기침 등
병 태	• 위 분문의 형태이상 또는 기능상실(식도로 역류) • 식도의 연동운동 저하 • 식도점막의 장애 • 식도에 염증 발생 • 위산분비 항진 • 역류성 식도염의 발생
증 상	• 가슴쓰림, 연하곤란, 역류, 답답함, 연하통 • 쉰목소리, 만성기침, 인후두 불쾌감 • 등, 목, 턱으로 방사되는 통증 • 불편감 : 무거운 물건을 들 때, 앙와위 자세를 취할 때, 배에 긴장을 가하는 행동 • 식후 20분~2시간 사이에 발생하는 통증 • 제산제나 수분 섭취 시 통증 완화

진 단 및 검 사	**진단** • 자각증상 • 약제(양성자펌프억제제)에 의한 치료적 진단 **검사** • 상부위장관내시경 검사 • 식도내압측정 • 24시간 식도내 pH측정 – 위식도 역류의 확진 – 정상 6.5~7.0, 산역류 시 pH 4.0 이하
치 료	**생활습관 및 식이 관리** • 금주, 금연 • 취침전 음식 섭취 금지 • 베개를 높인다(머리를 10~15cm 상승) • 변비, 비만의 해소 • 혈압약, 심장약의 확인(칼슘길항제, nitrite제는 LES pressure를 감소시키기 때문) **약물요법** • 양성자펌프억제제(PPI) • 위장운동증진제(Prokinetic agent) : 하부식도괄약근 압력 증가, 위장 운동성 증가, 유문 괄약근 이완 • 히스타민 수용체 길항제 • 점막보호제 • 제산제 : 이미 분비된 산을 중화하고 역류 예방(제산제 섭취시 통증 완화) **수술요법** • 역류방지기능향상을 위한 Nissen 수술 • 내시경적 치료 : 미주신경 억제, 괄약근 조임 시술

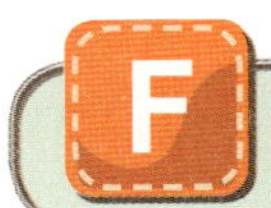

식도열공탈장/식도틈새탈장 Esophageal hiatus hernia

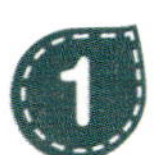

개념

식도열공/식도틈새이란 식도가 횡격막/가로막을 관통할 때의 구멍을 말한다. 횡격막에는 식도열공, 대동맥열공, 하대정맥열공의 3개의 구멍이 있다.

식도열공를 통과하는 것은 식도인데, 여기에서 장의 일부가 밀려 올라가는 경우가 있다. 이것을 식도열공탈장이라고 한다.

원인

식도열공 주위의 횡격막 괄약근의 근력저하, 복압의 상승, 식도병변에 의한 반흔 수축 등이 원인이다. 후천적인 것은 횡격막 괄약근의 근력이 나이가 들면서 저하되기 때문에 고령자(50세 이상) 여성에게 많다. 복압의 상승에 의한 것으로는 임산부나 비만 여성 등에서 나타난다.

분류

식도열공탈장에는 3가지 형태가 있다. 첫 번째는 활주열공탈장/미끄럼틈새탈장(sliding hiatal hernia), 두 번째는 식도곁탈장(paraesophageal hernia), 그리고 세 번째는 이 2가지가 합쳐진 혼합형(mixed form) 식도열공탈장이다.

1. 활주열공탈장 Sliding hiatal hernia

위의 분문/들문이 확대된 식도열공을 뚫고 흉곽내로 탈출하는 형태이다. 가장 많은 형태로, 약 90%가 여기에 해당된다**(그림 4-23)**.

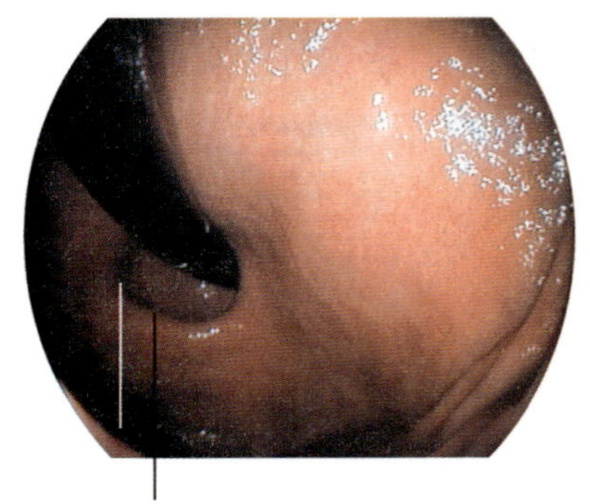

[그림 4-23] 활주열공탈장의 내시경사진

2. 식도곁탈장 Paraesophageal hernia

위의 분문/들문부(cardia)은 복강 내에 있는데(= 횡격막보다 아래), 위의 일부, 예를 들어 위저/위바닥(fundus)가 식도와 함께 식도열공을 통해 흉강으로 빠져 나오는 형태이다. 약 5%가 이 형태이다.

3. 혼합형 Mixed form

그림 4-24를 직접 눈으로 보면서 이해하기 바란다. 몇 % 정도로 매우 드물게 나타난다.

4. 분류에서 중요한 점

식도열공탈장의 분류에서 중요한 점은 간단히 말해, 활주열공탈장(sliding hiatal hernia)에서 GERD(역류성 식도염)가 동반되는 경우이다. 역류 방지에는 LES pressure뿐만 아니라 횡격막도 관여하므로 분문/들문, 복부식도, 횡격막의 관계가 무너진 활주열공탈장에서는 역류가 나타난다. 그러나 이들 관계가 유지되고 있는 식도곁탈장(paraesophageal hernia)에서는 역류가 발생하지 않는다. 물론 혼합형에서도 GERD가 동반된다.

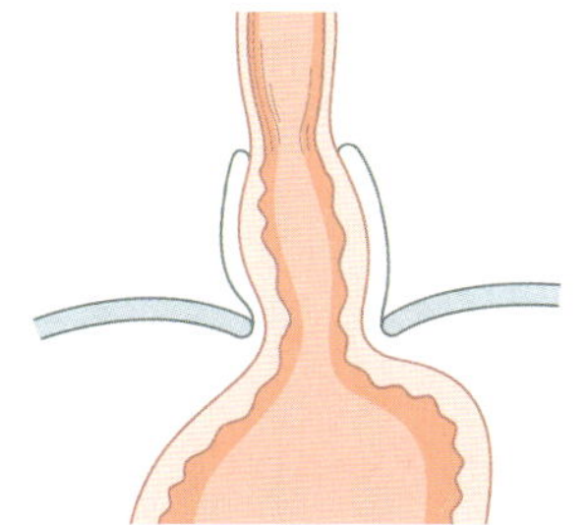
미끄럼열공탈장(sliding hiatal hernia)

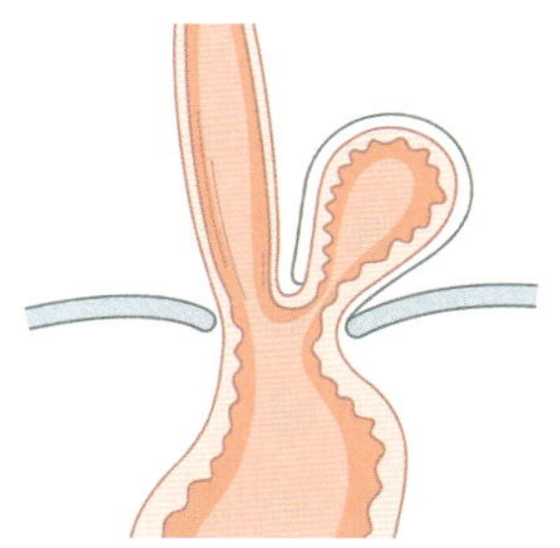
식도곁탈장(paraesophageal hernia)

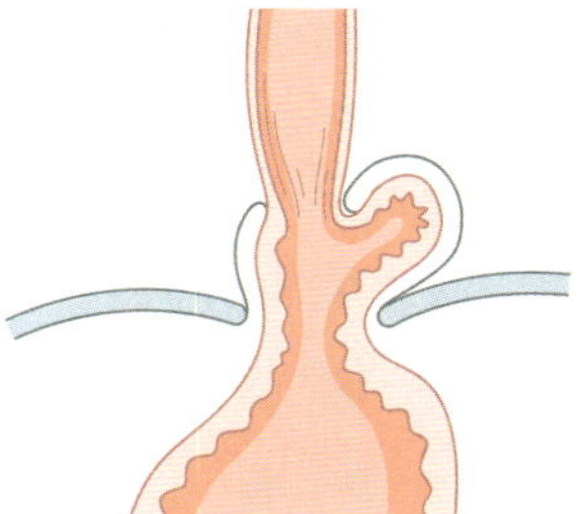
혼합형(mixed form)

[그림 4-24] 식도열공탈장의 분류

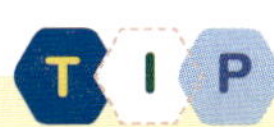

Saint 3징후(triad)

식도열공탈장 + 담석 + 대장게실

발생기전은 명확하지 않지만, 3가지 질환 모두 연령 증가 및 식사의 서양화에 의한 비만 등으로 발생빈도가 증가하는 경향이 있기 때문에 질환이 우연히 겹치기 쉽다고 추측할 수 있다. 한 가지 질환을 발견하면 반드시 나머지 질환도 검사할 필요가 있다.

식도열공탈장과 역류식도염은 합병될 확률이 높다

식도열공탈장(esophageal hiatal hernia)과 역류식도염(reflux esophagitis)의 관계는 닭과 계란의 관계와 같아서 어느 쪽이 먼저 일어나는지 알 수 없다. 식도열공탈장과 역류식도염이 합병되기 쉽다는 것을 기억하자.

4 증상

간단히 말해 활주열공탈장(sliding hiatal hernia)에서 역류성 식도염이 동반되는 것이다. 무증상인 경우도 있지만 역류성 식도염이 발생하는 경우가 있어 GERD와 같은 가슴쓰림, 역류식도염, 소화궤양, 반흔식도협착과 같은 병태로 진행될 수도 있다.

식도곁탈장(paraesophageal hernia)에서는 식도괄약근이 정상적으로 기능을 하기 때문에 GERD는 발생하지 않고 가슴부분 장기의 압박증상이 나타나는 경우도 있다.

5 치료

원칙적으로 보존 치료를 하는데, 조절이 어려운 예에 대해서는 외과 수술을 실시한다. GERD가 있으면 H_2－수용체 차단제나 양성자펌프 억제제(PPI) 등으로 대증요법을 시도한다.

6 합병증

식도열공탈장에서는 합병증의 유무가 임상에서 문제가 된다(**표 4-3**).

합병증은 역류방지기전의 파괴에 의한 위식도역류현상(GER)에 기인하며 식도위접합부(EGJ)에서 발생하는 바레트식도는 반복되는 위식도역류현상(GER)이 원인으로 생각된다.

	특징	합병증
선천성	선천적으로 짧은 식도가 원인으로 종격 내로 탈출한다(활주열공탈장).	• 위식도역류현상(GER)에 의해 다음과 같은 증상이 발생 – 구토 – 흡인에 의한 호흡기감염증 – 발육장애
후천성	활주열공탈장이 많다.	• 활주열공탈장에서는 GER에 의해 다음과 같은 증상이 발생 – 역류성 식도염 – 바레트식도 → 선암종 – 반흔성 식도협착 • 식도곁탈장에서는 다음과 같은 증상이 발생 – 미란, 소화성 궤양 → 만성 출혈 → 철결핍빈혈 – 식도통과장애

[표 4-3] 식도열공탈장의 합병증

식도열공탈장(식도틈새탈장) 핵심정리

병태생리로 보는 식도열공탈장(식도틈새탈장)

식도열공이란 식도가 횡격막/가로막을 관통할 때의 구멍을 말한다. 횡격막에는 식도열공, 대동맥열공, 다대정맥열공의 3개의 구멍이 있다. 식도열공을 통과하는 것은 식도인데, 여기에서 위가 가슴 안으로 빠져나오는 경우가 있다. 횡격막의 개구부나 열공을 통해 위의 일부분이 식도로 삐져나오는 것을 식도열공 탈장이라고 한다.

IV

병인	• 연령 증가 및 식사의 서양화에 의한 비만 • 식도열공 주위의 횡격막 괄약근의 선천 또는 후천적인 근력저하 • 복압의 상승 • 식도병변에 의한 반흔 수축
병태	• 활주열공탈장/미끄럼틈새탈장 : 위의 분문이 확대된 식도열공을 뚫고 흉곽내로 탈출하는 형태 • 식도곁탈장 : 위저/위바닥(fundus)가 식도와 함께 식도열공을 통해 흉곽내로 빠져나오는 형태 • 혼합형 : 활주열공탈장과 식도곁탈장이 혼합된 형태
증상	• 대부분 무증상 • 가슴쓰림, 역류성 식도염, 소화궤양, 반흔식도협착
진단 및 검사	• 위장관조영술(바륨) • 상부위장관내시경 검사
치료	• GERD와 유사 • 원칙적으로 보존 치료 • 조절이 어려운 예에서는 외과 수술 실시 • GERD가 있으면 H_2-수용체 차단제나 양성자펌프 억제제(PPI) 등으로 대증요법을 시도한다. **약물치료** • 제산제 • 히스타민 수용체 길항제 • 위장운동증산제 • 항콜린성 약물은 금기

G 식도정맥류 Esophageal varix

식도정맥류에서 중요한 점은 다음과 같다.

- 원인질환
- 중증도의 판정
- 치료

 문맥압 항진에서 생각해야 할 것 (그림 4-24)

문맥압(portal v. pressure)이 항진되면 식도정맥류가 생긴다는 것은 누구나 알고 있는 사실이다. 그럼, 다음 3가지 점에 대해서 생각해보자.

- 문맥압이 항진되면 왜 나쁜가?
- 문맥압이 항진되면 왜 식도정맥류가 형성되는가?
- 식도정맥류가 있으면 왜 나쁜가?

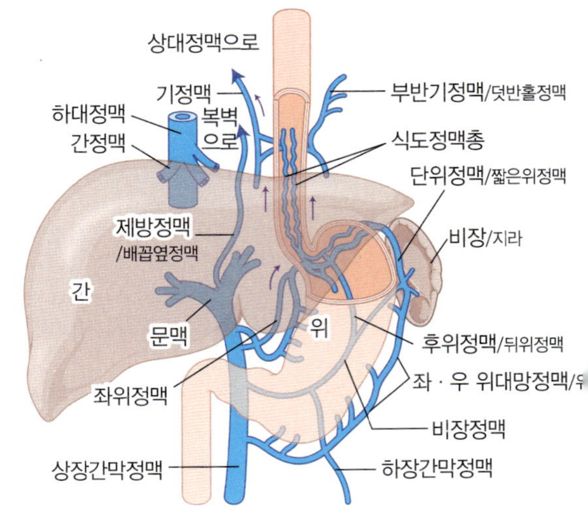

[그림 4-25] 식도정맥류에 관여하는 혈관

1. 문맥압이 항진되면 왜 나쁜가?

소화관에서 오는 혈액은 대부분 문맥(portal v.)을 통해 간으로 흘러 들어간다. 이것은 소화관에서 흡수한 모든 물질을 간에서 대사, 저장한다는 생리적인 의미가 있다.

그런데 어떤 원인(간경변 또는 문맥의 협착)으로 문맥압이 높아지면(문맥압이 200mmH_2O 이상), 소화관에서 오는 혈액이 간으로 들어갈 수 없다. 따라서 물질의 대사나 저장과 같은 간의 기능을 충분히 발휘할 수 없게 된다.

또한 간으로 들어가지 못한 혈액은 소화관에 모여 울혈을 초래해 소화관 장애를 일으킨다. 또한 심장으로 돌아가는 혈류도 감소하므로 순환부전이 야기된다.

2. 문맥압이 항진되면 왜 식도정맥류가 형성되는가?

문맥에 정체된 혈액은 어떻게든 심장으로 돌아가려고 한다. 그때 이용하는 것이 정맥간의 연결이다. 이 연결을 포함한 측부혈행로를 형성하여 혈액이 심장으로 돌아간다. 이때의 측부혈행로 중 하나가 식도정맥이다(p.10 그림 1-15).

문맥(portal v.)에서 정체된 혈액은 좌위정맥(left gastric vein)으로부터 식도정맥총(esophageal venous plexus)을 거쳐, 기정맥(azygos v.), 상대정맥(superior vena cava)이라는 경로를 통해 심장으로 돌아간다(그림 4-26).

이렇게 해서 일단 혈액은 심장으로 돌아갈 수 있게 된다. 그 대신, 문맥을 통과하려고 했던 다량의 혈액은 평소 혈액이 조금밖에 흐르지 않았던 식도정맥총(esophageal vein plexus)으로 흘러들어가게 된다. 그 결과 정맥총이 팽대(engorgement)되어 식도정맥류(esophageal varix)가 형성된다.

이렇게 되면 소화관 울혈, 순환부전은 완화된다. 그러나 주의해야 할 것은 측부혈행로가 형성되었다고 해도 간으로 가는 혈류는 조금도 개선되지 않는다는 점이다.

3 식도정맥류가 있으면 왜 위험한가?

식도정맥류가 있으면 순환(circulation)을 개선하는 데에 큰 도움이 된다. 그러나 약간의 자극으로도 정맥류가 쉽게 파열될 수 있다.

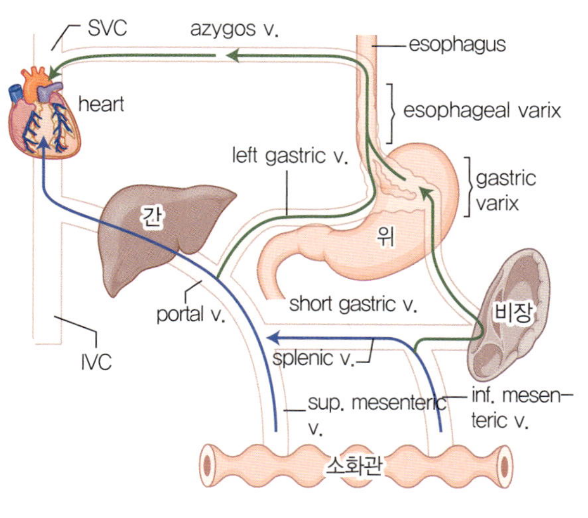

[그림 4-26] 식도정맥류(esophageal varix)·식도정맥총(esophageal venous plexus)

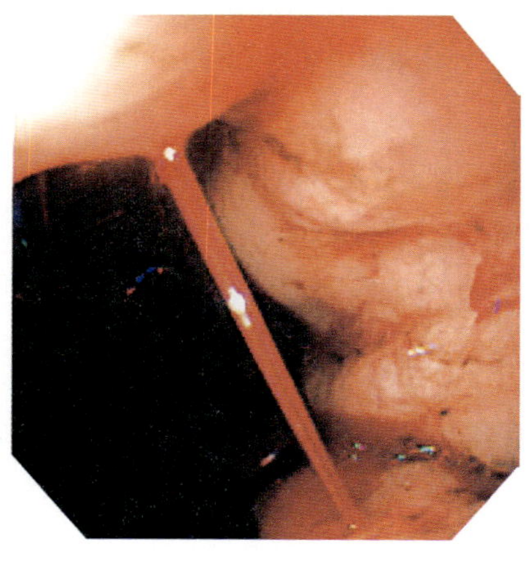

[그림 4-27] 식도정맥류 파열에 의한 출혈

정맥류에는 많은 혈액이 흘러 들어가기 때문에, 정맥류의 파열은 큰 출혈로 이어진다. 또 다시 순환에 위기가 오는 것이다(그림 4-27).

큰 출혈의 위험이 항상 존재하고 있다는 관점에서 보면 식도정맥류는 위험한 존재라 할 수 있다. 치료도 파열을 예방하는 차원에서 이루어진다.

2 원인 질환

식도정맥류가 생기는 원인을 살펴보자. 핵심은 바로 문맥압 항진(portal hypertension)이다. 문맥압 항진을 초래하는 질환이 바로 원인 질환이다. 아래의 질환을 기억해 두자. 특히 식도정맥류 파열의 85~90%는 간경변에 의한 것이다.

- 간경변(liver cirrhosis)
- 특발성 문맥압 항진증(Banti's syndrome)
- Budd-Chiari 증후군
- 일본주혈흡충증(schistosomiasis japonica)

3 증상

식도정맥류가 형성되어 있어도 파열되지 않는다면 증상은 나타나지 않는다. 연하곤란도 나타나지 않는다. 그러나 일단 파열되면 다음과 같은 증상이 나타난다.

- 복통
- 토혈(hematemesis)
- 의식장애(출혈성 쇼크 + 고암모니아혈증 · 간부전)

식도정맥류가 파열되면 대부분 간경변을 동반하기 때문에, 전신 상태가 나쁜 데다 또 큰 출혈이 발생하므로 빠른 처치가 필요하다. 간경변에서는 혈소판이 감소되거나 혈액응고인자의 생산이 저하되어 혈액응고기능이 현저하게 장애를 받기 때문에 쉽게 지혈되지 않는다.

토혈(hematemesis)을 일으키는 3가지 대표질환

- 위궤양
- 식도정맥류(esophageal varix)의 파열
- 급성 위점막병변(acute gastric mucosal lesion)

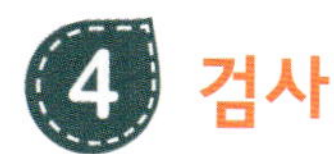

검사

식도정맥류 검사에서 가장 중요한 것은 내시경 소견이다. 식도조영상도 매우 특징적이므로 암기하기 바란다.

1. 내시경 검사 Endoscope

파열할 위험성이 높은 소견은 기억해 두기 바란다.

- 형상 → 염주형(moniliform) 정맥류
- 색조 → 발적소견(red-color sign)

정맥류의 색은 하얗거나 파랗기 때문에 이것이 붉은색이 되면 주의해야 한다.

2. 식도조영

하부식도(lower 1/3 부위)에 식도의 긴 축을 따라 염주모양의 음영결손이 나타난다. 진주 목걸이와 비슷하다고 해서 이것을 pearl necklace sign이라고 한다(그림 4-28).

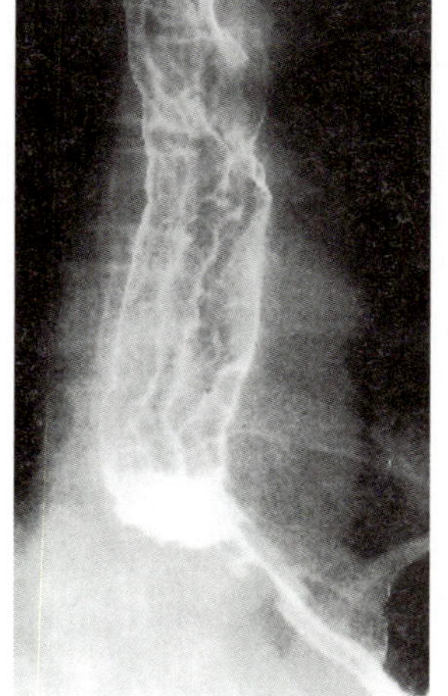

[그림 4-28]
pearl necklace sign

치료

1. 출혈 시의 치료

식도정맥류의 출혈 시에는 출혈에 대한 응급처치와 함께 다음의 치료를 병행한다.

- Sengstaken-Blakemore tube를 삽입한다(그림 4-29). 풍선을 팽창시켜 압박지혈을 한다.
- 바소프레신(vasopressin)을 정맥 내에 투여한다.

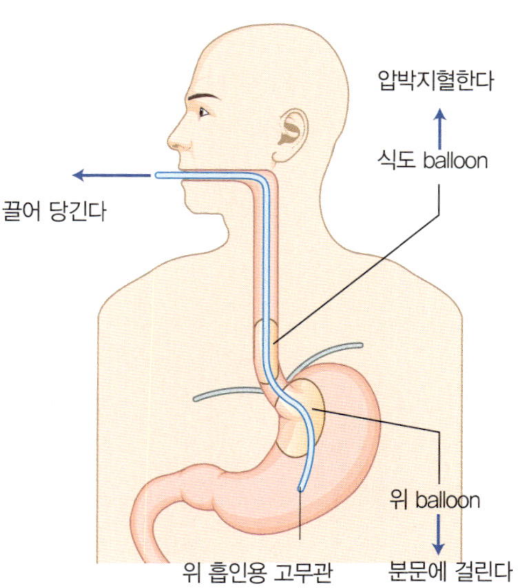

[그림 4-29] Sengstaken-Blakemore tube

바소프레신에는 문맥압(portal blood pressure)을 낮추는 작용이 있기 때문에 식도로 흐르는 측부순환을 감소시켜 출혈량을 줄인다.

2. 예방적 치료

식도정맥류 파열의 예방 치료인 EIS, EVL, APC는 각각 어떠한 수기인지 간단하게 파악해 두기 바란다.

1) 내시경경화제주입요법 Endoscopic injection sclerotherapy : EIS

우선 혈관 내에 ethanolamine oleate를 주입하고, 다음으로 혈관 외에 etoxysclerol을 주입한다(**그림 4-31**). 이들 약물은 염증을 일으키는데 그것이 반흔화되어 딱딱해짐으로써 파열을 예방한다.

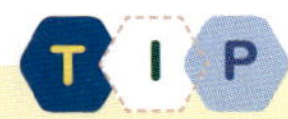

정맥류의 색과 파열과의 관계

정맥류도 일종의 혈관이다. 정맥류의 색은 피부를 통해서 보이는 혈관의 색과 비슷하다. 정맥은 피부의 얕은 곳을 지나기 때문에 파랗게 보인다. 동맥은 깊은 곳을 지나므로 박동을 느낄 수는 있어도 볼 수가 없다. 굳이 말하자면 피부색, 즉 살색이다. 거미혈관종처럼 표피 바로 밑에 있는 혈관은 붉게 보인다. 이것으로 혈관이 존재하는 깊이와 색에는 상관관계가 있다는 것을 알 수 있다.

더 깊은 곳에 있는 정맥류는 하얀색이고(점막 색깔 그 자체), 비교적 얕은 곳에 있는 정맥류는 파란색이며, 점막 바로 밑에 있는 정맥류는 붉은색이다(그림 4-30).

색과 파열과의 관계를 정리해 보면, 붉은색, 파란색, 흰색의 순으로 파열되기 쉽다. 내강에 더 가까운 정맥류가 파열되기 쉬운 것이다.

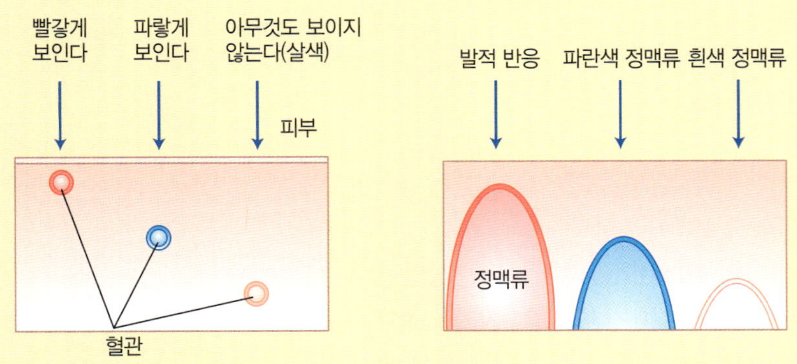

[그림 4-30] 붉은색, 파란색, 흰색의 순으로 파열되기 쉽다

2) 내시경정맥류결찰술 Endoscopic variceal ligation : EVL

금속성 루프 등을 이용해 내시경적으로 정맥류를 정상 점막과 함께 결찰한다(그림 4-32).

저침습성(국소 주사바늘을 사용하지 않으며, 조영제나 경화제 등의 부작용이 없다)이라는 장점이 있다. 그러나 EVL만을 단독으로 사용하면 정맥류가 재발되어 다시 파열되기 때문에 EIS와 병용하는 경우가 많다.

EVL의 단점으로는 다음과 같은 것을 들 수 있다.

- EIS에 비해 조기에 재발한다.
- 식도손상 · 열공의 위험 등

3) 아르곤플라스마 응고법 argon plasma coagulation therapy : APC

아르곤 광선으로 표면을 태우는 방법이다. EIS나 EVL에 추가해서 시행하는 경우도 있다.

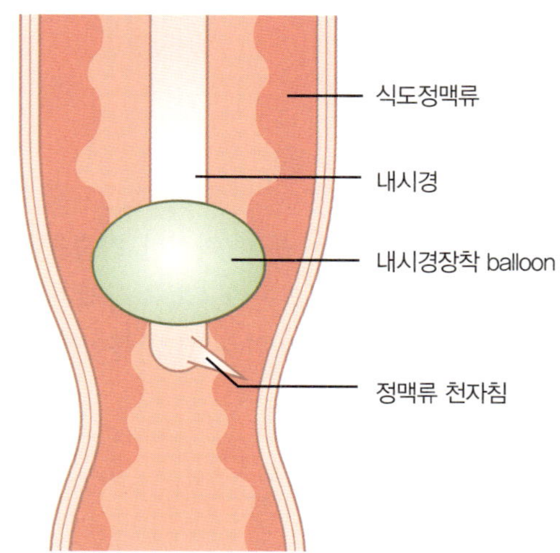

[그림 4-31] 내시경 경화제 주입요법(EIS)

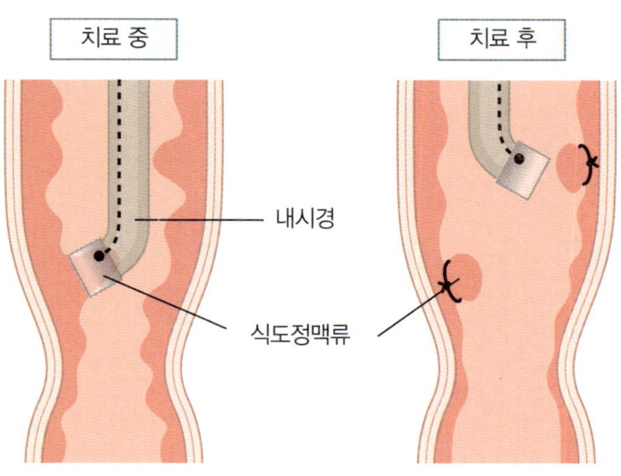

[그림 4-32] 내시경정맥류 결찰술(EVL)

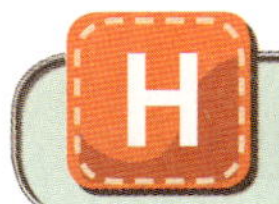

특발성 식도파열 Spontaneous rupture of the esophagus

개념

일명 Boerhaave 증후군으로도 불리는 질환이다.

식도벽 전층이 파열되어, 그곳에서 음식물이나 세균이 종격 내로 퍼져, 단시간 내에 종격염/세로칸염(mediastinitis), 흉막염/가슴막염(pleuritis)을 일으킨다. 식도파열의 계기는 급격한 식도내압의 상승이다.

구토의 원인은 여러 가지가 있으나 대부분은 음주로 인해 발생한다. 이 외에 배변이나 분만 시 힘을 줄 때, 기침할 때에 식도내압이 상승한다. 진단, 치료가 늦어지면 사망률이 높아지는 위험한 질환이다.

증상

구토반사 직후, 갑자기 두들겨 맞는 듯한 격렬한 가슴통증이 급격하게 발생한다. 상부복통인 경우도 있다. 그 후, 협심증이나 호흡곤란, 쇼크 상태가 된다. 그것은 식도에서 음식물이나 공기가 종격/가슴세로칸이나 흉강/가슴안, 피하로 흘러 들어가 종격염, 종격종양, 종격기종, 기흉, 흉막염, 피하기종을 유발하기 때문이다.

치료

긴급히 외과적인 봉합 폐쇄 배액(drainage)을 실시한다. Mallory-Weiss 증후군과 달리, 보존 치료를 하지 않는다는 점에 주의하기 바란다.

Mallory-Weiss 증후군

개념

급격한 복압 상승으로 식도위 **접합부**(GE junction) 부근 **점막에 찢긴상처**(laceration)가 생겨 **소화관 출혈을 일으키는 질환**이다.

이 질환의 전형적인 예로는 다음의 3가지를 들 수 있다.

- 알코올의 과다 섭취
- 잦은 구토
- 선홍색의 토혈

원인

구토나 힘을 주는 등의 원인에 의한 급격한 복압 상승이 원인이다. 따라서 알코올 과다 섭취, 입덧, 차멀미, 약제, 내시경 검사 등의 원인으로 발생한다.

병태 및 증상

구토로 인해 복강 내압이 급격히 상승함으로써 편평원주 상피점막 접합부의 위점막 쪽에 찢긴 틈이 생겨 출혈이 일어나, 토혈, 하혈을 초래한다.

진단

Mallory - Weiss 증후군이 의심될 경우 응급내시경 검사를 시행한다. 내시경 검사상 위 - 식도접합부의 식도 하단에서 분문/들문부(위의 입구)까지 이어진 점막에 0.5~4cm의 선형으로 찢긴 상처와 그곳에서의 출혈을 발견하면 확진할 수 있다**(그림 4-33)**.

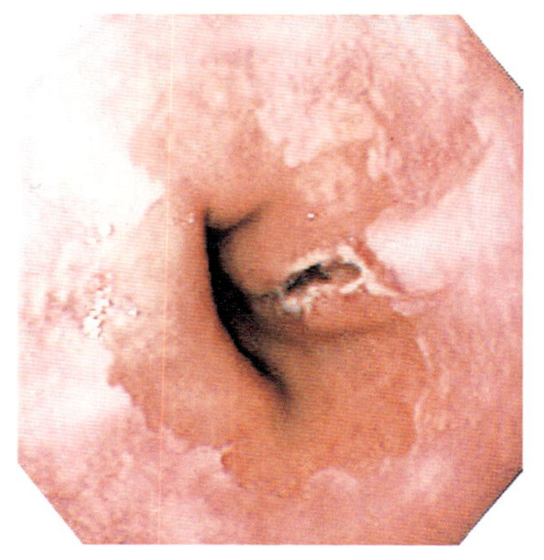

[그림 4-33] Mallory-Weiss 증후군의 내시경사진

IV

5 치료

먼저 음식을 금지시키고 보존 치료를 한다. 대부분의 증례에서 자연적으로 지혈된다. 대량 출혈이 계속되는 경우에는 내시경으로 지혈치료를 실시한다.

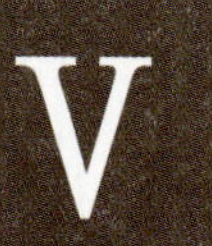

V 위·십이지장 질환

A. 소화성 궤양(peptic ulcer)
B. 위염(gastritis)
C. 급성 위점막병변(acute gastric mucosal lesion ; AGML)
D. 종양
E. 위절제 증후군

궤양, 위염, 급성 위점막병변의 3가지 질환은 개념적으로는 중복되는 것이나, 개별적으로 설명하겠다. 종양에서는 방사선 진단을 중심으로 공부하기 바란다.

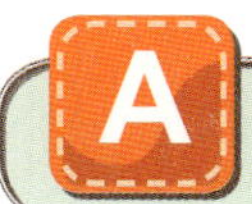

A 구조

1 위의 구조

위에서는 중간회전근이 가장 발달되어 있으며 특히 유문부/날문부에서 현저하다.

주세포는 주로 위저선/위바닥샘의 하반부에, 부세포는 위저선의 경부/목무분에 분포되어 있다. 벽세포도 선경부/샘목부분에 가장 많이 보인다(**그림 5-1**).

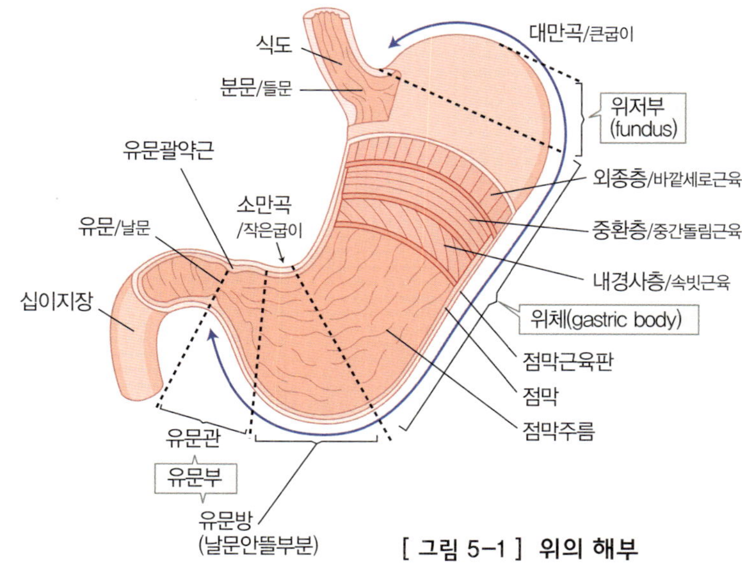

[그림 5-1] 위의 해부

2 십이지장의 구조

십이지장은 유문에서 Treitz 인대까지의 소장으로 길이가 25~30cm 된다. Treitz 인대는 십이지장과 공장/빈창자의 경계이며 횡격막 왼각과 연결되어 십이지장을 지지한다. Treitz 인대를 기준으로 상부 소화관의 출혈에서는 토혈을 할 수 있다.

십이지장 구부를 제외한 모든 십이지장이 후복막에 위치하고 있다(그림 5-2).

① 십이지장 수평부와 주변 동맥의 위치관계

십이지장 수평부는 복부대동맥과 위장간막동맥 기시부에 끼여 있어, 위장간막동맥에 압박을 받아 폐쇄되기 쉽다. 복강동맥은 왼위동맥, 비장동맥, 총간동맥으로 나누어진다. 좌위동맥과 우위동맥은 위의 소만곡 쪽, 좌위대망동맥/왼위그물막동맥과 우위대망동맥/오른위그물막동맥은 위의 대만곡 쪽을 주행한다(그림 5-3).

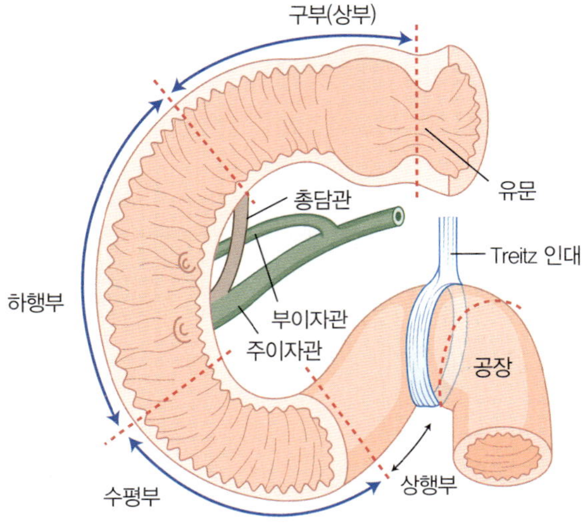

[그림 5-2] 십이지장의 해부

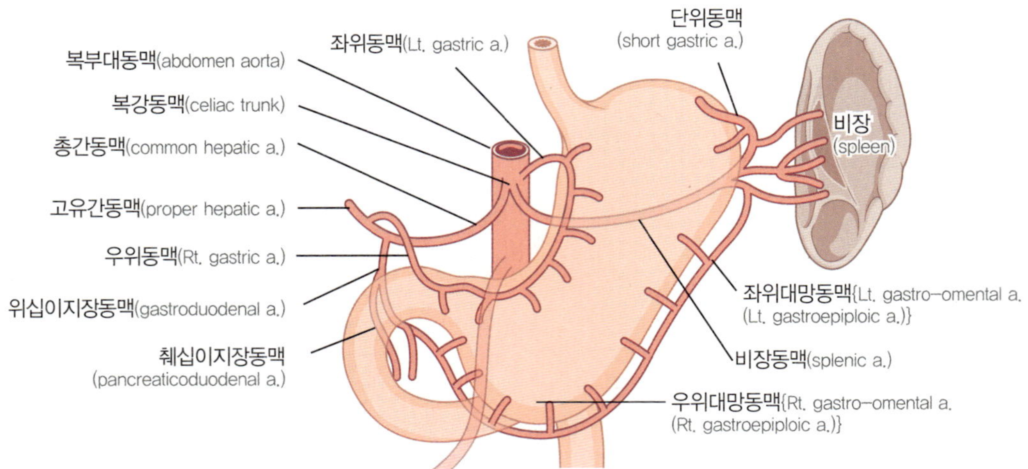

[그림 5-3] 위에 분포하는 동맥

위 · 십이지장 질환의 발생부위

그림 5-4와 **표 5-1**을 참고한다.

위궤양, 위염, 급성 위점막병변의 3가지 질환은 개념적으로 중복되지만, 각각 개별적으로 설명하겠다.

종양은 방사선 영상진단을 중심으로 살펴보고 *Helicobacter pylori*가 원인이 되는 질환에 대해서도 살펴보기로 한다.

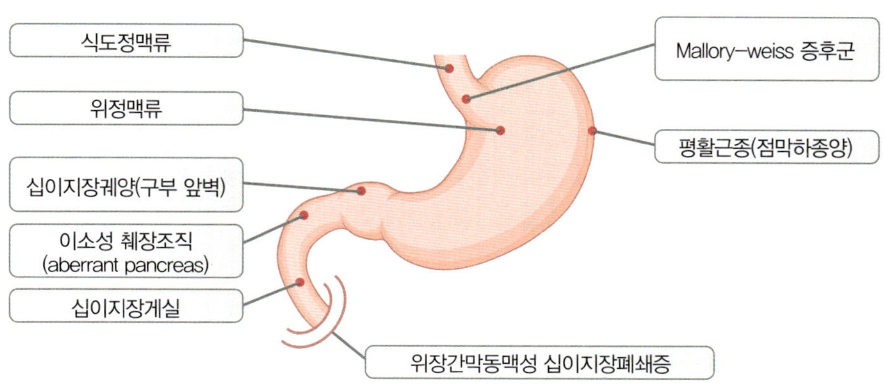

[그림 5-4] 위 · 십이지장질환의 발생부위

질환	호발부위
위궤양	• 만성에서는 유문선영역과 위저선영역의 경계부근 • 급성에서는 다발성이며 몸통부분에 많다. • 고령자는 고위 위궤양이 많다. • 연소자는 유문부 궤양이 많다.
급성위점막병변 (AGML)	• 다발성 출혈성 미란은 위몸통부분에 많다. • 미만성 출혈성 미란은 유문부에 많다.
조기위암	• 위암취급규약에 의한 구분에서 M > L > U
진행위암	• 위암취급규약에 의한 구분에서 L > M > U

*U : 상부 M : 중부 L : 상부

[표 5-1] 기타 주요질환의 호발부위

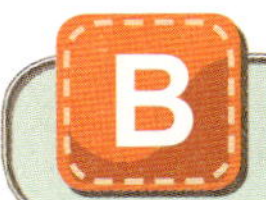

소화궤양 총론 Peptic ulcer

소화성 궤양은 상부 위장관 표면에 생긴 위궤양과 십이지장궤양 및 식도궤양을 총칭한 용어이다.

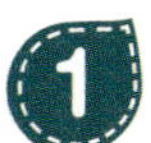

궤양과 소화성 궤양의 정의

궤양(ulcer)이란 점막근육판을 넘어 조직이 결손되는 상태를 말한다. 점막근육판을 넘지 않는 결손 상태는 미란(erosion)이라고 한다. 궤양은 그 깊이에 따라 4가지 형태로 분류되는데, 가장 결손이 얕은 U1 - I이 미란이다**(그림 5-5)**.

천공(perforation)은 U1 - IV로 분류된다. 천공이란 조직결손이 장막(serosa)을 초과하여 구멍이 뚫린 상태이다. 천공을 통해서 소화관 내와 복강 내가 서로 연결된다. 천공과 비슷한 말로 관통(penetration)이라는 말이 있다.

관통이란 장막에 구멍이 뚫리긴 했지만 다른 장기인 소망/작은그물막(lesser omentum) 등에 의해 막혀 있는 상태를 말한다. 그러므로 관통에서는 소화관 내와 복강 내가 서로 연결되지 않는다.

예를 들어, 십이지장팽대(duodenal bulb) 궤양에 의한 천공은 대부분 **팽대(duodenal bulb)의 앞벽 궤양**에서 볼 수 있는 것에 비해, **관통은 팽대의 뒷벽 궤양**에서 볼 수 있다. 십이지장 뒤에는 이자가 있어 구멍이 막히는 일이 많기 때문이다**(그림 5-6)**.

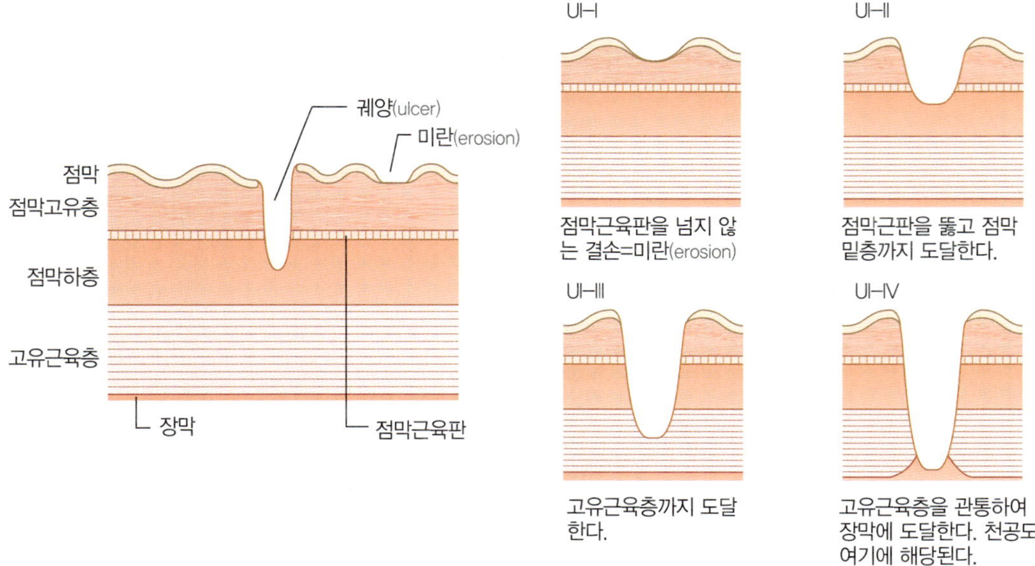

[그림 5-5] 궤양 깊이의 분류

소화성 궤양이란 궤양 가운데서도 위 · 십이지장을 중심으로 한 궤양을 소화궤양(peptic ulcer)이라고 정의한다. 소화궤양에는 식도궤양(esophageal ulcer), 연결궤양(anastomotic ulcer), 멕켈 게실 궤양(Meckel's diverticulum's ulcer) 등이 포함된다. 그러나 일반적으로 **위와 십이지장팽대(duodenal bulb)에 생기는 궤양을 소화궤양**이라고 한다.

2 궤양이 생기는 원인 1 – 방어체계를 중심으로

위 · 십이지장팽대(duodenal bulb)는 염산, 펩신과 같은 소화액에 항상 노출되어 있다. 소화액은 소화관 자신마저 소화해 버릴 수 있는 위험한 액체이다.

그 때문에 자가소화를 받지 않도록 하기 위해 소화액에 직접 접해 있는 점막은 소화액에 대해 강력한 저항력을 가지고 있어야 한다. 이 저항력에 관한 것을 점막방어기전이라고 한다(**그림 5-7**).

현재로서는 점막방어기전의 파괴가 궤양발생기전에 크게 관여하고 있는 것으로 생각된다. 점막방어기전의 균형은 점막방어인자와 공격인자가 균형을 이룸으로써 이루어진다. **그림 5-8**을 보면 저울은 정상 점막쪽으로 기울어져 있다. 각각의 인자에 대해서 살펴보자.

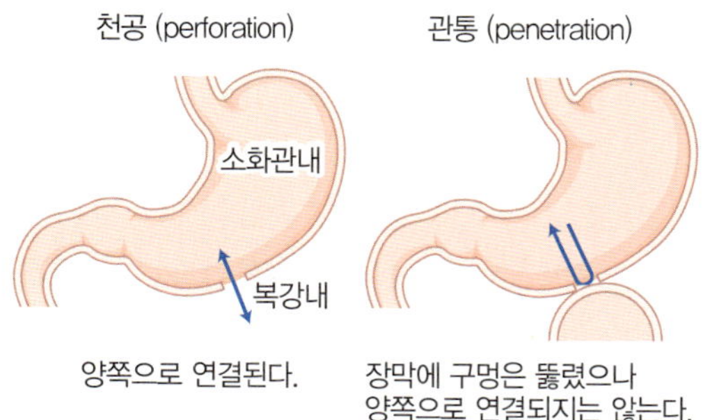

[그림 5-6] 천공(perforation)과 관통(penetration)

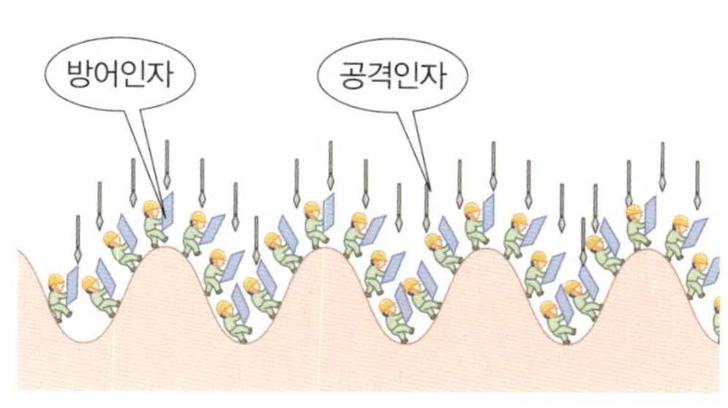

[그림 5-7] 점막방어기전

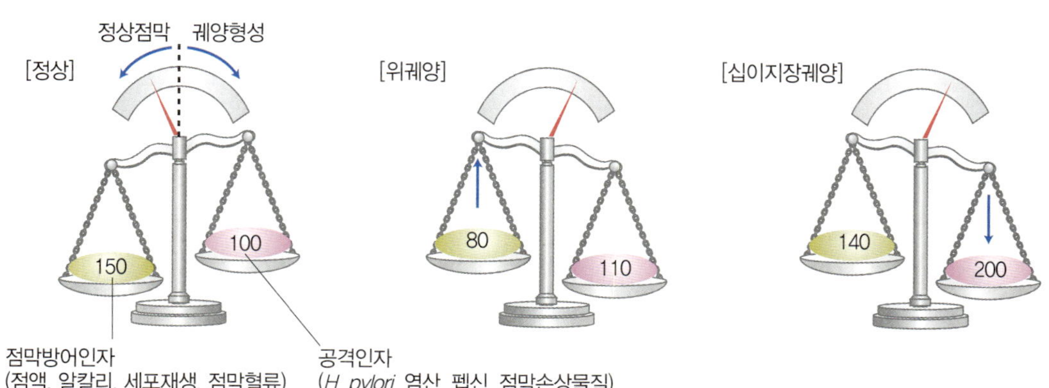

[그림 5-8] 위궤양과 십이지장궤양

1. 점막방어인자

점막방어인자에는 다음과 같은 것이 있다.

- 점액, 알칼리 분비
- 세포재생
- 점막혈류

1) 점액(mucus), 알칼리 분비

점막세포는 끈적끈적한 점액(mucus)으로 뒤덮여 있는데, 이 점액이 산이나 소화효소, 외래 자극물질과의 접촉을 막는다. 공격인자를 최전선에서 방어하고 있는 것이다. 알칼리란 또 중탄산이온(bicarbonate, HCO_3^-)을 말한다. 점막세포에서 중탄산이온을 분비하여 산을 중화하여 점막을 보호한다.

2) 세포재생

가혹한 환경 속에 있는 위점막은 세포재생이 빠르기 때문에, 세포가 죽고 또 죽어도 계속 재생된다. 점막이 재생되는 속도가 빠르다면 궤양이 될 수가 없다. 점막의 재생은 점액에 의한 피막 유지에도 도움이 된다.

3) 점막혈류

혈류가 풍부하면 점막 결손이 빨리 회복될 수 있다. 세포재생에 관여하는 증식인자는 혈류를 타고 이동한다. 점액을 생산하는 데에도 풍부한 혈류가 필요하다. 정상적인 점막혈류가 유지되는 것이 점막방어에 있어서 중요하다.

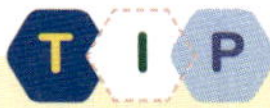

프로스타글라딘 Prostaglandin

방어인자의 중심적 존재로서 프로스타글라딘이 주목을 받고 있는데 그 작용은 다음과 같다.

- 점액(mucus)분비 항진
- 중탄산이온(bicarbonate)분비 항진
- 위점막 미세순환(microcirculation) 증가

2. 공격인자

- *Helicobacter pylori*
- 염산
- 펩신
- 점막 손상물질

V

1) *Helicobacter pylori*

*H. pylori*에 대해서는 뒷부분에서 자세하게 설명하겠는데(p.103), 이것이 생산하는 NH_3의 점막장애 작용이 있다.

2) 염산 (HCl)

위점막과 십이지장점막은 각각 HCl에 대한 저항성이 다르다. 위점막은 HCl에 대해 비교적 강하지만, 십이지장점막은 HCl의 영향을 받기 쉽다. 이것은 가스트린 분비 종양인 가스트린종(Zollinger–Ellison syndrome)에서 궤양 호발부위가 십이지장팽대(duodenal bulb)라는 것이나 십이지장궤양(duodenal ulcer)에서 위산분비가 항진되는 것을 보아도 알 수 있다.

저항성의 차이는 있지만 HCl이 점막의 공격인자라는 것은 분명하다.

3) 펩신(pepsin)

펩신이 가진 단백분해 작용이 점막을 공격한다.

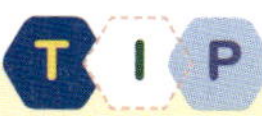

알코올에 의한 점막장애

알코올(ethanol)에 점막장애 작용이 있다는 것은 잘 알려져 있는데, 그 기전에 대해 살펴보자.

Ethanol은 혈관을 수축시키는 작용을 한다. 또한 ethanol을 투여하면 endoserin이라는 혈관수축 물질이 증가한다.

즉, ethanol 투여
→ 그 자체에 혈관수축 작용
→ endoserin 농도 상승
→ 점막의 모세혈관 수축
→ 점막혈류의 허혈

정상 점막혈류를 유지할 수 없는 경우에는 방어인자의 기능이 저하된다. 허혈 후에 혈류가 재관류되면 활성 산소가 발생되거나 사이토카인이 방출되기도 하여 점막을 손상시킨다(허혈 재관류 손상〈ischemic–reperfusion injury〉).

Ethanol에 의해,
· 점막혈류의 저하
· 허혈 재관류 손상 (ischemic–reperfusion injury)
이 발생하여 점막을 손상시키는 것으로 생각된다.

따라서 소화궤양 환자는 금주해야 한다.

4) 점막 손상물질

알코올, 카페인, NSAIDs, 활성산소 등은 직접 점막에 손상을 준다.

3. 균형의 파괴와 위궤양 · 십이지장궤양

공격인자가 증가해도 **그림 5-8** 오른쪽의 저울은 궤양으로 기울어진다. 또 방어인자가 감소해도 **그림 5-8** 오른쪽의 저울은 궤양으로 기운다.

이와 같이 양쪽의 균형이 무너지면 궤양이 생기는데 일반적으로 다음과 같은 특징이 나타난다.

- 공격인자 증가 → 십이지장궤양으로 진행
- 방어인자 감소 → 위궤양으로 진행

즉, 위산과다 → 십이지장궤양이 된다는 것도 이해할 수 있을 것이다.

궤양이 생기는 원인 2 – 스트레스를 중심으로

스트레스에 의해서도 소화궤양이 생긴다는 것은 잘 알려진 사실이다. 스트레스에 의해 신경계, 내분비계의 균형이 깨져, 그것이 공격인자와 방어인자의 균형에 영향을 미친다. 스트레스궤양은 급성으로 경과해서 위에 궤양을 형성하는 경우가 많다.

여기에서는 급성 궤양, 만성 궤양, 스트레스궤양 등의 개념에 대해서 살펴보겠다.

1. 급성 궤양과 만성 궤양

급성과 만성을 구별하는 정확한 정의는 없지만, 각각 **표 5-2**와 같은 특징이 있다.

- 급성 궤양은 스트레스의 영향을 많이 받는다.
- 급성 궤양은 원인이 확실한 경우가 많은데, 그 원인으로는 스트레스, 알코올, NSAIDs를 들 수 있다.
- 급성 궤양 ≒ 스트레스궤양(stress ulcer)
- 만성 궤양 ≒ 소화궤양

	급성 궤양	만성 궤양
증상발현(onset)	급격	완만
유발인자	확실한 것이 많다	확실하지 않다
궤양의 깊이	얕다(Ul-I, II)	깊다(Ul-III, IV)
궤양의 개수	다발성	단발성
치료	잘 반응한다	저항성이 있다
재발	없다	종종 있다
스트레스의 영향	크다	적다
별칭	스트레스궤양	소화궤양

[표 5-2] 급성 궤양과 만성 궤양

만성 궤양은 스트레스의 영향을 적게 받는다고 했는데, 스트레스궤양이 지속됨으로써 만성 궤양과 비슷한 병태를 보이는 경우가 있다. 또 만성 궤양이 급성 궤양과 같은 급격한 증상을 나타내는 경우도 있기 때문에, 급성과 만성을 엄밀하게 구분할 수는 없다.

2. 급성 궤양의 특수성

급성 궤양 ≒ 스트레스궤양의 대표적인 질환에는 다음과 같은 2가지가 있다.

1) 쿠싱궤양 Cushing's ulcer

중추신경계 장애(뇌경색, 뇌출혈, 뇌외과수술 등)에 동반되는 소화궤양을 쿠싱궤양이라고 한다. 병변으로서는 급성 위궤양과 위출혈성 미란이 많다.

2) 컬링궤양 Curling's ulcer

화상에 동반되는 소화궤양이다. 여기에서도 병변으로서 급성 위궤양과 위출혈성 미란이 나타난다.

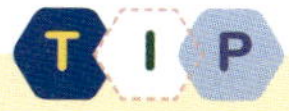

병인과 악화요인

- "산이 없으면 궤양이 없다"라고 하지만, 헬리코박터 파일로리와 약제 그리고 NSAIDs가 주요 병인이다.
- 악화요인으로는 스트레스, 알코올, 흡연, 염분 등이 있다.

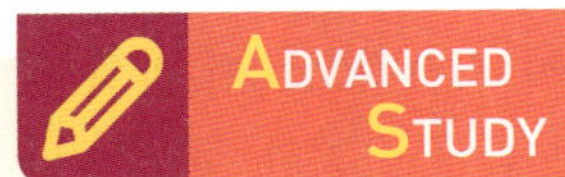

소화궤양의 종류

위궤양 Gastric ulcer : GU

1. 급성 위궤양과 만성 위궤양

Acute gastric ulcer, Chronic gastric ulcer

일반적으로 위궤양이라고 하면 '만성 위궤양'을 의미하므로, 여기에서는 만성 위궤양에 대해서 살펴보기로 한다.

급성 위궤양은 스트레스의 영향을 많이 받는다는 것을 반드시 기억하자. 급성 위궤양에 대해서는 앞에서 설명한 급성 위점막병변(acute gastric mucosal lesion)을 참고하기 바란다.

2. 호발 부위

만성 위궤양의 호발 부위는 위각(gastric angle)이다. 위각이란 소만곡/작은굽이(lesser curvature)이 위몸통(body)에서 유문/날문(pylorus)으로 이행되는 부분을 말하는데, 위각 이외의 부분에서 생기는 궤양은 장소와 궤양의 형상에 명칭이 달라진다**(그림 5-9)**.

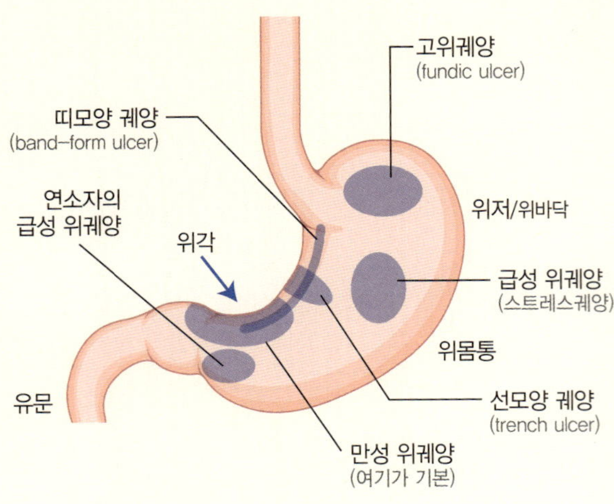

[그림 5-9] 위궤양의 호발 부위

1) 고위 궤양

위저부/위바닥(fundus)에 생기는 궤양이다.

위액 검사로 발견되며 고령자에게 많이 나타나는 궤양으로, 저산증이나 무산증 등에 의한 위점막 방어인자의 기능저하가 원인으로 생각된다.

2) 띠모양 궤양 Trench ulcer

위몸통/위체 부분에 생기는 급성 위궤양이다. 궤양이 분문부분(cardiac part)에서 위각부분(gastric angle)에 걸쳐 나타난다.

3) 스트레스 궤양

위몸통 부분에 많이 발생한다. 그러나 젊은층에서 나타나는 스트레스궤양은 유문부(pyloric part)에 많이 발생한다.

4) 선모양 궤양

소만곡(lesser curvature)에 수직으로 교차하는 선 모양의 궤양으로, 난치 궤양의 하나이다.

- 만성 위궤양의 호발 부위 → 위각(gastric angle)
- 급성 위궤양의 호발 부위 → 위몸통(body of stomach)

십이지장궤양/샘창자궤양 Duodenal ulcer : DU

공격 인자의 증가, 특히 위산과다로 생기는 것이 십이지장궤양이다(표 5-3).

- *H. pylori* 양성률은 거의 100%이다.
- 공격인자 증가, 즉 위산과다이다.
- 호발 부위는 duodenal bulb의 앞벽(ant. wall)이다.
- 젊은층에 많다(←위궤양은 고령자에 많다).
- 천공(perforation)되기 쉽다.
- 후벽(post. wall)의 궤양은 천공되기 쉽다(post. wall 뒤에 이자가 있기 때문).
- 3대 합병증은 출혈(bleeding), 유문협착(pyloric stenosis), 천공이다.

1. 천공 perforation 의 발생

천공되면 소화관 안에 있는 내용물이 무균 상태인 복강 내로 들어가서 복막염을 일으킨다. 이 복막염을 방치하면 패혈증(sepsis), 쇼크를 거쳐 사망에 이른다.

	연령	남:녀	점막 위축	위산 분비	위 배설능	가스트린
위궤양	40~60대	1 : 1	+ ~ ++	저~과산	↓	→ ~ ↘
십이지장궤양	20~40대	3 : 1	− ~ +	정~과산	↑	↓ ~ →

* 일부 십이지장궤양에서는 가스트린치가 높게 나타난다.

[표 5-3] 위궤양과 십이지장궤양의 비교

2. 천공의 징후 (그림 5-10)

1) 급격한 복통

천공(perforation)이 발생하면 환자는 십이지장궤양(duodenal ulcer)으로 인해 명치부위(epigastric region) 통증과는 비교도 안 될 정도의 통증을 호소한다.

2) 근강직, Blumberg 징후

복막자극 증상인 근강직(muscular rigidity), 판모양경직, Blumberg 징후는 천공의 중요한 징후이다.

3) 입위/선자세 흉부 X-선 사진에서 횡격막 아래의 free air (그림 5-11, 12)

검사소견에서 이것이 가장 중요하다. 이 free air로 확진이 가능하기 때문에 필수적인 검사이다.

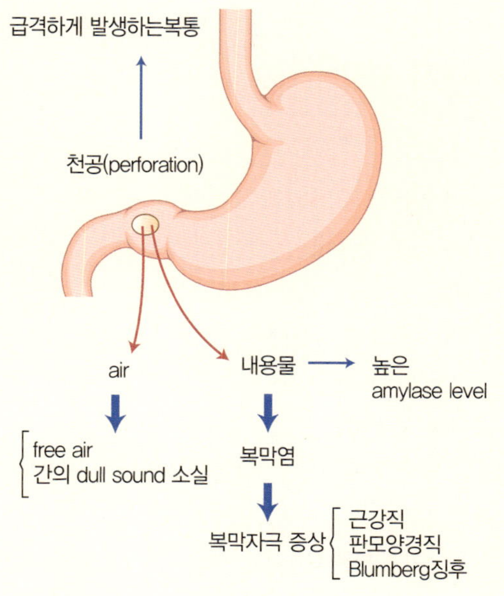

[그림 5-10] 천공의 징후

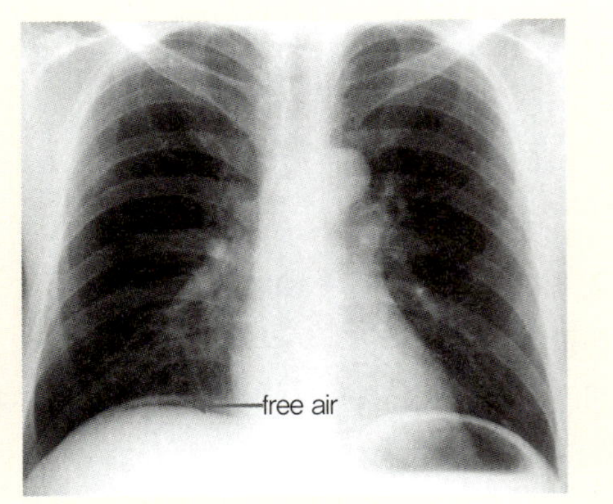

[그림 5-11] 선자세 가슴 X-선 사진

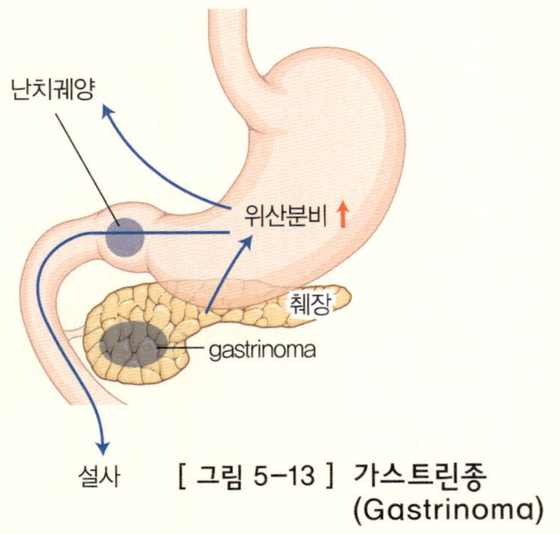

[그림 5-13] 가스트린종 (Gastrinoma)

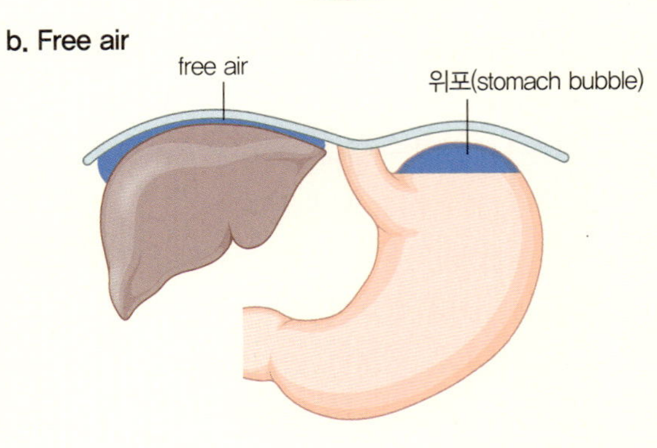

[그림 5-12] free air

난치 궤양 Intractable ulcer

1) 정의

- 적절한 내과 치료를 했음에도 불구하고, 일정 기간(3~6개월) 이상 경과해도 치유되지 않는 궤양
- 일단 치유된 다음에도 재발이 반복되는 궤양

2) 대표적인 예

선상 궤양, U1-IV의 깊은 궤양이 난치 궤양의 대표적인 예이다.

특히, 가스트린종(gastrinoma, Zollinger-Ellison 증후군)에서 난치 궤양이 나타난다는 것은 잘 알려져 있다.

3) 가스트린종 Gastrinoma, Zollinger-Ellison 증후군

가스트린종(gastrinoma)에 동반되는 병태, 즉 위산분비 과다, 난치 궤양, 설사를 주 증상으로 하는 질환을 Zollinger-Ellison 증후군이라고 한다(그림 5-13).

종양부위는 70%가 췌두부(이자머리, non β-cell tumor)에 있고, 15%가 그 외의 장기에 있으며 나머지는 불명확하다. 또 다발내분비종양(multiple endocrine neoplasia : MEN) type I의 부분 증상인 경우도 있다. 치료에는 강력한 위산분비 억제작용이 있는 PPI를 이용함으로써 궤양을 치료하는 것이 가능하게 되었다.

소화궤양의 증상

가장 많은 증상은 명치부위(epigastric region)의 통증이다. 위궤양과 십이지장궤양은 통증을 느끼는 시기가 다르다.

위궤양(gastric ulcer)
식후 30~40분 후에 통증을 느낀다. 음식 덩어리가 궤양면을 자극하기 때문이다.

십이지장궤양(duodenal ulcer)
공복 시에 통증을 느낀다. 공복 시에는 위산의 농도가 높으며, 식사를 하면 위산이 묽어지므로 통증이 경감된다.

또 오심, 구토도 자주 나타나는 증상이다. 궤양면의 출혈에 의해 나타나는 증상, 즉 토혈, 하혈, 변비도 종종 나타난다.

토혈을 일으키는 대표적인 3가지 질환
- 위궤양
- 급성 위점막병변(acute gastric mucosal lesion)
- 식도정맥류(esophageal varix) 파열

소화궤양의 치료

소화궤양을 치료하기 위해서는 공격인자와 방어인자의 균형을 바르게 하고, 환자를 스트레스로부터 해방시켜야 한다.

여기에서는 특히 다음 2가지에 대해 설명하도록 한다.
- 공격인자에 대한 치료
- 방어인자에 대한 치료

1. 공격인자에 대한 치료

1) *H. pylori*의 박멸

항생물질만으로도 제거될 것 같지만, 이상하게도 그렇게 되지 않는다. 양성자펌프 억제제(PPI)를 병용하면 박멸률이 비약적으로 상승하여 90%까지 이른다.

2) 위산분비 억제

위산분비 작용을 하는 H_2-수용체 차단제(cimetidine, 염산 ranitidine 등), 양성자펌프 억제제(omeprazol 등)를 사용한다. 항콜린제(anticholinergic agent)도 위산분비 억제작용을 한다.

3) 항펩신제

항펩신제로서 최근 널리 이용되고 있는 것은 수크랄페이트(sucralfate)뿐이다. 사실, 수크랄페이트는 항펩신 작용보다도 궤양면에 결합하여 펩신에 의한 소화를 보호하는 작용을 함으로써 항펩신제로서 작용한다.

4) 기타

알코올이나 NSAIDs 등, 위점막에 손상을 주는 물질은 섭취하지 않는다.

2. 방어인자에 대한 치료

1) 점막 보호제, 점막 피복제

위산을 중화하는 것이 점막 보호제이고, 점막에 커버를 씌우는 것이 점막 피복제이다.

(1) 수산화알루미늄젤 · 마그네슘 현탁액

수산화알루미늄($Al(OH)_3$)과 수산화마그네슘($Mg(OH)_2$)의 합제이다. 수산화알루미늄은 물에 녹지 않고 젤 상태가 되어 위 내부에 퍼진다. 염산과 반응하여 염산을 중화시키는 한편, 염화알루미늄($AlCl_3$)을 발생시키는데 이 염화알루미늄이 점막을 덮어 보호한다. 수산화마그네슘도 염산(HCl)을 중화한다.

(2) 수크랄페이트(sucralfate)

자당(sucrose) 황산에스텔알루미늄염을 말한다. 수크랄페이트는 궤양면을 덮어 펩신에 의한 공격을 막는다.

2) 기타

점액생산 촉진제, 점막미세순환 개선제, 프로스타글란딘(prostaglandin)의 합성 촉진제가 있다.

3. 합병증

주요 합병증은 출혈, 천공, 유문과 분문의 폐쇄이다.

위·십이지장궤양 핵심정리

병태생리로 보는 위·십이지장궤양

궤양이란 점막근육판을 넘어 조직이 결손되는 상태를 말한다. 소화액에 직접 접해 있는 점막은 소화액에 대해 강력한 저항력을 가지고 있다. 이 저항력에 관한 것을 점막방어기전이라고 하는데, 점막방어기전에 대한 공격인자(H.pylori, 염산, 펩신 등)가 증가하면 십이지장궤양으로 진행하고, 방어인자(점액, 알칼리 분비, 세포재생, 점막혈류)가 감소하면 위궤양으로 진행한다.

V

병 인	• 점막방어기전의 파괴(위궤양) • 위산과다분비(십이지장궤양) • 스트레스(급성 궤양에 많다) • 음주, 약물 복용 • *H.pylori* 감염, 위 수술
병 태	• 위궤양 : 위점막위축, 위산분비억제 • 십이지장 궤양 : 위산분비항진 • 위산, 펩신에 의한 소화관벽의 조직결손
증 상	• 좌측 상복부통증 • 식후 통증, 공복 시 통증, 야간통 • 오심, 구토 • 복부팽만감, 가슴쓰림 • 트림, 설사, 변비 • 위궤양의 통증 양상 : 식후 30분~1시간 후 통증. 야간통증은 거의 없고 구토 후 통증완화. • 십이지장 궤양의 통증 : 식후 2~3시간 후 통증. 야간통증이 나타남.

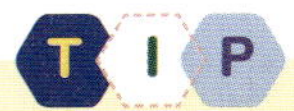

컬링 궤양(Curling's ulcer)

- 심한 화상에 동반되는 십이지장 궤양을 컬링 궤양이라고 한다.
- 위점막으로의 혈류감소로 쇼크가 발생하여 저혈압과 허혈 증세를 보이며, 다량의 위 출혈이 갑작스럽게 발생한다. 토혈이 나타날 때까지는 무증상이다.

십이지장 궤양과 위궤양의 비교

	급성 궤양	만성 궤양
원인	과도한 산 분비	점막방어기전 파괴
증상	공복 시 통증, 식후 2~3시간 후 통증 음식에 의해 완화	식후 30분~1시간 후 통증 음식에 의해 악화
출혈 양상	흑색변	토혈

진단 및 검사

영상검사

- 상부위장관 조영술
- 상부위장관내시경 검사
- 내시경하 생검

***H.pylori* 감염진단**

- 신속요소분해효소 검사
- 경검법
- 배양법
- 혈청항체측정법
- 요소 호기 시험

치료

약물요법

1) 공격인자에 대한 치료

- *H.pylori* 의 박멸(양성자펌프 억제제(PPI) 병용 시 효과적임)
- 위산분비 억제(H_2 수용체 차단제, 양성자펌프억제제 등)
- 항펩신제(수크랄페이트)

2) 방어인자에 대한 치료

- 위 점막 장벽보호
- 수산화알루미늄젤, 수산화마그네슘 현탁액
- 수크랄페이트(sucralfate)
- **금기약물 : NSAIDs, 아스피린**

수술요법

- 미주신경절제술 : 위산분비 억제 위해
- 유문성형술
- 위십이지장문합술
- 위공장문합술

C Helicobacter pylori 감염증

놀랍게도 한국인의 약 80%가 *H. pylori*에 감염되어 있다. 그러나 감염되었다고 모두 질병으로 발전하는 것은 아니다. 질병으로 발전하는 경우는 그 몇 %에 지나지 않는다. 사람에 따라 궤양이 되기도 하고 되지 않기도 하는데, 그 이유는 현재로선 밝혀지지 않고 있다.

그와 반대로 위축위염이나 십이지장궤양이 있는 환자에서는 거의 100% *H. pylori*가 검출된다. 즉, 다시 말하면 *H. pylori*에 감염되어 있어도 극히 소수만이 십이지장궤양이 되며, 이 십이지장궤양의 발생기전에는 *H. pylori*가 긴밀하게 관여하고 있다.

*H. pylori*가 발병에 관여하는 질환으로는 다음과 같은 것이 있다.

V

- **급성 위점막병변**(acute gastric mucosal lesion : AGML)
- **위축위염**(atrophic gastritis)(감염률 100%)
- **십이지장궤양**(duodenal ulcer)(감염률 거의 100%)
- 위궤양(gastric ulcer)(감염률 80%)
- 위암(gastric cancer)(WHO는 *H. pylori*를 제1급 위험인자로 들고 있다.)
- 거대위점막주름증(Menetrier's disease)(관여 시사)
- 위악성림프종(관여 시사)
- 반응 림프조직증식증(RLH, reactive lymphoid hyperplasia)
- 위 MALT 림프종

그러면 *H. pylori*는 어떤 균이며, 또 그 검출법 및 치료방법에는 어떤 것이 있는지 살펴보자.

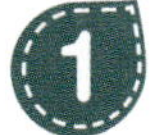

1 *H. pylori* 란 어떤 균인가?

*H. pylori*란 균체가 꼬여 있으며 몇 개의 편모를 가진 세균(**그림 5-14**)을 말한다. Helico란 '나선'을 뜻하는 말이다.

*H. pylori*균의 가장 큰 특징은 urease를 생산하는 균이라는 것이다. Urease란 urea를 분해하는 효소, 즉 요소분해 효소이다. 요소는 **그림 5-14**와 같은 모습을 하고 있으며, urease에 의해 NH_3(암모니아)과 CO_2로 가수분해된다. 이전에는 위강 내부가 강한 산성이기 때문에 세균이 살 수 없다고 여겨져 왔다. 그러나 *H.*

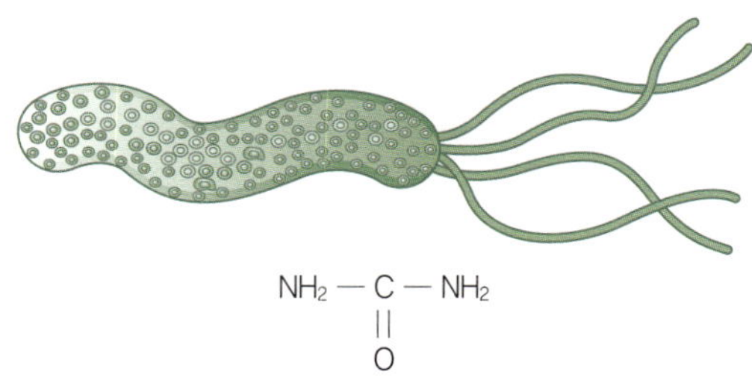

[그림 5-14] 요소와 *H. pylori*

*pylori*는 요소를 분해해서 NH_3를 만들어 위산을 중화함으로써, 자신에게 쾌적한 환경을 만드는 것이다. *H. pylori*는 세포내에 침입하지 않고 위벽세포 표면에 정착해서 생활한다.

*H. pylori*의 검출방법 (표 5-4)

현재 자주 시행되는 검사로 다음 3가지가 있다.

① 신속 urease 검사
② 요소호기 검사(urea breath test)
③ 혈중 *H. pylori* 항체 검사

그 외에 생검조직을 이용한 배양법이나 조직진단법, 유전자진단법(PCR법) 등이 있다.

	검사종류	민감도	특이도
침습적 검사 (Invasive)	• 신속 urease 검사 (Rapid urease test)	> 90%	> 95%
	• 조직검사	> 90%	> 95%
	• 배양	70~90%	> 00%
비침습적 검사 (Non-invasive)	• 요소호기검사 (urea breath test)	> 90%	> 90%
	• Serology	> 80%	> 90%
	• Stool Antigen	> 90%	> 90%

[표 5-4] *H. pylori*의 검출방법

1. 신속 urease 검사 (그림 5-15)

내시경으로 채취한 생검조직을 phenol red를 함유한 배지(처음에는 황색)에서 단시간 배양한다. 생검조직에 *H. pylori*가 있으면 암모니아(NH_3)가 발생하므로, 시약은 황색에서 적색으로 변한다. 배양액이 적색으로 변하면 양성으로, *H. pylori*가 있는 것으로 판단한다.

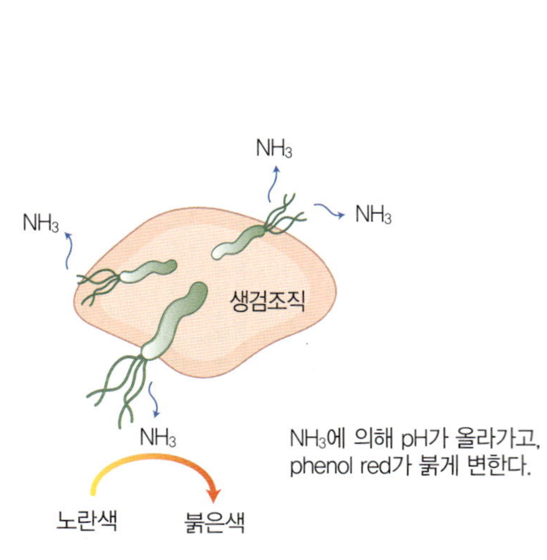

[그림 5-15] 신속 urease 검사

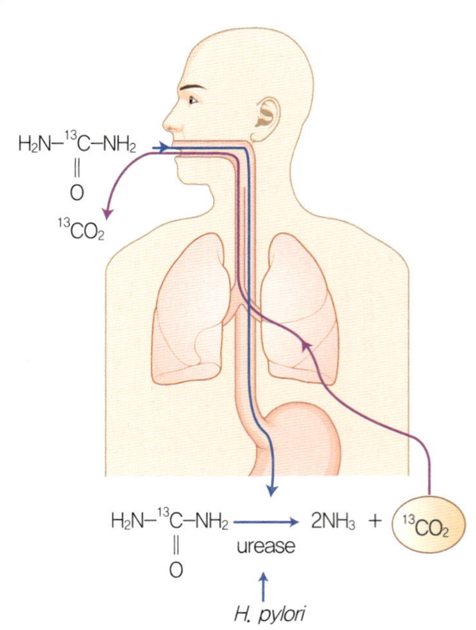

[그림 5-16] 요소호기 검사(urea breath test)

2. 요소호기 검사 (그림 5-16) Urea breath test

탄소를 방사성 물질(^{13}C)로 치환한 요소를 마신다. 만약 *H. pylori*가 있으면, 이 요소는 NH_3과 $^{13}CO_2$로 분해된다. $^{13}CO_2$는 장관에서 흡수되어 곧 허파에서 방출된다. 호기 중에 $^{13}CO_2$가 있으면 양성으로 판단한다. 즉, *H. pylori*가 있다고 할 수 있다.

3. 혈중 *H. pylori* 항체 검사

ELISA(enzyme-linked immunosorbent assay)법에 의해 혈중 *H. pylori* IgG 항체를 측정한다.

V

H. pylori 감염증의 병태생리

H. pylori 감염증의 병태생리를 생각할 때에는 *H. pylori* 감염에 의해 위점막에 대한 공격인자의 증가를 토대로 한 병태와, 이것에 대한 면역기전에 관한 병태의 2가지 관점에서 생각할 필요가 있다.

앞에서 설명한 바와 같이 *H. pylori*는 요소를 분해해서 NH_3를 생산한다. 이 NH_3가 위산을 중화해 주위의 pH를 상승시켜 강한 산성의 환경을 자신이 살아가기 편한 환경으로 변화시킨다. 우선, NH_3의 직접 작용에 의해 세포가 손상됨으로써 위점막이 손상된다는 것을 들 수 있다. 이 외에 *H. pylori*는 공포화 세포독소(cytotoxin)라는 세포 손상성 물질을 분비해 위의 표층 점막세포를 손상시켜 위점막을 파괴한다. 이렇게 됨으로써 위점막에 대한 공격인자의 증가에 의해 AGML이나 만성 위염 등의 병태가 형성되는 것이다.

한편, 생체쪽에서도 이 *H. pylori*의 존재를 그냥 방치해 두는 것은 아니다. *H. pylori*에 대한 면역반응이 야기된다. 위에는 위산을 분비하는 강력한 살균체제가 존재하기 때문에 본래 림프조직이 없다. 그러나 위점막에 대한 공격에 의해 여기에 림프조직이 새롭게 형성되는 것이다. 이것이 점막연관림프조직(mucosa-associated lymphoid tissue : MALT)이다.

그리고 점막층의 *H. pylori*에 반응해서 이와 같은 림프계 세포의 증식이 나타나는 것을 반응림프조직증식증(RLH)이라고 한다. 병리조직학적으로는 림프계 세포가 모여 있기 때문에 특수위염으로 분류되어 있었지만, 최근에는 *H. pylori*에 대한 면역반응이라고 생각되고 있고 또한 위점막연관림프조직(MALT) 림프종의 저등급 악성형이라고도 추측되고 있다.

반응성 림프조직 증식증이 어떤 자극에 의해 악성화된 것이 MALT 림프종이다. 그리고 이것이 종양인자의 증가에 의해 더욱 악성화된 것이 악성 림프종이다.

이 외에, Menetrier병도 *H. pylori* 감염에 기인한다고 추측되고 있다.

H. pylori 감염에 의해 발병하는 AGML, 만성 위염, RLH, MALT림프종, Menetrier병 등의 질환은 *H. pylori*를 제거함으로써 병태가 개선된다는 공통된 특징이 있다.

4 *H. pylori*의 제거

균을 제거하면 십이지장궤양의 재발을 비롯한 *H. pylori* 감염 질환을 개선할 수 있다는 것이 밝혀졌다. *H. pylori*에 감염되어 관련 질환에 걸린 사람에 대해서는 먼저 이 균을 제거한다.

이 균을 제거하기 위해서는 항균제를 주로 사용한다. Bismuth 제제와 tetracycline, metronidazole 등의 3제는 1990년 세계소화기학회에서 결정된 3제 요법이다. 그러나 현재는 부작용 문제가 있어 사용되지 않는다. 현재 이용되고 있는 치료법으로는 양성자펌프 억제제(PPI)인 omeprazole과 항균제인 amoxicillin, clarithromycin을 합친 3제 요법이다. 이들에 의한 제균율은 70~80% 이상이라고 추정되고 있지만, 최근 clarithromycin에 대한 내성균이 문제가 되고 있다.

- 제균 = 항생물질 + 양성자펌프 억제제

H. pylori 감염의 치료대상

- *H. pylori*에 감염된 소화성 궤양 환자
- Low grade B cell lymphoma(MALT type)
- 조기위암의 내시경적 절제 후

H. pylori 제균의 확인

- 항생제 치료 끝내고 4주 지나서 시행
- Urea breath test(가장 좋은 검사), Stool antigen test, 내시경이 필요한 경우(생검, CLO test, 배양검사)

위점막연관림프조직(MALT) 림프종

Gastric mucosa-associated lymphoid tissue<MALT> lymphoma

MALT 림프종은 반응성 림프조직 증식증이 어떤 자극에 의해 악성화된 것이다. 이것이 더 악화되면 악성 림프종이 된다.

MALT 림프종의 병리조직에서는 림프여포의 형성을 볼 수 있으며 여기에 배중심세포 모양의 종양세포의 집적과 이들 종양세포에 의한 점막상피의 파괴 등을 볼 수 있다. 이것은 육안으로는 점막하종양의 특징과 같은데, 미란, 다발성 궤양, 거대주름벽 등이 보인다.

MALT 림프종의 치료는 우선 *H. pylori* 균의 제거이다. 균을 제거하면 종양이 축소된다. 이에 관련하여, 악성 림프종이 국한되어 있으면 수술 또는 방사선 요법을 실시하고, 전이되었으면 화학요법을 실시한다.

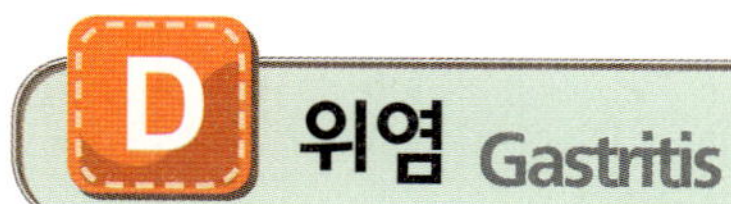

D 위염 Gastritis

위점막의 염증성 질환을 통틀어 위염이라고 한다. 발병(onset)이 급격한가 완만한가에 따라 급성, 만성으로 분류하는데, 이 분류에 해당되지 않는 것을 특수 위염(uncommon forms)으로 취급한다.

V

1 급성 위염 Acute gastritis

급성 위염은 급성 위점막병변의 한 가지이다. 급성 위염은 급성 위점막병변(acute gastric mucosal lesion) 항목에서 설명하겠다(p.124).

2 만성 위염 Chronic gastritis

1. 만성 위염의 본질

위점막의 만성 염증성 질환을 만성 위염이라고 한다. 병리적으로는, 불가역적으로 진행되는 위선/위샘의 위축(atrophy)과 창자상피화(intestinalization)를 특징으로 한다. 위점막이 위축될 경우, 위점막을 구성하는 세포가 감소하며 그 대신 창자상피 등이 그 감소를 보충하게 된다. 따라서 위점막이 위축되었을 때에는 벽세포(parietal cell)도 감소하므로 **위산분비가 저하된다**.

위염의 분류

- 위염
  - 급성 위염 : 발현(onset)이 급격하다
  - 만성 위염 : 발현(onset)이 완만하다
  - 특수 위염(uncommon forms)

위점막은 나이를 먹으면서 위축되어 간다. 그러므로 20대의 정상 위점막과 70대의 정상 위점막 사이에는 나이에 상응하는 차이가 있기 때문에, 나이를 감안하지 않으면 위축의 정도를 판단할 수 없다.

2. 원인

염증을 일으키는 가장 큰 원인은 *H. pylori*이다. 앞에서 언급했듯이, 위축위염인 경우 거의 100%가 *H. pylori*에 감염되어 있다. 그 밖의 원인으로는 약제, 식사를 들 수 있다. 그리고 나이도 위축에 영향을 주는 인자이다.

3. 분류

만성 위염의 분류 방법에도 여러 가지가 있지만, 일반적인 분류를 2가지 소개한다.

하나는 분류 1에서 보는 바와 같이, 표재위염, 위축위염, 비후위염으로 분류하는 것이다. 이것은 내시경 소견과 위 조직상에 따라 분류한 것이다.

다른 하나는 분류 2에서 보는 바와 같이 기전에 따라 분류하는 것이다. 여기에는 A형 만성 위염과 B형 만성 위염의 2가지가 있다.

만성 위염의 분류

【분류 1】

만성 위염
- 표재위염(superficial gastritis)
- 위축위염(atrophic gastritis)
- 비후위염(hypertrophic gastritis)

【분류 2】

만성 위염
- A형…자가면역기전
- B형…*H. pylori* 감염이 주원인

4. 표재위염 Superficial gastritis 과 위축위염 Atrophic gastritis

위점막이 염증, 결손, 재생을 반복하는 것이 표재위염이다. 이것에 비해, 재생 속도가 결손 속도를 따라가지 못하는 것이 위축위염이다. 따라서 표재위염을 거쳐 위축위염에 이른다는 것이 일반적인 생각이다(**그림 5-17**).

1) 표재위염의 내시경상

표재위염에서는 미란, 부종, 발적, 점액부착 등이 보이지만 유문륜(pyloric ring)에서 방사상으로 발적을 볼 수 있다(**그림 5-18**).

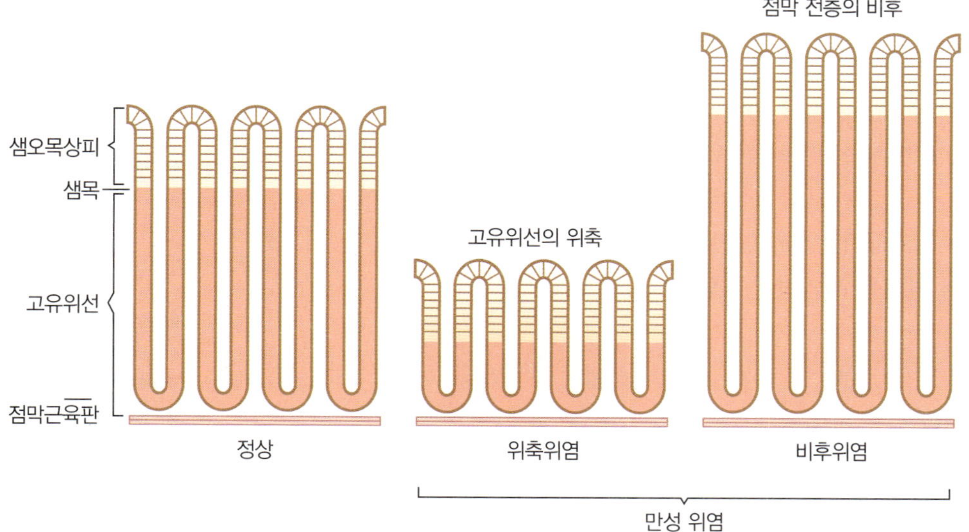

[그림 5-17] **위축위염**

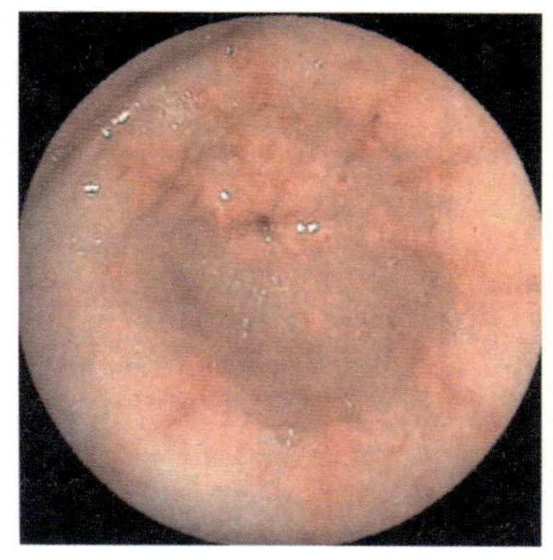
[그림 5-18] **표재위염의 내시경사진**

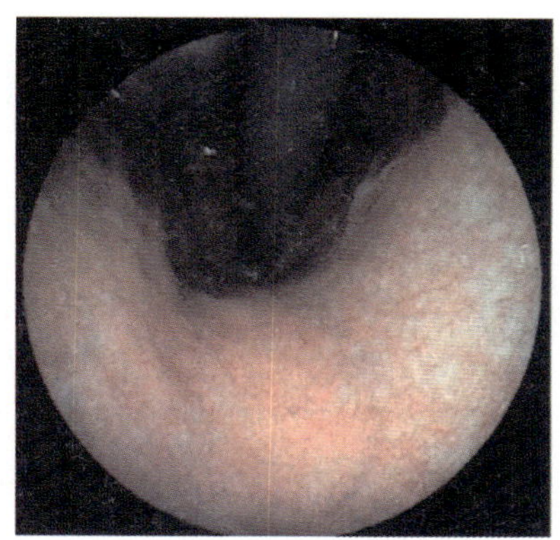
[그림 5-19] **위축위염의 내시경사진**

2) 위축위염의 내시경상

위축위염에서는 위점막의 위축에 동반해서 점막이 퇴색하고 점막 밑의 모세혈관이 그물모양으로 투시된다(그림 5-19).

5. A형 만성 위염과 B형 만성 위염

자가면역 기전에 의한 것이 A형 만성 위염이고, 그 외의 것이 B형 만성 위염이다.

B형이 A형보다 압도적으로 많으며, A형이 위의 몸통부분에 생기는 데 비해 B형은 안뜰부위에 생긴다는 차이가 있다. 자가면역 기전에 의한 만성 위염이라고 하면, 그 유명한 악성 빈혈(pernicious anemia)을 떠올릴 수 있다.

악성 빈혈인 경우에는 혈액 속에 항벽세포항체(anti-parietal cell antibody)가 있어, 그로 인해 벽세포(parietal cell)가 손상을 입는다. 벽세포(parietal cell)에서는 위산 분비 외에 내인인자(intrinsic factor)를 생산한다. 비타민 B_{12}는 내인인자(intrinsic factor)가 있어야 흡수된다. 악성 빈혈의 병태를 정리하면 **그림 5-20**과 같다.

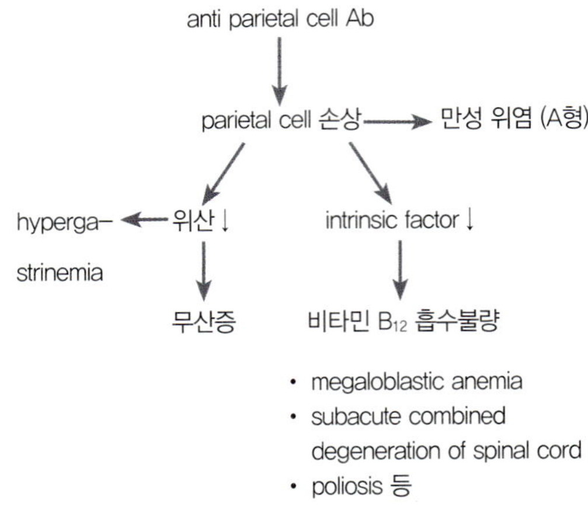

[그림 5-20] 악성 빈혈

6. 치료

만성 위염이라고 해도 증상이 나타나지 않는 경우가 많아, 증상이 나타나는 경우에 대해서만 치료를 실시하게 된다.

치료는 궤양에 준한 치료(위산조절, 점막보호) 및 위점액 배출기능 개선제, 자율신경 조절제, 항우울제 등을 조합해서 투여한다.

3 특수 위염 Uncommon forms

미란성 위염(까진위염), 반응 림프세망세포 증식, 거대위점막주름증이 특수 위염으로 취급된다.

1. 미란성 위염/까진위염 Erosive gastritis

미란이 나타나는 위염 중에 만성 다발성 미란이 있는데, 미란 주위 점막이 부풀어 올라 '문어빨판' 모양 같이 된 것을 미란성 위염이라고 한다. 일명 문어빨판형 미란이라고도 한다(**그림 5-21**).

증상으로는 공복 시에 명치부위 통증이 많이 나타난다.

2. 반응 비후위염 Reactive lymphoreticular hyperplasia : RLH

위점막에 미란성 또는 국한성으로 림프구나 그물내피계의 세포가 반응성으로 증식하는 양성 질환을 반응 비후위염(RLH)이라고 한다. 그럼, 무엇에 반응해서 증식하는가? 이 질환의 원인도 *H. pylori*이다(p.120).

RLH는 위 림프종의 발생모지이기도 하다. 증상으로는 명치부위 통증이 많이 나타난다.

3. 거대위점막주름증 Giant gastric folds, Menetrier disease

위점막 상피가 눈에 띄게 증식되어 거대 주름벽(large, tortuous gastric mucosal folds)이 나타나는 양성 질환이다. 육안으로는 대뇌이랑과 비슷한 거대한 주름벽이 보인다**(그림 5-22)**.

특징적인 병태로 단백소실위장증(protein losing gastroenteropathy)이 있다. Parietal cell이나 chief cell은 점액분비세포로 화생(metaplasia)하기 때문에 저산증이 된다.

증상의 대부분은 명치부위 통증이다. 단백소실위장증에 의한 저단백혈증 및 부종도 나타난다.

원인으로는 성인의 경우 *H. pylori*, 소아의 경우 cytomegalovirus로 추측하고 있다.

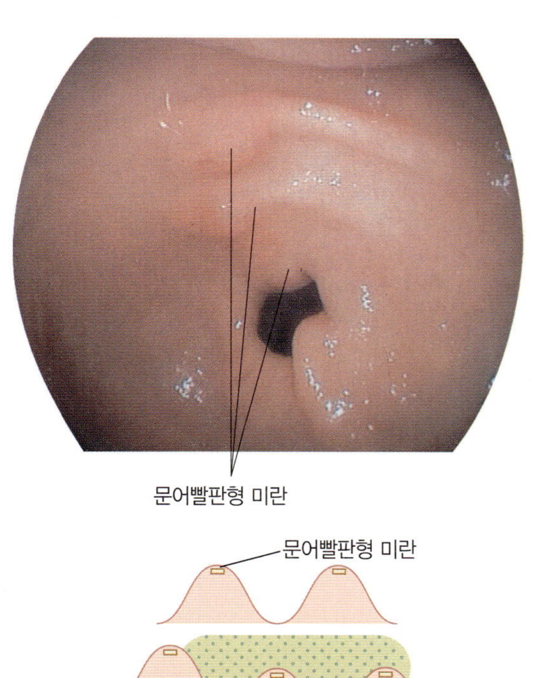

[그림 5-21] **문어빨판형 미란**

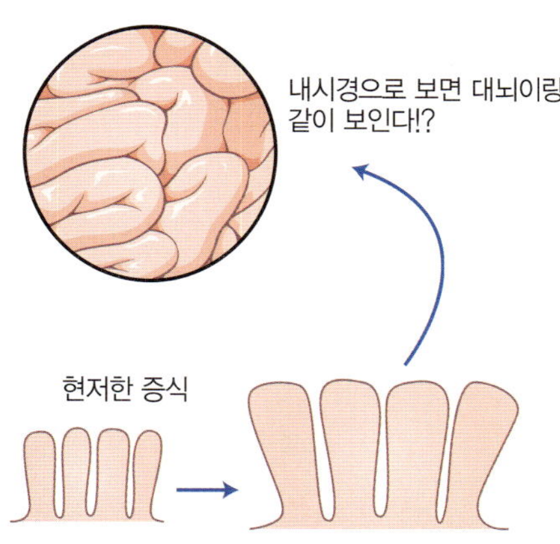

[그림 5-22] **거대 주름벽**

위염 핵심정리

병태생리로 보는 위염

위점막의 염증성 질환을 통틀어 위염이라고 한다. 발병이 급격한가 완만한가에 따라 급성, 만성으로 분류하고, 이 분류에 해당되지 않는 것을 특수 위염으로 취급한다.

* **급성 위염** : 급격한 위증상을 동반하고, 내시경에서 위점막에 이상 소견이 나타나는 병변
* **만성 위염** : 위점막의 만성 염증성 질환

병인 및 원인	**급성 위염** • *H.pylori* 가 주원인임. • 약물(NSAIDs, 강심제, 항암제, 스테로이드제제, 살리실산유도체 등) • 나이(노인일수록 위험, 50~60대 남성에게서 호발) • 각종 나쁜 식사 습관(알콜, 식중독, 커피, 뜨겁거나 자극적인 음식 등) • 심한 화상, 수술, 신부전 등 **만성 위염** • 소화성 궤양, 위수술, 담즙역류 • 약물, 나이(고령일수록 위험) • 흡연, 음주, 장기간의 급성위염
병태	**급성 위염** • 위산에 점막 손상으로 출혈과 궤양 발생 • 점막 방어벽의 손상 • 급성 위점막 병변 **만성 위염** • 위선의 위축(위산 분비 저하), 장상피화생 – 표재위염(염증, 결손, 재생의 반복) – 위축위염(재생속도가 결손을 못 따라감. 벽세포에 대한 항체가 생겨 악성 빈혈 초래) – 비후위염

증 상	**급성 위염** • 상복부통증, 복부팽만, 식욕부진, 오심, 경련, 트림, 구토, 토혈, 위출혈, 설사 **만성 위염** • 식후 상복부통증, 오심, 경련, 트림, 구토, 토혈, 위출혈, 설사 • 기름진 음식 및 강한 양념에 대한 불내성 ※ A형 : 자가면역성 기전에 의해 발생, 악성빈혈 유발될 수 있음. 위의 체부에 발생 B형 : 전정부에 발생. *Helicobacter pylori*와 연관
진 단 및 검 사	**검사** • 상부위장관내시경 검사
치 료	**급성 위염** • 약물치료(위점막배출기능개선제, 자율신경조절제, 항우울제) – 산분비 감소 : 제산제, 히스타민 수용체 길항제 – 위점막 보호 : Cytotec 투여 – 오심과 구토가 멈출 때까지 금식 • 일반요법 – 궤양에 준한 치료(위산조절, 점막보호)를 한다. – 자극적 음식, 카페인, 과식을 금한다. **만성 위염** • 약물치료 : 제산제, 미주신경 차단제, 진정제, 위점막 보호제, 히스타민 수용체 길항제 • 악성 빈혈 시 : 비타민 B_{12} 투여(비경구) • 스트레스 관리 • 자극적 음식, 카페인, 과식을 금한다.

V

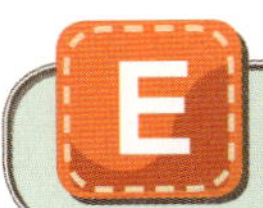

급성 위점막병변 Acute gastric mucosal lesion : AGML

정의

급성 위점막병변(acute gastric mucosal lesion : AGML)이란 급격한 위증상을 동반하고, 내시경에서 위점막에 이상 소견이 나타나는 병변으로 정의한다.

AGML은 다음과 같은 3가지의 병변을 일괄하여 총칭한 것이다.

- 급성 까진위염(미란성 위염)
- 급성 궤양
- 출혈위염

좀 더 간단하게 나타내면

AGML = 급성 위염+급성 위궤양이다.

질환의 개념

AGML 환자의 대부분은 다음과 같은 이유로 내원한다.

갑작스러운 명치부위(epigastric region) 통증 또는 토혈, 하혈

→ 즉시 병원을 찾는다.

→ 내시경 검사를 받는다.

→ 위점막에 병변이 발견된다.

→ AGML로 진단된다.

거의 대부분의 환자는 급격한 명치부위(epigastric region)통증 또는 출혈을 계기로 병원을 찾아 AGML이라는 진단을 받고 치료에 들어간다. AGML은 내시경 소견에 의해 확진되는 질환이다. 병리소견이 궤양인지, 점막염증(위염)인지는 문제가 되지 않는다. 즉, 내시경 입장에서 확립된 질환 개념이다(그림 5-23).

내시경 소견이 이렇게 중요해진 것은 물론 내시경의 발달 때문이라고 할 수 있을 것이다.

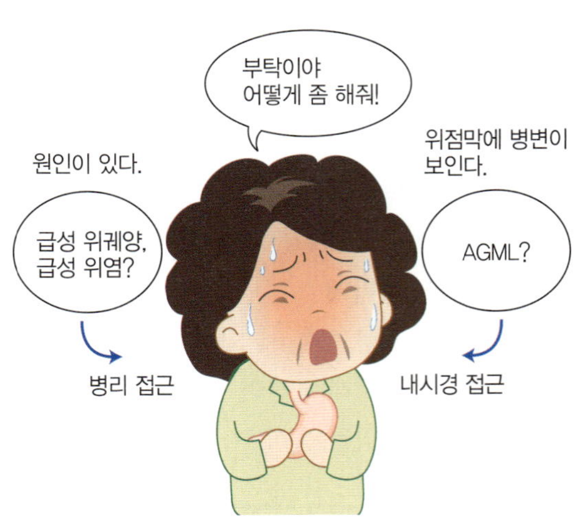

[그림 5-23] AGML의 진단

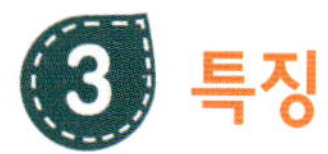

3 특징

AGML에는 아래와 같은 특징이 있다. 정의와 중복되는 부분도 있다는 것을 참고하자.

- 원인이 확실하다.
- 급격한 명치부위 통증, 또는 출혈로 증상이 나타난다.
- 내시경에서 위점막에 이상소견이 발견된다.
- 원인을 제거하면 비교적 빨리 치료할 수 있다.

V

4 원인

급성 위점막병변(AGML)의 3대 원인은 약물, 알코올, 스트레스이다. 또 고래회충유충증(ani-sakiasis)도 AGML의 원인으로 중요하다. 위점막의 방어인자를 저하시키는 것과 위점막을 직접 공격하는 것이 AGML의 원인이다.

1) 약물

NSAIDs, 항생제, steroid 등이며, 약물이 일으키는 AGML이 가장 많다.

2) 기호품

알코올, 커피

3) 스트레스

정신적인 스트레스뿐만 아니라 뇌장애(Cushing's ulcer), 화상(Curling's ulcer)도 원인이 된다. 그 외에 중증의 세균감염, 쇼크, 파종혈관내응고(증후군, DIC) 등에 의해서도 AGML이 유발된다.

4) AGML을 일으킬 위험성이 높은 기저질환

간경변, 요독증, 당뇨병, 백혈병

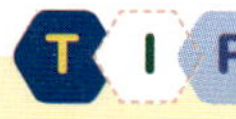

X-선과 AGML

가끔 「X-선 사진에서 AGML을 어떻게 진단하는가?」라는 질문을 받는데, 이것은 질문 자체가 넌센스이다. 왜냐하면 AGML은 X-선 사진이 아니라 내시경으로 진단하기 때문이다. 다시 한번, AGML의 정의를 확인하기 바란다.

5) Anisakiasis

6) *H. pylori*

7) 방사선 Radiation

특히 NSAIDs는 위점막을 직접 손상시킬 뿐만 아니라, 혈액 속에 흡수되어 위점막을 보호하는 prostaglandin의 생합성을 억제한다. 그러므로 NSAIDs을 좌약으로 사용해도 AGML의 원인이 될 수 있다.

 증상

AGML의 키워드는 '돌연히', '급격하게'이다. 그리고 위 증상, 즉 명치부위 통증, 오심, 구토, 식욕부진, 상복부 팽만감, 토혈, 하혈 등이다.
(돌연, 급격)+(명치부위통증, 출혈)로 기억하자.

6 내시경 소견

내시경에서 AGML을 보면 미란, 출혈, 발적, 부종이 나타난다. 시험에는 출혈, 발적(점막이 붉다)이 많이 출제된다(그림 5-24).

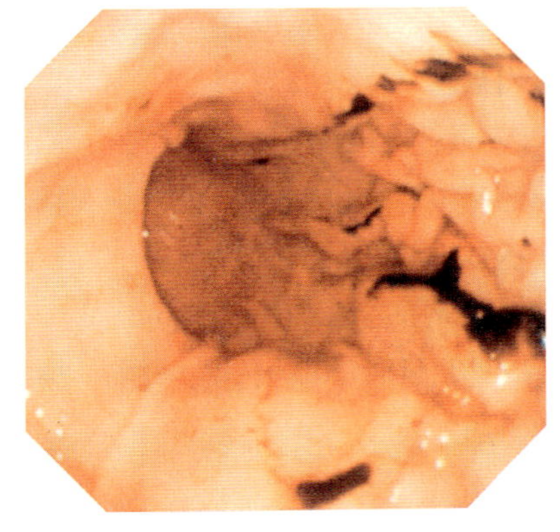

[그림 5-24] 출혈, 발적이 보이는 내시경사진

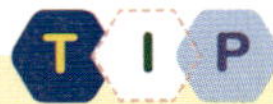

요약

- 방어인자 감소 → 위점막 장애
- 공격인자 증가 → 십이지장점막 장애
- 스트레스 → 급성 궤양을 유발한다.
- 스트레스궤양 → 위에 많다(위몸통 부분)

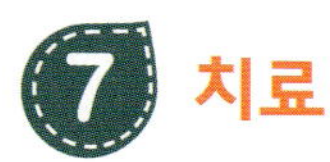

치료

우선, 원인을 제거한다. 다음으로 출혈이 있는 경우에는 내시경으로 지혈한다. 그 다음, 보존 치료를 한다. 보존 치료를 하는 것은 위를 편안하게 하는 데(금식하는 것) 의미가 있다. 보존 치료로는 위산의 조절로서 PPI나 H_2-수용체 차단제를 사용한다. 복통의 경감을 위해 진경제(항콜린제), 진통제(NSAIDs는 아니다)를 투여한다. 그리고 안정, 수액보충, 식사요법을 실시한다. 일반적으로 경과는 양호하다.

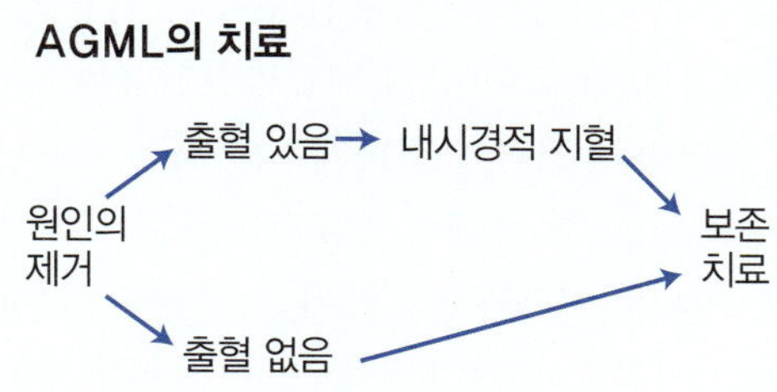

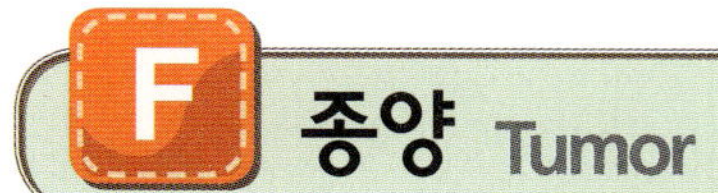

F 종양 Tumor

다음과 같은 기준으로 종양을 분류할 수 있다.

- **양성인가 악성인가?**
- **점막인가 점막층인가?**

종양의 종류는 수없이 많지만 **표 5-5**에 있는 질환 정도만 기억해 두면 충분하다.

방사선 영상에 관해서는 마지막에 정리하도록 한다. 먼저 방사선 영상에 관한 공부를 한 다음에 앞으로 와서 정리해도 좋을 것이다.

	양성	악성
점막상	위폴립	위암
점막하	위평활근육종 지방종 aberrant pancreas	위악성림프종 위평활근육종

[표 5-5] 종양의 분류

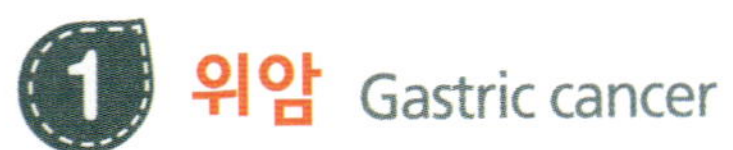

위암 Gastric cancer

1. 정의

위점막 상피세포에서 발생하는 악성 종양이다. 선암종이 90% 정도로 많으며 50~60세 남성에게서 많이 발생한다.

진행되면 간, 췌장, 횡행결장, 뼈, 난소, 복막조직 등으로 퍼진다.

위암의 호발부위는 점막층 위몸통 하부~위각부로 전체의 약 60%를 차지한다.

고분화형 위암은 안뜰부분~위각의 장상피화생된(위축성 위염 상태) 점막에서 발생하는 경우가 많은데 이것은 고분화형 위암이 고령이 될수록 많아진다는 것과 밀접한 관련이 있다. 고분화형 위암에서는 위축성 위염과의 관련이 강하게 시사되기 때문에 위암의 예방책으로서 위축성 위염의 큰 요인이 되는 *H.pylori*의 제균이 중요하다.

미분화형 위암은 위몸통부분의 위바닥샘점막에서 발생하는 경우가 많아 반지세포암종(signet ring cell earcinoma)이라고 불리며, Borrmann 분류 4형을 나타내는 경우가 많다. 젊은 여성에게 많다.

2. 분류

0형에서 5형까지로 분류할 수 있다. 0형을 조기암, 1~4형을 진행암, 5형을 분류 불능형으로 분류한다. 조기암과 진행암의 차이는 암의 깊이이다(그림 5-25).

- 조기 위암 → 암의 침윤이 점막하층(sm)까지 왔으며, 고유근육층에는 도달하지 않은 상태
- 진행 위암 → 암의 침윤이 고유근육층(mp)에 도달한 상태

식도암에서는 조기암을 정의할 때 림프절 전이가 없다는 조건이 포함되지만, 위암에서는 림프절 전이의 유무가 조건에 포함되지 않는다.

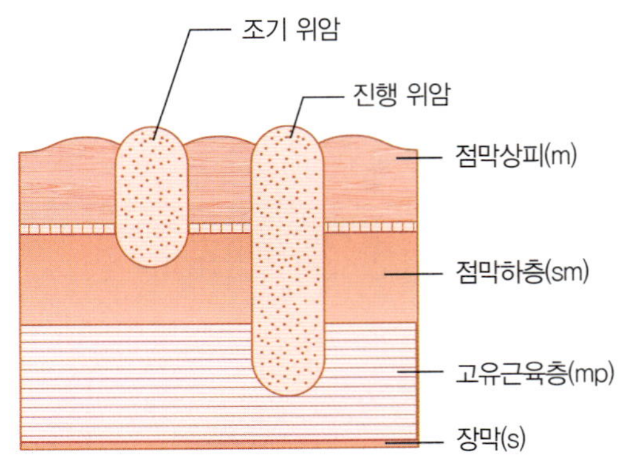

[그림 5-25] 조기 위암과 진행 위암

1) 조기 위암의 분류 (그림 5-26)

일반적으로 로마숫자로 표기한다. I형은 융기형, II형은 표면형, III형은 함몰형이다. 조기 위암의 발생 빈도는 IIc형이 가장 많다.

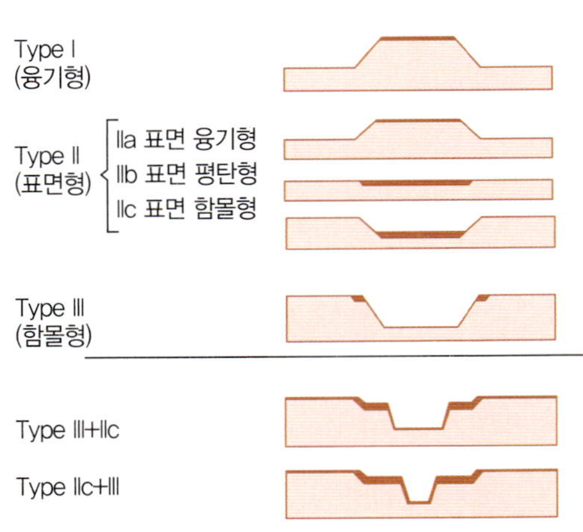

[그림 5-26] 조기 위암의 육안 분류

2. 진행 위암의 분류 (Borrmann 분류, 그림 5-27)

4가지로 분류되는데 1형이 국한 융기형, 2형이 국한 궤양형, 3형이 궤양 침윤형, 4형이 미만 침윤형이다. 3형이 가장 많고(40%), 이어서 2형, 4형, 1형의 순이다. 1, 2형은 예후가 좋지만, 3, 4형은 예후가 나쁘다. 4형의 대다수는 간질 결합조직의 증식이 강한 경성암(scirrhous carcinoma)이다.

3. 위암의 진행

위암의 진행과 외과 절제의 적응을 함께 묶어서 기억해 두자.

- 원격전이가 일어나면 수술하지 않는다.
- 복막전이(복막파종)가 일어나면 수술하지 않는다.
- 인접 장기(지라, 가로잘록창자, 이자)에 침윤되었을 경우에는, 인접 장기와 함께 절제한다.

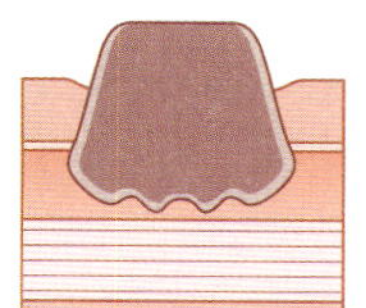
1형 : 국한 융기형

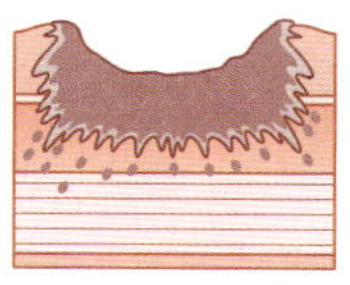
3형 : 궤양 침윤형

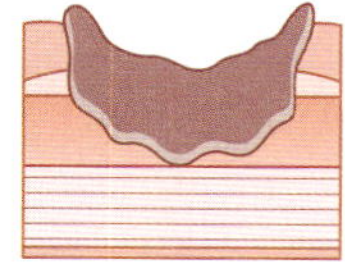
2형 : 국한 궤양형

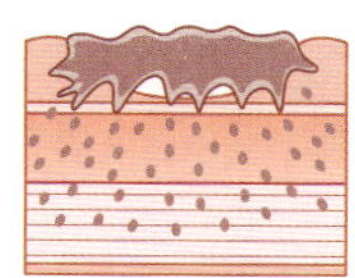
4형 : 미만 침윤형

[그림 5-27] 진행 위암의 분류

1) 복막파종

복막파종을 초래하는 질환으로, 가장 빈도가 높은 것이 위암이다. 복막파종이 진행되면 복수가 고이게 되어 암성 복막염 상태가 된다. 암성 복막염의 복수에는, 적혈구가 섞이는 경우가 많아 혈성 복수 상태가 된다.

또 복막파종의 하나로서 암이 Douglas pouch로 전이하는 Schnitzler 전이가 중요하다.

2) 원격전이

위암 등의 선암종이 난소로 전이된 것을 Krukenberg 종양이라고 한다. Krukenberg 종양의 조직형은 반지세포암종(signet ring cell carcinoma, 그림 5-28)이 많다.

원격 림프절전이로서 위암이 왼쪽 쇄골상와 림프절로 전이하는 Virchow 림프절 전이는 반드시 기억해 두기 바란다. 왼쪽으로 전이하는 이유는 가슴림프관(thoracic duct)이 정맥으로 들어가는 곳이 왼쪽 정맥각이기 때문이다.

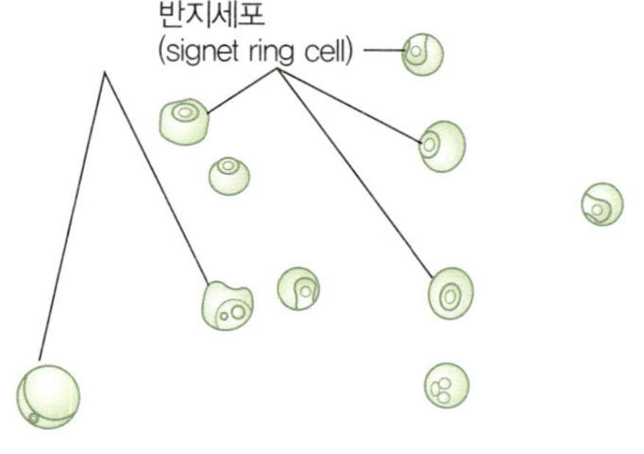

[그림 5-28] 반지세포암종 (signet ring cell carcinoma)의 조직사진

3) 혈행 전이와 림프 전이

위암 세포가 분화되어 있는 정도에 따라 암의 성질이 다른데, 기억해 두면 편리할 것이다.

(1) 잘 분화되어 있는 암

- 혈행 전이가 많다.
- 그 경우, 간으로 전이되는 경우가 많다.
- 국한 경향이 강한 암이다.
- 육안으로는 1형, 2형이다.

(2) 분화되지 않은 암

- 림프 전이가 많다.
- 복막 전이가 많다.
- 침윤 경향이 강하다.
- 육안으로는 3형, 4형이다.

4. 증상

위암은 증상 별현이 서서히 나타나 조기발견이 어렵다. 인접 기관으로 퍼지기 전까지는 증상이 없는 경우도 있고 명치부위 통증이 있는 경우도 있다. 체중감소도 중요한 소견이며 식욕감퇴, 오심, 피로, 빈혈 등의 증상이 나타난다.

5. 진단

위암은 건강력이나 신체검진, 내시경 등으로 진단한다. 초기에는 임상병리검사 소견이 정상이지만 암의 진행에 따라 혈액검사, 잠혈검사, 위액검사에서 비정상적 소견을 발견할 수 있다. 확진은 생검을 통해 확인할 수 있다.

1) 조기위암

50대 이후에 주로 발병한다. 위조영 · 위내시경상에서 궤양성 병변을 나타내고 위궤양 가장자리가 울퉁불퉁하여 벌레먹은 상을 나타내며 경계가 선명하다. 또한 점막주름이 중단되고 끝부분이 급격하게 가늘어졌으며 곤봉모양의 비후가 나타나고 점막주름이 융합되어 있다.

섬모양의 결절성 융기가 존재하며 궤양바닥에 출혈, 균일하지 않은 백태 등의 소견을 보일 때 II+III형(함요형) 조기위암을 의심하고 국소생검을 실시한다. 확정진단은 병리조직으로 실시한다.

2) 진행위암

50세 이후에 발병한다. 위조영, 위내시경상에서 광기성(廣基性) 융기가 나타나고 표면에 조대 결절상이 나타나며 함요부종, 발적, 출혈성, 미란성 변화가 나타나면 1형을 고려하고, 깊은 부정형 niche가 보이며 주위에 경계가 명료한 둔덕형 융기가 나타났을 때 2형(궤양국한형)을 고려한다. 부정형 궤양, niche와 그 주위에 일부 결괴가 나타난 둔덕이 보이면 3형(궤양침윤형)을 고려하고 광범위한 위벽의 미만성 침윤과 여기에 동반되는 위벽의 신전성 장애, X-선 충만상에서 연관상(鉛管狀)을 나타내면 4형(미만침윤형)을 고려한다. 1~4형의 확정진단은 병리표본으로 실시한다.

V

6. 치료

- 조기 위암
  → EMR, 복강경하 위국소 절제술, 또는
  → 개복에 의한 위절제술
- 진행성 위암
  → 개복에 의한 위절제술

1) 조기 위암의 치료 → 내시경적 치료

내시경적 점막절제술(EMR), 내시경적 점막절개박리술(ESD) 또는 외과적 근치술(위절제 + 소속 림프절 제거)이 원칙이 된다.

EMR의 절대적 적응은 다음과 같다.

① 림프절 전이(-)
② 분화형 M암
③ 궤양병변(-)
④ 2cm 이내

EMR의 적응이 안 되는 비분화형 M암, SM암, 위에서 언급한 4가지 이외의 분화형 위암은 외과적 근치술(위절제+소속 림프절 제거)을 실시한다.

EMR의 합병증으로 출혈, 천공에 주의한다.

2) 진행 위암의 치료

국소치료와 대응되는 확대근치수술이 실시된다.

(1) 외과적 근치술 : 병소를 포함한 위절제 + 주변림프절제거 + 재건술

- 유문(날문)측 위절제 → 재건술 : Billroth I법, Billroth II법
- 분문(들문)측 위절제 → 재건술 : 공장(빈창자)간치법
- 위전적출 → 재건술 : Roux-en-Y법

(2) **화학요법 · 면역요법(술전화학요법 = neo-adjuvant chemotherapy)**

- 절제불능 시 → 전이암에 의한 증상완화가 목표
- 항암제요법 → 5-FU, CDDP 등을 중심으로 한 다제병용요법

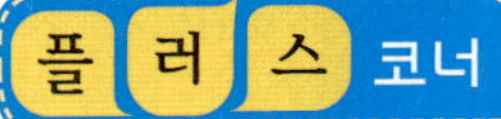

1. 내시경적 점막절제술 Endoscopic mucosal resection : EMR

조기 위암의 내시경 절제방법의 하나이다. 종양의 융기 높이가 낮아 와이어(snare)를 걸기 힘들 때에는 점막 밑에 생리식염수를 주입해서 융기의 키를 높인 다음 와이어로 기시부를 졸라매어 조이면서 고주파 전류를 흘려 태워서 절제한다.

· 적응증 : 림프절 전이 위험이 거의 없고 완전 절제가 가능한 병변에서 시행된다. 세포의 분화도가 좋고 점막에 국한되어 있으면서(EGC) 융기형(I 또는 IIa)은 크기가 2cm 이하, 비융기형(IIb 또는 III)은 1cm 이하이면서 궤양이 없을 때 EMR을 시행한다.

2. 내시경적 점막하 박리술 Endoscopic submucosal dissection : ESD

조기 위암의 내시경 절제방법. 큰 병변도 절제 가능하다.

위암 핵심정리

병태생리로 보는 위암

위암은 위점막 상피세포에서 발생하는 악성 종양이다. 선암종이 많으며(90%) 50~60세 남성에게서 많이 발생한다.

병 인	• 위염 • 유전적요소 • 흡연 • 식습관 : 맵고 짠 음식, 뜨거운 음식, 훈제음식, 질산염의 장기간 섭취, 비타민 부족 • *Helicobacter pylori* 균 多
병 태	**조기위암 :** • 점막층과 점막하층 이내에 국한된다 **진행위암 :** • 암이 고유근층 이상을 침윤한 상태이다(p.128 그림 5-25 참고). **진행위암의 분류 : 보우만 분류(Borrmann classification)가 널리 사용되고 있으며 그 중 III형(40%)이 가장 많다.** • B I : 융기형 • B II : 궤양형 • B III : 궤양침윤형 • B IV : 미만형

증 상

- 무증상인 경우가 많다
  - 증상이 늦게 나타나 위암 진단이 늦게 된다.
- 자각증상
  - 명치부위 통증
  - 불분명하고 지속적인 위 불편감
  - 소화불량
  - 빈혈, 체중감소
  - 구역질, 구토(유문부 종양)
  - 연하곤란(분문부 종양)
  - 음식물 통과 장애
  - 전신권태감

진 단 및 검 사

- 상부위장관조영술
- 상부위장관내시경
- 병리조직검사(확정진단)
- 복부 X-ray
- 복부CT
- PET-CT

치 료

수술적 요법

- 위전절제술
- 위아전절제술

비수술적 요법

- 내시경적 점막절제술(EMR)
- 내시경적 점막하박리술(ESD)

그 외의 치료법

- 항암요법

* 방사선 치료는 위암 발생 부위상 방사선 치료가 도움이 된다고 판단되는 일부의 경우에만 시행한다.

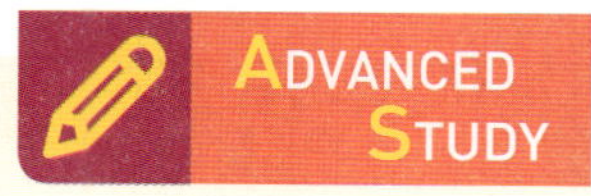

종양

위악성림프종 Malignant lymphoma of the stomach

위악성림프종에 대한 요점을 열거하면 다음과 같다.

- 위점막하종양(submucosal tumor)이다.
- 악성림프종 속의 non–Hodgkin's lymphoma이다.
- B cell lymphoma가 많다.
- 최근에는 *H. pylori*와 관련이 있는 위점막 연관 림프조직(MALT) 림프종이 주목을 받고 있다. 이것은 악성도가 낮은 B세포 림프종이다.

H. pylori 부분에서도 설명한 바 있다.

V

GIST Gastrointestinal stromal tumor

위장관 중간엽종의 대부분을 차지하며 위암의 약 1~3%를 차지한다. 점막하종양으로 복부불편감(통증), 덩어리(mass), 위장관출혈, 빈혈 등의 증상을 나타낸다.

1. 종류

1) 위평활근육종 Leiomyosarcoma of the stomach

위의 평활근(민무늬근육)에서 발생한 악성 종양이다. 위점막하종양이므로 bridging fold에서 보이는 형태이며, 중심부는 괴사로 인해 pelle가 형성되어 있다. 위몸통 상부 분문부에서 발생하는 경우가 많고 간으로 혈행전이가 많이 일어나며 예후가 나쁘다.

2) 위평활근종 Gastric leiomyoma

위점막하종양 + 양성 종양으로 가장 많은 것이 위평활근종이다. 점막하종양 전반에서 보이는 bridging fold는 반드시 기억하자(**그림 5-29**).

2. 진단

EUS(endoscopic ultrasonography)로 진단하며 종양 크기 및 전이 여부를 확인하기 위해 CT/MRI를 이용하기도 한다.

Percutaneous FNA는 복강 내 종양 유출 위험이 있으므로 endoscopic biopsy로 조직검사한다.

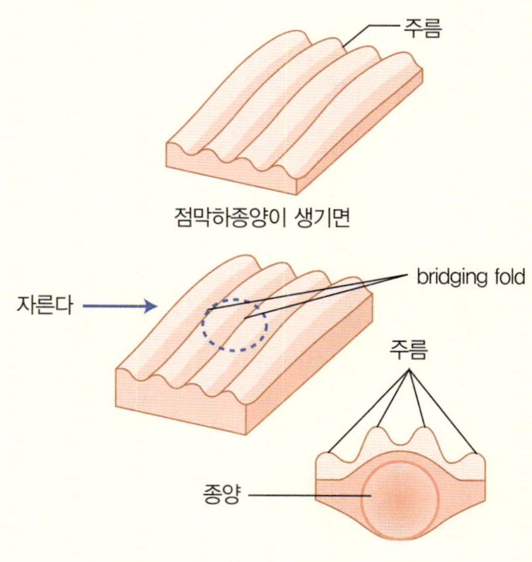

[그림 5-29] bridging fold

3. 치료

크기가 3cm 이상이거나 3cm 미만이더라도 궤양을 동반하거나 EUS에서 내부구조가 불균일한 경우 surgical resection을 하는데 이는 유일한 근치적 치료이다. 절제 불가능하거나 진행된 GIST의 경우 imatinib mesylate(Gleevec)를 치료에 사용한다.

위폴립 Gastric polyp

위의 점막면에 국소적으로 융기한 양성 병변이다(그림 5-30). 육안으로는 4가지 형으로 분류할 수 있다(그림 5-31).

조직학적으로는 위저선의 폴립, 과형성 폴립, 선종이 있다. 자각증상은 거의 없으므로 대부분은 건강진단이나 소화기계의 증상 때문에 내시경검사를 했을 때 발견된다. 드물게, 폴립에서 출혈이 생겨 빈혈이 되는 경우가 있다.

1. 위저선폴립/위바닥샘폴립

위 상부의 위저선/위바닥샘 영역에서 발생하는, 직경 3~5mm의 소형 폴립(polyp)이다. 성인 여성에게서 발생하는 경우가 많으며, 다발 경향이 있다.

2. 과형성 폴립

*H. pylori*나 점막위축과 관련이 있으며 나이가 들면서 발생빈도가 증가한다. 커지면 출혈이나 악성화가 될 위험이 있다.

3. 위선종/위샘종

약간 희끄무레하고 편평한 작은 융기이다. 점막위축을 배경으로 위체부/위몸통나 전정부/안뜰부분에서 발생하기 쉬우며, *H. pylori*도 대부분의 경우 양성이다. 커지면 암이 되기 쉬운 경향이 있다.

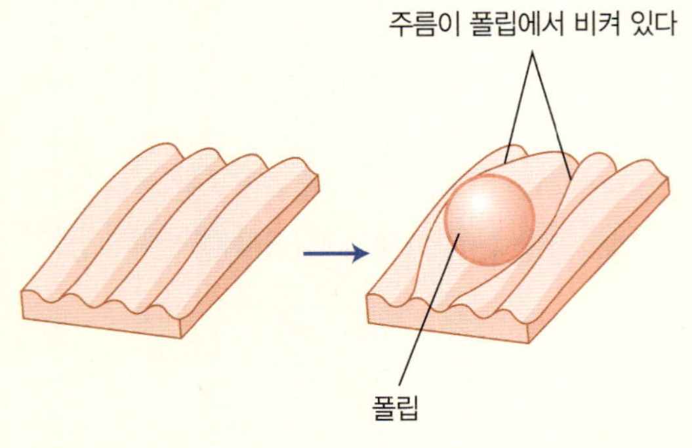

[그림 5-30] 위폴립

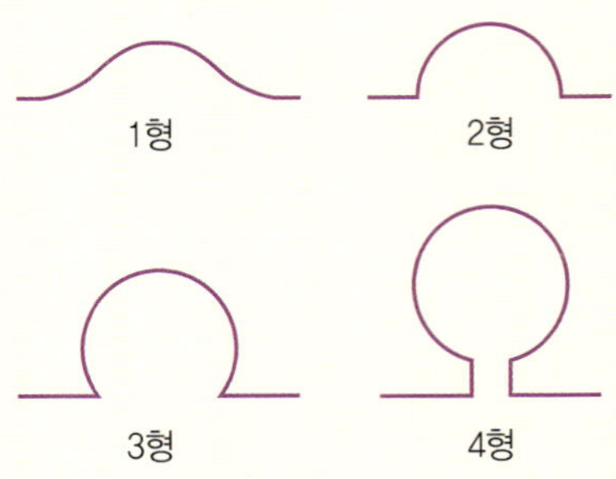

[그림 5-31] 위폴립의 분류(야마타 식)

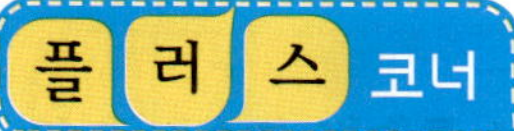

2. 내시경적 점막하층박리술 Endoscopic submucosal dissection : ESD

조기 위암의 내시경 절제방법으로서, 병변 주위의 점막을 절개한 후에 점막하층을 박리하여 병변을 일괄 절제하는 방법이다. 절제가 어려웠던 평탄한 병변이나 일괄적으로 절제할 수 없었던 큰 병변도 절제가 가능하다.

먼저, 내시경하에서 병변의 주위를 표시한다.

히알루론산(hyaluronic acid)을 종양부위의 점막하층에 주입하면 점막의 융기를 장시간에 걸쳐 형성, 유지할 수 있다. 병변주위의 점막을 절개하여 insulation-tipped diathermic knife(IT 나이프)나 바늘모양 나이프 등 특수한 나이프로 내시경을 보면서 병변 밑에 있는 점막하층을 박리하는 방법이다.

3. 위암과 위궤양의 감별

암이 점막상피에서 발생하여 무질서하게 증식, 침윤, 전이한다는 것을 생각하면 다양한 징후(sign)의 의미를 이해할 수 있다.

점막주름의 끝이 급격하게 가늘어졌거나 중단되었다면 점막표면에서의 암과 비암부와의 경계일 가능성이 있다. 또한 곤봉모양의 비후나 융합, 그리고 주위점막이 급격한 경사를 이루었다면 암의 점막하층 이하 침윤을 의심해야 한다.

	병변부 주변		병변부 경계선	함요 내면의 예	
	주름벽	궤양벽·둔덕		백태	함요면
위궤양	병변부와 끝부분의 경계가 선명하지 않다. 점차 소실	완만한 경사	깨끗한 원형	두껍고 깨끗한 백태	방사상 미세 발적반
위암	벌레먹은 모양으로 중단 펜끝모양으로 끝이 가늘다. 곤봉모양 비후 융합	급격한 경사	톱니모양 경계	바닥이 비치는 얇은 백태 출혈, 균일하지 않은 백태	무질서한 발적 섬모양의 결절상 융기

G 위절제 후 증후군 Postgastrectomy syndrome

위암이나 위궤양 때문에 위를 절제하면, 여러 가지 병태가 생길 가능성이 많다.

이것을 모두 합쳐 위절제 후 증후군이라고 한다. 수술방법이나 재건(reconstruction)방법에 의해 발생하는 병태와 발생하지 않는 병태가 있으므로, 먼저 수술방식, 재건방법에 대해 이해해야 한다.

 위를 어느 정도 절제하는가?

위를 전부 절제하는 것을 위 완전절제라 하고, 75~80% 절제하는 것을 준완전절제라고 하며, 2/3 절제하는 것을 광범위절제라고 한다.

분문/들문쪽을 절제하고 유문쪽을 남기는 것은 분문쪽 절제라 하고, 그 반대를 유문/날문쪽 절제라고 한다.

위를 절제함으로써 소화불량이 생긴다. 그 대표적인 질환은 **철결핍 빈혈과 비타민 B_{12} 결핍 빈혈**이다.

위전절제를 하면 유문도 분문도 없어지기 때문에 소장의 내용물이 쉽게 식도로 역류하게 된다. 그 결과 알칼리, 담즙산에 의한 **역류성 식도염**(reflux esophagitis)이 생긴다.

위에는 일단 음식물을 저장하였다가 조금씩 십이지장으로 내보내는 작용이 있는데, 위가 없어지면 식도에서 십이지장으로 한꺼번에 음식물이 들어가게 되므로, 그에 따른 병태, 즉 덤핑 증후군(dumping syndrome)이 발생한다.

 위를 어떻게 연결하는가?

유문쪽 위 절제술 시의 재건방법에는 Billroth I법과 Billroth II법이 있다(**표 5-6**). Billroth I법에서는 흐름이 생리적이지만, Billroth II법에서는 막힌고리(blind-loop)가 생긴다는 점에 주의해야 한다. Billroth I법이 생리적이어서 보다 우수하므로, 일부러 Billroth II법 등을 만들지 않아도 좋을 것 같지만, Billroth I법에도 단점은 있다. 그것은 십이지장 이하의 무게가 봉합부분에 직접 걸리게 됨으로써 생기는 봉합부전의 문제이다. 그래서 Treitz's ligament에 달려있는 항문쪽 공장에 남은 위를 단측 연결함으로써, 봉합부분에 직접 무게가 걸리지 않도록 고안된 수술법이 Billroth II법이다.

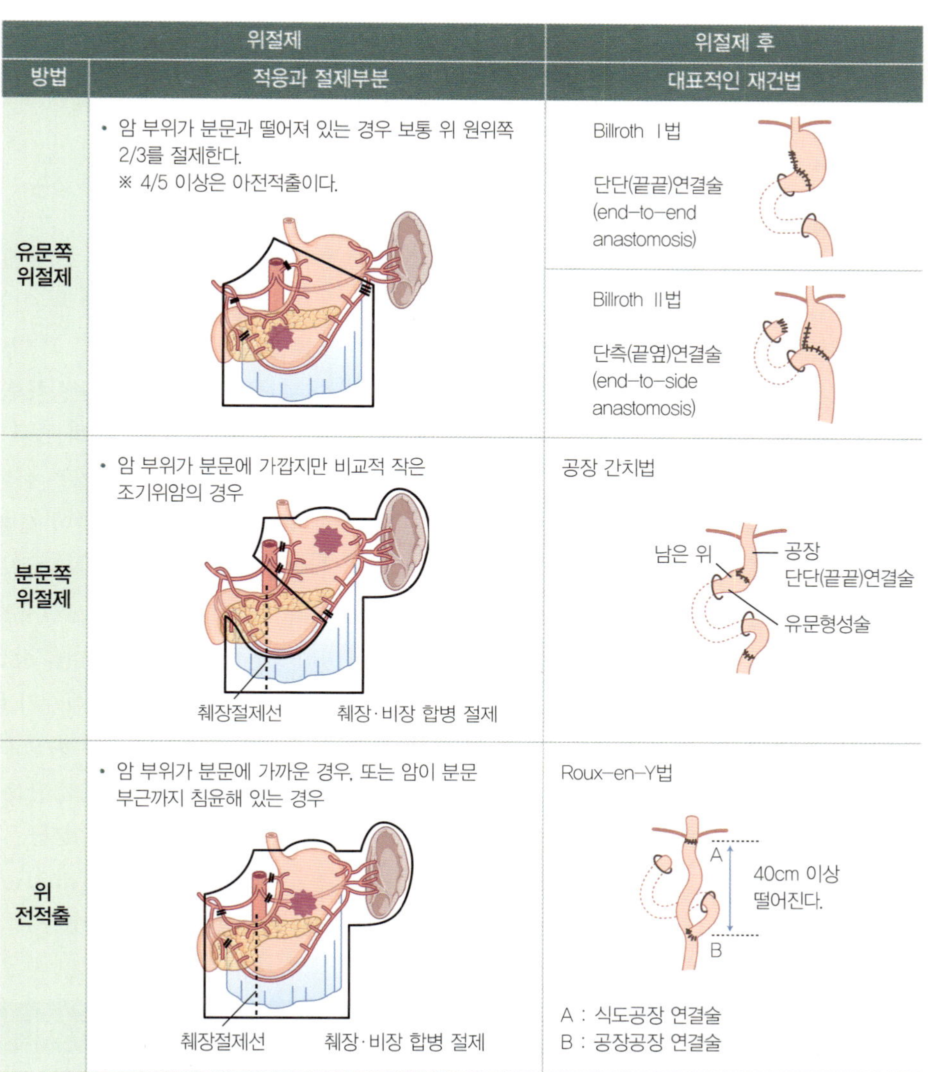

위절제		위절제 후
방법	적응과 절제부분	대표적인 재건법
유문쪽 위절제	• 암 부위가 분문과 떨어져 있는 경우 보통 위 원위쪽 2/3를 절제한다. ※ 4/5 이상은 아전적출이다.	Billroth Ⅰ법 단단(끝끝)연결술 (end-to-end anastomosis) Billroth Ⅱ법 단측(끝옆)연결술 (end-to-side anastomosis)
분문쪽 위절제	• 암 부위가 분문에 가깝지만 비교적 작은 조기위암의 경우 췌장절제선 / 췌장·비장 합병 절제	공장 간치법 남은 위 / 공장 단단(끝끝)연결술 / 유문형성술
위 전적출	• 암 부위가 분문에 가까운 경우, 또는 암이 분문 부근까지 침윤해 있는 경우 췌장절제선 / 췌장·비장 합병 절제	Roux-en-Y법 A / 40cm 이상 떨어진다. / B A : 식도공장 연결술 B : 공장공장 연결술

[표 5-6] 위절제와 위절제 후 재건법

TIP

발병기간에 따른 위절제후 증후군

- **수술 후 초기(1주일 전후)** ·········· **봉합부전**
  치료는 금식과 고칼로리 수액
- **수술 후 만기(1개월 이후)** ·· **dumping syndrome**
  치료는 식사 횟수를 늘리고, 고단백 저탄수화물 식사
- **수술 후 1년 전후** ·············· **철결핍 빈혈**
  치료는 철분제제의 경구투여
- **수술 후 1년 이상 경과** ·········· **연결궤양**
  불완전한 위산분비의 감소 치료가 원인이다. 첫 회의 위절제 범위가 문제가 되며, 연결궤양(anastomotic ulcer)의 발병에 봉합법의 차이는 문제가 되지 않는다. 위산을 줄이는 내과 치료를 실시한다.
- **수술 후 5년 전후** ········ **거대적혈모구 빈혈**
  비타민 B_{12} 결핍 빈혈이며, 위전적출 후에 발생한다. 비타민 B_{12}를 근육주사로 투여한다(경구투여는 의미가 없다).

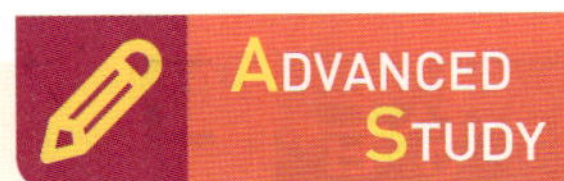

위절제 후 증후군

덤핑증후군 Dumping syndrome

덤핑증후군이란 음식물이 급격하게 대량으로 소장으로 들어가기 때문에 발생하는 질환의 총칭이다. 식후 20~30분에 발생하는 조기 덤핑증후군과 식후 2~3시간에 발생하는 후기 덤핑증후군이 있다(표 5-7).

1. 조기 덤핑증후군 Early dumping syndrome

식후 20분 전후에 일어나 약 40분 정도 지속되는 조기 덤핑증후군의 증상은 **오심, 구토, 설사, 복통, 심계항진, 발한, 현기증, 무력감 등 다양하다.**

병태생리는 **그림 5-32**와 같다.

조기 덤핑증후군은 음식물이 급속하게 소장으로 들어가는 것이 원인이므로, **1회의 식사량을 줄이고 횟수를 늘린다.** 식사는 고단백, 고지방, 저탄수화물로 한다. **시간이 경과할수록 덤핑증후군은 호전되므로** 대증요법이 주된 치료가 된다.

또 수술 후 얼마 있다가 환자를 불안하게 하는 증상들이 나타나므로, 환자는 암이 재발하지 않았나, 또는 수술이 실패하지 않았나 하는 여러 가지 생각을 하게 된다. 따라서 시간이 흐르면 좋아진다는 것을 환자에게 충분히 설명해야 한다(**그림 5-33**).

약물치료에서는 긴장을 덜어주기 위해 정신안정제나 히스타민, 세로토닌 길항제가 효과를 나타내는 경우도 있다. 또한 항콜린제로 장관운동을 억제함으로써 자각증상을 개선할 수도 있다.

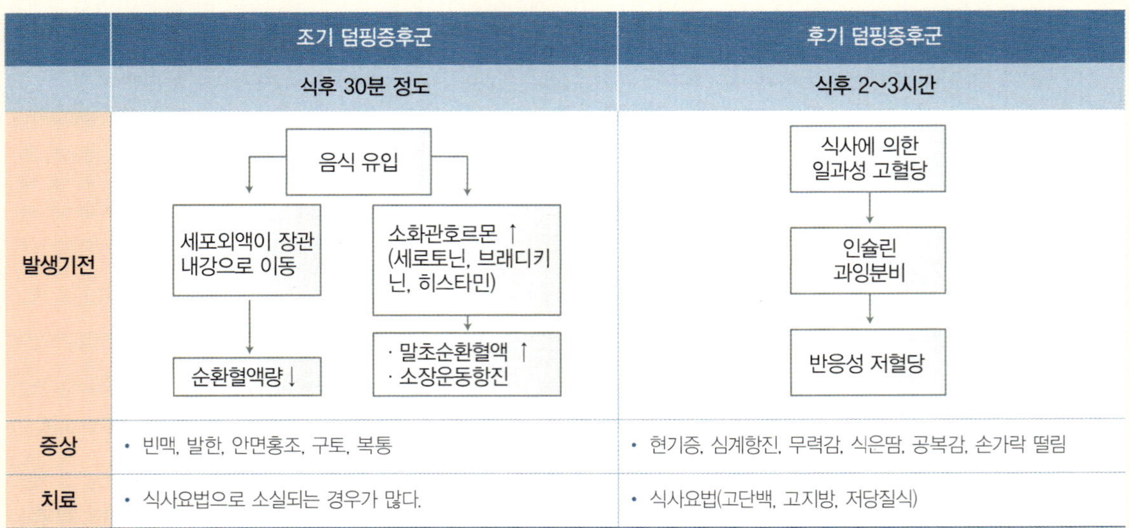

	조기 덤핑증후군	후기 덤핑증후군
	식후 30분 정도	식후 2~3시간
발생기전	음식 유입 → 세포외액이 장관 내강으로 이동 → 순환혈액량↓ 음식 유입 → 소화관호르몬 ↑ (세로토닌, 브래디키닌, 히스타민) → · 말초순환혈액 ↑ · 소장운동항진	식사에 의한 일과성 고혈당 → 인슐린 과잉분비 → 반응성 저혈당
증상	• 빈맥, 발한, 안면홍조, 구토, 복통	• 현기증, 심계항진, 무력감, 식은땀, 공복감, 손가락 떨림
치료	• 식사요법으로 소실되는 경우가 많다.	• 식사요법(고단백, 고지방, 저당질식)

[표 5-7] 조기·후기 덤핑증후군의 차이

2. 후기 덤핑증후군 Late dumping syndrome

후기덤핑증후군에서는 **인슐린의 과잉반응에 의한 저혈당 증상이, 식후 2~3시간 후에 나타나며, 약 30분간 지속된다.** 탈력감, 심계항진, 손가락떨림 등 저혈당으로 인한 증상이 나타난다. 섭취한 음식물이 급격하게 공장으로 유입되므로 공장은 빨리 당을 흡수하기 때문에 혈당치가 급속히 상승하며 고혈압 상태가 된다.

이러한 상태가 되면 췌장 랑게르한스섬 β세포가 반응하여 인슐린이 과잉 분비된다.

이 경우에도 식이요법을 중심으로, 고단백, 고지방, 저탄수화물 식사를 조금씩 나누어 섭취하게 한다. 발작 시에 당을 투여하면 증상을 개선시키지만, 평상시에 당을 투여하면 반대로 후기 덤핑증후군(late dumping syndrome)을 유발한다. 식사요법이 기본적인 치료법이다. 구체적으로는 소량의 식사를 하루 5~6회 하게 하며 경구 혈당강하제도 효과적이다.

Billroth II법에 의해서 생긴 막힌고리(blind loop)에 협착이 동반되어 생기는 병태를 수입각증후군/들창자증후군(afferent loop syndrome)이라고 한다.

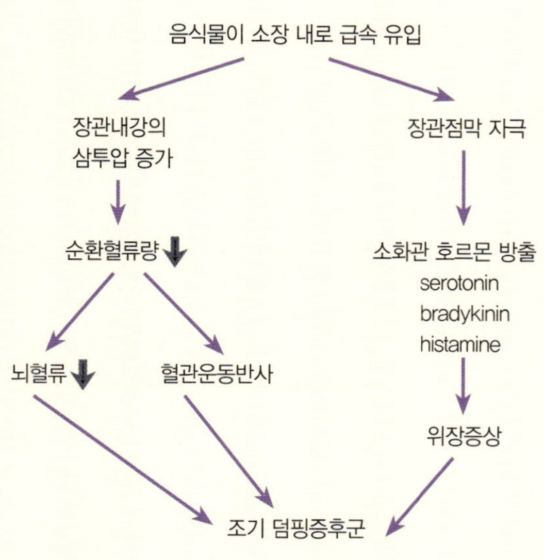

[그림 5-32] 조기 덤핑증후군의 병태생리

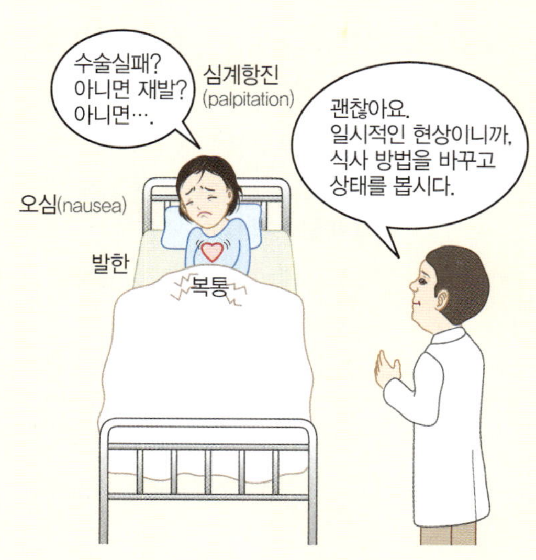

[그림 5-33] 덤핑증후군

덤핑증후군(급속이동증후군) 핵심정리

병태생리로 보는 덤핑증후군(급속이동증후군)

덤핑증후군이란 음식물이 급격하게 대량으로 소장으로 들어가기 때문에 발생하는 질환의 총칭이다. 다량의 설탕이나 탄수화물 섭취 시 공장(빈창자) 안으로 너무 빨리 들어가 혈당이 급격히 오르고 이로써 인슐린이 과도 분비되어 발생한다. 위절제술 후에 발생하기 쉬우며, 위 절제술 후 대부분의 사람에게서 6개월~1년부터 이 증상이 나타나고 6~12개월 후에 없어진다. 식후 20~30분에 발생하는 조기 덤핑증후군과 식후 2~3시간에 발생하는 후기 덤핑증후군이 있다. 수술 후에는 심계항진, 오심, 발한, 복통 등 환자를 불안하게 하는 증상들이 나타나므로, 이런 현상은 일시적인 것이며 시간이 흐르면 좋아진다는 것을 환자에게 충분히 설명해 주어야 한다.

병인 및 원인	• 소장으로의 급격한 음식물 유입
병태	**조기 덤핑증후군** • 음식 유입 → 세포외액이 장관내강으로이동 → 순환혈액량 감소 → 자율신경계에 증상을 일으킴 • 식후 5~30분에 발생 **후기 덤핑증후군** • 식사에 의한 일과성 고혈당 → 인슐린 과잉분비 → 반응성 저혈당 • 식후 2~3시간에 발생
증상	• 현기증, 실신 • 심계항진, 빈맥 • 발한 • 무력감 • 오심, 공복감

증 상	• 손가락 떨림 • 설사, 복통 * 후기 덤핑증후군의 경우 일반적인 저혈당 증상이 나타남

치 료 및 간 호	**식사요법** • 소량의 식사를 하루 6~8회 나누어 천천히 먹도록 한다. • 고단백, 저탄수화물 위주의 식사를 한다. • 고지방식은 설사를 유발할수 있으므로 권장하지 않음.

수입각 증후군/들창자 증후군 Afferent loop syndrome

Billroth II법에 의해서 생긴 막힌고리에 협착이 동반되어 생기는 병태를 수입각 증후군이라고 한다.

수입각/들창자(afferent loop) 안에 담즙, 췌장액이 고여 있어 수입각 벽이 장애를 받는다. 내압 상승에 수반하여 고인 액이 역류하여 담즙성 구토를 일으키는 경우도 있다(**그림 5-34**).

담즙성 구토
협착
담낭 · 췌장
afferent loop (blind loop)
efferent loop
담즙, 췌장액이 고인다
벽의 장애
복통

[그림 5-34] 수입각 증후군 (afferent loop syndrome)

또한 수입각 증후군에서도 blind loop 내에 장내 세균이 이상증식을 하는 일이 있어, blind loop syndrome 상태를 초래하기도 한다(**p.28**). Blind loop의 존재와 blind loop syndrome, afferent loop syndrome의 관계는 **그림 5-35**와 같다.

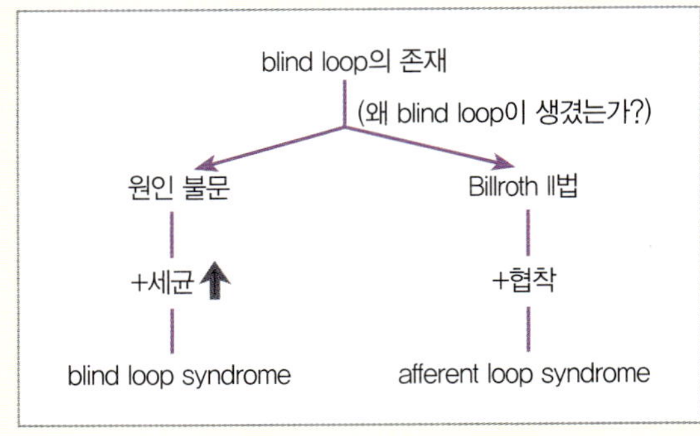

[그림 5-35] afferent loop syndrome과 blind loop syndrome

연결궤양 Anastomotic ulcer, stomal ulcer

소화궤양의 치료를 위해서 산을 줄이기 위한 목적으로 개복수술을 하는 경우가 있다. 이때 미주신경의 위가지(gastric branch)를 선택적으로 절단하고 날문쪽을 부분적으로 절제하여(위산을 분비하는 벽세포가 많은 곳은 유문부) 산의 분비를 감소시킨다.

위산 분비가 충분히 감소되지 않으면 연결부분에 다시 궤양이 생긴다. 이것이 연결궤양이다. 산에 약한 것은 위보다는 장점막이므로 연결부분보다 하부에 궤양이 생긴다.

연결궤양의 발생에 재건법의 차이는 관계가 없다. 즉, Billroth I법과 Billroth II법은 차이가 없다. 기본적인 문제는 위산 분비의 감소가 불완전하기 때문이므로, 첫 번째의 위절제 범위가 문제가 된다. 이 문제만 깨끗하게 처리되면 이러한 합병증은 일어나지 않는다.

현재는 궤양 때문에 개복술을 하는 경우가 적고, 연결궤양이 일어난 경우에도 약물을 통해 대부분 조절할 수 있으므로, 그다지 예후가 나쁜 합병증은 아니다.

빈혈 Anemia

위를 전부 절제하느냐(위전절제), 부분 절제하느냐(기타)에 따라 나타나는 병태가 다르다.

- 전부 절제한다.

→ 위액분비 0, 내인자 분비 0

→ 철분 흡수 0, 비타민 B_{12} 흡수 0

→ 철결핍 빈혈, 거대적혈모구빈혈(megaloblastic- anemia) 발병

- 부분 절제한다.

→ 위산분비 저하, 내인자는 남는다.

→ 철흡수 저하, 비타민 B_{12} 흡수는 유지된다.

→ 철결핍 빈혈은 일어나지만, 거대적혈모구 빈혈은 일어나지 않는다.

위를 전부 절제한 환자에게서는 철결핍 빈혈과 거대적혈모구빈혈 가운데 어느 쪽이 먼저 일어날까? 대답은 철결핍 빈혈이다. 체내 저장량과 하루 소비량과의 관계에서 철이 결핍되는 쪽이 빠르기 때문이다. 대개 수술 후 1년이 지나면 철결핍 빈혈이 발생한다. 그러나 거대적혈모구 빈혈(비타민 B_{12} 결핍 빈혈)은 증상 발현까지 5년이 걸린다.

철결핍 빈혈과 거대적혈모구 빈혈에 대해 간단히 정리하면 다음과 같다.

1. 철결핍 빈혈 Iron deficiency anemia

- 소적혈구 빈혈(microcytic anemia)
- 혈청 ferritin이 감소하는 빈혈은 이것뿐이다.
- 빈혈 중에서 철결핍 빈혈이 가장 많다.
- 고령자, 폐경 후 여성의 경우, 철결핍 빈혈이 있으면 악성 종양의 동반을 반드시 생각해야 한다.

2. 거대적혈모구 빈혈(비타민 B_{12} 결핍 빈혈) Megaloblastic anemia

- 대적혈구 빈혈(macrocytic anemia)
- 비타민 B_{12} 결핍 빈혈 중 하나이다.
- 골수 중의 거대적혈모구(megaloblast)는 PAS 염색 음성이다.

이와 반대로 급성 골수성 백혈병인 M_6(적백혈병)에서 볼 수 있는 megaloblast는 PAS 염색 양성이다.

- 무효 조혈을 초래한다.
- 신경증상을 동반하는 경우가 있다. 척수후각(post. horn of spinal cord)과 측삭(lateral sclerosis)이 손상되므로,
  후각× → 심부감각× → Romberg 징후 양성
  측삭× → 추체로× → Babinski 반사 양성
- 엽산(folic acid) 투여로 신경증상이 악화된다.
- 비타민 B_{12}의 흡수불량이므로 비타민 B_{12}를 비경구투여(주사 등)한다.

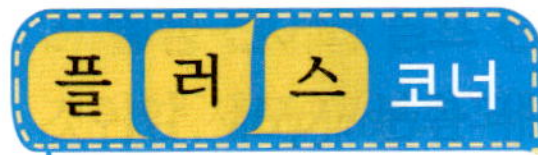

4. 맹관/막힌고리 blind loop 증후군

맹관/막힌고리(blind loop)에서 창자내용물이 이상 정체됨으로써 세균이 증식하여 발생하는, 일종의 흡수불량증후군이다. 맹관에는 장관수술에 의해 형성된 것과 선천성 소화관 게실이 있다. 이 증후군 중에서 위공장문합술이 원인으로 발생한 것을 수입각증후군(afferent loop syndrome)이라고 한다.

1) 병태생리

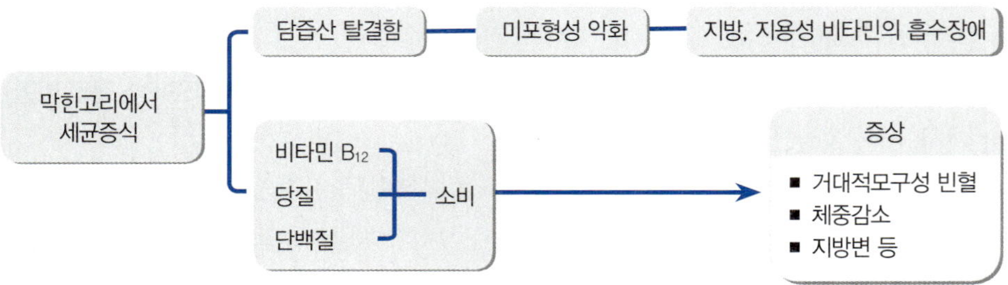

2) 치료

외과적 치료가 가장 효과적이다. 내과적으로는 항생물질을 투여한다.

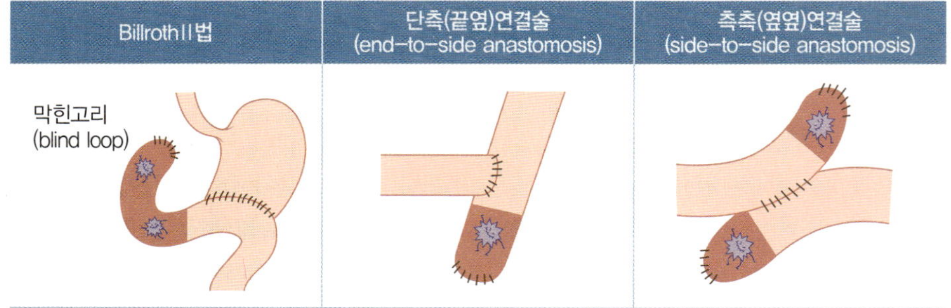

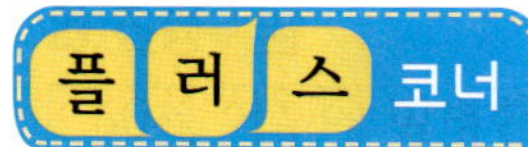

V

5. 위절제 수술 후 합병증

소화관수술 후 여러 가지 합병증이 발생할 수 있다. 합병증과 그 발생시기는 수술 후 관리에 있어서 매우 중요하다. 특히 위절제 후의 덤핑증후군, 무위성 빈혈 등에 대해서는 수술 전에 환자 및 그 가족에게 설명해 주어야 한다.

	증상	대책
무기폐	• 호흡곤란 • 빈호흡의 진행	• 거담제 • 굴곡내시경(fiberscope)에 의한 가래 제거
술후 출혈	• 연결부분에서의 출혈 • 빈혈의 진행 등	• 지혈제 • 재개복에 의한 지혈 등
봉합부전	• 장내용물의 누출에 의한 복막염 증상 (위중해지기 쉽다)	• 개복해서 drainage(배액)를 실시 • 충분한 수액과 항생물질 투여
술후 협착	• 연결부분 협착에 의한 통과장애 (연결부분의 부종이 개선되면 호전되는 경우가 많다)	• 연동항진제
작은위증후군	• 복통 • 구토	• 식사요법(1회 섭취량의 제한)
덤핑증후군	• 복통 • 빈맥 • 구토	• 식사요법
소화흡수장애 (짧은창자증후군)	• 잦은 설사 • 탈수 • 체중감소 • 전해질이상 – Fe → 철결핍성빈혈 – Vit B_{12} → 거대적혈모구성 빈혈 – Ca, Mg → 뼈대사이상	• 영양보급

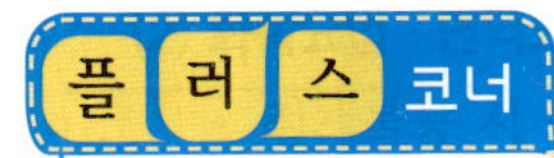

6. 기능성 소화관 질환 Functional gastrointestinal disorders : FGIDs

내시경 검사, X-선 검사 등의 일반적인 검사에서는 기질적 병변이 보이지 않는데도, 구역질, 식욕부진, 복부팽만감, 복통, 설사, 변비 등의 소화기 증상이 만성적으로 일어나는 증례를 임상 현장에서는 상당히 많이 볼 수 있다. 이러한 병태에 대한 개념으로서, 「기능성 소화관 질환」이 있다.

그러나 검사에서 기질적인 병변이 나타나지 않기 때문에 진단과 치료가 어렵다.

1) 기능성 위장증 Functional dyspepsia : FD

① 발병요인

FD는 내시경 검사나 X-선 검사에서 궤양이 없음에도 불구하고 상복부 불쾌감, 메스꺼움, 구토 등의 증상을 호소한다. 병형에는 복부의 팽만감을 주된 증상으로 하는 식후불편증후군과 복통을 주요 증상으로 하는 명치부위통증 증후군이 있다.

② 증상

진단을 위해서는 진단기준(표 A)에서 볼 수 있는 복부증상과 다른 기질적인 소화기계 질환이 없어야 한다. 따라서 상부위장관 내시경 검사나 X-선 검사에서 궤양, 위암 등의 기질적 질환이 없다는 것을 확인할 필요가 있다.

③ 치료

항궤양제나 소화관운동 개선제를 투여한다.

정신적인 요인이 강한 증례에서는 항우울제나 항불안제, 정신 안정제 등이 사용되기도 한다.

1. 다음 증상 중 한 가지 이상이 있으며,
a. 식후 팽만감　b. 식후 조기 포만감　c. 명치부위통　d. 명치부위 작열감

2. 또한 증상의 원인을 설명할 수 있는 기질적 변화(내시경소견 포함)가 없는 것
* 진단받기 전 6개월 동안에 적어도 3개월에 걸쳐 1개 이상의 증상이 나타난 경우

식후불편 증후군	명치부위통 증후군
• 식후 조기의 포만감 • 식후 팽만감	• 상복부통 • 상복부 작열감

* 내시경 검사에서 이러한 증상을 증명하는 기질적 이상이 나타나지 않은 경우

[표 A] Rome III가 정한 FD의 분류

VI 소장·대장 질환

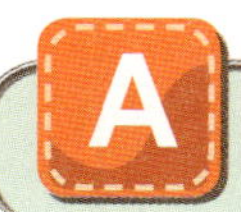

A 구조

소장 · 대장질환에서는 다음과 같이 몇 개의 범주로 나누어서 설명하겠다.

우선 염증질환이라는 범위를 설정해서 크론병(Crohn's disease)과 궤양성 대장염(ulcerative colitis)을 중심으로 설명하겠다. 다음으로 소화와 흡수에 대해서는 앞에서도 언급했지만, 흡수불량 증후군 · 단백소실위장증에 대해서 살펴보겠다. 장폐색증(ileus)에 대해서는 이미 III장에서 설명했으므로 여기에서는 방사선영상 소견과 치료에 대해서 설명하겠다.

- 염증성 장질환
- 소화 · 흡수에 관한 질환
- 충수염
- 장폐색증
- 대장융기질환
- 기능성 대장질환

1 창자의 구조 (그림 6-1)

1. 소장

유문/날문에서 맹장까지의 소화관으로 전체 길이가 6~7m이며 입쪽에서부터 십이지장, 공장, 회장으로 구성된다.

십이지장은 유문에서 Treitz 인대까지로 길이는 20~30cm이다. 상부(구부), 하행부, 수평부, 상행부로 나누어진다. 십이지장 상부는 위십이지장동맥의 가지인 상췌/위이자 십이지장동맥에 의해 지배되고, 하부는 위장간막동맥의 가지인 하췌/아래이자 십이지장동맥에 의

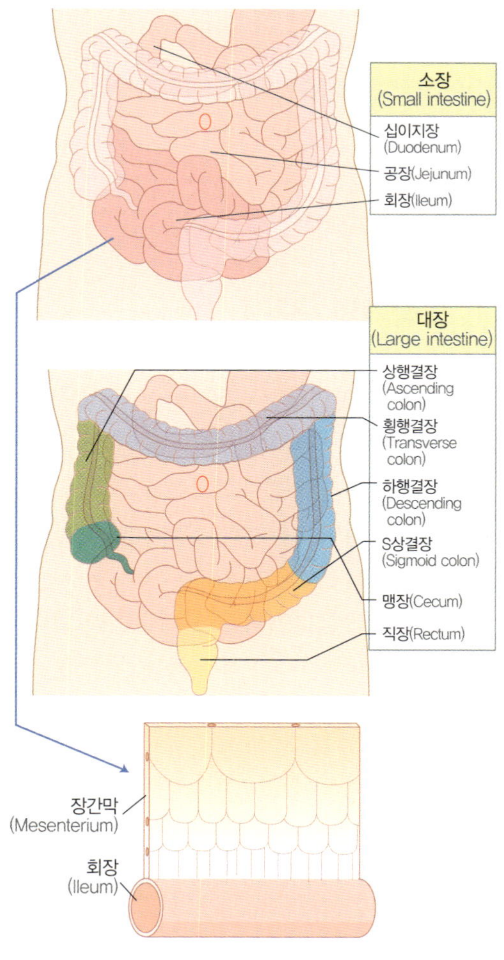

[그림 6-1] 소장·대장의 해부

해 지배된다.

공장은 길이가 약 3m로 회장보다 지름이 크고 벽도 두꺼우며 윤상주름/돌림주름(Kerckring 주름)도 많고 융모도 풍부하다.

2. 대장

맹장, 결장(상행결장, 횡행결장, 하행결장, S상결장), 직장으로 이루어지며 전체 길이는 약 170cm이다.

장간막 Mesentery 의 구조

장간막은 복벽에서 떨어져 있는 복부의 내장과 복벽의 복막을 연결하는 막으로 지방이 풍부하고 소화관에 분포되는 혈관, 신경, 림프관, 림프절을 포함한다. 소화관은 장간막이 있어 가동성이 풍부한데, 공장, 회장, 맹장, 횡행결장, S상결장/구불잘록창자에서 장간막을 볼 수 있으나 십이지장은 복막후기관이기 때문에 장간막이 없다.

3 창자벽의 구조

1. 소장벽의 구조 (그림 6-2)

소장의 점막면에는 많은 윤상주름(특히 공장에서 발달)이 있고 또한 융모, 미세융모가 있어 흡수면적을 증가시키는 역할을 한다.

점막상피는 단층원주상피이고 술잔세포(goblet cell, 점액분비), 호산성과립세포(paneth cell, 효소분비), 창자크롬친화세포(enterochromaffin cell, 세로토닌 분비) 등으로 이루어진다.

융모 내 점막고유층에서는 영양흡수를 위한 모세혈관, 림프관이 발달하고 작은 고립림프소절이나 덩어리 모양의 집합림프소절(파이어판)이 보인다. 파이어판(Peyer's patch)은 회맹장 부분에 가까이 갈수록 뚜렷하게 보인다.

2. 대장벽의 구조 (그림 6-3)

충수는 약간 특수한 구조로 되어 있는데 맹장, 결장, 직장 상부는 대부분 공통된 구조를 하고 있다.

대장의 점막은 소장에서 보이는 윤상주름이나 장융모가 없고 표면이 거의 평활하다.

점막상피는 소장과 마찬가지로 단층원주상피인데 호산성과립세포(paneth cell), 창자크롬친화세포(enterochromaffin cell)가 없으며, 술잔세포는 소장보다 많이 존재한다.

음와는 소장에 비해 많고 길다.

소장과의 사이에는 회맹장판막이 있어 역류를 방지한다.

근육층은 잘 발달되어 있으며 외종주근은 3개의 다발을 형성하고 있는데 이것을 결장띠/잘록창자끈라고 한다.

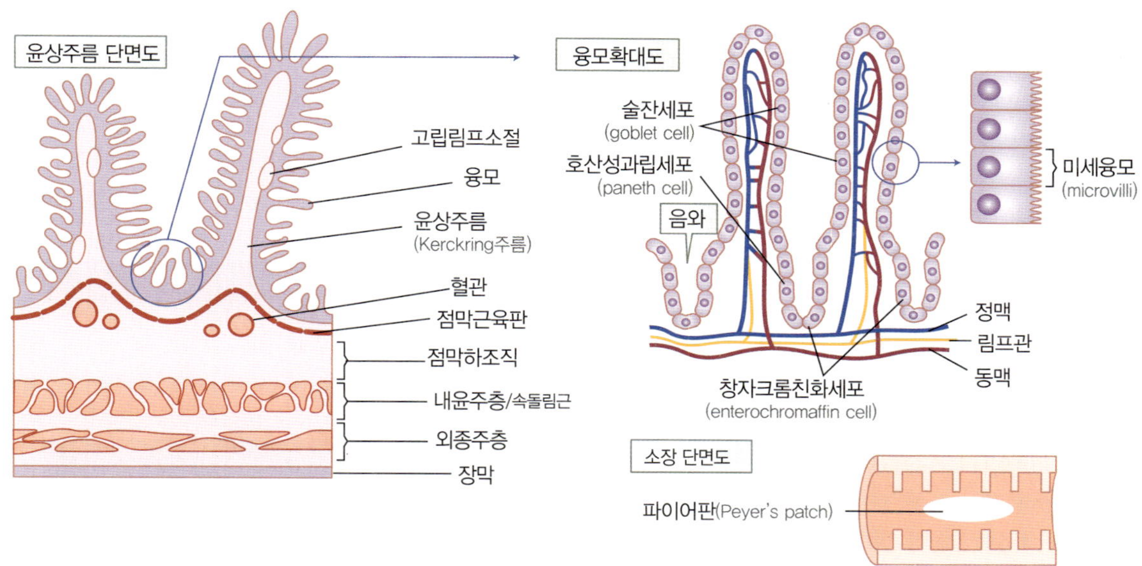

[그림 6-2] 소장벽의 구조

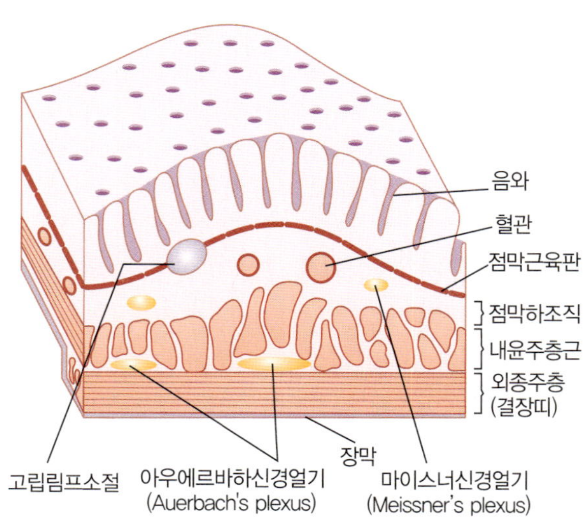

[그림 6-3] 대장벽의 구조

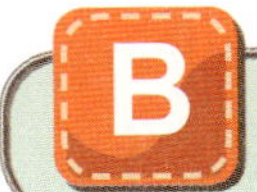

염증성 장질환/염증창자질환 Inflammatory bowel disease : IBD

개념

염증성 장질환은 소화관에 염증을 일으키는 면역성 질환이다. 넓은 의미에서는 창자, 즉 소장, 대장 등 소화기관에 염증이 생기는 질환을 일괄하여 염증성 장질환(inflammatory bowel disease : IBD)이라고 한다. 소장과 대장에 생기는 병으로 질환명에 '염'자가 붙는 것은 모두 염증성 장질환이다.

1. 원인

원인이 밝혀진 살모넬라장염 등 감염성 장염으로부터 원인이 밝혀지지 않은 궤양결장염/궤양잘록창자염까지 염증성 장질환이라는 개념의 범위는 대단히 넓다.

따라서 염증성 장질환은 크게, 원인이 밝혀진 특이 염증성 장질환과 원인이 밝혀져 있지 않은 비특이 염증성 장질환으로 분류한다(표 6-1).

특이 염증성 장질환에는 세균, 기생충 등의 감염에 의한 감염성 장염과 방사선성 장염, 약인성 장염 등이 있다.

원인이 밝혀진 질환(특이)
• 감염성 장염 • 약인성 장염 • 방사선 장염 • 기타
원인 불명 질환(비특이)
• 궤양결장염(궤양잘록창자염) • 크론병
기타(배경이 있는 것)
• 허혈결장염(허혈잘록창자염) • 게실염(곁주머니염) • 베체트병(Behcet's disease) • 기타

[표 6-1] 염증성 장질환의 분류

2. 분류

비특이 염증성 장질환에는 ① 궤양결장염과 ② 크론병의 2가지 질환이 있다. 좁은 의미로 염증성 장질환이라고 하면, 궤양결장염(ulcerative colitis)과 크론병(Crohn's disease)의 2가지 질환을 가리킨다.

그러나 이런 분류에서 제외되는 염증성 장질환이 있다. 예를 들면 베체트병(Behcet's disease)에 의한 장염이나 허혈결장염(ischemic colitis)이다. 베체트병 때문에 베체트장염이 발생한다고 해도, 베체트병 자체가 원인 불명이므로 직접적인 원인이 되는지 아닌지를 따지는 것은 무의미하다. 그보다는 어떤 염증성 장질환이 어떤 배경을 가지고 있는지 이해하는 것이 좋을 것이다. 그러한 배경에는 베체트장염(← 베체트병이라는 결합조직질환과 유사함), 허혈결장염(← 고혈압, 동맥경화에 의한 허혈), 게실염(diverticulitis)(← 게실〈diverticulum〉을 가지고 있음) 등이 있다.

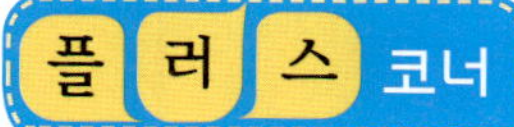

1. 대장질환과 그 호발부위

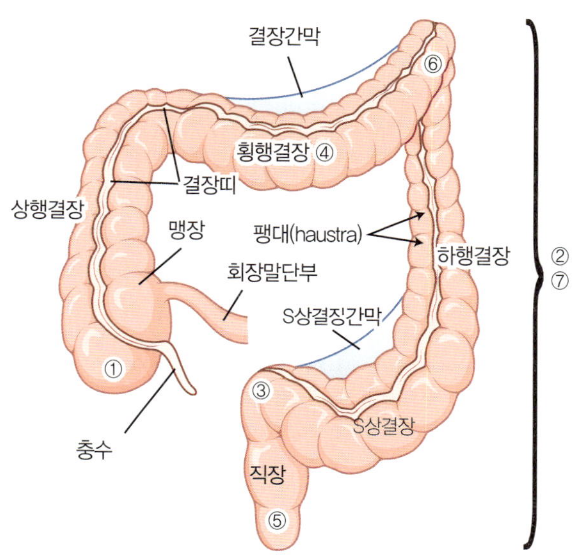

[그림 A] 대장질환과 그 호발부위

질환	대응부위	호발부위
크론병	①	회맹장부분(입에서 항문까지 발생할 수 있다)
궤양결장염	②	전체 결장(소장, 항문에는 발생하지 않는다)
위막성 결장염	③	S상결장, 직장
급성 출혈성 장염	④	횡행결장
대장암	⑤	직장, S상결장의 순서
허혈결장염	⑥	왼쪽 결장의 비장만곡부, S상결장
가족성 선종성 폴립증	⑦	대장 전체 영역에 다발(위, 십이지장, 소장에서도 볼 수 있다)

2 증상

기본이 되는 3가지 증상은 설사, 발열, 복통이다.

다양한 질환이 염증성 장질환 속에 포함되어 있음에도 불구하고 증상이 모두 비슷하기 때문에 진단하기가 어렵다. 그러나 설사 또는 복통이라고 간단하게 말해도 피가 섞여 있는지, 증상 발현이 급격한지, 배의 어느 부위가 아픈지 등의 정보를 수집(문진)함으로써 대략 어떤 질환인지 파악해 나갈 수 있다. 「III. 소화관 질환의 증상」(p.33~52)에서 복습하기 바란다.

궤양성 대장염/궤양성 잘록창자염 Ulcerative colitis : UC

1. 개념

결장과 직장의 점막과 점막하층을 침범하는 만성 염증성 질환이다. 궤양대장염/궤양잘록창자염(ulcerative colitis)은 크론병과 함께 난치병이라는 인상이 강한 질환으로써 실제로 완화와 재발을 반복하는 까다로운 질환이다. 그러나 생명예후의 관점에서 본다면 그다지 나쁘지는 않다.

WHO에 의한 질환개념은 다음과 같다.

「주로 점막과 점막하층을 침범하는, 대장, 특히 직장의 특발성, 비특이 염증성 질환으로, 30세 이하의 성인에게 많이 발생하나, 소아나 50세 이상에서도 볼 수 있다. 원인 불명으로, 면역병리학적 기전과 심리학적 요인이 관여하는 것으로 추정된다. 일반적으로는 혈성 설사 및 다양한 정도의 전신상태를 나타낸다. 장기간에 걸쳐 대장 전체를 침범하는 경우에는 악성화되는 경향이 있다.」

요점을 정리하면 다음과 같다.

- **점막과 점막하층을 침범한다.**
  → 크론병에서는 모든 층을 침범한다.
- **대장, 특히 직장질환이다.**
  → 크론병은 소화관 전체의 질환이다.
- **젊은 층(30세 이하의 성인)에서 많이 발생한다.**
  → 크론병도 젊은 사람에게 많이 발생한다.
- **원인 불명이다.**
  → 크론병도 원인 불명이다.
- **혈변(혈성 설사)이 나오기 쉽다.**
  → 크론병에서는 혈변이 잘 나오지 않는다.
- **암화(canceration)될 위험이 있다.**
  → 크론병에서는 암화되지 않는다.

VI

	ulcerative colitis	Crohn's disease
호발연령	젊은층	젊은층
빈도		ulcerative colitis의 1/10
염증범위	Superficial inflammation(mucosa, submucosa 국한)	Deep inflammation(transmural, longitudinal)
부위	대장에만 제한된다.(Lt. rectosigmoid에 호발)	소화관 전체(Rt. ileocecal region에 호발)
항문부 병변	없다	있다
연속성(continuity)	있다	없다(skip)
내시경 소견	Rectal involvement continuous lesion mucosal friability (쉽게 점막출혈)	Rectal sparing segmental lesion, skip areu(+) deep longitudinal fissure, fistula, cobblestone appearance
바륨조영 소견	lead-pipe appearance loss of haustra	cobblestone appearance
육안	pseudopolyposis	cobble-stone appearance
궤양	얕다(U1-I,II)	세로(longitudinal), 깊다
생검소견(biopsy)	crypt abscess	non-caseating granuloma
틈새(cleft)	없다	있다
toxic megacolon	많다	적다
협착(stenosis)	적다	많다
설사(diarrhea)	혈변, 점혈변	물설사인 경우가 많다
치료약제	steroid, Salazosulfapyridine	ulcerative colitis와 같다
제1선택	약물요법	영양요법
남녀비율	1 : 1	2 : 1

[표 6-2] Ulcerative colitis와 Crohn's disease의 비교

2. 진단기준

궤양결장염/궤양잘록창자염(ulcerative colitis)과 크론병(Crohn's disease)의 진단기준을 기억해 두면 어느 정도 예측이 가능해진다. 단순하게 기억하는 것보다는 항상 양쪽을 비교해 보는 것이 중요하다.

먼저 진단기준을 살펴보자(**표 6-3**).
여기에서는 진단기준을 읽으면서 검사소견, 임상증상을 기억해 두자.

1) 점혈변

→ 임상증상

10-12회/1일 물 같은 설사. 혈액 섞인 양상.

병변부의 점막에서 쉽게 출혈이 발생하므로 그것이 그대로 혈변의 형태로 나타난다. 수없이 반복되는데, 젊은층에서 나타나는 혈변이라는 점이 중요하다.

다음에 제시한 a) 외에 b) 중 1항목, 그리고 c)를 충족시키면서 아래의 질환을 제외할 수 있다면 확진이라고 본다.

a) 임상증상
지속성 또는 반복성의 점혈변이 있거나 또는 기왕력이 있다.

b) ① 내시경 검사
i) 점막은 미만성으로 침범당해서 혈관투시상이 소실된 거친 상 또는 미세과립상을 나타낸다. 또한 출혈성이 증가(접촉출혈)되어 점혈농성의 분비물이 부착되어 있거나
ii) 다발성의 미란, 궤양 또는 pseudopolyposis가 보인다.

② 바륨조영술(Ba enema)
i) 거친 상 또는 미세과립상으로 나타나는 점막표면의 미만성 변화
ii) 다발성의 미란, 궤양
iii) Pseudopolyposis가 나타나며, 그 외에 haustra의 소실(lead-pipe상)이나 장관의 협소, 단축이 보인다.

c) 생검조직학 검사
활동기에는 점막 전층에 미만성 염증성 세포침윤과 음와농양, 고도의 술잔세포 감소가 나타난다. 관해기에는 샘의 배열이상(사행·분지), 위축이 잔존한다. 위와 같은 변화는 보통 직장에서 연속성으로 근위쪽으로 나타난다.

b), c)의 검사가 불충분하거나 또는 검사할 수 없는 경우라도 절제수술 또는 부검에 의해 육안 및 조직학적으로 이 질환에 특징적인 소견이 보이는 경우 다음과 같은 질환을 제외할 수 있다면 확진으로 본다.

제외해야 할 질환
세균이질, 아메바이질, 살모넬라장염, *Campylobactor* 장염, 대장결핵 등의 감염성 장염 및 방사선(조사성) 대장염, 허혈결장염, 약인성 대장염, 크론병, 베체트 장염, 림프여포 증식증 등

※ 드물게 혈변이 있음을 알아차리지 못하거나 혈변이 있음을 알고 내원하는(duration of symptom이 짧다) 경우도 있으므로 주의한다. 소견이 가볍게 나와 진단이 확실하지 않은 것은 「의진」으로 보고, 나중에 재발하여 명확한 소견을 얻으면 「확진」으로 한다.

[표 6-3] 궤양결장염/궤양잘록창자염의 진단기준

2) 거짓폴립증 Pseudopolyposis

→ 내시경 소견, 대장 조영소견(Ba enema 소견)

Polyposis라는 말이 자주 나오는데, 여기에서는 polyp에 관련된 용어를 살펴보기로 한다.

(1) Polyp

위쪽으로 부풀어 오르고 돌출되어 있는 덩어리를 총칭한다. 넓은 의미로는 구성 물질과 상관이 없지만, 좁은 의미로는 종양성 덩어리를 말한다.

(2) Polyposis

폴립증이라고도 한다. Polyp이 여러 개 있는 상태를 polyposis라고 한다.

(3) Pseudopolyp

일명 염증성 폴립(inflammatory polyp)이라고 한다. 점막에 염증이 생겨 얕은 궤양이 형성된다. 이 궤양을 수복하기 위해 육아종이 형성되거나 점막 밑이 비대되는데, 그 반응으로서 팽대와 부종이 나타난다. 이렇게 염증반응으로 나타났기 때문에 종양성이 아니라는 의미로 염증성 폴립이라고 한다.

(4) Pseudopolyposis

많이 발생한 궤양 및 미란에 의해 잔존 점막이 염증성 폴립모양으로 보이는 것을 거짓폴립증(pseudopolyposis)이라고 한다. 궤양을 도려내고 남은 섬 모양의 점막이 폴립 모양으로 돌출되어 보이는 것도 있고, 점막의 과잉재생이 많이 보이는 것도 있다.

3) 움농양 Crypt abscess

→ 생검소견

점막에서 가장 움푹 들어간 곳을 움(crypt)이라고 한다. 대장을 생검하면 움 주위에 호중구가 꽉 차 있는 상을 볼 수 있는데, 이것을 움농양/움고름집이라고 한다. 이것은 궤양결장염에 특징적인 조직소견이다. 1대 1로 대응해서 기억하자.

3. 검사소견

여러 가지 검사로 확인할 수 있는 궤양결장염 소견을 정리하였다. 몇 가지는 반복된다.

1) 내시경 (그림 6-4)

- 직장 · 간의 연속성 병변
- 혈관 투시상의 소실
- 거짓폴립증
- 출혈성 증가

2) 조영소견 (그림 6-5)

- 팽대(haustra)의 소실(lead-pipe appearance)
- 거짓폴립증

3) 생검소견

- 움농양(crypt abscess)

4) 혈액소견

- 빈혈(Hb 감소)
- 염증소견(백혈구〈WBC〉 증가, 적혈구침강속도 〈ESR〉 증가, C반응성 단백〈CRP〉 양성)
- 항대장점막항체 양성
- 대변잠혈반응 양성

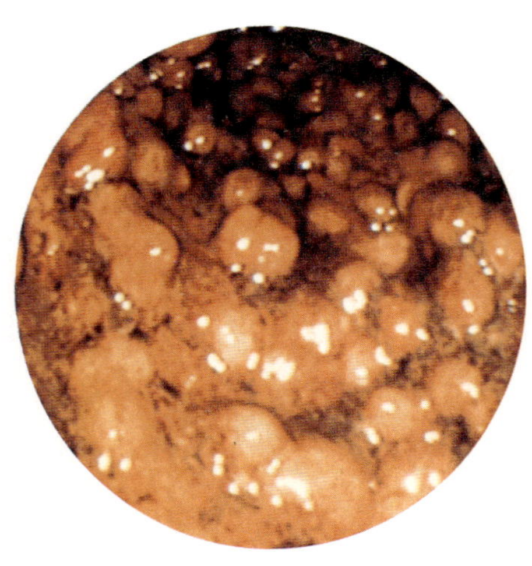

[그림 6-4] 궤양결장염의 내시경사진

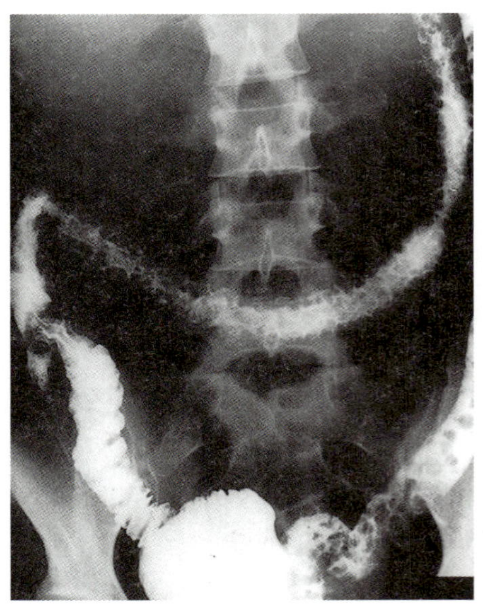

[그림 6-5] 궤양결장염의 조영사진

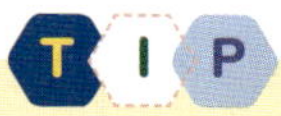

Haustra

결장에는 결장띠(teniae coli)라 불리는 인대(ligament)가 붙어 있다. 인대의 길이보다 결장의 길이가 길기 때문에 인대가 세로로 꼭 맞게 부착되려면 결장이 느슨해져야 한다. 이 느슨함을 haustra(팽대)라고 한다(그림 6-6). 궤양결장염(ulcerative colitis)에서는 염증반응이 반복되기 때문에, 반흔화에 의해 수축이 일어나 결장의 느슨함이 사라져 버린다. 이 때문에 haustra가 없어져 팽팽한 관이 되는데, 이것을 haustra의 소실, lead-pipe appearance라고 한다(그림 6-5).

4. 임상증상

궤양성 대장염과 크론병은 유사한 증상이 나타나므로 구별하기 어렵다.
하혈, 설사, 복통, 발열, 체중감소, 빈혈이 자주 나타나는 것이 특징이다.

5. 합병증

1) 장관합병증

가장 심각한 장관 합병증은 중독성거대결장증(toxic megacolon)이다(**그림 6-7**). 근육층의 파괴, 신경총의 마비 등이 원인이라고 본다. 또 항콜린제(anticholinergic agent)에 의해 유발되는 경우도 있다. 장폐색증에서 근위쪽 장관이 확장되듯이 결장이 확장(직경 6cm 이상이 기준)된다. 중독성거대결장증은 천공(perforation)되기 쉽고, 또한 이 천공에 의한 사망률도 높다.

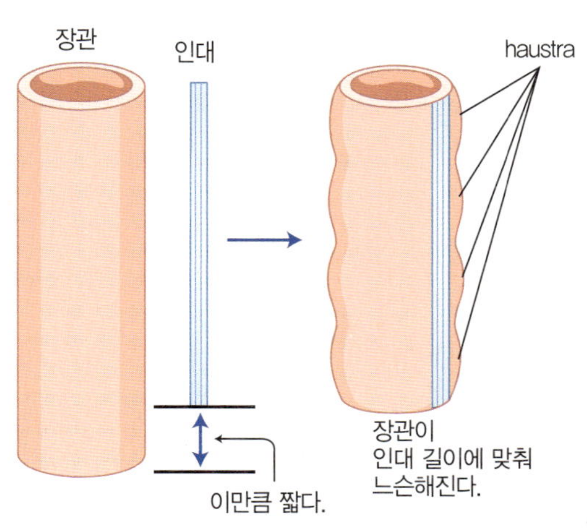

[그림 6-6] Haustra

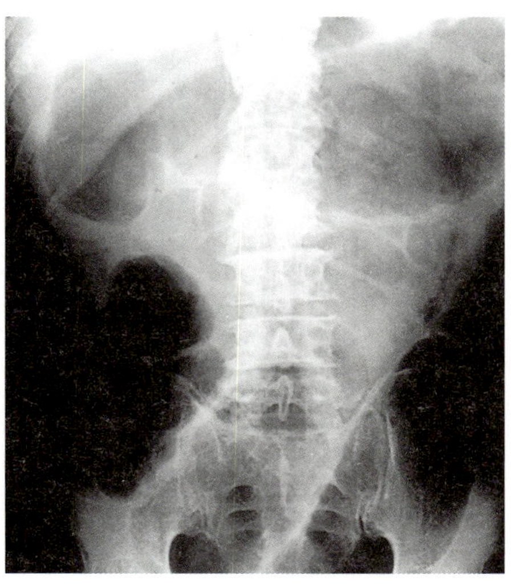

[그림 6-7] 중독성거대결장증의 조영사진

궤양결장염(ulcerative colitis)의 조기 발견, 조기 치료의 목적에는 중독성거대결장증으로 진행되는 것을 막기 위한 것도 포함된다.

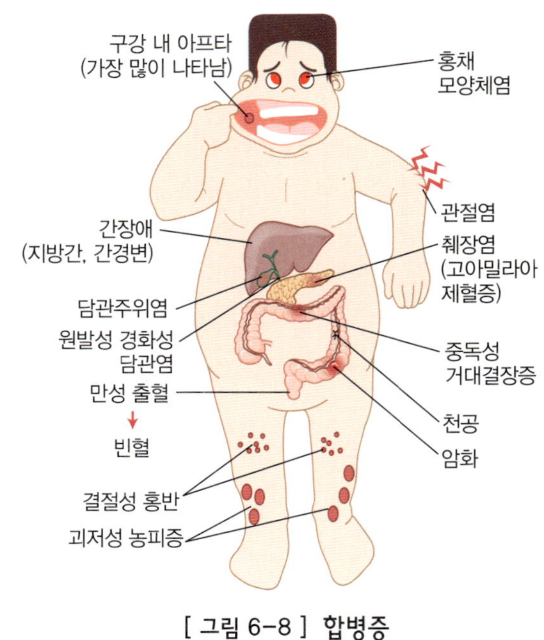

[그림 6-8] 합병증

2) 장관외 합병증

궤양결장염/궤양잘록창자염(ulcerative colitis)은 여러 가지 합병증을 가지고 있는데, 그 원인의 하나로서 자가면역질환을 들 수 있다.

유명한 것으로는 괴사 농피증(necrotizing pyoderma), 원발 경화담관염(PSC) 등이 있으나, 실제로 많은 것은 결절홍반, 포도막염, 아프타구내염, 관절염, 간염 등이다(그림 6-8). 또 스테로이드 치료에 의한 합병증은 스테로이드의 부작용에 의한 것이며 장관외 합병증은 아니다.

3) 장기적 합병증

장기적인 합병증은 곧 암의 병발이다. 대장암의 발생 빈도가 서양만큼 높지는 않지만 발암의 가능성은 항상 생각해야 한다.

젊어서 발병하여 병이 지속될수록, 발암의 위험성은 높아진다. 또 **병변 부위가 클수록** 발암의 위험성도 높아진다. 다발하는 경향이 있으며, 진행 대장암의 육안 분류 3형, 4형이 많은 것이 특징이다.

6. 치료

염증을 억제하기 위한 약물치료가 중심이 된다. 궤양결장염(ulcerative colitis)은 완화되어도 재발할 수 있기 때문에 지속적으로 치료해야 한다. 약물로 증상을 억제할 수 없을 때에는 외과 치료에 의존한다. 물론 안정, 입원, 식이요법도 중요하다.

→ 크론병의 치료에서는 식이요법, 영양요법이 제1의 선택이다.

1) 내과 치료

현재, 궤양결장염을 완치시키는 내과 치료는 없고, 대장점막의 염증을 억제해 증상을 조절해야 한다. 궤양결장염의 내과 치료는 5-ASA 제제와 부신피질스테로이드제가 중심이 된다. 이 밖에, 면역억제제나 혈구성분 제거요법도 이용된다.

(1) 5-아미노살리실산(5-ASA) 제제

5 - ASA 제제에는 전부터 사용하던 Salazosulfapyridine과 그 부작용을 경감하기 위해서 개발된 mesalazine이 있다. 경구투여나 직장을 통해 투여해서 염증을 억제한다. 5-ASA제제는 경증~중등증의 궤양결장염에 효과가 있으며, 재발 예방에도 효과가 있다.

Mesalazine은 salazosulfapyridine보다 부작용이 적지만, 복부팽만감, 발진 등의 부작용이 있다.

(2) 부신피질스테로이드제

입이나 직장, 또는 정맥을 통해 투여된다. 부신피질스테로이드제는 중증 질환에 사용된다. 강한 항염증작용이 있다.

(3) 혈구성분 제거요법

혈액 속의 활성화된 백혈구를 없애기 위한 백혈구 제거요법(lymphocytapheresis : LCAP)과 과립구 제거요법(granulocyapheresis : GCAP)이 있다.

(4) 면역억제제

면역억제제에는 azathioprine이나 6 - mercaptopurine (MP), cyclosporine 등이 있다. 기본적으로는 5 - ASA 제제나 부신피질스테로이드제에 효과가 없는 증례나 부신피질스테로이드제를 중지할 수 없는 난치성 궤양결장염에 사용된다.

2) 외과 치료

난치성 궤양결장염에는 외과 치료를 한다. 또 암의 발생, 중독성거대결장증, 대출혈, 천공에 대해서도 실시한다.

수술방법은 「결장 완전절제+직장 점막 절제+회장 항문 연결」이다.

직장/곧창자를 제거해 버리면 인공항문이 필요해지기 때문에 직장의 점막만을 없애고 항문을 보존한다. 직장 근육층은 잔존하지만, 궤양결장염은 점막이나 점막하 조직에 국한해서 병변이 존재하는 질환이므로 재발 위험은 없다.

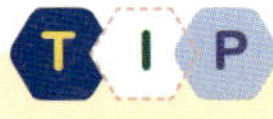

Sulfasalazine

- Antibacterial agent(sulfapyridine) + anti-inflammatory(5-ASA)
- 경도~중등도의 UC와 CD의 remission 유지에 효과적
- Folate의 흡수를 방해하므로 folate의 공급이 필요
- 부작용 : 용해성 빈혈, 구역, 구토, 알레르기 반응(홍반, 열, 간염 등)

궤양성 대장염 핵심정리

병태생리로 보는 궤양성 대장염

궤양성 대장염은 결장 전체에 걸쳐 부종과 점막궤양이 나타나는 자가면역질환이다.
주로 점막과 점막하층을 침범하는 특발성, 비특이 염증성 질환으로, 직장에서 시작되어 대장 안쪽으로 분포되는 특징을 보이며 악화와 완화가 반복되는 만성경과를 거치게 된다. 20대~40대의 성인에게 많이 발생한다.

병 인	• 유전적 요인 • 환경적 요인 • 장내세균
병 태	• 면역기구의 이상 • 2차 감염에 의한 점막, 점막하조직의 염증성 반응 • 장관점막의 염증 • 장점막·장연동항진 • 궤양 발생 • 주요 발생부위 : 직장에서부터 S상결장, 하행결장
증 상	• 혈변(95%~97%) • 설사(72%~89%) • 점액변 • 복통 • 대변절박증, 후중감 • 잔변감, 뒤무직 • 체중감소 * 합병증 – 천공 – 출혈 – 독성 거대결장증 : 대장의 근육이 마비되어 대장이 심하게 늘어나는 증상

진단 및 검사	**검사** • 대장내시경, 직장내시경 검사 • 바륨조영술 • 생검 • 혈액검사(CBC, ESR, CRP, Chemistry, pANCA) • 대변검사(세균배양, 기생충 검사, C-difficile toxin, calprotectin)
치료	**약물요법** • 5-아미노살리실산(5-ASA)제제 • 부신피질스테로이드제(항염증작용) • 면역억제제 • 항생제(2차 감염 방지) • 항 TNF 제제(인플립시맙, 아달리무맙, 골리무맙) **식이요법(증상 악화기)** • 완화기 환자에게는 일반식을 제공하고 악화기 환자에게는 다음과 같은 식단을 제공한다. - 충분한 음식 섭취(칼로리, 단백질, 무기질 등) - 매운 음식 제외 - 저지방식이 - 비타민 B_{12} 보충 **수술요법** • 난치성 궤양결장염은 수술 치료 • 암의 발생, 중독성거대결장증, 대출혈, 천공 시 수술 치료

VI

4 크론병

1. 개념

WHO에서 정의하는 크론병(Crohn's disease)의 질환개념부터 살펴보자.

「크론병의 원인은 명확하지 않고 주로 젊은층에서 나타나며 섬유화나 궤양을 동반하는 육아종성 염증성 병변(granulomatous inflammation)으로 이루어지는데, 궤양성 대장염과는 달리 소화관의 어느 부위에서나 발생할 수 있다. 소화관 외에, 특히 피부에도 전이성 병변이 발생하는 경우가 있다. Dr. Crohn에 의해 최초로 회장 말단이 침범당한다고 보고되었지만, 그 후 구강에서 항문까지 소화관의 모든 부위에서 일어날 수 있다는 것이 밝혀졌다. 임상소견은 병변 부위와 범위에 따라 다르다. 발열, 영양장애, 빈혈, 관절염, 홍채염, 간질환 등 전신 합병증이 일어날 수 있다.」

- **원인 불명**
  → 궤양결장염(ulcerative colitis)과 같다.
- **청년층** → 궤양결장염과 같다.
- **육아종성 염증** → 크론병의 중요한 특징
- **소화관의 어느 부위에서나 일어나지만, 호발부위는 회맹장부분(ileocecal portion)이다.**
  → 궤양결장염은 대장이 병변의 호발부위
- **전이성 병변이 있다.**
  → 크론병의 중요한 특징

2. 진단기준

먼저 **표 6-4**를 살펴보자. 주요소견과 부소견이 있다. 주요소견(longitudinal ulcer, cobble-stone appearance, non-caseating granuloma)은 반드시 기억하도록 하자.

진단기준	
1. 주요소견	A. Longitudinal ulcer B. Cobble-stone appearance C. Non-caseating granuloma
2. 부소견	a. 세로로(longtudinal) 진행되는 부정형 궤양 또는 아프타(aphtha) b. 상부 소화관과 하부 소화관 양쪽에서 나타나는 부정형 궤양 또는 아프타(aphtha)
확진례	1) 주요 소견 A, 또는 B가 나타나는 경우[주1,2)] 2) 주요 소견 C와 부소견 중에서, 어느 하나가 나타나는 경우
의진례	1) 부소견 중 어느 하나가 나타나는 경우[주3)] 2) 주요 소견 C만이 나타나는 경우[주4)] 3) 주요 소견 A 또는 B가 나타나지만, ischemic colitis와 ulcerative colitis를 감별할 수 없는 경우

[표 6-4] 크론병의 진단기준 개정안과 진단 순서

주 1) A.longitudinal ulcer만 있는 경우, ischemic colitis이나 ulcerative colitis를 제외한다.
2) B.cobble-stone appearance만 있는 경우, ischemic colitis를 제외한다.
3) 부소견 b만 나타나 의진으로 보는 경우는, 동일한 소견이 3개월 이상 지속되어야 한다.
4) 장결핵 등 육아종(granuloma)이 나타나는 염증성 질환을 제외해야 한다.

1) longitudinal ulcer와 cobble-stone appearance

장간막 부착부분에 일치하여 세로로 궤양이 형성된다(**그림 6-9, 10**). 궤양결장염(ulcerative colitis)에서도 궤양이 생기지만 이때 궤양의 깊이는 고작 U1-I, II 정도로, 종양이 근육층에 도달하는 경우는 없다. 그러나 크론병에서 나타나는 궤양은 깊으며 세로로 뻗는데(종주), 일부에서는 종주종양으로 직행하는 짧은 궤양이 혼합된다. 그곳에서는 종횡으로 뻗는 선상 궤양에 의해 정상 점막은 남게 되는데, 이 남아 있는 모습이 마치 자갈같이 보이므로 cobble-stone appearance라고 한다(**그림 6-11, 12**).

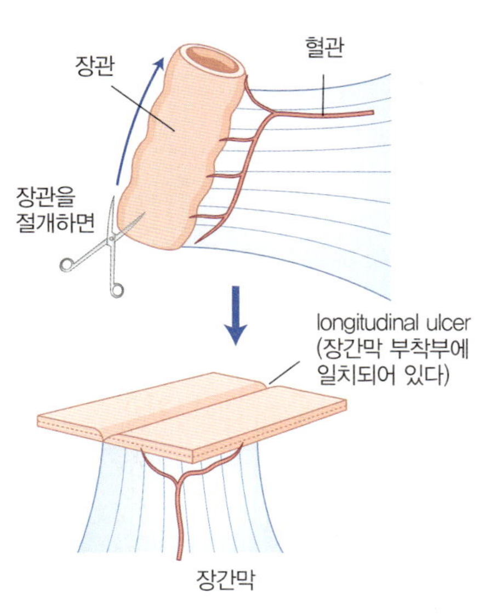

[그림 6-9] longitudinal ulcer

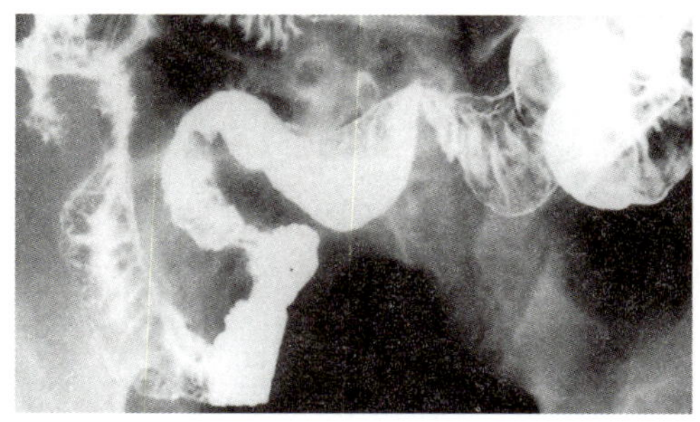

[그림 6-10] longitudinal ulcer가 보이는 Ba enema 사진

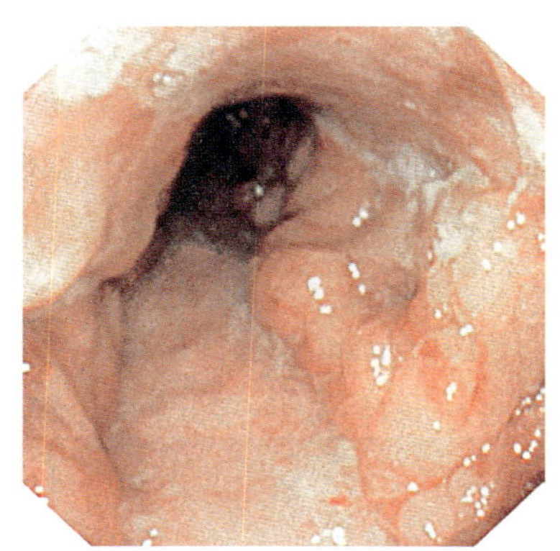

[그림 6-11] 조약돌(cobblestone)이 보이는 내시경사진

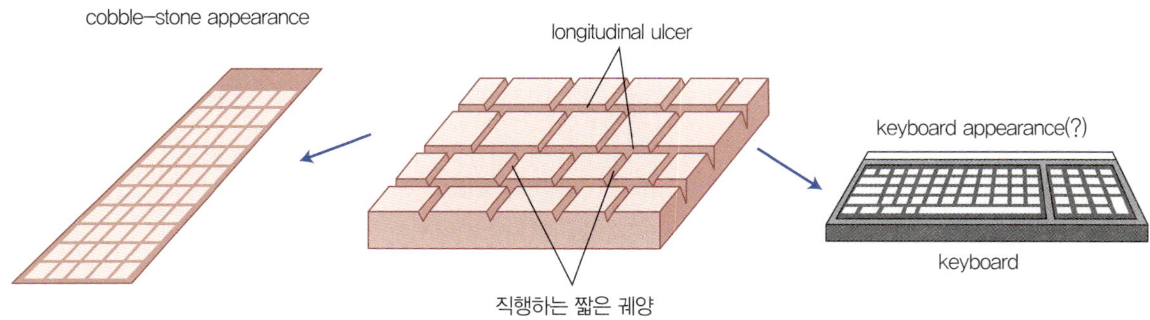

[그림 6-12] cobble-stone appearance

TIP

cobble-stone appearance와 컴퓨터의 keyboard

컴퓨터의 keyboard를 보면 키 주변에 홈이 있고, 키 하나하나가 볼록하게 올라와 있다. 키를 정상 점막으로 보고 홈을 궤양으로 보자. 이것이 cobble-stone appearance의 이미지이다. key-board appearance(?)라는 말이 좀 더 어울릴지도 모르겠다(그림 6-12).

2) Non-caseating granuloma

가장 중요한 것은 「건락성(caseation)이 없다」는 점이다.

크론병은 장결핵과 함께 장관에 육아종(granuloma)을 만드는 대표적 질환이다. 결핵에 의한 육아종은 건락괴사를 동반하므로, 생검에서 「건락성이 아닌」 육아종으로 증명되면 크론병의 진단 가능성은 훨씬 높아진다(그림 6-13).

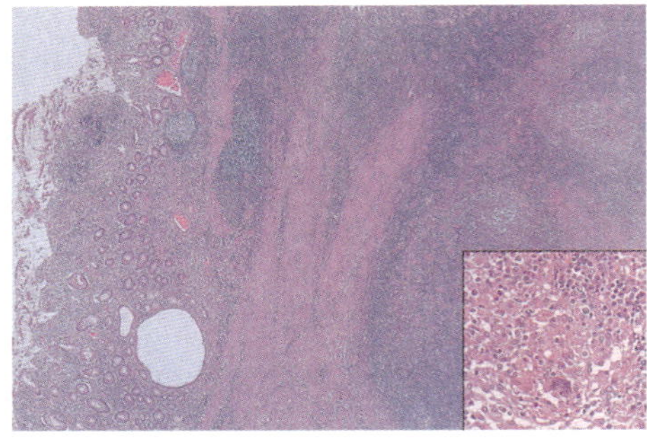

[그림 6-13] 육아종의 조직사진(H-E염색)

(1) 세로로 형성된 부정형 궤양 또는 아프타

Longitudinal ulcer나 cobble - stone appearance라고는 할 수 없지만, 그와 가까운 것을 부소견으로 한다. 종양뿐만 아니라 아프타(aphtha)까지 포함된다.

(2) 상부 소화관과 하부 소화관 양쪽에 나타나는 부정형 궤양 또는 아프타

병변은 입에서 항문까지, 전 소화관에 걸쳐 여기저기 나타난다. 특히 항문부 병변(종양, 치루)은 크론병에 특징적으로 나타나는 소견이다.

3. 임상증상

임상증상으로 병변 부위를 대강 추정할 수 있다.

소장형

복통(이 외에 흡수불량증후군, 지방변, 물설사〈watery diarrhea〉)

대장형

변통 이상(혈변, 뒤무직〈tenesmus〉)

일반적으로 크론병의 증상으로는 다음과 같은 것을 들 수 있다.

- 복통
- 발열
- 설사
- 체중감소

그 밖에 흡수불량 증후군, 빈혈이 나타난다.
또한 크론병 특유의 병태에서 나타나는 증상은 다음과 같다.

- 협착, 폐쇄
  → 장폐색 증상(복통, 구역, 구토, 복부 팽만감)
- 누공
  → 구멍이 뚫려 다른 장기와 연결된다. 장관과 장관, 장관과 방광, 장관과 피부 등에 누공(fistula)이 형성되기 때문에 지속성 복통, 압통, 복부종양이 나타난다. 치루는 장관과 피부 사이에 생긴 누공으로 생각할 수 있다.

VI

1) 소장형(병변이 소장)

소화흡수 능력이 저하된다. 따라서 몹시 몸이 마르거나 지방변을 배출한다. 소장에 병변이 있을 때에는 복통을 호소하는 경우가 많다. 또 설사는 주로 물설사(watery diarrhea)를 하는 경향이 있다.

주요 증상은 복통(그것도 굉장히 심하다)이라는 것을 알아두자.

2) 대장형(병변이 대장)

설사, 점혈변이 나타난다. 병변이 밑으로 내려오면 혈변을 동반하게 된다. 또 S상결장에 병변이 있을 때에는 뒤무직(tenesmus)이 나타나기도 한다.

주요 증상은 변통 이상이라고 기억해 두자.

4. 검사소견

1) 내시경, 조영소견

- Longitudinal ulcer
- Cobble-stone appearance
- 비연속성 병변(skip lesion)

2) 생검소견

- Non-caseating granuloma

3) 혈액소견

- 빈혈(Hb 감소)
- 염증소견(WBC 증가, ESR 증가, CRP 증가)
- 항대장점막항체 음성(이것이 궤양결장염과 다르다)

5. 치료

크론병에서 가장 먼저 해야 할 치료는 영양요법이라는 점이 매우 특이하다. 요컨대, 약물치료가 제1선택이 아니라는 것이다.

1) 영양요법

영양상태의 개선뿐만 아니라 장관의 안정과 식사로 인한 이물질을 제거함으로써 복통이나 설사 등의 증상 개선과 소화관 병변이 개선되었다. 이것은 완화, 유지, 재발방지에도 효과가 있다.

영양요법에는 장을 통한 영양공급과 완전중심정맥영양이 있다.

상부소화관 협착이나 대장에서 회맹장부분, 연결부분에 확장을 동반한 협착이 생기거나 또 그것으로 인해 통과장애가 발생했을 때에는 영양요법으로 염증을 억제한다.

2) 약물요법

크론병에서는 궤양결장염/궤양잘록창자염과 마찬가지로 5-ASA제제, salazosulfapyridine, 면역억제제 등의 약이 이용된다.

3) 내시경확장술

궤양이 소실, 축소된 시점에서 내시경풍선확장술(balloon dilatation)을 실시하는 경우도 있다.

4) 외과 치료

크론병(Crohn' s disease)은 소화관 전체에서 발병할 수 있으므로 대장을 절제해도 재발할 수 있다. 협착, 누공에 대해서는 할 수 없이 절제를 하지만, 절제범위는 되도록 작게 해야 한다.

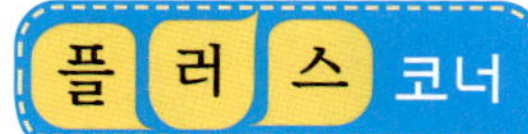

2. 염증성 장질환의 감별

	크론병	궤양결장염(UC)	장결핵
호발연령	젊은층	젊은층	고령자
호발부위	전소화관, 특히 회장 말단	직장~전체 대장	십이지장~직장, 특히 회맹장, 회장, 결장
연속성	비연속성(skip), 구역성	직장에서 입쪽으로 연속성	구역성
발병·경과	서서히 발병, 진행	• 완화재발과 만성 지속 • 암화(10년 이상 경과)	다른 부위의 결핵에 합병하는 속발성과 장관이 초감염병소인 원발성
주요증상	• 설사 하혈(–) 잠혈변(+) • 복통 • 회맹장부위 종양 촉지 • 내외 장루/창자샛길 • 항문병변(치루, 항문열창)	• 반복성 점혈설사변 • 복통 • 분변 리소자임 활성↑ • 직장병변 장루(–)	• 설사 • 구토 • 토·하혈 • 복부종양
합병증	Crohn병에 특이적인 것	UC에 특이적인 것	• 천공 • 누공 • 협착에 의한 장폐색 • 대장암(드물다)
	항문부 병변(치루)	• 중독성 거대결장증 • 대장암	
	Crohn병·UC에 나타나지만 한쪽에 유의한 것		
	• 협착 • 누공	• 출혈 • 천공 • 원발성 경화성 담관염 • 괴저성 농피증 • 결절성 홍반 • 구강 내 아프타	
치료	• 사라조피린®, 펜타사® • 약물요법보다 영양요법이 유효	• 사라조피린®, 펜타사® • 스테로이드 • 중증은 회장항문부 문합	• 항결핵요법
X-선	• Skip lesion • 종주궤양, 아프타 유사궤양 • 부석상	• 직장~입쪽으로 연속성 병변 (미만성 연속) • 다발성 궤양(톱니상(serration), 가시형성(spicula)) • 팽대(haustra) 소실 • 연관상(lead pipe) • 거짓폴립증	• 고리모양궤양(annular ulcer)에 의한 협착 • 거짓게실
내시경 소견	• 종주궤양 • 부석상 (이들이 나타나는 시기, 출혈·미란은 경감되거나 눈에 띄지 않는다)	• 출혈성 증가, 미란, 궤양 가끔 종주궤양(+) • 점혈농성 분비물의 부착 • 거짓폴립증	• 고리모양궤양(annular ulcer) • 대상궤양(girdle ulcer)
조직소견	• 전층성 염증성 병변 • 사르코이드모양 비건락성 육아종 • 열구 • 누공	• 점막층에 국한된 염증성 병변 장루(–) • 음와농양 형성	• 육아종 형성의 빈도는 낮다 • 생검조직의 결핵균 배양은 높은 비율로 양성

크론병 핵심정리

병태생리로 보는 크론병

크론병(Crohn's disease)의 원인은 명확하지 않고 주로 젊은층(10~30대)에서 나타나며 섬유화나 궤양을 동반하는 육아종성 염증성 병변이 전 소화관의 어느 부위에서나 발생할 수 있는 만성 염증성 자가면역 질환이다. 회장 말단부위에 호발하며 침범된 장간막은 비대해진다.

병 인	• 유전적·자가면역요인, 환경인자(미생물감염, 장내 세균무리의 변화 등)
병 태	• 협착, 폐쇄(장폐색증상) • 복강 내 장기의 누공(복통, 복부농양) • 흡수불량증후군 • 점액변, 물설사 • 변통이상(뒤무직) • 영양흡수장애(소아 환자에게서는 성장 장애) • 빈혈 • 주요 발생부위 : 회맹부(ileocecal)
증 상	• 복통(93%–96%), 특히 우하복부 통증(말단회장 및 우측대장 병변 의심) • 체중감소(80%–86%) • 설사(73%–76%) • 점액변 • 항문주위의 불편감 또는 통증 • 항문주위의 병변(항문농양, 누공, 열상 등) • 구역, 구토 • 일부환자에서 장외증상 (관절, 피부, 눈, 구강, 간담도 등의 이상)

진단 및 검사	**검사** • 대장내시경 검사, 소장내시경 검사, 위내시경 검사, 캡슐내시경 검사 • 바륨조영술 • MRI Enterography, CT Enterography로 소장 침범 여부 필수로 평가함 • 생검 • 혈액검사(CBC, ESR, CRP, Chemistry, ASCA) • 대변검사(세균배양, 기생충 검사, C-difficile toxin, calprotectin)
치료	**영양요법(증상 악화기)** • 장관의 안정, 금식 • 정맥수액요법(영양공급) • 약물치료 시작하고 환자의 장 증상에 따라 경구 섭취량 조절 **약물요법** • 5-ASA제제 • 면역억제제 • 항생제 • 항 TNF 제제(인플립시맙, 아달리무맙) **외과치료** • 절대적응증(장폐색증, 천공, 대량출혈, 중독성거대결장증) • 상대적응증(난치성협착, 농양)

TIP

궤양성 대장염과 크론병의 공통점

- 설사, 복통 증상이 나타난다.
- 만성 염증성 질환
- 증상이 호전되다가 갑자기 악화되는 경과를 거치기도 한다.

5 감염성 장염 Infectious enteritis

1. 장관 감염증과 감염성 장염의 차이

세균, 기생충, 바이러스, 진균이 장관에 침입해서 정착하고 증식하여 발병하는 질환을 장관 감염증이라고 한다. 이때 나타나는 증상은 대부분 급성 설사를 특징으로 하므로 감염성 장염이라고도 한다. 몇 가지 예외가 있지만, 장관 감염증=감염성 장염이다.

이 감염성 장염에서는 먼저 식중독에 대해서 공부하겠다. 식중독이 끝나면 콜레라, 이질, 장결핵에 대해서 요점을 정리하자.

2. 식중독 Food poisoning, foodborne intoxication

1) 식중독이란 무엇인가?

어떤 유독 · 유해물질이 들어 있는 식품(음식물)을 먹거나 마신 경우에 복통, 설사, 구토 등 급성 장애를 일으키는 것을 식중독이라고 한다. 유독 · 유해물질의 유래에 따라 식중독을 분류하는데, 크게 나누어 세균성 식중독, 자연독에 의한 식중독, 화학물질에 의한 식중독의 3가지가 있다.

여기에서는 세균성 식중독에 대해 알아보도록 한다.

식중독

- 세균성 식중독
- 자연독 식중독
- 화학물질 식중독

2) 감염형 식중독과 독소형 식중독

세균성 식중독의 발병 조건은 크게 2가지로 나누어 볼 수 있다. 하나는 어느 정도 대량($10^{6\sim9}$개)의 세균을 섭취하지 않는 한 발병하지 않는 것, 다른 하나는 세균 수와는 관계없이 세균이 생산한 독소를 직접 섭취함으로써 발병하는 것이다. 전자를 감염형 식중독, 후자를 독소형 식중독이라고 한다. 또한 전자는 감염성 장염에 포함되지만, 후자는 감염성 장염이 아니다. 후자인 독소형 식중독은 단순히 독을 먹은 것과 같다고 할 수 있다. 따라서 독소형 식중독에 대해 항생제는 효과가 없다는 사실을 쉽게 이해할 수 있을 것이다.

세균성 식중독

감염형 식중독 ← 감염성 장염이다.
독소형 식중독 ← 감염성 장염이 아니다.

3) 감염증 예방법의 대상이 되는 소화관 감염증

1군 법정감염병에서 소화관에 감염하는 세균은 다음 4가지이다.

- 콜레라균(*Vibrio cholerae*)
- 이질균(*Shigella*)
- 장티푸스균(*Salmonella typhi*)
- 파라티푸스균(*Salmonella paratyphi–A*)

그렇다면, 왜 같은 장관감염증이면서도 한쪽에서는 식중독으로 취급하고 다른 한쪽에서는 1군 법정감염병으로 취급하는 것일까?

그것은 **표 6-5**를 보면 알 수 있듯이 감염성 · 병원성은 1군 감염병쪽이 강하기 때문이다.

	세균감염증	식중독
① 발병에 필요한 균의 양	소량(10~10^6개)	대량(10^6~10^9개)
② 경과	일반적으로 길다	일과성
③ 전염성	강하다	거의 없다
④ 병원성	강하다	약하다

[표 6-5] 소화기계 1군 법정감염병과 세균성 식중독의 비교

(1) 증상을 나타내는 균의 양

감염형 식중독의 원인균은 10만~100만 개나 되는 방대한 양의 세균을 먹지 않으면 증상이 나타나지 않지만, 1군 법정감염병의 원인균은 소량의 균을 먹어도 증상이 나타난다. 실제로 이질균은 10개만으로도 감염이 성립된다.

(2) 경과

경과가 길다는 것은 세균을 방출하는 시간이 길다는 것이며, 그만큼 사람에게 옮기기 쉽다는 것을 의미한다.

감염성 장염의 예외

개략적으로는 **표 6-5**에 열거되어 있는 차이를 알아두면 되지만, 몇 가지 예외가 있다.

- 1군 법정감염병인 콜레라균은 증상이 나타나는 데 1~100만 개가 필요하다.
- 감염형 식중독의 원인균인 장관출혈성 대장균(O157 : H7)은 사람에서 사람으로 감염된다는 보고도 있다.
- 독소형 식중독인 botulinum toxin 중독은 장관 감염증은 아니지만, 사망률이 20~50%나 될 정도로 높아 식중독이라고 해서 모두 가볍게 생각해서는 안 된다.

(3) 전염성

1군 법정감염병은 사람에서 사람으로 전파되는데, 식중독은 음식물을 매개로 할 뿐이다.

(4) 병원성

식중독은 일반적으로 증상이 가벼운 것이 많은 반면에, 1군 법정감염병은 증상이 위험해지기 쉽다. 따라서 소화기계 1군 법정감염병 4가지는 감염형 식중독과 같은 장관 감염증이면서도 감염증 예방법으로 관리된다.

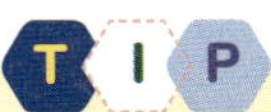

세균성 식중독을 공부하는 요령

(1) 감염형과 독소형으로 분류한다

우선, 세균성 식중독을 감염형 식중독과 독소형 식중독의 2가지로 분류한다. 독소형 식중독에는 *Clostridium botulinum*과 *Staphylococcus*의 2가지밖에 없으므로 이 2가지의 식중독을 먼저 살펴보기로 한다.

감염형 식중독에는 여러 가지가 있지만, 증상은 어느 것이나 거의 같으므로 소위 "식중독"이라는 증상이 어떠한 증상인지 알면 된다.

(2) "중독되는" 식품을 기억한다(고기, 생선 등)

(3) 잠복기를 기억한다

잠복기가 긴 것은 *Campylobacter*, 반대로 가장 짧은 것은 *Staphylococcus*이다.

(4) 치료에 대해서 공부한다

세균성 식중독의 원인균을 열거하였다(표 6-6).

독소형 식중독	•보툴리누스균 •황색포도상구균
감염형 식중독	•장염비브리오균 •살모넬라균 •캠필로박터 •장병원성대장균, 병원성대장균(EPEC) •조직침입성 대장균(EIEC) •장독소생성 대장균(ETEC) •장관출혈성 대장균(EHEC) •장관부착성 대장균(EAEC) •예르시티아 엔테로콜리티카 •웰치균 •세레우스균 등

[표 6-6] 세균성 식중독의 원인균

장티푸스

장티푸스는 *Salmonella typhi*에 의한 장관 감염증이지만, 감염성 장염이라고는 하지 않는다. 다시 한번, 장관 감염증과 감염성 장염에 대한 정의를 살펴보자.

- **장관 감염증**
  → 어떤 증상을 장관의 감염으로 설명할 수 있는 것으로서 어떤 증상이라도 나타날 수 있다.
- **장염**
  → 어떤 증상을 장관의 염증으로 설명할 수 있는 것으로서, 장이 침범되었다고 생각할 수 있는 쉬운 증상, 즉 설사, 복통, 발열의 3가지이다.
- **감염성 장염**
  → 앞의 장염 중 감염에 의해 발생한 것

그럼, 장티푸스는 어떠한가? 이것은 확실히 장관에서 비롯되는 감염증이다. 그러나 증상은 패혈증(sepsis)으로 인한 발열이 중심이 된다. 게다가 장티푸스의 3가지 증상은 경미한 느린 맥, 장미반(rose spot), 비장비대(splenomegaly)이다. 이것만 보더라도 장이 침범되었다고는 생각하기 힘들다. 따라서 장티푸스는 감염성 장염이라고는 하지 않는다.

장티푸스 증상을 생각할 때, 「장티푸스라는 말에 '장'이라는 단어가 붙어 있기는 하지만, 나타나는 증상은 '장'이라는 말에서는 연상하기 힘든 것」이라고 생각하면 된다.

4) 세균성 식중독의 치료

Clostridium botulinum(호흡관리)이나 O157(용혈성 요독증 증후군<HUS>예방)은 별도로 하고, 주로 설사 치료에 중점을 둔다.

(1) 수액

보통 스포츠 음료나 미음을 마시게 하면 된다. 심한 탈수증상이 나타나는 경우에는 수액을 실시한다.

수액 방침

- 이뇨가 될 때까지 칼륨이 포함되지 않은 액(생리식염수)을 신속하게 공급한다(10mℓ/kg/시간).
- 이뇨가 원활해지면 칼륨이 함유된 유지액을 서서히 공급한다(24시간 이내에 부족한 수분량의 1/2이 보충되도록 한다).

(2) 항생제

경증에서는 투여하지 않아도 낫지만, 중증 이상(고열, 잦은 설사, 구토, 탈수증상, 순환기증상, 신경증상)인 경우에는 투여하는 것이 좋다. 그리고 면역력이 저하된 상태(영유아, 고령자)에 대해서도 사용한다.

(3) 지사제

설사를 멈추게 하면, 오히려 독소 배출이 늦어진다는 의견이 있으므로 적극적으로 사용하지는 않는다.

3. 세균성 식중독 원인균

1) 독소형 식중독의 원인균

(1) 보툴리누스균 *Clostridium botulinum*

*C. botulinum*은 보툴리누스 독소를 생성한다. 이 독소는 극히 적은 양으로도 사망에 이를 수 있는데, 다행히 열에 약하므로 먹기 전에 가열하면 독소를 파괴할 수 있다. 독소는 매우 무섭지만 균 자체는 거의 해가 없다. 어느 정도의 균은 먹어도 문제가 없다.

*Clostridium botulinum*은 혐기균이다. 산소가 적은 환경, 예를 들어 **통조림**, **병조림**, **진공팩** 등은 증식에 가장 적합한 환경이다.

- 홍합초절임, 연근겨자무침, 통조림, 벌꿀
- 운동계는 장애, 감각계는 정상. 호흡근 마비로 사망에 이르는 경우도 있음

(2) 황색포도상구균 *S. aureus*

황색포도상구균은 화농된 상처뿐만이 아니고 건강한 사람의 목이나 콧속, 피부, 모발 등에도 존재한다. 그리고 이것이 생산하는 독소인 enterotoxin은 열에 강한 특징을 가지고 있다(이것은 *Clostridium botulinum*과는 정반대의 성격이다). 균 자체는 열에 약하기 때문에 가열해서 간단히 멸균할 수 있지만, enterotoxin만은 남게 된다. 그러므로 이미 enterotoxin에 오염된 음식물은 가열했다고 해도 먹으면 식중독을 일으킨다(**표 6-7**).

S. aureus 식중독은 잠복시간이 짧은 것이 특징이다. 섭취한 enterotoxin이 직접 중독을 일으키므로, 잠복시간은 3시간으로 모든 식중독 중에서 가장 짧다. *C. botulinum*의 잠복시간은 12~24시간으로 상당히 긴데, 이것은 botulinum toxin이 장관에서 흡수되어 신경근 접합부까지 운반되고 작용하기까지에는 시간이 걸리기 때문이라고 설명할 수 있다.

증상으로는 식중독, 즉 구역(nausea), 구토, 설사, 복통을 나타낸다.

S. aureus 식중독에서는, *C. botulinum*에 의한 식중독처럼 식중독에 걸리기 쉬운 식품이 특별히 있는 것이 아니지만 균이 묻어 있는 식품을 섭취하면 발병한다. 따라서 조리하는 사람의 손가락 상처에 감염한 *S. aureus*에 의해 감염되는 경우가 있다.

- 잠복시간은 3시간으로 가장 짧다.
- Eterotoxin은 열에 강하다.

보툴리누스균	vs	황색포도상구균
열에 약하다	독소	열에 강하다
12~24시간	잠복기	3시간(1~4시간)
근육이완	증상	토기, 구토, 설사, 복통
O_2가 적은 조건	식품	가리지 않는다

[표 6-7] 보툴리누스균과 황색포도상구균

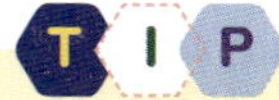

중요한 *Clostridium*속의 4종류 균

- *C. botulinum* 보툴리눔 중독
- *C. perfringens* 가스괴저, 식중독(일명 웰치균)
- *C. tetani* 파상풍
- *C. difficile* 위막성 결장염

이상 4종류의 균이 어떠한 질환을 일으키는지 반드시 기억하자.

4. 1군 법정감염병

콜레라균과 이질균은 감염성 장염의 원인균이지만, 식중독의 원인균으로는 보지 않는다. 그러므로 항목을 바꾸어 설명하도록 한다. 또 같은 1군 법정감염병이라도 장티푸스, 파라티푸스는 감염성 장염이 아니므로 여기에서는 다루지 않겠다.

1) 콜레라 Cholera

- 쌀뜨물과 같은 watery diarrhea가 나온다(몇 리터나 될 수도 있다).
- 심한 탈수증상을 보인다.
- 복통이 없다.
- 발열이 없다.
- 설사 후 구역, 구토 증상이 있다.
- 잠복기간은 1~3일이다.

TIP

식중독은 왜 여름에 많이 발생할까?

식중독이 여름에 많이 발생하는 이유는 세균 분열이 온도에 따라 달라지기 때문이다. 10℃ 이하에서는 거의 증식하지 않고, 10℃부터 증식을 시작하여 30~35℃에서는 매우 활발하게 증식한다. 따라서 여름은 세균이 증식하는 데에 있어 최고의 환경인 것이다. 또한 조리한 것은 바로 먹든지 또는 냉장고에 보관하는 습관을 들여야 한다.

'세균이 중독량까지 증식해도 가열하면 괜찮겠지' 하고 생각하기 쉽다. 그러나 장염비브리오균이라면 괜찮겠지만 *S. aureus*라면 이야기가 달라진다. 만약 독소가 생겼다면 조리할 정도의 가열로는 죽지 않으므로 식중독에 걸리게 되는 것이다.

O157의 O란?

세균을 혈청학적으로 구별할 때에는 균체와 편모의 항원성을 이용한다. 즉, 균체에 어떤 항체가 특이적으로 결합하고, 편모에 어떤 항체가 결합하는가를 알아야 한다. 이때 균체의 항원성을 O로 표시하고 편모의 항원성을 H로 나타낸다. 참고로 말하자면, 콜레라균(Vibrio cholerae)은 O1항원을 가진다. 앞에서 나온 ETEC에는 각각 O6, 8, 20, 25…와 같은 여러 종류의 세균이 있다. 그러나 장출혈성 대장균(EHEC)에는 O157이라는 항원을 가진 단 하나의 세균만이 알려져 있다.

EHEC의 편모쪽은 H7이므로 정확하게는 O157 : H7이라고 한다. 장병원성 대장균(*entero-pathogenic Escherichia coli*)의 O항원은 어느 정도 분류할 수 있으므로 O항원을 조사하면 어떤 형태인지 알 수 있다.

6 약인성 장염 Drug induced enteritis

1. 원인이 되는 약제

약물에 의해 소화관에 병변이 생기는 질환이다. 원인이 되는 약제를 크게 항생제와 항암제로 나누어 생각하자.

1) 항생제

장관에는 여러 종류의 상재균(normal flora)이 일정한 균형을 유지하며 살고 있다. 이들 상재균에 의해 장내세균총이 형성된다(p.29~30).

세균들이나 신체가 이상적인 상태를 유지하고 있을 때 항생제가 투여되었다고 하자. 어떤 세균은 항생제에 의해 죽게 되고 어떤 세균은 살아남을 것이다. 그렇게 되면 지금까지의 균형이 깨지고 비정상적으로 증식하는 세균이 생길 수 있다.

이렇게 해서 발생하는 병태를 항생제기인 장염이라고 한다.

2) 항암제

항암제는 세포주기에 작용함으로써 그 효과를 발휘한다. 암세포만 특이적으로 침범하는 것이 아니기 때문에, 세포주기가 빠른 것은 비특이적으로 침범당한다. 소화관 점막세포는 세포주기가 빠르므로 항암제 부작용의 표적이 될 수 있다. 구강내 궤양을 비롯하여 이른바 위장장애라고 불리는 오심, 구토, 설사를 유발한다. 대부분의 항암제에서 위장증상이 일어난다.

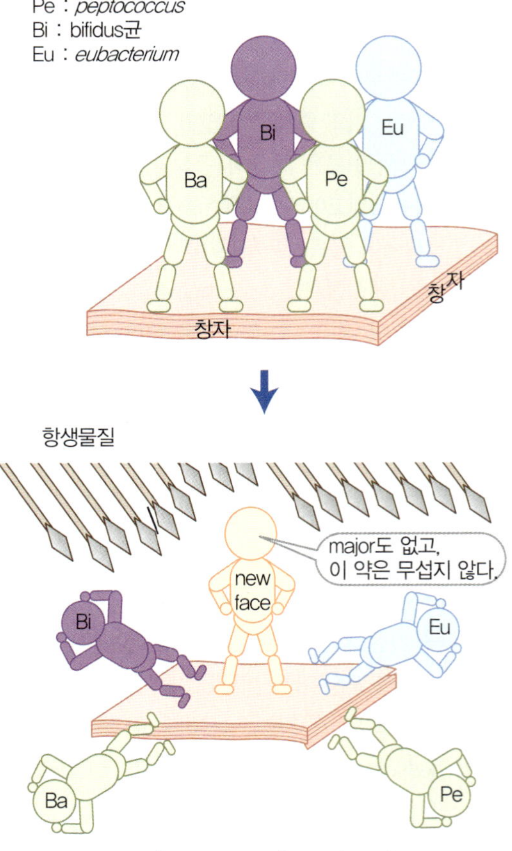

[그림 6-14] major 4

2. 항생제 기인 장염
Antibiotic associated enteritis

장내세균총은 다양한 균으로 구성되어 있는데, 그 대부분은 혐기균인 *Bacteroides, Peptococcus, Bifidobacterium*(비피더스균), *Eubacterium*이다. 이들을 편의상 major 4라 칭하겠다. 항생제 기인 장염에서 원인이 되는 균은 major 4를 비롯한 장내세균총에 의해 증식이 억제된다.

이와 같이 안정된 상태에서 항생제가 투여되면, 항생제에 감수성이 있는 major 4가 죽고 항생제에 의해 죽지 않았던 새로운 균이 나타나게 된다(**그림 6-14**).

지금부터 공부할 항생제 기인 장염은 이러한 균 교대현상 외에도 면역상태나 미세순환(microcirculation) 등의 요인이 중복되어 발생한다.

항생제 기인 장염에는 다음의 3가지가 있다.

- 출혈성 장염(hemorrhagic enteritis)
- 거짓막결장염(pseudomembranous colitis)
- MRSA 장염(Methicillin resistant Staphylococcus aureus enteritis)

VI

3. 출혈성 장염 Hemorrhagic enteritis

이 항목에서 공부할 것은, 바로 위막성 결장염과의 비교이다.

- 잠복기간(항생제 투여에서 증상발현까지의 시간)이 짧다(1~7일).
- 혈변이 나온다.
- 급성 복증(acute abdomen)이 나타난다.
- 치료약이 없다(원인 항생제의 투여중지뿐이다). → 방치해 두어도 낫는다는 의미이다.

원인균으로서는 *Klebsiella oxytoca*가 가장 주목을 받고 있다.

4. 위막성 결장염/거짓막 잘록창자염 Pseudomembranous colitis

사진(**그림 6-15**)을 보아도 알 수 있듯이, 위막성 결장염에서는 결장에 거짓막이 형성된 것이 분명히 보인다. 병명도 여기에서 유래된 것이다.

원인균은 혐기균인 *Clostridium difficile*이다. *C. difficile*은 독소를 생산하는 균으로 이 독소에 의해 설사를 비롯한 증상들이 나타난다.

이 위막성 결장염은 **고령자나 입원환자에게서 많이 발병**하는 것으로 보아, 면역력 및 전신상태가 약한 사람일수록 *C. difficile*이 증식하기 쉽다는 것을 알 수 있다.

시작이 완만하고 서서히 진행되며, 물설사가 주

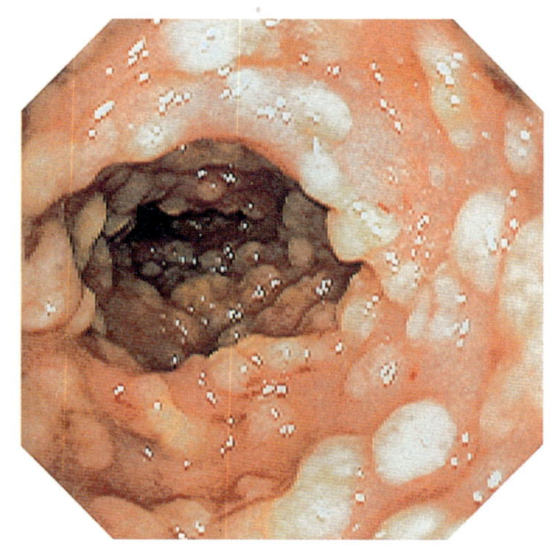

[그림 6-15] 위막성 결장염의 내시경사진

된 증상으로 나타난다. 고령자에서 좀처럼 치료되지 않는 설사증이 있으면 반드시 감별에 들어가야 한다.

이에 대한 치료는 일차적으로 항생제를 중지하고 Metronidazole을 경구투여한다(IV도 가능하나 경구투여가 더 효과적). 만약 Metronidazole로 치료가 더 잘되지 않는 경우 Vancomycin을 경구투여한다. Vancomycin은 장관에서 흡수되지 않으므로 전량이 대장까지 도달하여 균에 작용한다.

5. MRSA 장염 Methicillin resistant staphylococcus aureus enteritis

MRSA(methicillin resistant S. aureus)는 보통의 항생제로는 죽일 수 없는 매우 까다로운 균이다. MRSA 장염은 포도상구균이 증식된 결과 발생하는 장염이다.

1) 치료

위막성 결장염과 같이 Vancomycin의 경구투여이다.

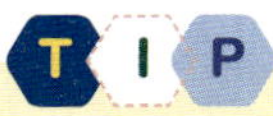

Vancomycin의 경구투여

Vancomycin은 MRSA의 특효약으로 사용되는 항균제로, 보통은 정맥주사로 사용된다. 그러나 위막성 결장염 치료에서는 정맥주사를 사용하지 않는다. 왜냐하면 대장의 병변 부위에서 항균작용을 할 정도의 농도를 유지하려면 대량의 Vancomycin 정맥주사가 필요한데, 이렇게 대량을 사용하게 되면 신장장애를 비롯한 부작용도 무시할 수 없기 때문이다. 그러나 Vancomycin은 장관에서는 흡수되지 않으므로 부작용을 걱정할 필요가 없다. 또한 혈액으로 묽어질 염려도 없다. Vancomycin의 경구투여는 부작용 면에서도 경제적 면에서도 좋은 투여법이다.

대장 게실성 질환 및 게실염
Diverticular disease of the colon, diverticulitis

1. 발생기전

소화관에도 물론 혈액이 공급되며, 특히 점막에서 점막하층에 걸쳐서는 근육층을 뚫은 혈관에 의해 영양을 공급받는다. 따라서 그 부분은 근육에 구멍이 뚫려 있는 상태이므로 압력에 약하다. 대장은 소화관벽이 얇으면서 또한 압력이 걸리기 쉬운 부위(변을 볼 때 힘을 주게 되는 등)이므로 근육 구멍에서 뭔가 불룩 튀어나오게 된다. 즉 hernia가 생긴 것이다. 이것이 대장 게실(diverticulum)의 발생기전이다(그림 6-16).

2. 증상

기본적으로 증상이 없다. 게실에 변 덩어리가 쌓여 있는 경우도 있어 염증을 일으키면(diverticulitis의 상태), 복통, 출혈(혈변으로 나타난다)이 발생한다. 또 구멍이 생기면 복막염을 일으킨다.

3. 치료

안정과 대증요법이 주된 치료가 된다. 심해지면 외과 치료를 실시하기도 한다.

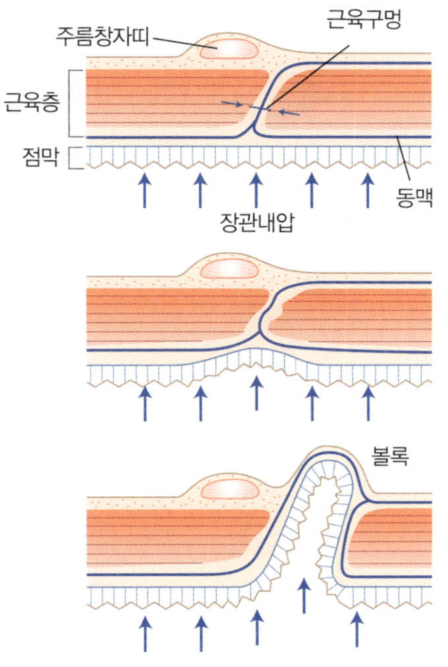

[그림 6-16] 대장 게실의 발생기전

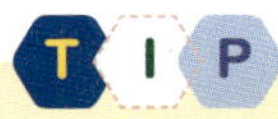

진짜 게실 True diverticulum과 가짜 게실 False diverticulum

게실이라고 하면 식도 질환에서 다루는 3종류의 게실(Zenker 게실, Rokitansky 게실, 횡격막상 게실)와 Meckel 게실, 대장 게실이 자주 나온다. 그리고 이들이 진짜 게실인지, 가짜 게실인지에 대해서는 시험에서도 자주 출제된다.

- 진짜 게실 … 게실벽에 근육층이 있다.
  → Meckel 게실, Rokitansky 게실
- 가짜 게실 … 게실벽에 근육층이 없다.
  → 대장 게실, Zenker 게실, 횡격막상 게실

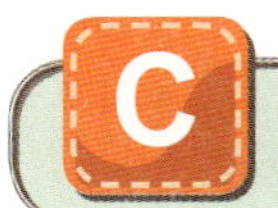

소화·흡수 관련 질환

소화와 흡수에 대해 총론에서 공부했지만, 다시 한 번 흡수불량 증후군과 단백소실위장증을 통해 자세히 공부하기로 하자(탄수화물, 단백질, 지방의 소화흡수에 대해 일반적인 지식을 전제로 설명한다).

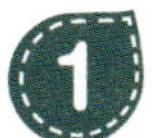

흡수불량 증후군 Malabsorption syndrome : MAS

1. 흡수불량 증후군의 개념

우리는 식품을 소화하여 영양 성분만을 흡수한다. 즉, 탄수화물, 아미노산, 지방을 비롯하여 비타민, 미네랄(금속이온)에 이르기까지 모든 영양 성분을 흡수하는데, 이들 영양소를 혈중으로 받아들여야 비로소 흡수했다고 할 수 있다.

소화와 흡수 중 어느 한쪽만 부족해도 흡수불량이 생긴다(**그림 6-17**). 그런데 소화불량 증후군이라는 명칭은 없다는 것에 주의하자. 결과적으로 흡수불량이 되므로 소화불량은 흡수불량에 포함된다.

영양소를 흡수하지 못하면 결핍에 따른 여러 가지 증상이 발생한다. 흡수불량에 따른 여러 증상을 일괄하여, 흡수불량 증후군(malabsorption syndrome)이라고 한다.

흡수불량 증후군에서는 지방변이 문제가 되는 경우가 많은데 그 이유는 무엇일까? 당이나 아미노산에 비해 지방은 소화, 흡수가 복잡하여(**p.27**) 장애를 받기가 쉽기 때문이다. 그래서 지방의 소화, 흡수에 대해 잘 이해하는 것이 흡수불량 증후군을 이해하는 지름길이며 필요충분조건이다.

공부해야 할 중점 사항은, 다음 3가지이다.

- 지방의 소화와 흡수에 대해 다시 한번 공부한다.
- 어떤 질환으로 흡수불량 증후군이 초래되는가?
- 어떠한 결핍증상이 나타나는가?

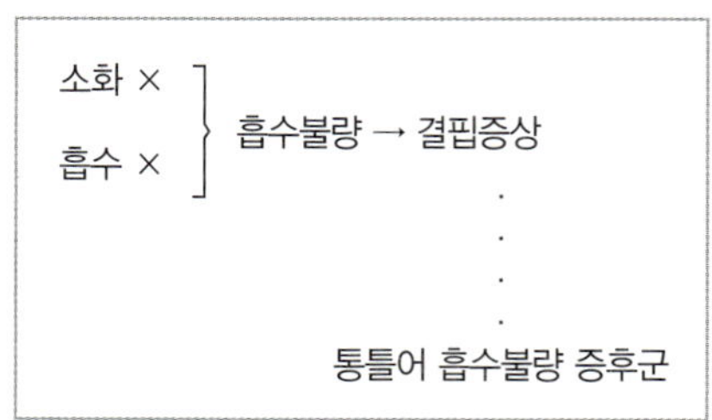

[그림 6-17] 흡수불량 증후군
(malabsorption syndrome)

2. 단백소실위장증의 개념

흡수불량 증후군을 공부하다 보면, 마지막 부분에서 단백소실위장증(protein-losing gastro-enteropathy)이 나온다. 단백소실위장증을 유발하는 질환은 흡수불량 증후군과 매우 많이 중복된다. 이러한 점들 때문에 두 질환을 혼동할 수 있는데 그 차이점을 간단하게 정리해 보자(그림 6-18).

우리 몸이 정상일 때는 음식물 덩어리를 소화하고 흡수한다. 그래서 장관벽에서 단백질이 새어나오는 일은 없다. 그러나 아래와 같은 경우를 생각해 보자.

- 흡수불량 증후군
  → 소화불량과 흡수불량을 생각할 수 있지만 단백질은 누출되지 않는다.
- 단백소실위장증
  → 소화와 흡수는 정상적으로 이루어지지만, 장관벽에서 단백질이 누출된다.

이처럼 명백한 차이가 있음에도 불구하고, 왜 중복되는 경우가 많은 것일까?

염증성 장질환을 예로 들어 보자. 장관에 염증이 생기면 그 장관벽은 흡수 장소로서의 능력을 잃어버린다(흡수불량). 그와 동시에 염증이 있는 병소부위의 모세혈관 투과성이 높아져 혈장단백을 장관내로 빼앗기게 된다(단백질 누출).

이처럼 단백소실창자 질환과 흡수불량 증후군은 개념적으로는 완전히 별개이지만, 그 안에 포함되는 질환은 염증창자 질환을 중심으로 중복되는 것이 많다.

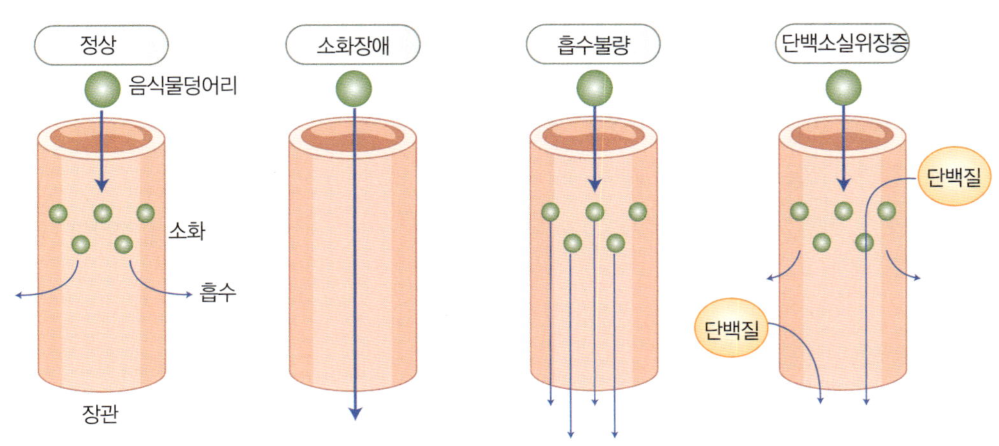

[그림 6-18] 흡수불량 증후군과 단백소실위장증의 차이

TIP

누출과 삼출

흉수·복수에 관해 공부할 때, 그것이 누출성인지 삼출성인지 검사소견으로 파악하여 원인 질환을 생각해야 한다. 이때, 누출액인지 삼출액인지의 감별점으로는 액 속에 단백질이 많은가 적은가 하는 것이다. 누출액에는 단백질 함량이 적고, 반대로 삼출액에는 많다.

따라서 단백누출성 위장증이라고도 하고 단백소실 위장증이라고도 한다.

이것을 영어로 표시하면 다음과 같다.

- 누출액 ; transudate
- 삼출액 ; exudate
- 단백소실위장증 ; protein–losing gastroenteropathy

3. 지방이 잘 흡수되지 않는 이유

앞에서는 간단히 '소화, 흡수체계가 복잡하기 때문'이라고 했는데, 그것으로는 충분하지 않다.

여기에 대해서는 p.194의 플러스코너를 잘 읽어 보자.

4. 비타민의 흡수불량

1) 수용성 비타민과 지용성 비타민

비타민에는 A, B, C, D, E, K가 있는데, B와 C가 물에 녹기 쉽고(수용성 비타민) 나머지 A, D, E, K는 기름에 녹기 쉽다(지용성 비타민)(표 6–8).

지용성 비타민은 기름과 함께 움직이므로, 지방흡수 장애가 있을 때에는 당연히 지용성 비타민의 결핍증상이 나타난다.

그리고 수용성 비타민 중에서는 비타민 B_{12}만 특수한 경로로 흡수되므로 별도로 공부해야 할 필요가 있다.

수용성 비타민	지용성 비타민
B_1	A
B_2	D
B_6	E
B_{12}	K
C	

[표 6–8] 비타민

2) 지용성 비타민 결핍증

우선, 지방흡수 장애가 있으면 '지용성 비타민도 당연히 흡수되지 않겠구나!' 하는 생각을 바로 머릿속에 떠올려야 한다.

지용성 비타민 4가지 중에서, 비타민 E에 대해서는 공부하지 않아도 된다. 미숙아를 제외하고는 결핍증상이 나타나는 경우가 없다. 또한 지용성 비타민은 세포 내에 남기 쉬우므로 대량투여로 중독증상을 초래하는 경우가 있지만, 비타민 E에는 그와 같은 독성이 없다.

3) 수용성 비타민 결핍증(niacin, folic acid도 포함)

비타민 B_{12}를 제외한 수용성 비타민은 공장에서 흡수되고, 비타민 B_{12}는 회장말단에서 흡수된다. 공장, 회장에 병변이 있거나, 공장, 회장이 절제된 상태에서는 수용성 비타민 결핍증이 발생한다.

5. 미네랄 결핍증

Ca, Fe, Zn의 결핍증상에 대해 간단히 알아두자.

- Ca 저하 → tetany 증상
- Fe 저하 → 철결핍 빈혈. 교과서에 많이 나오는 Plummer－Vinson 증후군은 거의 발생하지 않는다.
- Zn 저하 → 미각저하, 아연결핍증, 창자병증 말단피부염(acrodermatitis enteropathica)

VI

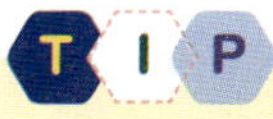

비타민 K에 대한 정리

Q : 비타민 K가 결핍되면 상승하는 것이 무엇인가?

A : PIVKA이다. 간암에서도 상승하는 경우가 있다.

Q : 비타민 K의 활성화 억제제(competitive inhibitor)는 무엇인가?

A : Warfarin이다. 심장의 인공판막 치환수술 후의 혈전예방 등에 사용된다.

Q : 폐쇄황달(obstructive jaundice)에 동반되는 출혈경향에서 수치가 낮아지는 것은 어느 것인지 2개를 골라라.

a. fibrinogen

b. prothrombin

c. 제VII인자

d. 제VIII인자

e. 제XIII인자

A : 지금까지 설명한 지방의 흡수를 이해했다면, 정답은 간단하게 찾을 수 있을 것이다. 폐쇄황달이라고 하면, 바로 빌리루빈(bilirubin)을 생각하게 되는데 여기에서는 담즙산에 주목하자. 아래와 같은 방법으로 생각해 보자.

폐쇄황달(obstructive jaundice)

→ 담즙산이 십이지장으로 나오지 않는다.
→ 미포를 만들 수 없다.
→ 지방 흡수가 불가능하다.
→ 지용성 비타민을 흡수할 수 없다.
→ 비타민 K 결핍
→ 응고인자 II, VII, IX, X의 저하
→ 출혈경향(출혈시간 정상, APTT, PT연장)

정답은 prothrombin과 제VII인자이다.
응고인자를 알고 있어도 fibrinogen이 응고인자 I, prothrombin이 응고인자 II라는 사실을 모르면 틀리므로 주의하자.

6. 흡수불량 증후군에서 나타나는 증상

체중감소, 저단백혈증과 함께 비타민, 미네랄의 저하로 인한 여러 가지 증상이 나타난다(**그림 6-19, 표 6-9**).

얼굴이나 몸통 등 몸의 중심이 야위는가 하면, 손, 발, 종아리 등 몸의 말초는 저단백혈증으로 인한 부종 때문에 커진다. 근육은 모두 위축되고 피하지방은 소실된다. 가슴은 답답하고 배는 팽창된다. 저영양, 저단백혈증이 심해지면 누출성 흉수 · 복수가 나타난다.

피부는 빈혈 때문에 창백해지는데, 피부염이나 출혈반이 나타나기도 한다. 또 빈혈이나 비타민 B_{12} 결핍으로 인해 무력 권태감이 생긴다.

간단히 말해, 쇠약, 빈혈, 부종, 무력권태감 등이 나타난다.

충수염에서 공부할 내용은 복통의 관찰방법, 복통을 호소하는 환자들을 어떤 방법으로 진찰할 것인가 하는 것이다. 시험에 자주 등장하는 질환이므로, 염증성 장질환에서 독립시켜 별개의 범주로 다루었다.

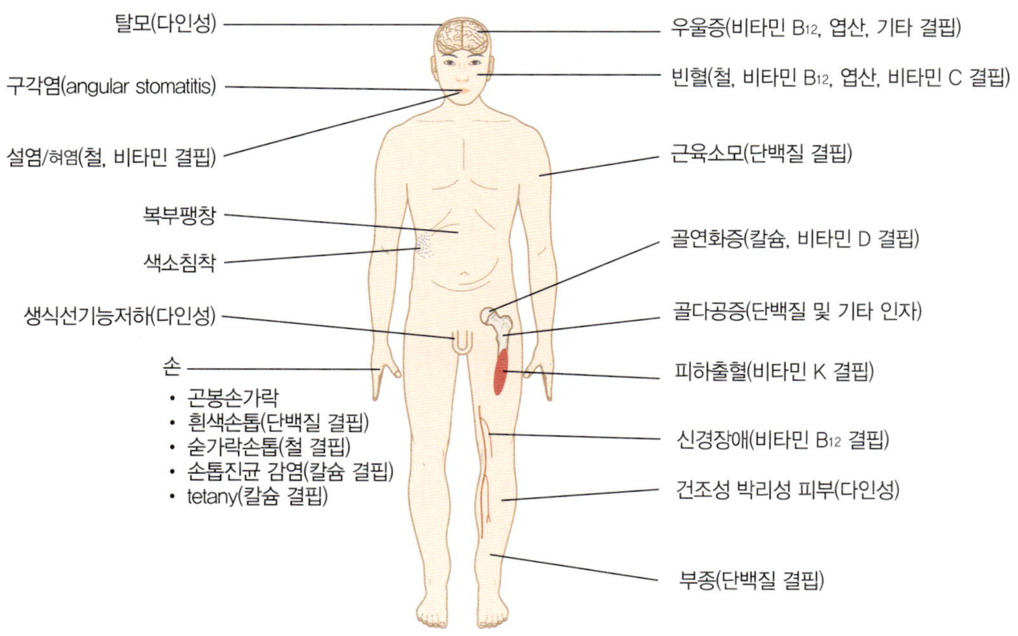

[그림 6-19] 흡수불량 증후군의 임상증상

임상증상	검사소견	병태생리
쇠약, 부종	• 혈청 albumin↓	• albumin 누출(장관)↑ • protein 섭취↓ • protein 흡수↓
체중감소, 기름기 있는 대량의 분변, 지각이상, tetany	• 변 속의 지방량↑ • 혈청 carotene↓ • 혈청 Ca^{2+}↓ • Al-P↑ • 뼈형성(X-선 검사)↓ • 혈청 Mg^{2+}	• 지방, 탄수화물, 단백질의 섭취 및 흡수↓ • Ca^{2+}, 비타민 D, Mg^{2+}의 흡수↓
반상출혈, 점상출혈, 혈뇨, 빈혈	• prothrombin time↑ • macrocytic hyperchromic anemia 혈청 비타민 B_{12}↓ • 비타민 B_{12}, folic acid의 흡수↓ • microcytic hypochromic anemia 혈청철, 골수의 철결핍↓	• 비타민 K 흡수↓ • 비타민 B_{12}, folic acid의 흡수↓
허염, 복부팽만, 장연동음, 방귀, 물설사	• 혈청 비타민 B_{12}, folic acid↓ • D-xylose 흡수↓ • 소장점막의 이당류 분해효소↓ • 소장의 mirror image(X-선 검사)	• 비타민 B류 흡수↓ • 단당류, 아미노산 흡수↓ • 이당류 분해효소↓

[표 6-9] 흡수불량 증후군의 임상증상, 검사소견, 병태생리

흡수불량증후군 핵심정리

병태생리로 보는 흡수불량증후군

영양소를 흡수하지 못하면 결핍에 따른 여러 가지 증상이 발생한다. 흡수불량에 따른 여러 가지 증상을 일괄하여, 흡수불량 증후군이라고 한다.

병 인	• 설사는 흡수불량 시 나타나는 가장 일반적인 증상으로, 영양소와 지방이 흡수되지 못할 때이차적으로 발생한다. 그 예로 **지방변**을 들 수 있는데, 지방변은 담즙산이 결합하지 못하거나, 지방이 흡수되지 않은 경우, 장관에 박테리아가 있을 때 발생한다.
병 태	• 알부민 누출 증가 • 프로테인 섭취 및 흡수 저하 • 지방, 탄수화물, 단백질의 섭취 및 흡수 저하 • 비타민 K, B_{12} 흡수 저하 • 단당류, 아미노산 흡수 저하
증 상	• 체중감소 • 지방변, 설사 • 저단백혈증 • 탈모, **부종** • **무력권태감**, 우울증 • **빈혈** • 골연화증, 골다공증

진단 및 검사	• 지방변의 진단 – 분변지방 염색법 – 혈청 카로틴 – 혈청 콜레스테롤 • D-xylose 검사 • Schilling test(비타민 B_{12} 흡수시험)
치료	• 원인적 치료 • 식이요법

VI

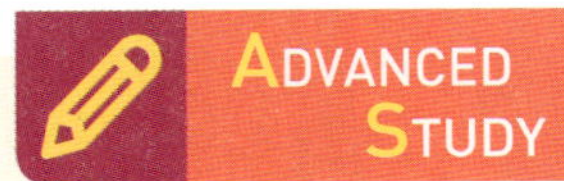

소화 · 흡수 관련 질환

단백소실위장증 Protein-losing gastroenteropathy

단백소실위장증이란 단백뇨 또는 단백합성 장애 없이 저단백혈증과 부종을 일으키는 증후군으로 그 원인 질환을 치료해야 한다.

흡수불량 증후군 항목에서 흡수불량성 증후군과 단백소실위장증의 차이 및 이 2가지 질환에 걸쳐서 발생하는 질환이 많다는 것도 이미 설명하였다.

여기에서는 다음 사항에 대해 살펴보도록 한다.

- 단백소실위장증을 초래하는 대표적 질환
- 검사
- 증상

마지막으로 단백소실위장증을 초래하는 질환의 일람표를 실어 놓았으니(표 6-10, p.193), 앞에서 나온 흡수불량 증후군의 분류표와 비교해 보자.

1. 장관 내에서 단백질이 소실되는 이유

3가지 원인을 생각할 수 있는데, 이 원인들이 서로 복합적으로 연관되어 단백질이 소실된다고 본다.

1) 림프계의 이상

림프관 형성에 이상이 있거나 가슴림프관(thoracic duct)의 폐쇄로 림프관압이 상승함으로써 창자림프벽이 압력에 견디지 못하고 파괴되면서 단백질이 소실된다고 생각된다.

원발성 창자림프관 확장증, 간경변, 수축성 심외막염, 베체트병(Behcet's disease), 악성 림프종(malignant lymphoma), 장결핵, 크론병(Crohn's disease) 등의 질환에서는 림프계 이상에 기인하는 것으로 보이는 단백질 소실이 나타난다.

림프관으로의 이행이 원활하지 못하기 때문에 지방의 흡수불량도 일어난다는 것에 주의하기 바란다.

2) 모세혈관의 투과성 항진

류머티스성 질환 등 알레르기 기전이 관계하는 것으로는, 모세혈관의 투과성 항진이 보고되어 있다. 아밀로이드증(amyloidosis)에서는 아밀로이드가 혈관벽에 침착하여 투과성이 항진한다고 생각되며, 실제로 출혈과 단백질 소실이 나타난다.

3) 장관점막의 이상

상피세포의 염증, 궤양, 암에 의해서도 단백질이 소실된다. 염증성 장질환(inflammatory bowel disease), 폴립(polyp), 폴립증(polyposis), 암 등에서 볼 수 있다.

2. 증상

단백질을 잃어버리게 되므로 저단백혈증이 나타난다. 앞에서 설명했듯이, 림프계 이상 때문에 지방의 흡수도 방해를 받는다. 장관으로 잃어버리는 것은 단백질뿐이 아니다. 세포도 새어나온다. 과립구가 감소하는 경우는 없지만 림프구가 감소한다. 림프관계의 이상 때문에 단백소실위장증이 나타난다는 것을 이해하게 되면, 림프관을 흐르는 지방 및 림프구가 새어나오는 원리도 이해할 수 있을 것이다. 또 금속이온도 잃게 되는데, 금속이온은 단백질과 결합된 형태로 존재하기 때문에 단백질을 잃어버린다는 것은 동시에 금속이온을 잃어버리는 것이 된다. 특히 Fe^{3+}, Ca^{2+}의 소실이 증상과 관련된다(그림 6-20).

1) 단백질의 소실

단백질 감소를 알부민(albumin)의 감소와 글로불린(globulin)의 감소, 2가지 면에서 생각해 보자(그림 6-21).

알부민이 감소하면 혈장 삼투압이 내려가고 조직에 물이 쉽게 고인다. 이 때문에 부종, 복수, 흉수가 나타나기도 한다.

알부민과 결합된 Ca이나 transferrin과 결합된 Fe가 변 속으로 소실되면 저칼슘혈증이나 철결핍이 되어 tetany, 철결핍 빈혈이 나타날 수 있다.

면역글로불린도 단백질이기 때문에 장관에서 소실된다. 이 때문에 체액면역이 저하되고 면역력이 저하된다.

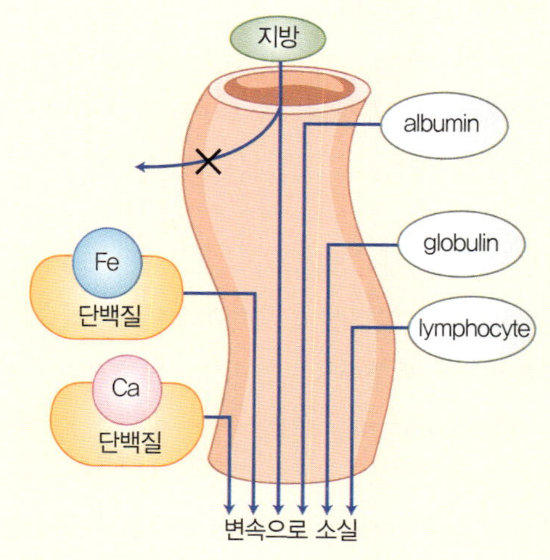

[그림 6-20] 소실되는 것

2) 지방의 소실

지방을 흡수할 수 없다.

→ 혈액으로 들어오지 못한 지방은

① 체외로

② 체내의 틈새로 각각 이동하여

→ ①은 지방변, ②는 유미흉(chylothorax) · 유미성 복수(chylous ascites)를 유발한다. 물론, 지방흡수불량에 의한 비타민 결핍증도 발생한다.

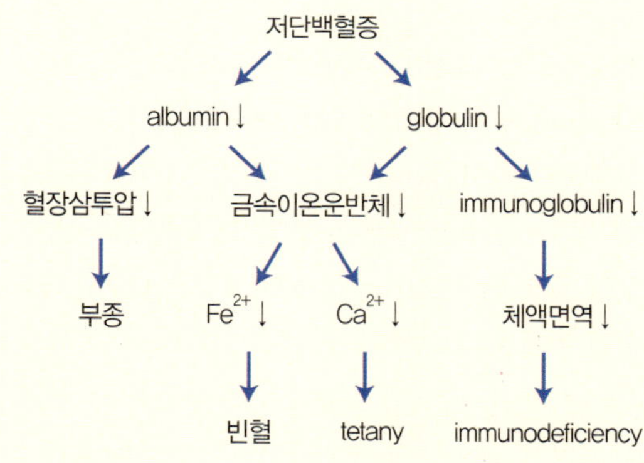

[그림 6-21] 단백질의 소실

3) 림프구의 소실

특히 T세포가 소실된다. 즉, 단백소실위장증에서는 면역글로불린(immunoglobulin)의 저하로 인한 체액면역의 저하와, T세포의 저하로 인한 세포면역의 저하가 나타난다(그림 6-22).

단백소실위장증에서 볼 수 있는 증상은 다음과 같다.

- 부종
- 지방변
- 설사
- 성장장애
- 빈혈
- tetany
- 유미흉/암죽가슴막삼출액, 유미성 복수/암죽복수

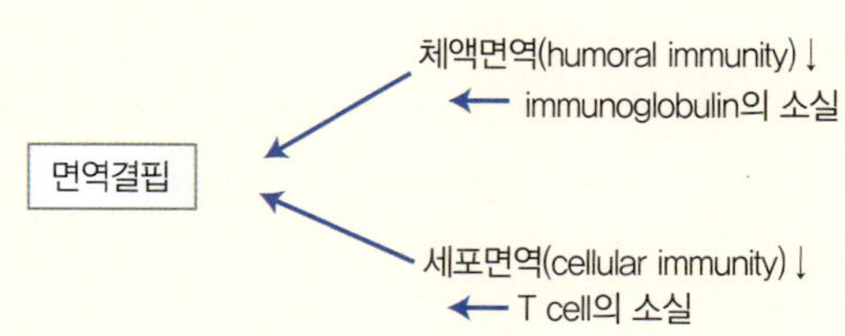

[그림 6-22] 면역결핍(immunodeficiency)

3. 단백질 소실 검사

α_1-antitrypsin clearance test를 실시하는데, 이것은 매우 중요한 시험이므로 반드시 그 원리와 함께 기억해야 한다.

1) α_1-antitrypsin이란?

α_1-globulin 분획에 속해 있는 분자량 54,000의 당단백이다. 단백분해효소를 저해하는 작용을 한다.

이 물질은 장관 내로 새어나와도 소화되지 않고* 변 속으로 나오므로, α_1-antitrypsin Ab를 사용해서 변 속의 α_1-antitrypsin량을 정량할 수 있다.

> α_1-antitrypsin의 항원결정기(epitope)가 그대로 변 속으로 나온다는 의미로, 항원성이 보존된다.

2) α_1-antitrypsin clearance 시험이란?

GFR을 구하는 방법과 같다고 생각하면 된다.

변의 양 : VmL/day

변 속의 α_1-antitrypsin 농도 : F mg/dL

혈청 중의 α_1-antitrypsin 농도 : P mg/dL이라 하면(이하 antitrypsin을 AT로 표기),

α_1-AT clearance = V×F/P(mL/day)이 된다.

식을 바꾸어 보면,

V × F = α_1-AT clearance × P(10-5g/day)

가 된다.

정상인이라면 변 속에 α_1-AT가 없기 때문에, 위 식의 좌변은 0이다. 따라서 α_1-AT clearance는 0이 된다.

만약 변 속에 V×F(10-5g/day)의 α_1-AT가 있다면, 그것은 혈장이 새어나와서 그 혈장 속에 있던 α_1-AT가 변 속에 섞인 것이다.

즉, 다음과 같다.

변 속의 α_1-AT량 = 새어나온 혈장 중에 존재하는 α_1-AT량

다음으로, V×F 만큼의 α_1-AT가 존재하기 위해서는 어느 정도의 혈장이 새어나와야 하는지 궁금할 것이다. α_1-AT량을 혈장 α_1-AT 농도로 나누면 혈장량을 계산할 수 있다. 이 혈장량을 α_1-AT clearance라고 한다.

앞에서 언급했듯이 정상인은 이 수치가 0이다. 그러나 단백소실위장증일 경우에는 이 수치가 높아진다. 즉, 혈장이 새어나오고 있다는 증거이다.

단백소실위장증이라 해도 단백질만 장관 밖으로 나오는 것이 아니다. 혈액 중의 혈장 성분이 새어나온 결과, 그 안에 포함되어 있는 단백질이 동시에 빠져 나오는 것이다(**그림 6-23**). Clearance에 대한 개념을 생각해 보면, 단백소실위장증이라는 말보다는 혈장소실 위장증이라는 말이 더 정확한 표현인지도 모른다. 단백 소실이라는 말 속에는 혈장 소실이라는 의미도 함축되어 있기 때문이다.

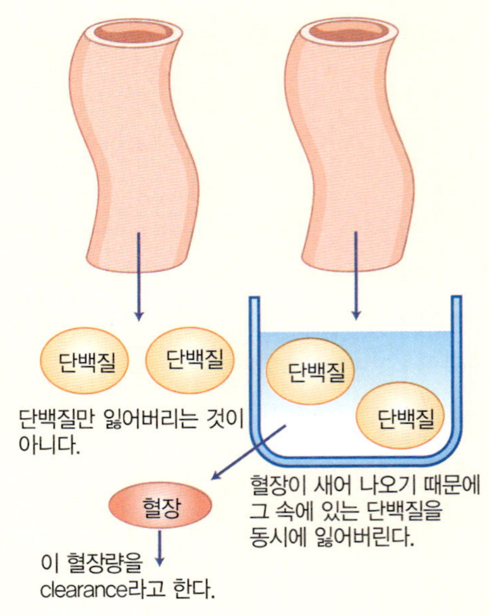

[그림 6-23] Clearance의 개념

4. 대표 질환

1) 거대위점막주름증(Menetrier병, p.121)

현저하게 비후된 위점막에서 단백질이 누출된다. 치료는 위 부분절제술이 가장 유효하다.

2) 장림프관 확장증

림프관장애에 의한 전형적인 예로, 주된 증상은 부종과 설사이다. 또한 유미흉, 유미복수(약 40%), 지방변(약 20%)이 나타난다. 또 면역결핍이 되기도 한다.

조직표본을 보면 점막하 림프관이 비정상적으로 확장된 모습을 볼 수 있다.

3) 울혈성 심부전증/울혈심장기능상실

울혈성 심부전증을 일으키는 질환 중에서는 수축성 심막염(constrictive pericarditis)이 가장 많이 보고되고 있다. 정맥압의 상승이 림프관내압 상승을 유발하여, 림프의 정체(stasis)가 나타난다. 기전은 장림프관 확장증과 같다.

치료는 심장질환의 개선이다.

4) Whipple병

흡수불량 증후군의 한 질환이기도 한데, 장관 림프관의 폐쇄로 인해 단백질이 누출되는 것으로 판단된다.

5) 염증성 장질환

궤양 부위에서 삼출액이 나오기 때문이다.

6) 기타

SLE, 알레르기 위장증, 알레르기 질환, 림프종, 면역결핍증 등으로도 발생한다.

참고로 단백소실위장증을 초래하는 질환을 열거해 놓았다(**표 6-10**). 기억해야 할 대표적인 질환은 앞에서 설명한 1)~5)의 질환이다.

식도질환	소장질환	대장 질환	심질환
식도암 **위장질환** **거대위점막주름증** (Menetrier's disease) 위폴립증(gastric polyposis) 위암 위절제후 증후군 위축위염 미란성위염/까진위염 거대위궤양 호산구위장염 위악성림프종 위그물세포육종	**원발성 장림프관 확장증** sprue(tropical, celiac) 소장 크론병 만성 출혈성 다발성 소장궤양증 장결핵 급성 감염 장염 기생충 감염증 알레르기 위장증 **Whipple's disease** blind loop syndrome 창자 악성림프종 소장혈관종 소장 게실증	궤양결장염(궤양잘록창자염) 대장 크론병 대장암 대장폴립증 (선종증, Cronkhite-Canada syndrome, juvenile polyposis, Peutz-Jeghers syndrome) 아메바대장염 거대대장증 방사선 장염 약인성 장염	**수축성 심장막염** 울혈성 심부전증/울혈심장기능상실 삼첨판 폐쇄부전 심방중격결손증 폐동맥협착증 **기타** 신증후군(nephrotic syndrome) 간경변(liver cirrhosis) 후복막섬유증 만성 췌장염(chronic pancreatitis) 아밀로이드증(amyloidosis) 결합조직질환(SLE 등) 무감마글로불린혈증 (agammaglobulinemia) AIDS

[표 6-10] 단백소실위장증의 장기별 분류(주요 질환)

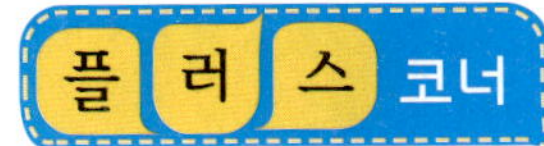

3. 지방흡수의 복잡한 과정에 대하여

- 지방흡수가 복잡해지는 최대의 원인은 2가지이다.

  1. 기름이 물에 녹지 않는다.
  2. 흡수되기 쉬운 조건은 작고 물에 녹기 쉽다.

- 탄수화물이나 단백질은 소화효소에 의해 작아질 수 있고, 또한 작아진 당이나 아미노산은 물에 녹기 쉬우므로 간단히 흡수될 수 있다. 그러나 지방을 흡수하는 경우에는 여러 단계의'복잡한 과정'을 거친다.

1) 제1과정

- 지방은 우선 췌장 리파아제(lipase)와 만나기가 힘들다(제1과정). 기름만으로 무리지어 있으면, 물층 속의 리파아제와는 물층과 기름층과의 경계에서 밖에 만날 수가 없다.
- 물과 기름을 잘 섞으면 작은 기름방울을 만들 수 있는데, 그렇게 되면 물과의 경계면이 늘어나 리파아제와의 만남도 증가된다(**그림 A**). 따라서 위(stomach) 운동으로 물과 기름을 강제로 섞음으로써 제1과정을 극복하고 십이지장에서 리파아제와의 만남을 기다린다.

2) 제2과정

- 공장의 창자상피세포에 흡수되기 위해서는, 작고 물에 녹기 쉬워야 한다는 2가지 전제조건이 있다.
- 리파아제로 분해되어 지방은 작아질 수가 있다. 그러나 작아졌다고 해도 기름은 기름이기 때문에 물에 녹지 않는다(제2과정). 그래서 등장하는 것이 담즙산(bile acid)의 미포 형성(micelle formation)이다(**그림 2-11, p.26**). 미포 상태에서는 물과 친화성이 있으므로 물에 녹을 수가 있다.

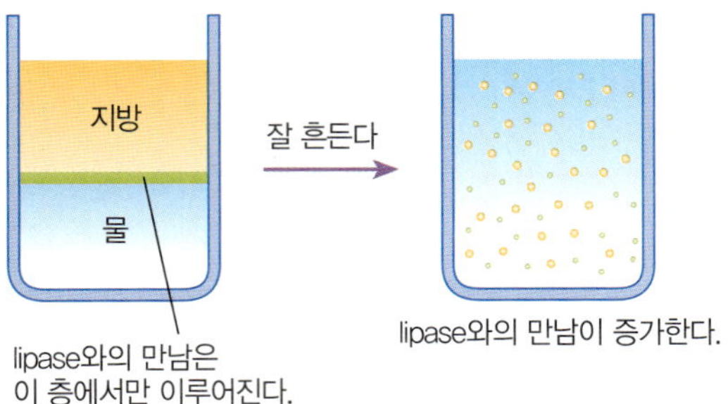

[그림 A] 지방흡수에서의 위(stomach)의 역할

3) 제3과정

- 창자상피세포 내로 흡수된 지방은 그 후 전신으로 이동해야 하기 때문에 혈류를 타야 하는데 여기에서도 지방은 기름, 혈장은 물이므로 장애를 받게 된다(제3과정). 그래서 지방은 담즙산의 미포 형성과 같은 방법으로 장애를 극복할 수 있다(그림 B).
- 여기에서는 아포단백(apoprotein)을 사용하는데, 지방이 아포단백의 껍질 속으로 들어감으로써 물과 친화성을 갖게 된다. 아포단백에 지방이 결합된 것을 리포단백(lipoprotein)이라고 하는데, 창자상피세포에서 방출되는 리포단백을 유미미립/암죽미립(chylomicron)이라고 한다.

4) 제4과정

- 유미미립이라는 방패막을 얻은 지방은 이제 혈류만 타면 된다. 여기에서 제4의 힘든 과정이 기다리고 있다. 즉, 유미미립이 너무 크다는 것이 문제가 된다. 분자량이 작은 당, 아미노산은 모세혈관의 구멍으로 들어가 혈류를 탈 수 있다. 그러나 유미미립은 크기 때문에 장관의 모세혈관으로 들어갈 수가 없다(그림 C). 상피세포에서 방출된 유미미립은 조직 간질액에서 표류하다 림프액으로 회수된다.
- 림프액은 림프관을 통과해, 최종적으로 왼정맥각(정맥각은 subclavian v.과 int. jugular v.이 만나는 곳)에서 혈류에 합류한다.
- 제4과정은 림프관을 통해서 해결할 수 있다. 이와 같이 지방흡수는 여러 단계로 이루어지기 때문에 지방의 흡수불량이 많이 발생한다.

5) 각 과정의 해석

① 제1과정 … 위(stomach)의 장애

위 절제술 후에 나타난다. 위산 분비도 물과 기름이 섞이는 데 도움을 주고 있으므로 무산증에서도 제1과정의 어려움이 발생한다.

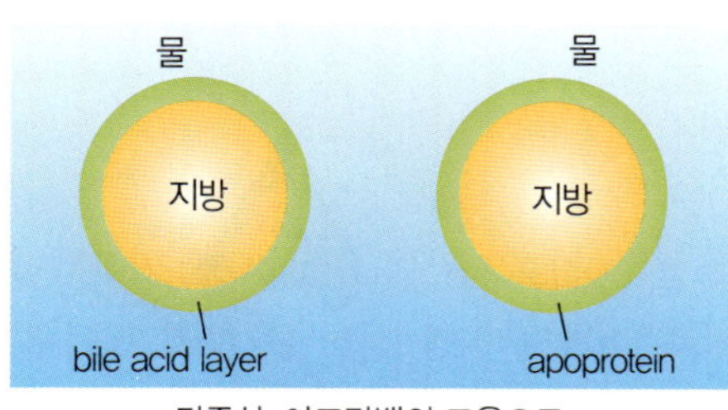

[그림 B] 지방이 물에 녹는 형태

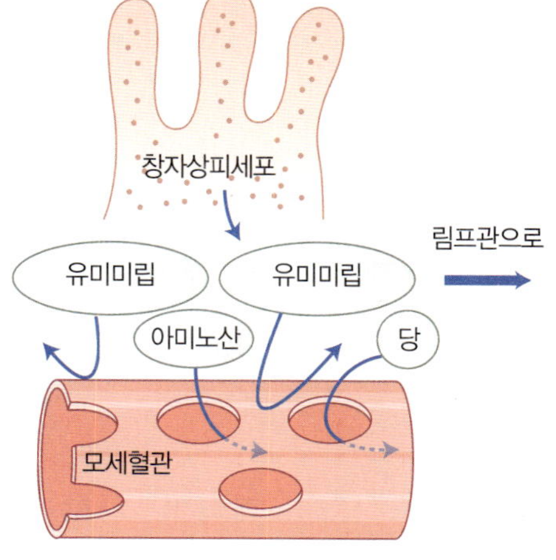

[그림 C] 유미미립은
모세혈관에는 들어가지 못한다

② 제2과정 … 담즙 중의 담즙산의 저하

담즙산의 합성, 분비, 재흡수가 제대로 이루어지지 않는 상태이다. 십이지장 내에서 담즙산의 농도를 유지할 수 없게 되면 미포(micelle) 형성이 어려워져 지방 흡수에 장애를 받는다. 이것은 내용이 조금 복잡하기 때문에 나중에 설명하기로 한다.

③ 제3과정 … 유미미립(chylomicron, 형성 장애)

이것은 드물다.

④ 제4과정 … 유미미립 림프관 수송장애

림프관의 압력이 높을 때에는, 유미미립(chylomicron)이 림프관으로 회수되지 않고 조직 사이에 고이게 된다.

고인 림프액은 배와 가슴으로 흘러간다. 즉, 유미흉(chylothorax), 유미복수(chylous ascites)라는 형태로 나타난다. 암죽이라는 것은 chylomicron을 많이 포함한 림프액을 말한다.

6) 담즙산의 이해(p.26~27 참조)

담즙산(bile acid)은 cholesterol을 원료로 하여 간에서 합성되어 담즙 성분으로서 담낭에 저장된다. 담즙산은 cholesterol에 수산기(−OH)가 결합된 형태가 되므로(그림 2−12), 지용성과 수용성의 양쪽 성질을 모두 가지는 양극성 물질이다.

담즙산은 십이지장유두(duodenal papilla)에서 방출된 후, 지방의 미포(micelle) 형성을 담당한다. 일을 끝낸 담즙산은 회장 말단에서 재흡수된다.

담즙산은 간에서 glycine 또는 taurine에 의해 결합(conjugation)된다. 이것을 결합담즙산(conjugated bile acid)(그림 2−12)이라고 하는데, 결합담즙산에는 미포 형성 능력이 있고, 비결합담즙산(unconjugated bile acid)에는 없다.

여기에서 담즙산의 대사가 어떻게 장애를 받는지 생각해 보자(그림 D).

① 간세포 장애에 의한 간기능 저하

: 담즙산의 생산이 저하된다.

② 담낭적출, 담관운동이상(biliary dyskinesia) 에 의한 담즙분비이상

: 담즙산이 필요할 때 필요한 만큼 분비되지 않는다.

③ 담도/쓸개길 **폐쇄에 의한 폐쇄황달 (obstructive jaundice)**

: 십이지장으로 담즙을 보낼 수 없다.

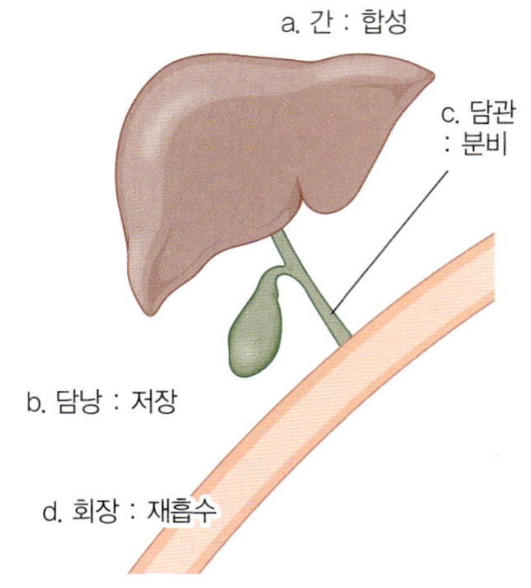

[그림 D] 담즙산(bile acid)의 대사

④ **회장질환에 의한 흡수불량**

회장에 병변이 있다.
→ 회장에서 재흡수되지 않는다.
→ 간에서의 합성이 충분하지 않다.
→ 담즙산의 고갈

⑤ **장 내 세균의 이상증식**

세균이 결합담즙산을 분해
→ 비결합담즙산에는 미포 형성능력이 없다.

담즙산의 대사도 복잡하기 때문에, 대사의 어떤 부분이 장애를 받아도 지방흡수가 나빠진다.

VI

4. 지용성 비타민

1) 원발 담관간경화증(primary biliary cirrhosis)에서 왜 골연화증(osteomalacia)이 발생하는 것일까?

PBC에서는 담즙 배설이 어려워진다는 것이 포인트이다. 지방흡수가 장애를 받으며, 동시에 비타민 D의 흡수도 장애를 받는다. 이 때문에 뼈연화증이 발생한다. PBC는 자가면역질환이므로 스테로이드를 사용하면 되겠지만, 스테로이드는 골다공증(뼈엉성증)을 일으키므로, 골연화증을 동반하는 PBC에는 치료제로 적합하지 않다. 그러나 그러한 뼈병변의 발생에 주의하면서 사용하는 경우도 있으므로 절대금기는 아니다.

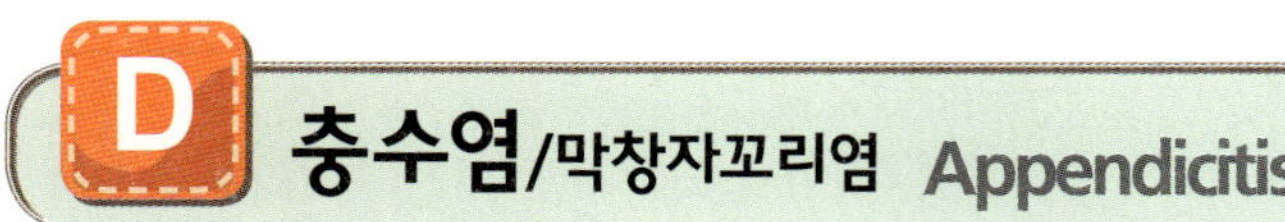

충수염/막창자꼬리염 Appendicitis

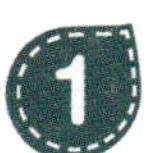

통증의 특징 I (자발통)

우선, 환자는 부위가 확실하지 않은 복통을 느낀다. 통증에 대해서는 앞에서(p.47~52) 언급한 바 있지만 간단히 복습해 보자.

대부분의 복통은 **내장통증(visceral pain)으로 시작하여, 심해지면 몸통증(somatic pain)으로 진행된다**. 이것이 복통의 기본이다. 내장통증은 아픈 부위가 확실하지 않은 둔통(dull pain), 산통(colic pain)이며 몸통증은 국한된 부위에 나타나는 찌르는 듯한 통증이다.

충수염(appendicitis)은 처음에는 명치부위(epigastric region), 배꼽을 중심으로 한 둔통, 산통으로 시작하여 **염증이 복막까지 파급되면 오른쪽 아랫배에 국한된 예리한 통증**으로 진행된다 **(그림 6-24)**.

오른쪽 아랫배가 초기부터 아픈 것이 아니라, 처음에는 위장의 언저리가 아프다는 것이 중요하다. 물론 명치부위 통증을 호소하는 단계, 즉 내장통증을 호소하는 단계에서도 McBurney's point에서 압통(tenderness)이 나타난다. 자발통과 압통은 구별해서 생각해야 한다.

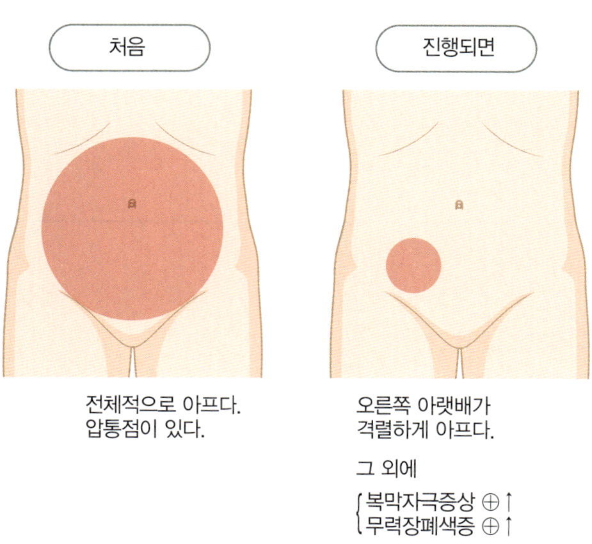

[그림 6-24] 충수염의 진행

통증의 특징 Ⅱ (압통)

압통점과 그에 관련된 임상징후는 아주 고전적이지만 실용적이므로 기억하기 바란다.

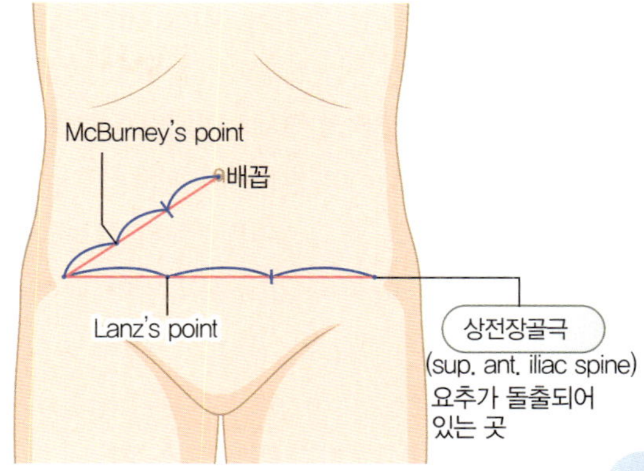

[그림 6-25] 압통점

1. 압통점

외워 두어야 할 것은 McBurney's point와 Lanz's point의 2가지이다(**그림 6-25**).

2. 압통점에 관한 사항

1) Rosenstein 징후

환자를 왼쪽으로 눕게 해서 McBurney's point를 누르면 똑바로 누울 때보다 통증이 심해진다.

2) 임산부

임산부의 충수는 자궁이 커짐에 따라 오른쪽 위로 들어올려진다. 임신 3개월에서는 충수의 이동이 보이지 않지만, 임신 4개월이 되면 충수가 압박 · 이동하기 시작하여 임신 6개월이 되면 충수가 완전히 이동했음을 확인할 수 있다.

통증 이외의 증상, 징후

내장통증(visceral pain), 몸통증(somatic pain) 외에 구역, 구토가 나타난다. 또 발열도 나타난다.

염증이 복막에 미쳐서 몸통증이 발생했을 때에는 복막자극 증상도 동시에 확인할 수 있다. 즉, 복벽경직, Blumberg 징후이다. 복막자극이 심해지면 복막염(peritonitis)이 되고, 복막염이 되면 무력장폐색증(paralytic ileus) 상태가 된다. 그리고 Rovsing 징후도 중요하므로 알아두자. Rovsing 징후란 위를 향해 누운 상태에서, 하행결장을 밑에서 위로 훑듯이 압박할 때 오른쪽 아랫배에 통증이 생기는 것을 말한다(**그림 6-26**).

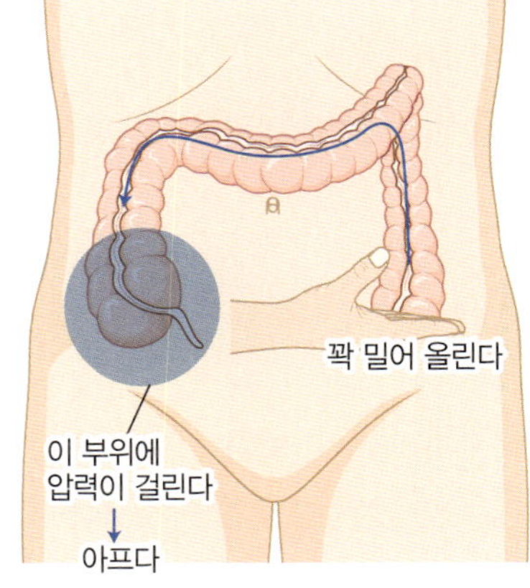

[그림 6-26] Rovsing 징후

4 소아의 충수염

소아 급성 복증(acute abdomen)에서 가장 많이 발생하는 질환이다. 6세 이상에서 많고 2세 이하에서는 드물다. 참고로 말하면, 소아의 급성 복증에서 잊어서는 안 되는 장중첩증은 생후 3개월부터 3세까지 많이 발생한다. 소아의 충수벽은 얇아서 **충수염으로 인해** 천공(perforation)**이 발생하기 쉽다**. 그리고 대망/큰그물막(greater omentum)의 발달이 미숙하기 때문에 천공 후의 복막염은 위험하다(범발성 복막염으로 진행되기 쉽다). 어른인 경우에는 대망이 충수를 싸고 있어 복막염이 퍼지는 것을 억제한다.

5 고령자의 충수염

고령자는 전체적으로 감각이 둔하므로 증상에 대한 호소가 애매한 경우가 많다. 또 호소하지 않는 경우도 있기 때문에 방치되기 쉬워 위독해져서야 비로소 알게 되는 경우가 있다.

6 합병증 (그림 6-27)

진단이나 수술시기가 늦어지면 합병증이 일어날 수 있다.

범발성 복막염은 천공에 의해 발병하며 대장균, 혐기균 등이 원인균이 된다.

- 횡격막하농양
- 범발성 복막염
- 복강내 다발농양
- 맹장주위농양
- 직장자궁오목(Douglas pouch) 농양(여성)

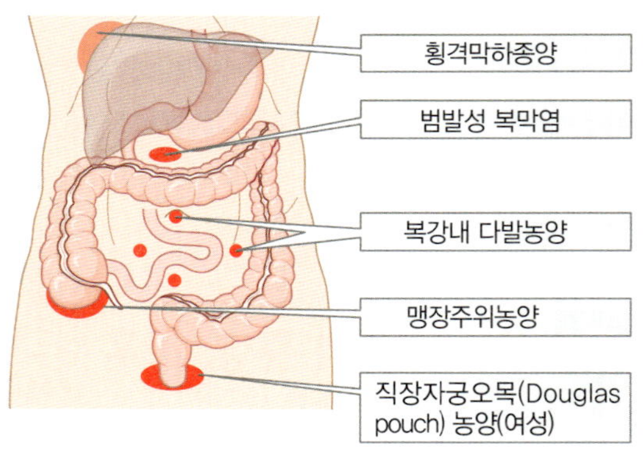

[그림 6-27] 충수염의 합병증

7 치료

심해지지 않으면 보존 치료를 하고, 천공이나 복막염 소견이 있으면 충수 절제술을 시행한다. 복막자극 증상의 유무에 따라 보존 치료를 할 것인지 절제를 할 것인지 선택한다. 대부분의 경우 복막자극 증상이 있으면 절제술을 선택한다.

충수염(막창자꼬리염) 핵심정리

병태생리로 보는 충수염(막창자꼬리염)

충수염은 맹장(막창자) 끝에 달린 가느다란 돌기인 충수(막창자꼬리)에 염증이 발생하는 것을 말한다. 처음에는 명치부위, 배꼽을 중심으로 한 둔통, 산통으로 시작하여 염증이 복막까지 파급되면 오른쪽 아랫배에 국한된 예리한 통증으로 진행된다.

병 인	• 충수관강 폐쇄 : 관강 내부 압력의 증가로 정맥의 배액이 감소하고, 혈전증, 부종이 발생한다. • 충수의 꼬임, 장벽의 섬유상태

병 태	• 처음에는 명치부위, 배꼽을 중심으로 한 둔통, 산통으로 시작하여 염증이 복막까지 파급되면 오른쪽 아랫배에 국한된 예리한 통증으로 진행된다. • 세균이 침입하여 괴사되고 심한 경우 천공이나 파열이 발생하여 복막염으로 진행될 가능성이 있다. • 젊은 연령층에 호발(10~20대)

증 상	• McBurney's point 지점의 통증(Rovsing's 징후) • 내장통증에서 몸통증으로 진행 • 복막자극증상 • 무력장폐색증 • 단단한 복부 촉지(급성 충수염 증상) • 통증 후 구역, 구토 • 식욕 저하 • 발한 • 백혈구(WBC)증가 ※ 복막염이 발생했을 때의 증상 - 얕은 호흡 - 복부 전체의 강직과 통증 - 장음의 소실 * 이러한 복막염 증상을 보일 때에는 우선 의사에게 보고하고 응급수술 준비를 한다.

진단 및 검사	• 압통점 검사 – McBurney's point(이 부위를 눌렀다 뗄 때 통증이 있음) – Lanz's point – Rovsing 징후(+) – 복부 X선 촬영 – 초음파 검사
치료	• 보존 치료 • 충수절제술(천공, 복막염 소견 시) • 항생제 투여

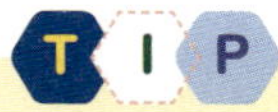

임신부의 충수염

임신부에게 급성 복증(acute abdomen)이 나타났을 경우에는, 산부인과질환 외에 충수염도 생각해야 한다. 임신 후기에 충수가 이동한다는 사실을 모르면, "McBurney's point에 압통(tenderness)이 없다 = 충수염이 아니다"라고 성급한 진단을 내리게 된다. 임신 중에도 충수염에 걸리면 외과적으로 충수 절제술을 시행한다.

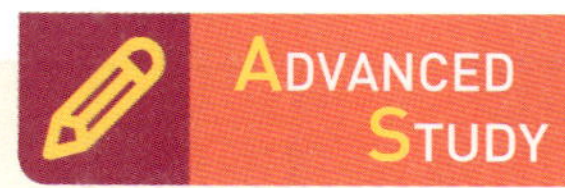

장폐색증 Intestinal obstruction, ileus

장관의 통과장애를 장폐색증(ileus)이라고 한다. 장폐색증에 관해서는 이미 앞에서(p.36) 설명하였다. 장폐색증의 정의를 다시 한번 확인하자.

「장폐색증이란 장관내강의 폐쇄나 장관의 운동장애 등으로 장애가 일어나 정상적인 장관 내용물이 항문쪽으로 통과하지 못하는 병적인 상태」를 말한다.

그림 3-3(p.36)을 보면서 각 장폐색증에 대해서 생각해 보자.

단순장폐색증 Simple ileus

먼저 단순장폐색증의 원인(**그림 6-28**)을 이해한 다음 교액장폐색증/꼬임창자막힘증(strangulation ileus)과의 차이, 무력장폐색증(paralytic ileus)과의 차이점에 대해서 살펴보기로 한다.

1. 연동운동

장관의 어느 한 곳이 폐쇄되면 어떻게 해서든 그곳을 통과시키려고 모든 장관이 활동한다. 폐쇄부위로부터 근위쪽에서는 격렬한 연동운동을 개시하지만 폐쇄는 개선되지 않는다. 폐쇄부위로부터 항문쪽에서는 근위쪽과 동조하여 연동운동을 하기 때문에 내용물이 모두 신속하게 배출된다. 즉, 근위쪽에서는 연동운동이 격렬하게 일어나고 항문쪽은 텅 비어 버린다.

이러한 현상으로부터 다음과 같은 사실들을 생각할 수 있다(**그림 6-29**).

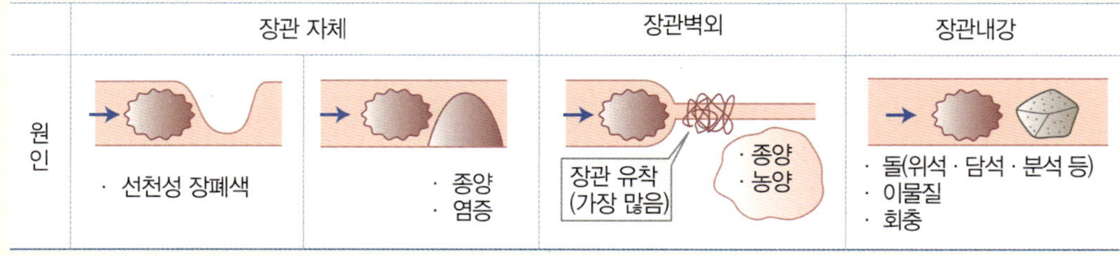

[그림 6-28] 단순장폐색증의 원인

1) 근위쪽

(1) 연동운동의 항진

장관운동은 피부를 통해서 관찰할 수 있다. 어떻게든 폐쇄부위를 통과하려고 애를 쓰고 있는 상태이다.

(2) 청진에서 금속음 Metallic sound

연동운동 항진 상태에서 복부를 청진하면 꾸루룩 꾸루룩 하는 소리가 아니라, 끼이끼이 하는 금속음을 들을 수 있다.

2) 항문쪽

(1) 대장의 air가 관찰되지 않는다

연동운동 항진에 의해, 폐쇄부위로부터 항문쪽에 있는 내용물을 빨리 내보내게 되며, 그 때문에 air도 변도 찍히지 않는다.

(2) 배변정지

'배변정지 → 변비 → 직장에 변이 쌓인다'라고 생각하기 쉬운데, 앞에서 언급한 바와 같이 폐쇄 직후 변을 다 내보내 버렸기 때문에 변이 쌓여 있는 것이 아니라 변이 없어서 나오지 않는 것이다. 왜냐하면 폐쇄로 인해 장관 내용물이 항문쪽으로 오지 않기 때문이다.

몸쪽 폐쇄 항문쪽

꿈틀운동 항진으로
폐쇄를 극복하려 한다
· 연동운동 항진
· 금속음

보내는 것이 없다
· 배변정지
· 대장 air가 보이지 않는다

[그림 6-29] 장폐색증(ileus)일 때의 연동운동

2. 구토

장관내용물이 폐쇄 부위를 통과할 수 없을 때에는 어떻게 하는가? 흡수할 수 있으면 좋겠지만 거기에는 한계가 있다. 그럼, 어떻게 하는가? 토하는 수밖에 없다. 토하는 빈도와 내용물로부터 여러 가지 사실을 알 수 있다.

1) 토하는 빈도

장관을 가늘고 긴 풍선에 비유해 보자. 풍선의 폭이 같다면 긴 것일수록 공기가 많이 들어간다. 즉, 허용량이 크다는 것이다(**그림 6-30**).

- 몸쪽의 폐쇄일수록 구토의 빈도가 높다.
- 몸쪽의 폐쇄일수록 조기에 구토가 일어난다.
- 대장폐색에서는 구토가 일어나지 않는다.

2) 토하는 내용물

내용물에 담즙이 섞여 있는지의 여부가 중요하다.

십이지장유두(duodenal papilla)는 십이지장 내림다리(descending limb)에 존재하므로, 이것보다 몸쪽에서 폐쇄된 경우에는 담즙이 섞이지 않지만, 항문쪽에서 폐쇄된 경우에는 담즙이 섞인다.

대장폐색에서 회맹장판막 기능부전이 있을 때에는 구토의 내용물에서 변 냄새가 나는 경우가 있다.

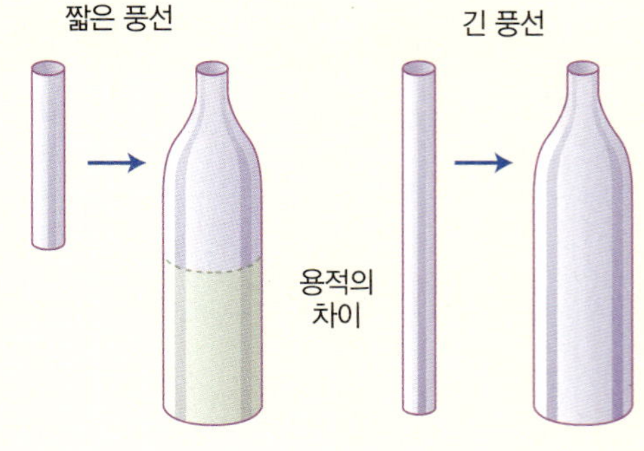

[그림 6-30] 풍선의 허용량

3) 추가…장관내용물이 쌓이면 어떻게 되나?

구토만 일으키는 것이 아니다. 장관 내압이 올라가면 그에 대항하여 장관이 수축하려고 하기 때문에 통증이 생긴다.

3. X-선 사진의 판독 방법

먼저, 정상적인 복부 X-선 사진에서는 소장에 air가 없다는 사실을 파악해 두자. 따라서 소장에 air가 있다면 무조건 이상이 있는 것이다.

다음으로, 입위/선자세에서 X-선을 촬영했는지 누운 자세에서 촬영했는지에 따라 상이 다른데, 특히 장폐색증일 때의 X-선상은 입위(upright position)와 앙와위/바로누운자세(supine position)에서는 전혀 다르다는 점에 주의하자.

대장의 air와 소장의 air가 모두 보일 때에는 회맹장판막 기능부전+단순장폐색증(simple ileus)이거나 무력장폐색증(paralytic ileus)이다. 기본적으로 단순장폐색증(simple ileus)에서는 소장의 air와 대장의 air가 동시에 나타나는 경우는 없다고 알아두자(표 6-11).

	소장 폐색	대장 폐색
소장 air	○	×
대장 air	×	○

[표 6-11] 장폐색증과 Air

교액장폐색증/꼬임창자막힘증 Strangulation ileus

병태로서 혈류장애가 있다는 점이 단순장폐색증과 결정적으로 다르다. 혈류장애가 괴사로 진행되면 통증은 지속성이 되고, 방치하면 천공(perforation)되어 복막염이 발생해 교액장폐색증으로 진행된다. 교액장폐색증은 긴급 수술이 적응된다는 점을 기억해 두자.

촉진에서 중요한 소견이 있다. 꼬인 부분이 국소적으로 팽만되며 이것을 복벽에서 만질 수 있다고 하는 Wahl's sign이다.

사진상으로는 단순장폐색증(simple ileus)과 그다지 큰 차이가 없다. Air가 보이지 않는 gas negative ileus도 드물게 있다는 점에 주의하자.

무력장폐색증 Paralytic ileus

복막에 염증이 파급되면 장관의 연동운동이 저하, 소실되는데, 그 때문에 장관의 통과장애가 발생한다. 이것은 단순장폐색증과는 전혀 다른데, 단순장폐색증에서는 연동운동이 항진되지만 무력장폐색증에서는 연동운동이 소실된다. 그 때문에 장관잡음을 들을 수가 없다.

복막염 상태에서는 염증이 전반적으로 퍼지기 때문에, 소장, 대장 모두에서 연동운동이 정지한다. 이런 상태가 되면 장관내용물이 모두 정체되고, air도 그곳에 정체한다. 그러므로 X-선에서 소장 air와 대장 air 모두 나타나는 것이 무력장폐색증의 특징이다.

장폐색증의 치료

먼저, 보존치료를 할지 외과수술을 단행할지 판단한다.

「장폐색증 치료의 원칙은 보존치료이지만, 교액장폐색증/꼬임창자막힘증(strangulation ileus)이 의심되는 경우는 조속히 외과수술을 단행한다」고 기억하자.

1. 보존치료(소장의 단순장폐색증을 중심으로)

탈수, 전해질의 균형에 이상이 일어난다. Air-fluid level이 1~2개 있으면 적어도 2ℓ가 고여 있다는 것을 의미한다.

우선, 탈수에 대해서는 수액을 보충하고, 동시에 전해질을 보정한다.

더욱이 폐쇄부위에서 몸쪽에 있는 장관은 압력이 걸려 팽팽해져 있으므로, 압력을 낮추기 위해 ileus tube를 삽입하고 금식하게 한다.

장폐색증이 치료되었다는 판정은 다음과 같은 기준으로 결정한다.

① Air 배출, 배변
② 복부 X-선 사진에서 소장 air 개선과 대장 air의 증가가 나타남
③ Ileus tube에서의 배액 감소
장폐색증일 때에는 하루 1~2ℓ의 배액이 있는데, 호전되면 200mℓ 정도가 된다.
④ 조영제를 투여하면 결장으로 조영제가 이행한다.

2. 외과수술

반복해서 말하지만, 교액장폐색증(strangulation ileus)은 긴급수술이 적응된다. 그리고 기억해야 할 것은 교액장폐색증에서 고압 관장은 금기라는 점이다. 왜냐하면 장관에서 괴사가 발생한 부분에 압력을 가하면 천공(perforation)되기 때문이다.

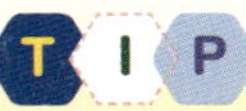

소장 air와 대장 air의 구분법

장관벽 주름이 가늘다는 사실에 주목하자. 대장에서 소장주름(Kerckring 주름)에 대응하는 것이 팽대(haustra)인데 소장주름은 팽대에 비해 훨씬 가늘다.

Air가 존재하는 부위는 폐쇄된 곳보다 몸쪽이므로, 쌓인 내용물에 의해 장관은 늘어나게 된다. 그러나 설령 늘어난다고 해도, 주름의 모습은 남아 있으므로 쉽게 구별할 수 있다(그림 6-31). 그림 6-32에서는 Kerckring 주름을, 그림 6-31에서는 팽대(haustra)를 관찰할 수 있다.

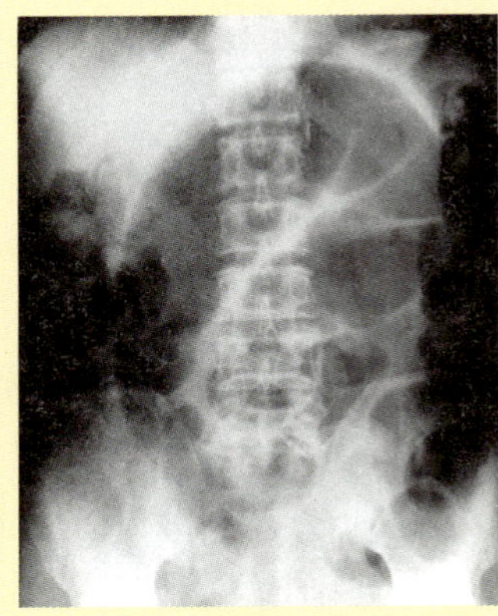

[그림 6-31] Air의 분류법

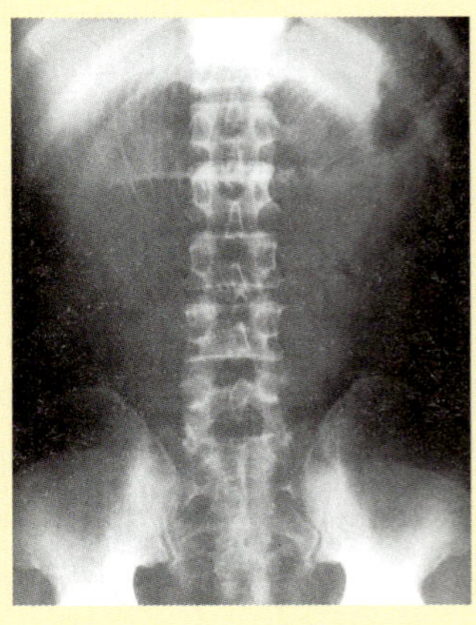

[그림 6-32] 단순장폐색증(앙와위)

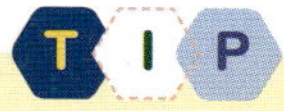

장중첩증과 바륨조영술 Barium enema

장중첩증은 교액장폐색증 중의 하나이다. 그러나 소아의 장중첩증에서는 갑자기 수술을 하지 않는다는 점을 반드시 알아두어야 한다. 일단 진단·치료적인 의미로 관장(enema)을 시행한다. 그래도 장중첩증이 개선되지 않을 때에는 개복하여 Hutchinson's op.를 시행한다.

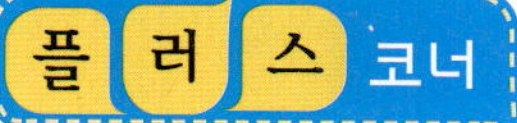

VI

5. 복합성 장폐색증의 원인

- 복합성 장폐색증은 장관 · 창자사이막의 꼬임에 의해 장관벽에 혈행장애를 일으키는 질환이다.

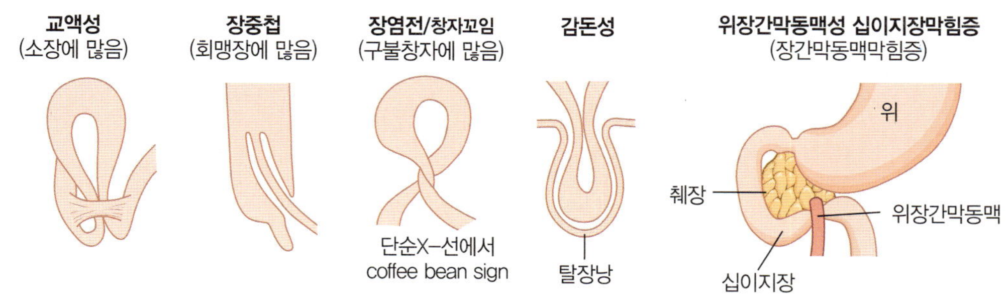

[그림 A] 복합성 장폐색증의 원인

장폐색증(창자막힘증) 핵심정리

병태생리로 보는 장폐색증(창자막힘증)

장폐색증(ileus)이란 장관내강의 폐쇄나 장관의 운동장애 등으로 장애가 일어나 정상적인 장관내용물이 항문쪽으로 통과하지 못하는 병적인 상태를 말하는 것으로 장관의 통과장애를 이르는 말이다. 회장(돌창자) 폐쇄가 많다.

병인 및 원인	• 선천성 • 바이러스 감염(장관 림프절염) • **장중첩증** • 장관의 종양, 염증 • 장관 내강(돌, 이물질, 회충 등)
병태	• 단순장폐색증(연동운동의 항진) • 교액장폐색증(혈류장애–괴사–지속적 통증–천공–복막염) • 무력장폐색증(연동운동의 소실)
증상	• 장연동운동의 항진 • 경련성 복부통증 • 배변 정지 • 체액 및 가스로 인한 **복부팽만** • 오심, 구토 • 전해질 균형의 이상

진 단 및 검 사	**진단** • 청진(금속성 장음) • 구토의 횟수 및 내용물 관찰 **검사** • 복부 X-선 검사 : 소장 내의 가스 증가 • 초음파 검사 • 주장 조영 검사 • 방사선 영상 진단

치 료	**보존 치료(원칙)** • 탈수에 대한 수액 보충 • 전해질 보충 **외과수술** • 장 부분절제 • 교액장폐색증은 긴급수술 요함 • 장 튜브삽입(장관 감압) 및 위관삽입(위액흡인)

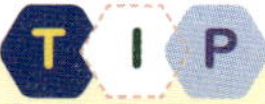

장중첩증

장중첩이란 장관의 일부가 주변 장관 속으로 말려 들어가 장폐색을 일으키는 것이다. 바륨관장을 하여 장중첩 부위를 진단할 수 있다. 조기에는 바륨관장으로 압력을 가하여 중첩을 풀 수 있다.

대장융기질환

1 폴립 Polyp

1. 폴립이란?

폴립이란 점막에서 융기한 병변을 말한다. 융기의 원인이 무엇이든 주변보다 돌출되어 있으면 폴립이라고 한다. '폴립'이라는 단어 자체에는 원인을 시사하는 어떠한 정보도 없다.

따라서 폴립을 보면 가장 먼저 그 조직형이 무엇인지 조사해야 한다(그림 6-33).

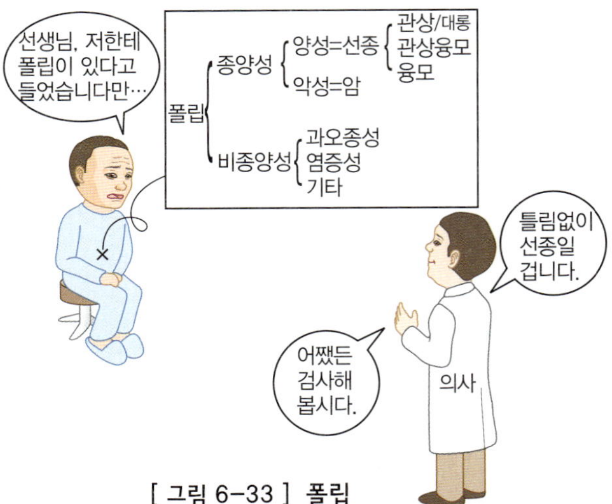

[그림 6-33] 폴립

2. 폴립의 조직형

우선, 종양성과 비종양성으로 분류한다. 종양성 폴립 가운데 양성인 것을 선종/샘종(adenoma)이라고 하고, 악성인 것을 암이라고 한다. 선종은 다시 관상선종/대롱샘종(tubular adenoma), 관상융모선종/대롱융모샘종(tubulovillous adenoma), 융모선종(villous adenoma)의 3종류로 분류된다. 비종양성인 것은 과오종성(hamartomatous), 염증성(inflammatory), 기타로 나눌 수 있다.

폴립에 관해 중요한 핵심만을 살펴보겠다.

폴립을 보았을 때에는 그것이 암으로 진행될 가능성이 높은지, 낮은지를 파악하는 것이 중요하다.

암으로 진행되기 쉽거나 또는 암화되어 있을 가능성이 높은 폴립

- 조직형이 융모선종(villous adenoma)이다.
- 다발하는 선종
- 단발 선종이며 종양 직경이 2cm 이상이다.

또한 암화(canceration)의 빈도인데 대장 폴립의 85%는 선종이다. 선종은 양성이니까 하고 안심하면 안 된다. 왜냐하면 선종은 암의 발생모체가 되기 때문이다. 그중에서도 특히 융모선종은 암화되기 쉽다.

2 폴립증 Polyposis

폴립증(polyposis)이란 폴립이 다발하는 상태를 말한다(그림 6-34). 어떤 종류가 있는지 살펴보자.

1) 가족성 선종폴립증(familial adenomatous polyposis : FAP)
2) Peutz-Jeghers 증후군
3) 소아폴립증(juvenile polyposis)
4) Cronkhite-Canada 증후군

1)의 FAP에는 아류형이 있다. 그리고 궤양결장염(ulcerative colitis)에서는 염증성 폴립증이 나타난다.

VI

1. 조직형

- FAP .... 선종(암화된다)
- Peutz-Jeghers 증후군 .... 과오종(암화되지 않는다)
- 소아폴립증 .... 과오종(암화되지 않는다)
- Cronkhite-Canada 증후군 ...... 미분류

FAP는 이름 그대로 선종이다. Peutz-Jeghers 증후군과 소아폴립증의 조직형은 과오종(hamartoma)이다. Cronkhite-Canada 증후군의 조직형은 아직 밝혀지지 않았지만(염증성도 과오종성도 아니지만), 비종양성이라는 것은 밝혀졌다.

과오종(namartoma)이란 정상적으로 있어야 할 세포가 그 배열을 바꾸어 과형성된 상태를 말한다. 우선 「과오종은 종양이 아니다」라는 것만 기억해 두자.

조직형에 따라 악성화될지의 여부를 추측할 수 있다. 선종 폴립증(polyposis), 즉 FAP와 그 아류형은 매우 악성화하기 쉽다. 그 외에는 악성화되는 경우가 드물다.

조직형의 요점

- 악성화되는 것은 선종성이다.
- 과오종은 종양이 아니다.

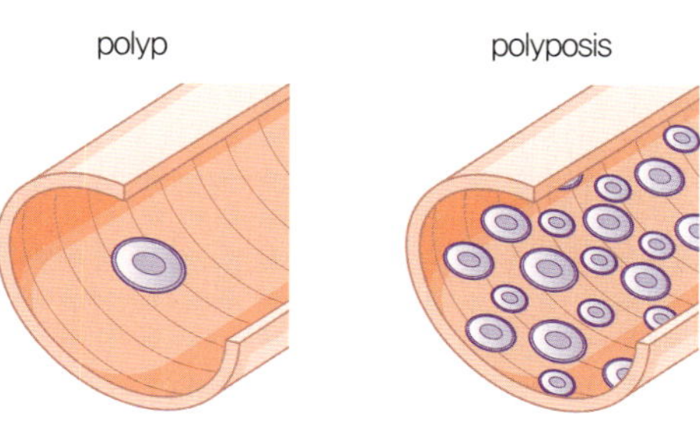

[그림 6-34] Polyp과 Polyposis

2. 유전성

FAP는 '가족성'이므로 유전된다. 그리고 그 아류형에도 유전성이 있다. 먼저, **선종 폴립증은 모두 유전성이 있다**라고 기억하자. 또 **과오종성의 2가지 질환에도 유전성이 있다**. 그 외의 조직형 질환에는 유전성이 없다는 것을 기억하자(**표 6-12**).

	유전된다	유전되지 않는다
암으로 진행된다	FAP	
암으로 진행되기 어렵다	Peutz-Jeghers 증후군	Cronkhite-Canada 증후군
	소아창자폴립증	

[표 6-12] 조직형과 유전성에서 알 수 있는 것

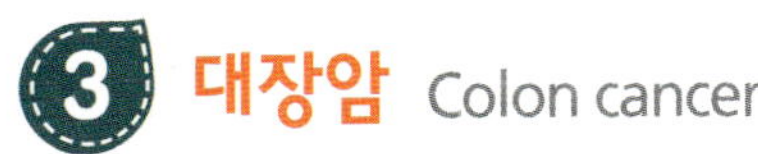

3 대장암 Colon cancer

1. 역학 · 공중위생

1) 증가하는 대장암

현재 대장암은 증가 추세에 있다. 그에 비해서 같은 소화관암인 위암은 감소 추세에 있다. 암의 부위별 사망자수 순위는 다음과 같다(보건복지부, 전국암발생률, 2010).

	남성	여성
1위	위암	갑상선암
2위	대장암	유방암
3위	폐암	대장암
4위	간암	위암

2) 위험 인자

- 위험을 높이는 인자 : 고지방식, 고칼로리식, 고기, 달걀 등
- 위험을 낮추는 인자 : 고섬유식, 운동

즉, 서양식은 대장에 별로 바람직한 음식이 아니다. 그에 비해서 한식과 같은 고섬유식은 대장암의 발생빈도를 낮춘다. 식생활이 서구화되어 대장암이 증가된 것으로 생각된다.

3) 암 검진

암 검진에서는 40세 이상에 대해 문진, 대변 잠혈반응검사를 실시한다. 직장에 대한 손가락검사법은 암 검진 항목에는 포함되어 있지 않다.

4) 부위별 발생빈도 (그림 6-35)

예전에는 직장암 발병률이 가장 많았지만, 결장암의 발병률이 해마다 늘어나 현재는 S상결장암이 가장 많다.

2. 임상증상

복통, 혈변, 배변습관 이상(변비, 설사 모두 일어난다)이 대장암의 주된 증상이다.

우결장에서는 창자내용물이 액상이기 때문에 내강에 암이 돌출되어 있어도 통과장애를 일으키지 않아 병변이 진행되면 증상이 나타나는 경우가 많다.

좌결장, 직장에서는 창자내용물이 고형인데다 항문에 가까워 출혈(혈변, 점혈변)을 조기에 발견할 수 있다.

즉, 우결장암은 MAD(mass, anemia, dyspepsia)의 소견이 주로 나타나는 데 비해 좌결장암은 BOB(bleeding, obstruction, bowel habit change)의 소견이 주로 나타난다고 할 수 있다.

또한 암 검진에서 대변 잠혈반응을 보이는데 그것은 혈변의 빈도가 매우 높기 때문이다.

하부 대장암일수록 변비, 설사, 뒤무직(세균이질)이 나타나기 쉽다. 변비와 설사는 상반되는 증상인데, 이상하게도 두 가지가 모두 나타난다.

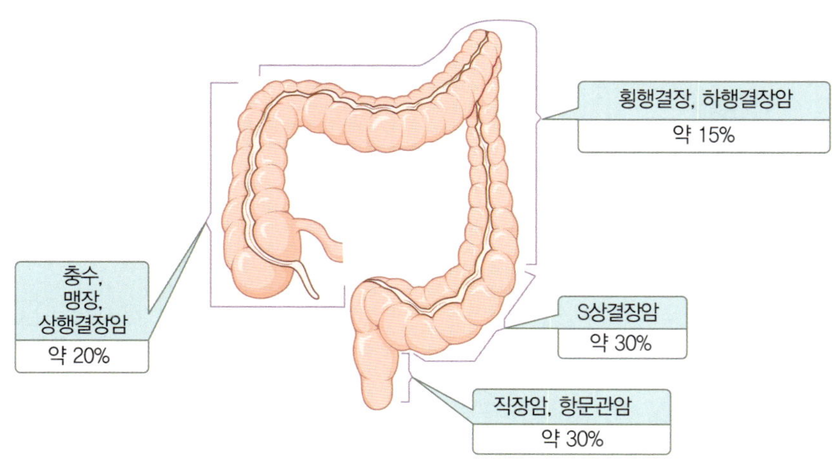

[그림 6-35] 부위별 발생빈도

3. 진단

직장 손가락검사, 대변 잠혈반응 양성, 혈청 CEA의 높은 수치, 주장조영(Ba Enema), 초음파, CT, 대장내시경 검사가 실시되는데, 시험에 있어서 가장 중요한 것은 주장조영(Ba Enema)이다.

4. 전이

혈행 전이(**그림 6-36**)의 빈도가 높은 것이 간과 폐이다. 림프 전이(**그림 6-37**)에는 상방전이, 측방전이, 하방전이라는 3가지 유형이 있다.

5. 치료

외과 수술이 기본이며, 조기암에 대해서는 내시경으로 절제한다. 기억해야 하는 것은 근치수술의 수기이다. 결장, S상결장암에 대한 수기명은 간단히 외울 수 있다.

그림 6-38을 살펴보자. 이것은 진행성 결장암의 절제범위를 나타낸 그림이다. 중요한 것은 결장뿐만 아니라 그 지배혈관을 근부에서 절제해야 한다는 점이다. 수기명은 시각적으로 이해하면 쉽게 기억할 수 있을 것이다.

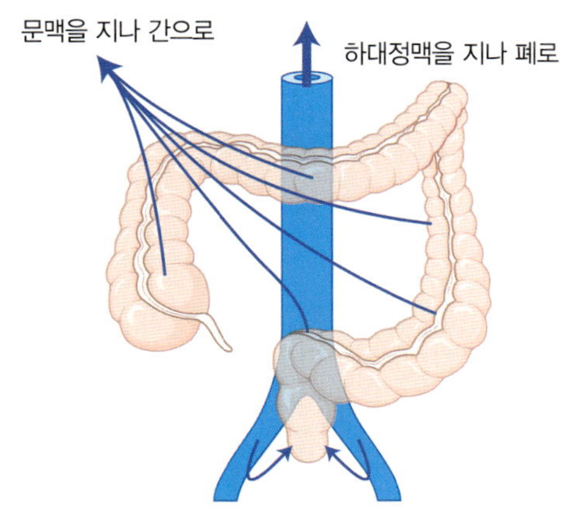

[그림 6-36] **혈행 전이**

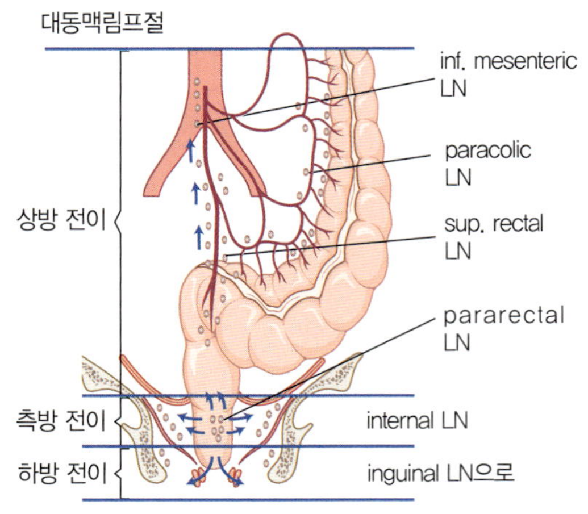

[그림 6-37] **림프 전이**

① 회맹장 절제술(ileocecum colectomy)
② 우측 반결장 절제술(right hemicolectomy)
③ 횡행결장 절제술(transverse colectomy)
④ 좌측 반결장 절제술(left hemicolectomy)
⑤ S상결장 절제술(sigmoid colectomy)

이에 비해 직장암에 대한 수기명은 외우기 힘들 것이다. 그러나 전방절제의 전방이라는 단어의 의미와, 림프절 전이라는 2가지 점을 이해한다면, 수기명은 그다지 어렵지 않게 기억할 수 있다. 또한 항문기능을 보존할 수 있는지의 여부도 중요한 포인트가 된다.

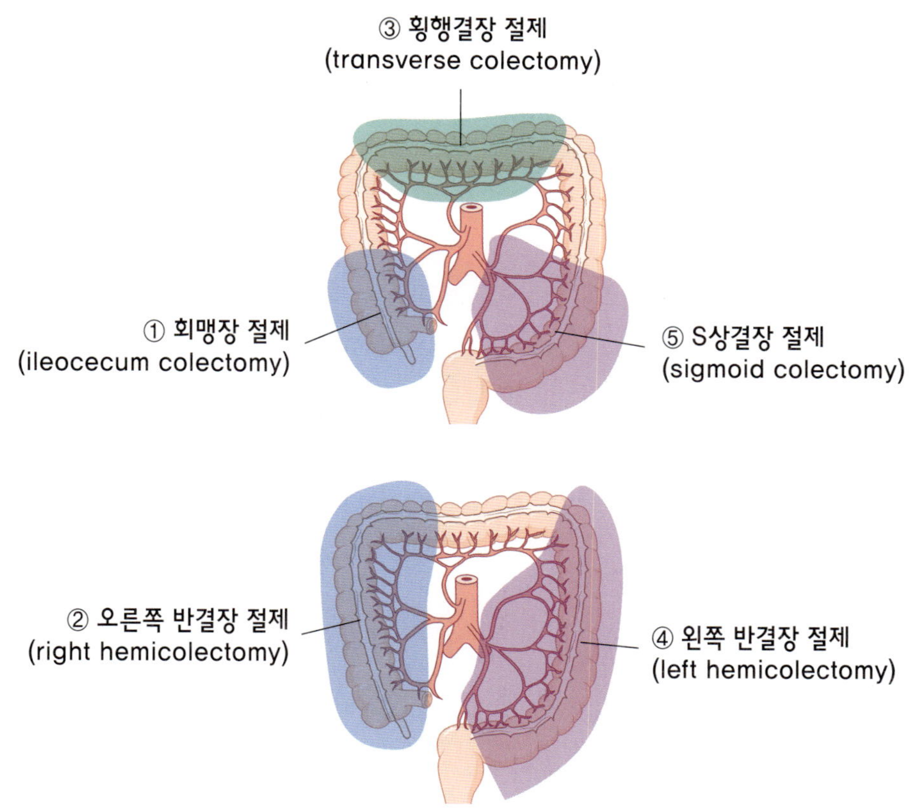

[그림 6-38] 진행 결장암에 대한 결장 절제술

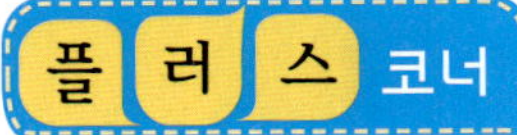

6. 인공항문(장루) 조성술

- 창자를 복벽 외로 개구시켜 창자내용물을 배설시키는 술식으로 다음과 같은 종류가 있다.

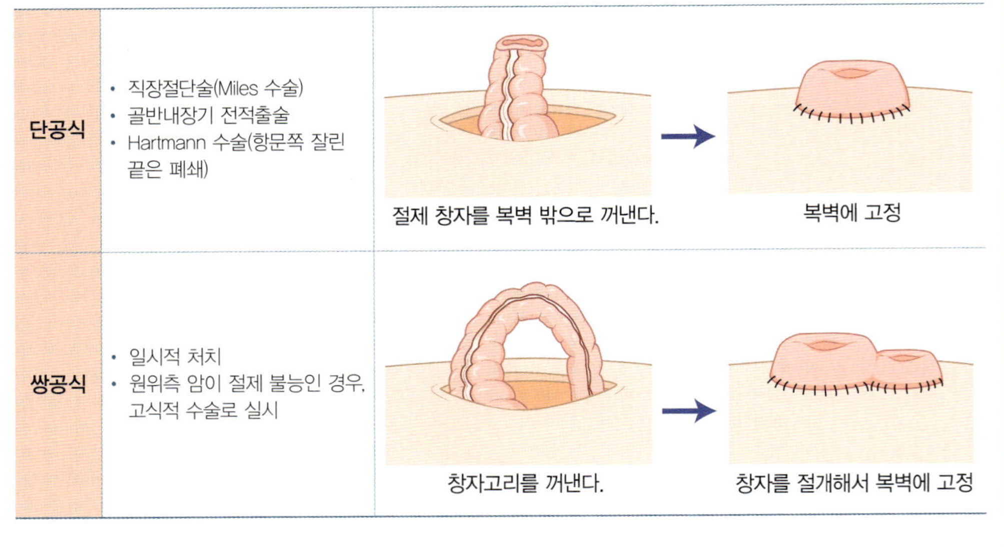

단공식	• 직장절단술(Miles 수술) • 골반내장기 전적출술 • Hartmann 수술(항문쪽 잘린 끝은 폐쇄)	절제 창자를 복벽 밖으로 꺼낸다.	복벽에 고정
쌍공식	• 일시적 처치 • 원위측 암이 절제 불능인 경우, 고식적 수술로 실시	창자고리를 꺼낸다.	창자를 절개해서 복벽에 고정

대장암의 핵심정리

병태생리로 보는 대장암

현재 대장암 발병률은 증가하는 추세이다. 그에 비해서 같은 소화관암인 위암은 감소 추세에 있다. 대장암 발병 위험을 높이는 인자는 고지방식, 고칼로리식, 고기, 달걀 등으로 식생활의 서구화가 대장암의 발병률을 높이는 것으로 생각된다. 대장은 크게 결장과 직장으로 나뉜다. 결장에 생기는 암을 결장암, 직장에 생기는 암을 직장암이라고 하며, 이를 통칭하여 대장암 혹은 결장 직장암이라고 한다.

VI

병 인	• 고지방식, 고칼로리식(고기, 달걀 등), 저섬유식, 저비타민식 위주의 식단 • 장시간 앉은 자세 • 비만 • 알코올 • 만성 궤양성 대장염 • 가족력
병 태	• 담즙분비의 촉진 • 변의 장통과 시간 연장 • 장관내의 협착(통과 장애) • 천공 • 장관내압 상승
증 상	• 복통, 혈변, 오심, 구토, 식욕부진, 체중감소 • 배변습관 이상(변비, 설사) • 장폐색 증상 • 증상이 적어 발견이 늦다.

진 단 및 검 사	**검사** • 대변 잠혈 반응검사(혈변·하혈의 유무) • 직장 손가락 검사 • 주장 X-선 조영(Ba Enema) • 복부 초음파 검사 • CT검사, MRI 검사 • 대장 내시경 검사

치 료	**방사선 요법** **항암화학요법** **수술 요법** • 외과 수술이 기본이다(조기암은 내시경 절제). • 회맹장 절제술 • 우측 반결장 절제술 • 횡행결장 절제술 • 좌측 반결장 절제술 • S상결장 절제술 • 회장루술 • 결장루술

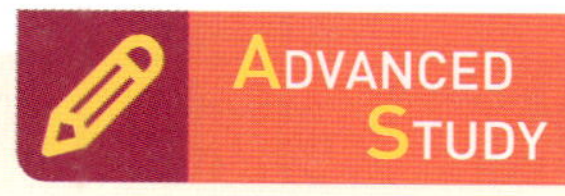

기능성 대장질환

과민대장증후군 IBS

장관 중에서 특히 대장의 기능성 질환으로 복통과 함께 변통이상 및 다양한 복부이상을 호소하지만 장관에서는 이들 증상을 설명할 수 있는 기질적 병변이 발견되지 않는 증후군이다. 대표적인 심신증의 하나로 스트레스, 성격 등이 크게 관여한다.

1. 병태생리

주로 사춘기의 여성이나 40대의 남성 등에서 스트레스나 정동적 동요를 계기로 나타난다. 복통을 동반하는 변비, 설사, 교대성 통변이상이 나타나며 **배변에 의해 증상이 호전된다.**

염증소견(WBC↑, CRP↑, ESR↑)이 나타나지 않고 주장검사(irrigoscopy) 또는 하부소화관 내시경검사에서 이상이 없으며 권태감, 불안, 불면, 두통, 빈뇨, 발한, 두근거림이 나타난다.

이 질환은 소화관 평활근의 기능이상이라는 신체적 요인과 신경증적 경향의 정신적 요인에 스트레스 등이 가중되어 일어난다.

2. 증상

불안과 스트레스가 많은 사춘기의 여성이나 40대 남성에서 주로 발병한다. 복통과 함께 변통이상이 나타나는데 변통이상에는 설사형, 변비형, 설사변비 교대형이 있으며, 배변 후에는 증상이 완화되는 것이 특징이다. 또 체중감소를 나타내는 경우는 거의 없다는 것도 특징이다.

스트레스를 받는 상황에서 병세가 악화되는 특징이 있으며 사춘기에 많이 발생하고 우울, 불안 등의 정신증상이 동반되기도 한다.

3. 진단

과민대장증후군의 특징은 위 · 장에 기질적 병변이 없음에도 불구하고 복통이 발생하고 배변에 의해 증상이 완화된다는 점이다.

진단을 위해서는 우선, 기질적 질환을 부정하는 제외진단을 실시한 다음에 특징적 임상증상 및 장관 기능이상을 적극적으로 파악해야 한다.

4. 로마 IBS 진단기준

환자는 최소 3개월에 걸쳐 지속적이고 단속적인 복통, 불쾌감을 느끼며, 그 특징은 다음과 같다.

- 배변에 의해 호전된다.
- 배변횟수의 변화를 동반한다.
- 변 모양의 변화를 동반한다.

그 외에 다음과 같은 5가지의 특징 중 적어도 2가지 이상의 증상이 병기 전체의 25% 이상의 기간에서 나타난다.

① 배변횟수의 변화*

② 변모양의 변화

(토끼똥 모양의 단단한 변 또는 수성의 묽은 변)

③ 통변의 변화(긴장, 절박, 잔변감)

④ 점액변 배출

⑤ 복부팽만감

* 통변이상의 정의는 배변횟수 1일 3회 이상 또는 주 3회 이하.

5.치료

특이적인 치료법은 없다. 증상의 완전소실을 목표로 하지 말고 증상의 조절과 사회생활이 가능한 상태로 하는 것에 치료목표를 두는 것이 좋다. 중증인 경우 전문의와 상담하는 것이 좋다(**표 6-13**).

	약물요법	심신요법·식사요법
제1단계 (경증)	• 고분자중합체 : 통변의 조절 • 소화관운동조절제 : 통변의 조절 • 항콜린제 : 운동·분비기능억제 • 정장제 : 통변의 조절 • 자율신경조절제 : 본태성 자율신경 실조증의 개선	**생활습관의 개선** • 규칙적인 수면, 식사시간 • 환경조절 • 고섬유식 • 카페인, 지방식, 음주조절 • 적당한 운동
제2단계 (중등증)	• 항불안제 : 불안·긴장감의 제거 • 항우울제 : 우울감정의 제거 이 2가지 제제의 병용	• 지지적 요법 : 보증, 재교육, 설득, 발산, 고백 • 자율훈련법 : 불안·긴장감의 역제지, 약물에서의 이탈
제3단계 (중증)	• 항불안제·항우울제의 증량	• 교류분석 : 성격의 결점을 알게 한다. • 행동요법 : 새로운 습관을 만든다.

[표 6-13] IBS의 단계적 치료

Ⅶ 복막 질환

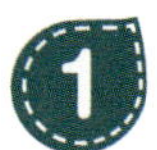

복수 Ascites

1. 복수의 분류

복강 내에는 생리적으로 소량의 체액(30~40mL)이 존재하는데 다양한 원인에 이보다 더 많은 체액(100~200mL 이상)이 저류하는 경우 복수라고 한다.

복수는 그 상태에 따라 비염증성 누출액과 염증성 · 종양성 삼출액으로 나눌 수 있다.

Ⅶ

2. 누출성 복수의 발생기전

누출성 복수의 발생기전으로는 교질삼투압의 저하, 문맥압 항진, 레닌 · 안지오텐신 · 알도스테론계의 항진 등, 다양한 원인을 생각할 수 있다(**그림 7-1**).

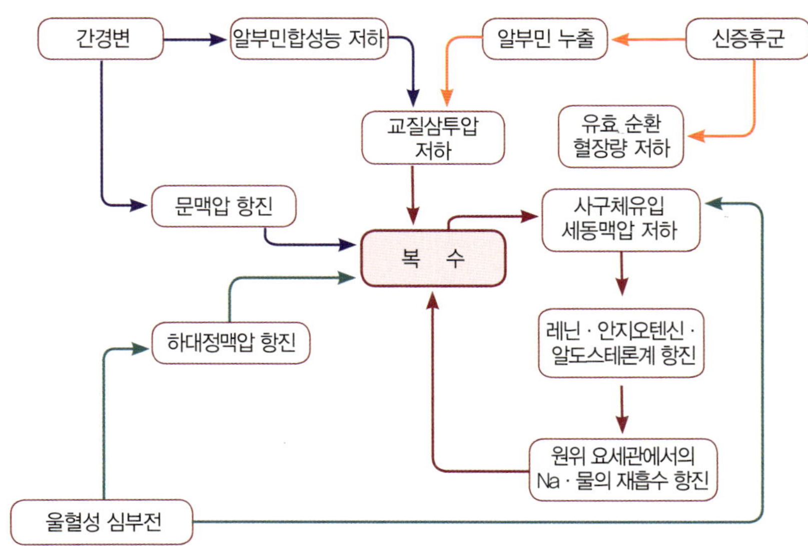

[그림 7-1] 누출성 복수의 발생기전

3. 복수의 진단과 감별

복수의 진단에는 복부 초음파나 복부 CT검사가 유효하다. 대량의 복수는 신체진찰에 의한 파동의 감지나 앙와위/바로누운자세와 측와위/옆누운자세에서 탁음의 경계가 이동하는 현상(shifting dullness) 등의 소견에서도 진찰할 수 있다. 또한 복수의 상태는 원인질환의 감별에 도움이 되는데 누출액의 경우 간경변에 의한 것, 삼출액의 경우 암성 복막염에 의한 것이 가장 많다(표 7-1).

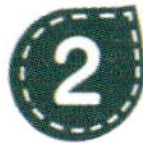

급성 복막염

보통은 무균의 복강 내에 어떤 기전에 의해 세균감염이 일어나거나 기계적 화학적 자극이 가해짐으로써 발생하는 급성 염증이다. 급성 복막염은 급성 막증에 속하며 신속한 진단과 치료가 필요하다. 중증화되면 패혈증성 쇼크, SIRS(전신성 염증반응증후군), 파종성 혈관내응고증후군(DIC), 다장기부전(MOF)을 일으킨다(그림 7-2).

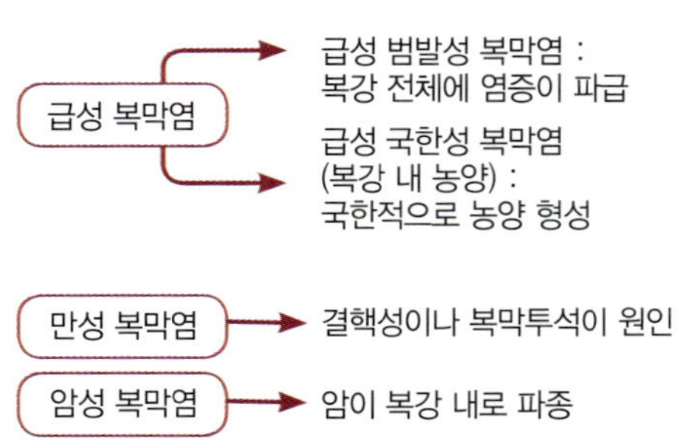

[그림 7-2] 복막염의 분류

상태		원인질환	복수 검사소견
누출액	장액성	• 간경변 • 문맥압항진증 • 우심부전 • 신증후군 • 흡수불량증후군	–
삼출액	농성	• 화농성 복막염(소화관천공 등)	• 세균(+) • 호중구 증가
	혈성	• 암성 복막염	• 종양세포
		• 복강내출혈(외상, 자궁외임신파열, 종양파열 등)	• Ht 상승
		• 급성 췌장염	• 아밀라아제 상승
	담즙성	• 담즙성 복막염 • 담낭담관(쓸개쓸개관)천공	• 직접빌리루빈 상승
	유미성	• 림프관 폐쇄 • 필라리아	–
	기타	• 결핵성 복막염	• 림프구 증가 • 결핵균(+) • ADA 상승

* Ht : hematocrit * ADA : adenosine deaminase

[표 7-1] 복수의 진단과 감별

1. 급성 범발성 복막염

1) 병태생리

심한 복통, 발열, 얕은호흡, 빈맥/빠른맥이 나타나며 근경직, 압통, Blumberg징후(반발통), 판상경직, 복수, 장의 연동운동 저하를 볼 수 있다.

노인이나 초기 복막염 환자에서는 복부소견, WBC 증가 등의 소견이 명확하지 않아 진단상 주의가 필요하다. 원인균은 대장균 등의 혐기성 그람음성막대균이 많다.

2) 원인

원발성 복막염은 드물고 대부분이 외상, 병원에서의 염증파급 및 천공으로 인한 세균감염에 의해 발생하는 속발성 복막염이다.

임상에서는 위 · 십이지장궤양의 천공, 충수염의 파열, 대장게실의 천공, 외상, 대장암의 천공, 외과수술 후의 봉합부전에 의한 복막염이 많다(**그림 7-3**).

3) 증상

급성 복막염의 특징적 증상인 복막자극증상이 나타나는데 근경직과 Blumberg 징후이다.

복강장기의 염증이 근육층을 넘어 벽측 복막에 파급되면 촉진 시에 늑간신경, 요신경/허리신경을 통해 복벽근육의 반사성 긴장항진이 일어나 복벽이 단단하게 촉지되는데 이것을 근경직이라고 한다. 또한 복벽을 손가락으로 천천히 압박했다가 갑자기 손을 떼면 압박했을 때보다 오히려 강한 통증을 느끼게 되는데 이것을 Blumberg 징후라고 한다.

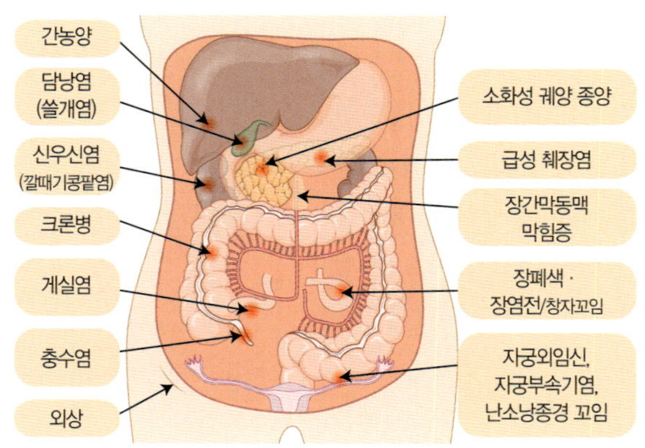

[그림 7-3] 급성복막염의 원인

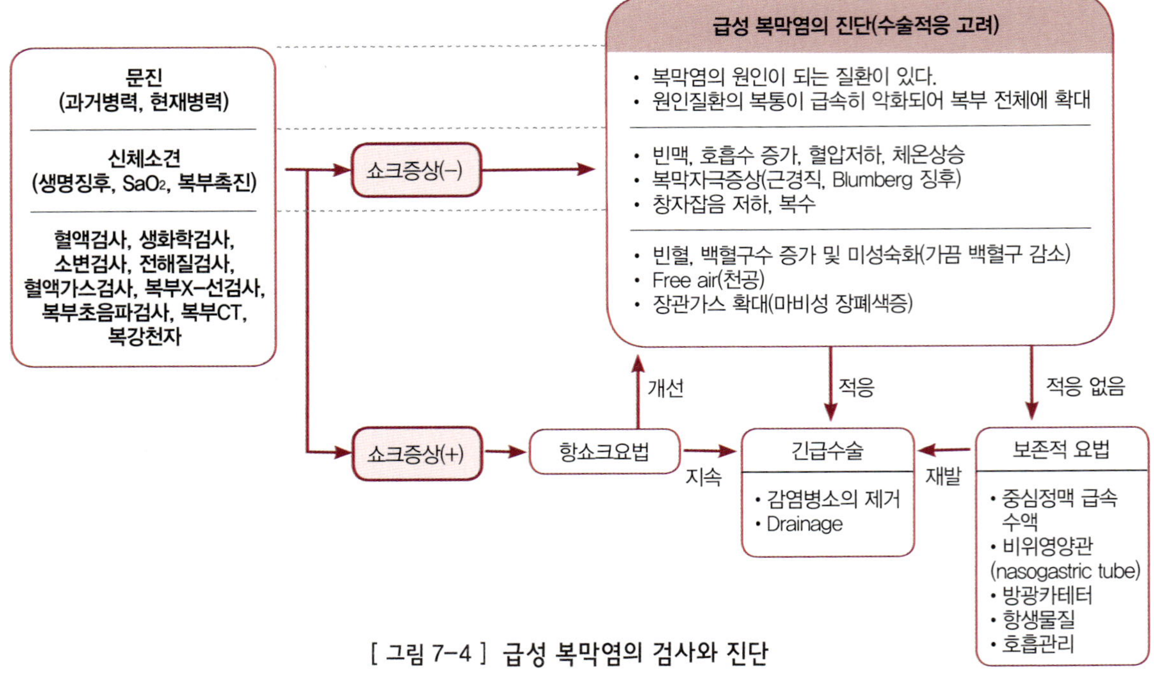

[그림 7-4] 급성 복막염의 검사와 진단

4) 검사 및 진단 (그림 7-4)

급성 복통을 호소하는 환자에 대해서는 긴급수술이 필요한 경우는 놓치지 말아야 하고 또한 복부수술이 불필요한 경우도 있다는 것을 염두에 두어야 한다. 급성 범발성 복막염은 초기진단, 조기개복이 원칙이다.

3 탈장

탈장이란 선천적·후천적 원인으로 발생한 조직틈새로 장기나 조직이 일탈된 상태를 말한다. 생체의 다양한 곳에서 발생하며 복부탈장과 추간판탈장 등이 있다. 벽측복막으로 덮여 있는 탈장을 진성탈장이라고 한다(그림 7-5).

탈장낭의 일부가 탈출장기로 형성되는 것을 진성탈장이라고 하며, 탈장낭이 없는 것을 가성탈장이라고 한다.

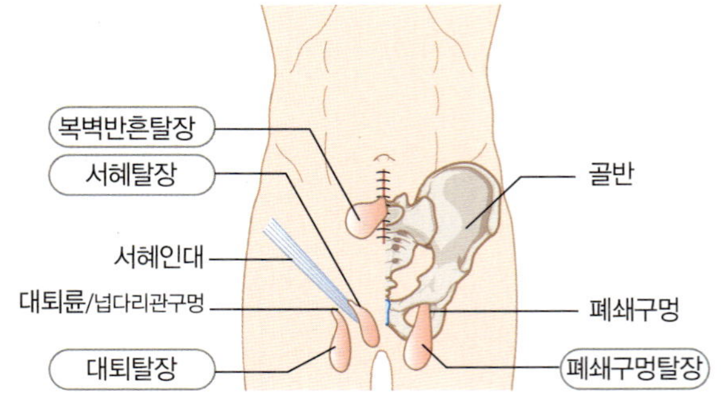

[그림 7-5] 탈장의 위치

또 발생형식에 따라 외부 탈장과 내부 탈장으로 나누어진다(**표 7-2**). 외부 탈장은 복강 내 장기가 탈장낭에 둘러싸인 상태로 피하로 탈출된 것으로 체표면에서 보이거나 만져진다.

내부 탈장은 복막에 발생한 틈새에서 복강 내 장기가 탈출한 것으로 체표면에서는 인식할 수 없다. 식도열공탈장 이외에는 아주 드물다.

외부 탈장	내부 탈장
정중앙 복벽탈장 배꼽탈장 복벽반흔탈장 서혜탈장 대퇴탈장 폐쇄공탈장	식도열공탈장 횡격막탈장 대망공/그물막구멍(epiploic foramen)탈장 횡행결장간막탈장 십이지장주위탈장(paraduodenal hernia) 맹장오목탈장 S상결장간막 함요탈장 방광후탈장

[표 7-2] 탈장의 분류

1. 감돈헤르니아/감금탈장

보통 탈장은 압박에 의해 제자리로 돌아가는데 탈장내용물과 낭의 유착이나 탈장문의 협착 등에 의해 제자리로 돌아가지 못하는 경우가 있다. 이것을 감금(감돈)이라고 한다. 탈장 중에서 탈장내용물이 완전히 끼여 있는 것을 감금탈장(incarcerated hernia)이라고 하는데 이로 인해 장기의 혈행장애를 초래한다.

1) 병태생리

동맥압박에 의한 허혈이 나타나 장관이 괴사된다. 또 장관이 천공되면 분변성 봉소염, 복막염, 패혈증이 발생하며 탈장부위의 팽륭, 종창이 확대된다.

2) 증상

발열, 탈수, 빈맥, 오심 · 구토, 복통 및 복부팽만이 일어나고 배변 · 가스배출이 중단된다.

3) 치료

장관괴사가 일어나면 생명이 위험해지기 때문에 감금탈장은 긴급수술의 적응이 된다.

2. 서혜탈장 Inguinal hernia

복부탈장 중에서 서혜인대 위쪽에서 서혜부로 탈출하는 탈장을 서혜탈장/샅굴탈장이라고 한다. 서혜탈장은 복부탈장의 80~90%를 차지한다.

1) 내서혜탈장

내서혜탈장/속샅굴탈장은 직접 서혜탈장이라고도 한다. 근육의 약화나 비만이 양측에 대칭적으로 발생하기 때문에 이 질환은 양측성으로 발병하는 경우가 많다.

(1) 병태생리

내서혜공의 안쪽에 있는 서혜관 뒤벽의 Hesselbach 삼각에서 직접 복벽을 관통해서 탈출하는 탈장이다.

하복벽동정맥의 안쪽에 있을 때 내서혜탈장을 고려한다. 내서혜탈장은 복압에 크게 영향을 받는다.

(2) 원인

연령증가나 비만에 의해 서혜관 뒤벽이 약해진 것이 원인이 된다.

(3) 증상

장년기 이후의 비만 남성에서 주로 발생하며, 서혜부에 팽륭이나 종창이 있는데, 선 자세에서 나타나고 누운 자세에서는 없어진다.

(4) 치료법

자연치유는 기대할 수 없기 때문에 원칙적으로 수술요법을 실시한다.

수술의 목적은 탈장문의 폐쇄이며, 서혜관 후벽의 보강술로서 메쉬(mesh)를 이용한 술식이 보급되고 있다. 대부분의 술식이 서혜관의 전방에서 접근하여 실시한다.

 치핵 Hemorrhoid

치핵이란 항문관 주위에 발생한 정맥류 모양의 종양으로 치상선에서 입쪽에 발생하는 내치핵과 치상선에서 항문쪽에 발생하는 외치핵으로 분류한다. 내치핵은 3, 7, 11시 방향에 호발하고 출혈을 동반하지만 통증은 적다. 외치핵은 출혈은 적으나 통증이 심하다. 탈출과 심한 통증이 없다면 생활지도와 보존적 치료를 실시한다.

1) 병태생리

내치핵은 치상선에서 입쪽에 발생하며 통증이 적으나 배변 시 출혈이 동반되고 항문탈출이 나타난다. 통증이 적은 것은 치상선에서 입쪽으로는 감각신경이 없기 때문이다.

항문탈출은 내치핵의 탈출에 의해 발생하는 경우가 많은데 직장 하부에서 항문관 상부까지의 점막이 탈출하는 것이다.

외치핵은 치상선에서 항문쪽에 발생하며 통증, 종창이 발생한다.

2) 치료법

보존요법과 수술요법이 있다.

내치핵의 경우 자연 환납이 불가능하다면 결찰절제술(Milligan-Morgan법)을 실시한다.

외치핵의 경우 통증이 심해 생활에 지장을 초래한다면 혈전제거술을 실시한다.

Milligan-Morgan 결찰 절제술

상직장동맥을 3분지 결찰한 후, 지배영역의 결절을 점막과 함께 절제해서 일부 개방창으로 하여 배출(drainage)시키는 술식이다.

5 항문주위농양 Perianal abscess, 치루 Anal fistula

항문음와에 개구하는 항문선의 급성화 농성 염증에 의해 농양이 형성된 것을 항문주위농양이라고 하며, 이 농양이 파열되거나 또는 절개되어 항문주위피부, 항문관에 누공이 형성된 것을 치루라고 한다. 성인의 항문주위농양은 대부분 치루로 이행하여 자연치유되기 어렵기 때문에 외과적 수술로 치료한다. 영유아의 치루는 자연치유되는 경우가 많아 절개, 배농하고 경과를 관찰한다.

항문주위농양이나 치루는 Crohn병에 합병되는 경우가 많기 때문에 주의해야 한다. 오랜 시간 경과한 치루에서는 암(치루암)이 발생하기도 한다.

1) 병태생리

항문주위농양의 경우 발열, 통증(특히 배변통)이 나타나며 종창, 발적, 경결이 보인다.

치상선에는 항문음와라고 불리는 작고 움푹 파인 부분이 있다. 항문음와는 움푹 파였기 때문에 세균이 침입하여 항문선에 화농성 염증을 일으키기 쉽고 농양을 형성하기도 한다(항문주위농양).

치루의 경우 농양이 파열되거나 절개되면 항문주위피부, 항문관에 누공이 형성된다(치루).

2) 치료

항문주위농양의 경우 항생물질을 투여하고, 절개 · 배농하며, 치루의 경우 절개개방술 및 괄약근온존술 등을 실시한다.

치핵 핵심정리

병태생리로 보는 치핵

치핵이란 항문관 주위에 발생한 정맥류 모양의 종양으로 치상선에서 입쪽에 발생하는 내치핵과 항문쪽에 발생하는 외치핵으로 분류한다. 내치핵은 3, 7, 11시 방향에 호발하고 출혈을 동반하지만 통증은 적으며, 외치핵은 출혈은 적으나 통증이 심하다. 20~50세에 많이 발생한다.

병 인	• 항문부(항문관) 주위에 정맥류 모양의 종양 발생 • 장시간의 좌위나 장압을 일으키는 자세 • 변비 • 대변 시 과도한 힘주기 • 신체피로나 스트레스
병 태	**내치핵** • 치상선에서 입쪽에 발생, 항문탈출 **항문부에 정맥류 형성** **외치핵** • 치상선에서 항문쪽에 발생 • 통증, 종창 발생
증 상	• 내치핵 : 배변시 출혈, 증상이 거의 없으나 압박 시 통증 • 외치핵 : 출혈은 적으나 통증이 심하고 덩어리가 생김 • 배변곤란, 변비 • 탈항 • 소양증

진단 및 검사	• 환부의 관찰 • 출혈의 유무
치료	**보존요법** • 생활지도 • 변통을 조절한다 **수술요법** • 결찰절제술(Milligan-Morgan법) • 한랭요법 • 레이저 수술 • 치질 절제술 * 항생물질 투여, 절개·배농 절개개방술 및 괄약근온존술 실시

VII

간

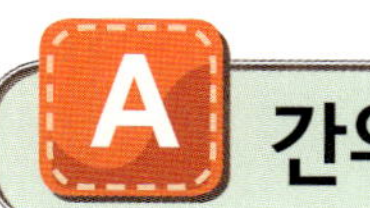 간의 구조와 기능

A 간의 기능

 간의 대사기능

소화관에서의 정맥 혈류는 직접 심장으로 가지 않고 간을 한 번 경유한다. 이것은 어떤 의미일까?

소화관에서 흡수하는 것에는 당류, 아미노산이 있다. 그 외에도 합성 착색료나 방부제 성분, 그리고 약물 등도 흡수한다. 이들 물질은 문맥(portal v.)을 통해서 간으로 들어간다.

간에 들어가면 우선, "필요한 것", "필요하지 않은 것"으로 나뉘며, "필요한 것"은 다시 합성의 재료로 쓸 것과 저장할 것으로 분류된다.

또 "필요하지 않은 것"은 담관으로 운반되어 소화관으로 되돌려 보내지거나, 물에 녹기 쉽게 만들어져 신장으로 버려진다.

이들을 분류하는 기능을 대사라고 하는데, 물질을 대사해서 방향성을 결정하는 것이다(그림 8-1, 표 8-1).

이상을 일으키는 대사기능	증상
a. 탄수화물 대사이상	내당능이상, 저혈당
b. 단백질 대사이상	부종, 출혈경향
c. 지방 대사이상	지방간, 지질흡수불량
d. 빌리루빈 대사이상	황달(직접형, 간접형)
e. 비타민D 대사이상	골연화증
f. 호르몬 대사이상	손바닥홍반, 거미모양혈관종, 여성화유방

[표 8-1] 간의 대사이상과 증상

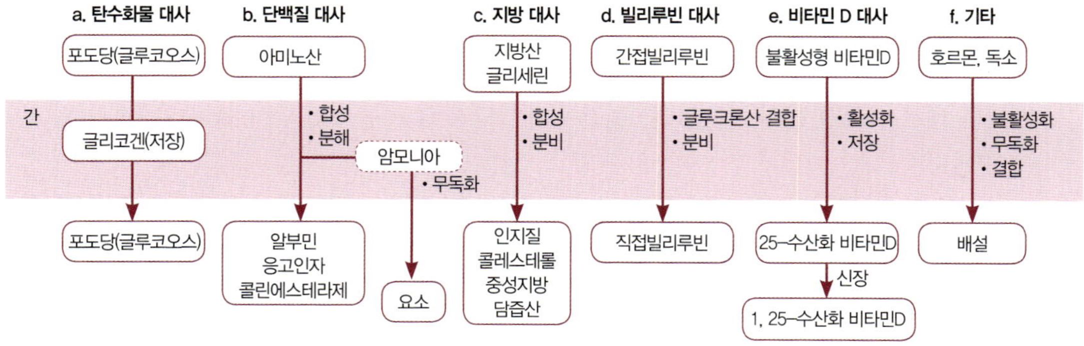

[그림 8-1] 간의 대사기능

2 분류된 후

간세포 속에서 대사된 물질은 그 후 "필요한 것"은 합성이나 저장을 위해서 보내지며, "필요없는 것"은 담즙 속으로 배설된다.

합성에서 중요한 것은 단백질, 지질, 담즙산이고, 저장에서 중요한 것은 당(glucose)이다.

간은 체내대사의 중심으로 다양한 물질들을 대사하고 있다. 생물의 3대영양소인 탄수화물, 단백질, 지방을 비롯해서 빌리루빈이나 비타민, 호르몬 등도 간에서 대사된다.

당질은 간까지 운반되어 간에서 이용되거나 글리코겐 형태로 저장되었다가 혈당치가 저하되었을 때 등 필요에 따라 혈액에 공급된다.

3 왜 간을 경유하는가 정맥혈의 중요성

간의 기능을 간단히 파악한 시점에서 처음의 질문으로 되돌아가자. 소화관에서 오는 정맥혈류는 왜 문맥을 통해 간으로 들어가는 것일까? 물질의 합성과 불필요한 물질의 배설이라는 2가지 관점에서 설명하겠다.

만일, 문맥(소화관에서 오는 정맥혈)이 간으로 유입되지 않고, 직접 하대정맥으로 유입되는 경우를 가정해 보자.

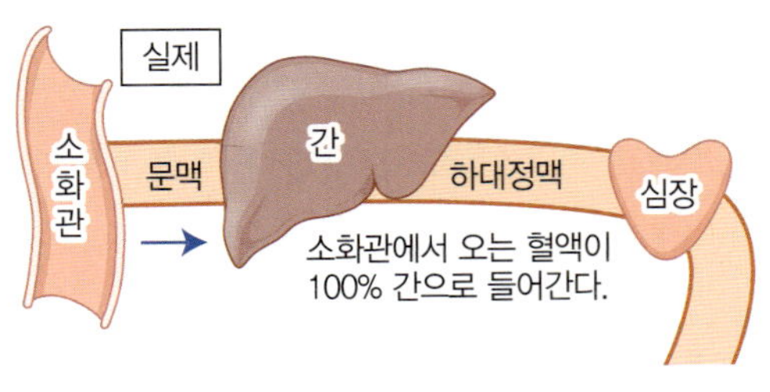

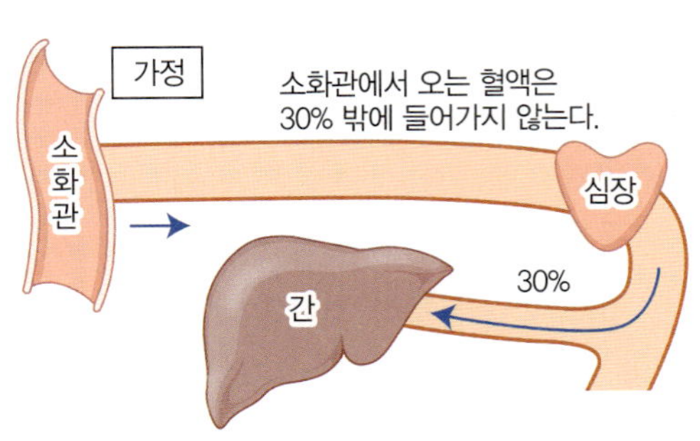

[그림 8-2] 문맥이 간을 경유하지 않으면…

① 간으로는 동맥혈만 가게 된다. 여기에서 간으로 가는 혈류를 심박출량의 30%라고 가정하면, 소화관에서 오는 정맥혈의 30%가 간으로 흘러가게 되는 것이다(그림 8-2).

② 이는 곧, 소화관에서 흡수한 아미노산이나 불필요한 물질이 30%밖에 간에 도달하지 않는다는 것을 의미한다.

③ 이렇게 되면 단백질, 지질, 담즙산을 충분히 합성하거나 당을 저장할 수가 없을 뿐만 아니라 해로운 독성 물질, 불필요한 물질이 배설되지 않고 몸속에 남아 돌아다니게 되는 것이다.

④ 그러므로 소화관에서 오는 정맥혈이 직접 간으로 가게 되면 단백질 합성 재료를 충분히 확보할 수 있고 불필요한 물질도 흡수 직후에 확인할 수 있는 것이다.

이상으로, 왜 간이 소화관으로부터 혈류를 직접 받아야 하는지를 이해하였을 것이다.

① 소화관에서 흡수하는 것은 반드시 유익한 것만은 아니다.
② 따라서 흡수 후 바로 확인이 필요하다.
③ 유익한 것은 모두 간에서 받는다 → 합성, 저장에 유리
④ 불필요한 물질의 screening → 배설에 유리

결국, 소화관에서 오는 혈액(문맥혈)은 간이라는 필터를 거쳐 전신의 순환계로 보내지는 것이다.

 신장/콩팥과의 비교

간은 필터라고 하였는데 신장과 약간 비슷하다. **그림 8-3**을 보자. 혈액이 들어가고, 배설물이 담즙으로서 나가는 구조는 신장에 있어서 혈액과 소변의 관계와 비슷하다. 소변과 담즙이 결정적으로 다른 것은, 전자는 배설물만으로 되어 있는 것에 비해 후자는 배설물 속에 유용한 것이 섞여 있다는 점이다. 여기서 유용한 것이란 담즙산이다.

다시 한번, 간의 기능(합성, 저장, 배설)과 혈액 · 담즙의 관계를 모식도로 나타내 보았다(**그림 8-4**).

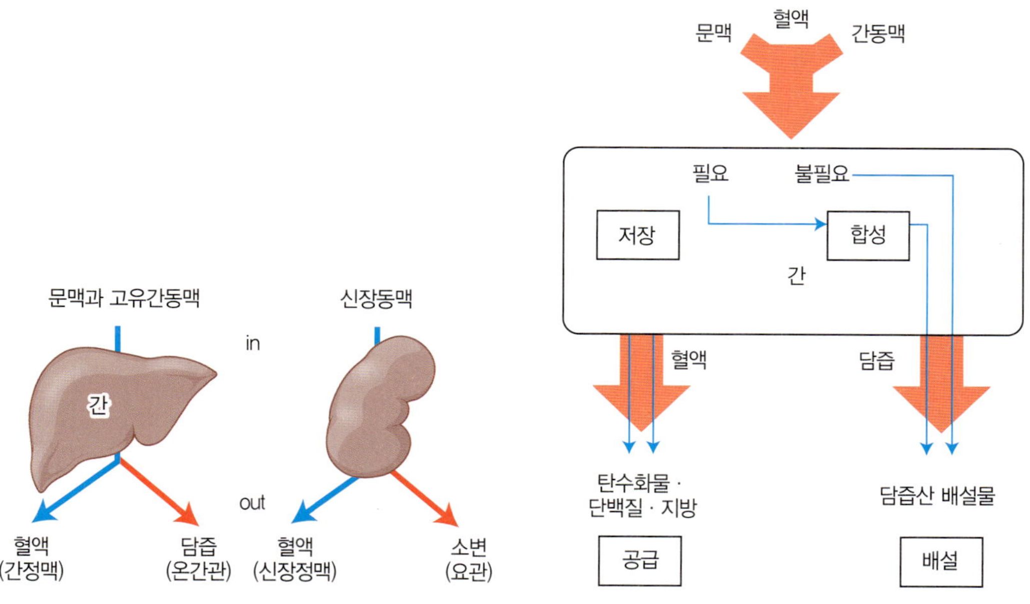

[그림 8-3] 간과 신장

[그림 8-4] 간의 기능

B 간의 육안해부학

간의 구조

간은 인체에서 가장 큰 장기로서 성인의 간은 무게가 약 1500g이고, 우측 횡격막 아래에 위치하며 위를 덮고 있다.

간 내에서는 횡격막과 유착되어 있는 머리쪽 등면의 일부를 제외하고 대부분이 복막으로 덮여 있다. 간의 우엽과 좌엽은 해부학적으로는 간겸상인대(ligamentum falciforme hepatis, 간낫인대)에 의해 구분되지만 기능적으로는 칸틀리선(Cantlie line)에 의해 나누어진다. 칸틀리선은 하대정맥과 담낭/쓸개을 연결하는 선으로 간의 구역 분류에 중요한 지표가 된다**(그림 8-5)**.

1. 간엽 Hepatic lobe

간을 외부에서 보면, 세로로 균열이 있다는 것을 알 수 있다**(그림 8-6)**. 이 균열(간원인대틈새, fissura ligamenti teretis)은 간을 좌우로 나누는데, 이것이 해부학적인 좌엽과 우엽이다. 해부학적 좌엽, 우엽이라는 단어는 실제의 임상에서는 그다지 사용되지 않으므로 참고 정도로 알아두기 바란다.

이보다 더 중요한 것은 혈액분포로 분류한 좌엽과 우엽인데, 각각 기능적인 좌엽과 우엽이라고 한다. 간으로 가는 혈액은 간문(porta hepatis)에서 문맥(portal v.)과 고유 간동맥(proper hepatic a.)의 두 줄기로 들어간다. 이 두 혈관은 간 속에 나란히 뻗어 있다. 문맥과 고유 간동맥은 간으로 들어간 다음 좌우로 갈라져 각각 기능적 우엽과 좌엽에 영양을 공급한다.

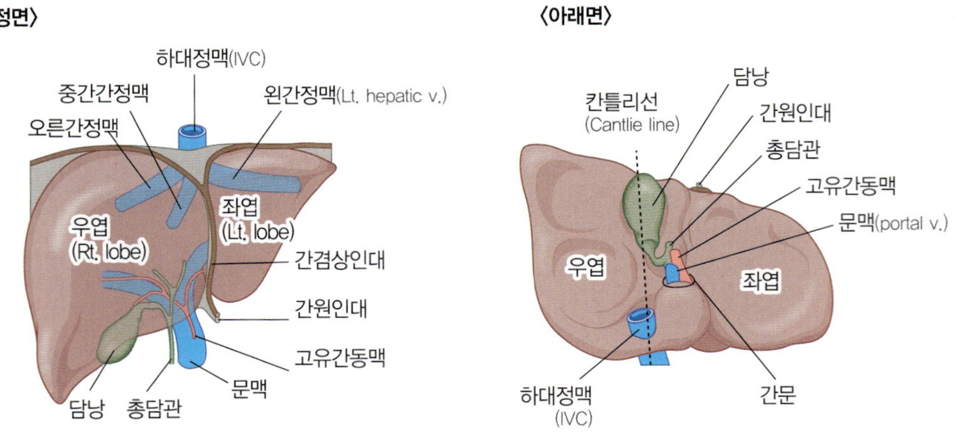

[그림 8-5] 간의 구조

2. 간 구역 Hepatic segment

좌우의 엽은 다시 2개씩 나누어진다. 우선, 4개의 구역을 기억하자(그림 8-7).

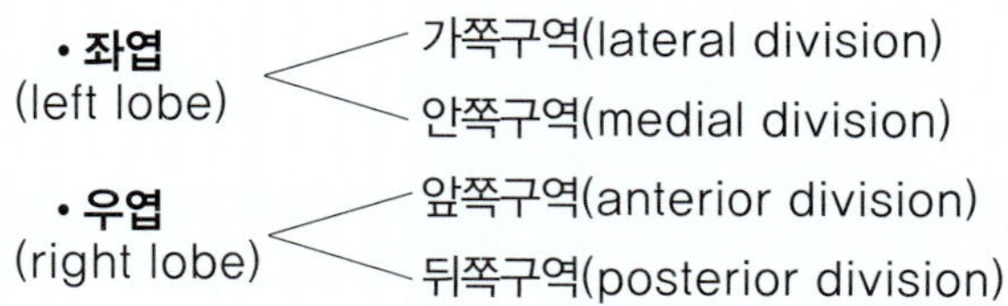

좌엽, 우엽을 붙이지 않고 가쪽구역, 앞쪽구역이라고 하는 경우도 있으며, 또 왼가쪽구역과 같이 '엽'을 붙이지 않는 경우도 있다.

4개의 구역을 이해한 다음, 그 경계가 무엇인가를 기억할 필요가 있다.

1) 좌엽 가쪽구역과 좌엽 안쪽구역

간원인대틈새(fissura ligamenti teretis)가 경계이다. 해부학적 좌엽 = 좌엽 가쪽구역이라는 것을 이해할 수 있을 것이다.

2) 좌엽 안쪽구역과 우엽 앞쪽구역

Cantlie line이 경계이다. Cantlie line이란 담낭(gallbladder)와 하대정맥(IVC)을 연결하는 선이다(그림 8-6).

3) 우엽 앞쪽구역과 우엽 뒤쪽구역

육안으로는 구별할 수 있는 기준점이 없다(그림 8-7).

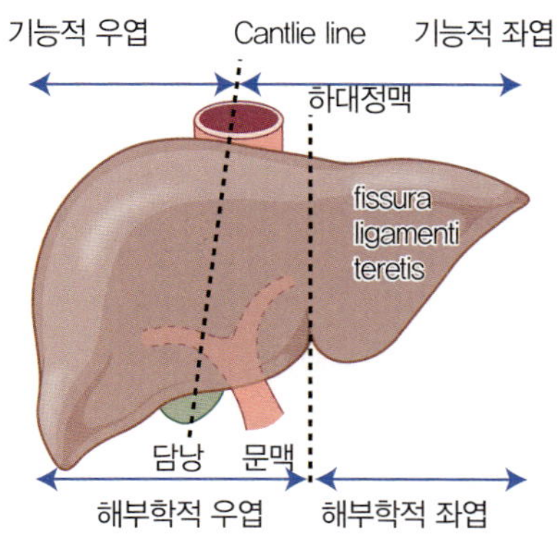

[그림 8-6] 간을 외부에서 본 형태

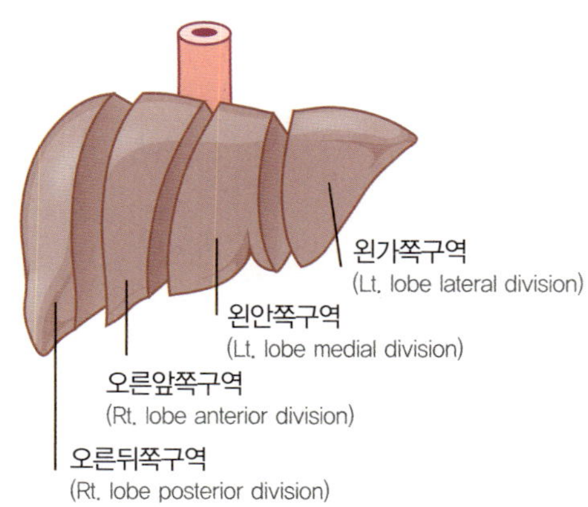

[그림 8-7] 간 구역

3. 소구역/소엽 Subsegment

구역을 다시 세분화한 것이 소구역이다. 소구역은 Couinaud 분류에 준한다. Couinaud 분류에서는 8개의 소구역으로 분류한다. 순서대로 살펴보자(그림 8-8).

1) S_1(미상엽, caudate lobe)

앞에서 말한 4개의 구역에서는 다루지 않았던 범주의 부위이다. 꼬리엽이라고도 하는데, 간의 아래면에 있는 독립된 구역이다.

2) S_2(왼가쪽위), S_3(왼가쪽아래)

S_2 + S_3 = 좌엽 가쪽구역이다.

3) S_4(왼안쪽)

S_4 = 좌엽 안쪽구역이다.

4) S_5(오른앞쪽아래), S_8(오른앞쪽위)

S_5 + S_8 = 우엽 앞쪽구역이다.

5) S_6(오른뒤쪽아래), S_7(오른뒤쪽위)

S_6 + S_7 = 우엽 뒤쪽구역이다.

S_5~S_8까지의 상하관계를 기억해 두자.

그림 8-8에 보충해서 나타내었다. 왼쪽 그림의 「간정맥과의 관계」에서는 간정맥이 구역 사이의 틈새를 주행하는 데 비해, 오른쪽 그림의 「문맥과의 관계」에서는 문맥이 구역의 중심에 깊숙이 파고 들어가 있는 것을 알 수 있을 것이다. 이들은 다음 항목에서 중요해진다.

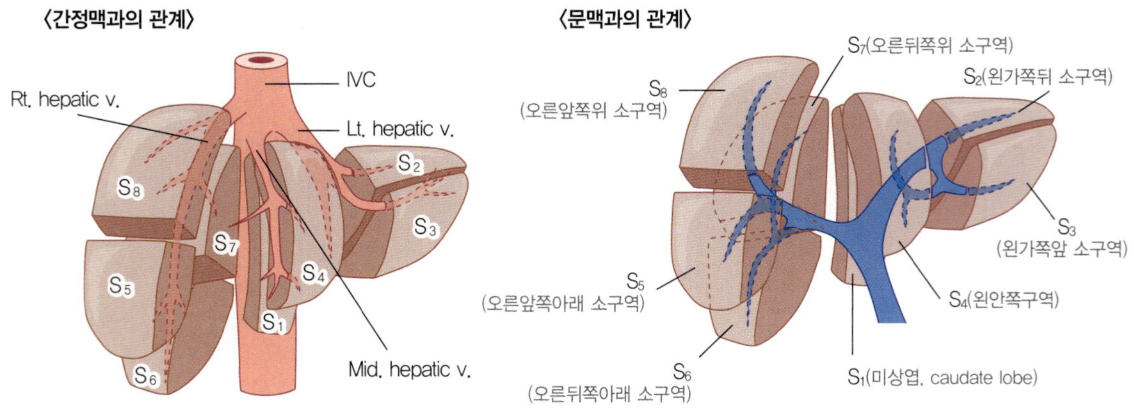

[그림 8-8] Couinaud 분류

4. 간에 출입하는 혈관 소화관과 간의 혈류(그림 8-9)

간에 출입하는 혈관 및 관은 들어가는 것이 2개, 나오는 것이 2개이다. 들어가는 것은 간문에서 오는 고유간동맥(proper hepatic a.)과 문맥(portal v.)이다. 나오는 것 중 하나는 간문에서 나오는 간관(hepatic duct)이고, 또 하나는 등쪽에서 나오는 간정맥(hepatic v.)이다. 간문으로는 담관(bile duct), 동맥(hepatic a.), 문맥(portal v.) 세 줄기가 출입하게 된다. 배쪽에서는 순서대로 간관, 고유간동맥, 문맥이 출입한다.

문맥은 주로 소화관 등에서 흡수한 생합성 재료를 공급하는 기능혈관(정맥혈)이며, 간동맥은 주로 간에 산소를 공급하는 영양혈관이다.

간 이후의 담즙의 흐름은,

간관 → 담낭에서 농축, 저장 → 췌장관과 합류 → 바터팽대부(ampulla of Vater)를 거쳐 십이지장에 이른다(그림 8-10).

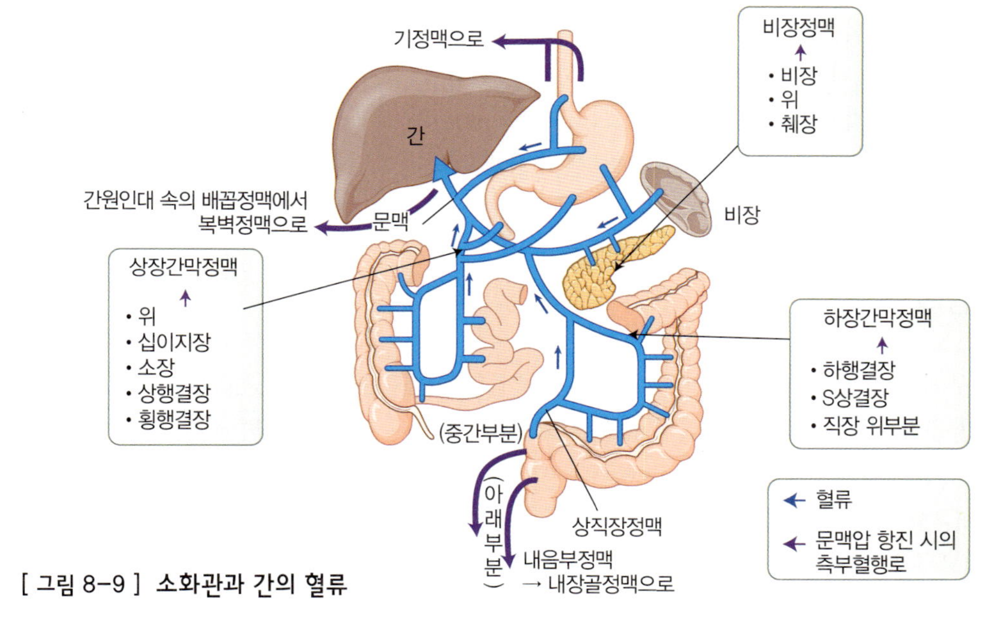

[그림 8-9] 소화관과 간의 혈류

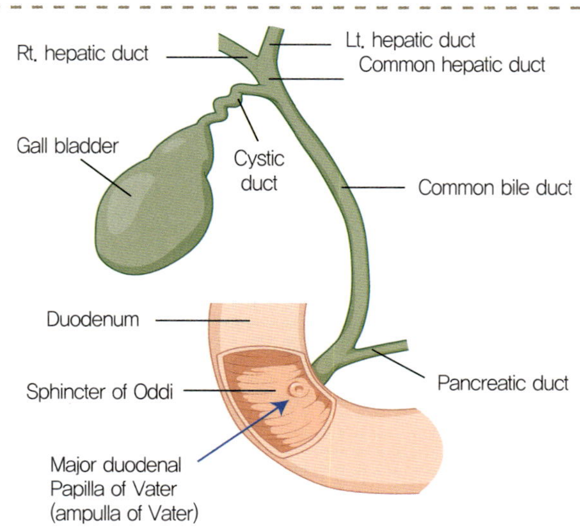

[그림 8-10] 담도계

간 검사

1 빌리루빈 Bilirubin

간이 나쁘면 황달이 나타난다는 것은 누구나 알고 있는 사실이다. 그 정체가 바로 빌리루빈이다. 빌리루빈의 대사는 복잡하다. 앞에서 설명했던 혈액의 흐름, 담즙의 흐름이 기본이 된다.

1. 빌리루빈이란?

빌리루빈은 거의 대부분이 적혈구 성분인 헤모글로빈(hemoglobin)의 대사물이다. 우선, 빌리루빈 대사경로의 시작인 헤모글로빈 대사를 살펴보자.

헤모글로빈의 대사는 비장의 대식세포(macrophage)와 간세포에서 이루어진다. 간세포에서 만들어진 빌리루빈은 담즙의 한 성분으로서 소화관으로 배설되어 변으로서 체외로 버려진다.

2. 비장의 기능

적혈구에는 수명(대략 120일)이 있다. **수명을 다한 적혈구는 비장에 있는 대식세포에 탐식당한다.** 적혈구 속에는 산소운반에 있어 중요한 헤모글로빈이 존재한다. 적혈구가 탐식당할 때에는 당연히 헤모글로빈도 대식세포에 흡수된다. 대식세포 속에서 헤모글로빈은 어떠한 운명에 처하게 될까(**그림 8-11**)?

① 헤모글로빈(hemoglobin)은 heme과 globin으로 분해된다.

② Heme은 철(Fe)과 빌리베르딘(biliverdin), 일산화탄소(CO)로 분해된다.

③ Biliverdin은 다시 빌리루빈이 된다.

여기까지의 처리는 비장의 대식세포가 담당한다. **대식세포가 만들어낸 빌리루빈은** 물에 녹기 힘든 성질을 가지고 있다. 일명 간접 빌리루빈(indirect bilirubin) 또는 비결합형 빌리루빈(unconjugated bilirubin)이라고도 한다.

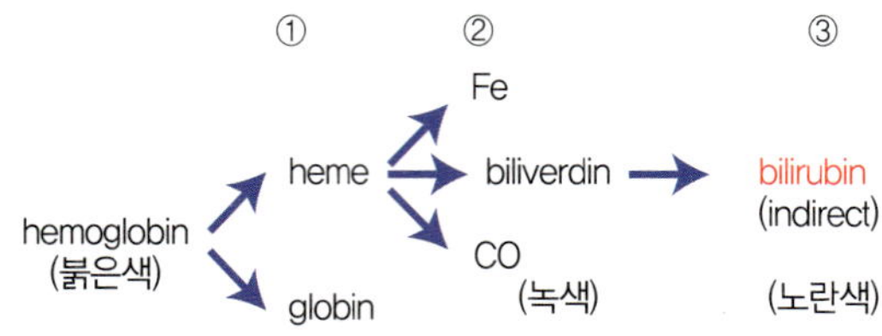

[그림 8-11] Hemoglobin에서 indirect bilirubin으로

3. 비장에서 간으로

비장에서 헤모글로빈은 간접 빌리루빈이 되었다. 대사하는 곳을 간세포로 옮겨서 다음과 같은 처치를 한다. 처치의 내용은 간접 빌리루빈을 담즙에 버리기 쉽게 하는 것이다.

우선, 비장에서 간으로 간접 빌리루빈을 수송할 필요가 있다. 이 수송경로는 비장정맥(splenic vein)과 문맥(portal v.)이다. 그렇다면, 물에 녹기 힘든 간접 빌리루빈을 어떤 방법으로 운반하는가? 그것은 알부민이라는 운반차에 간접 빌리루빈을 실어 혈류에 태우는 것이다 **(그림 8-12)**.

문맥(portal v.)을 거쳐 굴모양혈관(sinusoid)에 도착한 간접 빌리루빈은 간세포에 흡수된다. 여기에서 간접 빌리루빈에 글루쿠론산(glucuronic acid)을 붙여(conjugation이라고 한다) 물에 녹기 쉽게 한다. 이것을 글루쿠론산 결합(glucuronic acid conjugation)이라고 한다**(그림 8-13)**. 글루쿠론산은 마이너스 전하를 띠고 있으므로 빌리루빈이 물에 녹기 쉽게 되는 것이다. 글루쿠론산과 결합한 빌리루빈을 직접 빌리루빈(direct bilirubin), 또는 결합형 빌리루빈(conjugated bilirubin)이라고 한다.

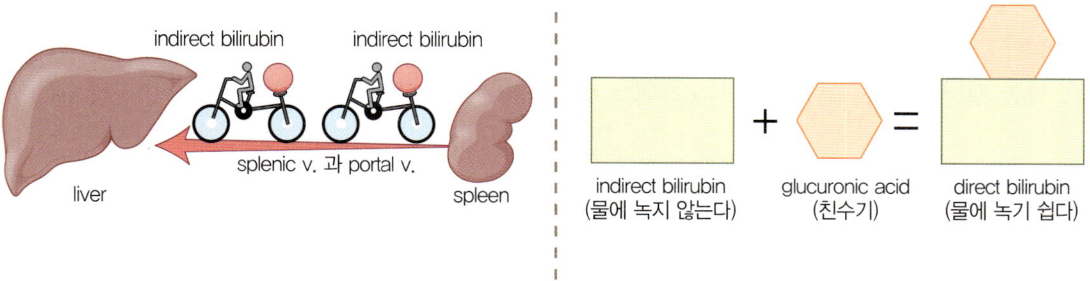

[그림 8-12] 비장에서 간으로

[그림 8-13] Glucuronic acid conjugation

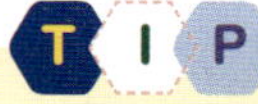

비장의 대식세포 활동이 지나치게 왕성한 경우

적혈구를 차례로 탐식하고 indirect bilirubin을 대량으로 생산한다.
이러한 병태를 나타내는 대표적 질환은 다음의 2가지이다.

- 자가면역용혈빈혈(autoimmune hemolytic anemia)
- 유전구형적혈구증(hereditary spherocytosis)

이들은 indirect bilirubin 우위의 hyperbilirubinemia를 초래한다.

4. 간세포에서 담세관/쓸개모세관 Bile canaliculus 으로 이동

빌리루빈은 직접 빌리루빈(direct bilirubin) 상태에서 담세관으로 보내진다. 그 후 사이관(intercalated duct)을 거쳐 소엽간담관/소엽사이쓸개관으로, 마지막에는 ampulla of Vater를 거쳐 십이지장으로 배설된다. 결국 빌리루빈은 어떤 경로를 통해 간세포를 통과했는지 살펴보자. 우선, 간접 빌리루빈(indirect bilirubin)이 간세포로 흡수된다(①). 다음으로 간세포 내에서 결합되어 직접 빌리루빈으로 변화한다(②). 마지막으로 직접 빌리루빈이 담세관으로 보내진다(③). 이상의 3단계를 거쳐 간을 통과한다**(그림 8-14)**.

5. 온몸순환에 의해 신장으로 이동

십이지장으로 배설된 직접 빌리루빈을 장내세균이 urobilinogen이나 stercobilin으로 환원한다. 그 후 대부분이 변으로 배설되지만, urobilinogen의 일부는 소장에서 재흡수된다. 간에 도착하면 일부는 간세포에 흡수된 다음 간세포 속에서 산화되어 직접 빌리루빈으로 되돌아간다 (장간순환 : enterohepatic circulation). 나머지는 간세포로 흡수되지 않고 체순환/온몸순환을 하게 되는데, 결국 신장에 도착하면 요중으로 배설된다**(그림 8-15)**.

정상인에서는 요검사를 하면 요중 urobilinogen이(±)라는 결과로 나타난다. Urobilinogen이 많을 때(++)나 전혀 검출되지 않을 때(−)에는 이상이 있다고 생각해야 한다.

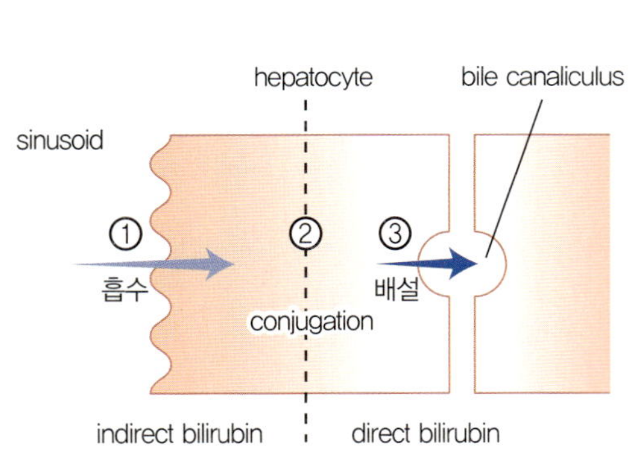

[그림 8-14] Bilirubin의 경로

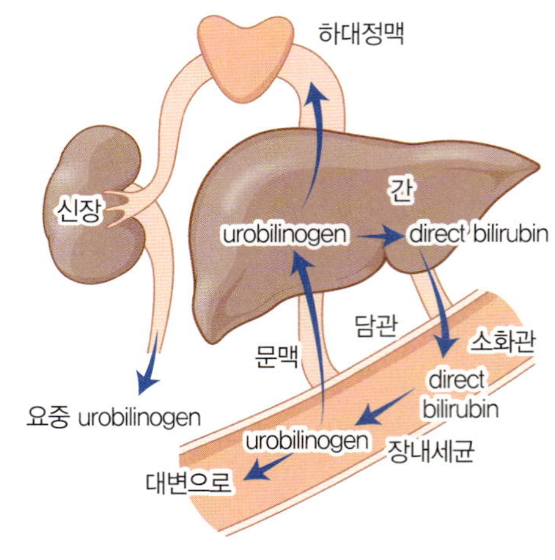

[그림 8-15] Urobilinogen의 흐름

IX 간질환

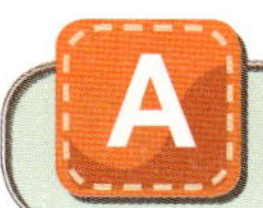

간염 Hepatitis 이란 무엇인가?

어떠한 이유이든 간세포가 죽으면 그곳에는 염증이 생긴다. 그러므로 간세포의 죽음 = 간염이라고 정의할 수 있다. 그러나 실제로는 "간염"이라고 하면 바이러스에 의한 것만을 가리키는 경우가 많다. 따라서 약물에 의해 발생하는 것은 약인성 간질환, 알코올에 의해 발생하는 것은 알코올 간질환(알코올 간염은 제외) 등으로 간염이라는 말을 사용하지 않고 간질환이라는 말을 많이 사용한다. 본서에서는 가장 중요한 바이러스에 초점을 맞추어 간염 = 바이러스 간염으로 취급하기로 한다.

간염 = 바이러스 간염

알코올에 의한 간세포사, 약에 의한 간세포사는 간염이라고 하지 않는다.

IX

급성 간염 Acute hepatitis 과 만성 간염 Chronic hepatitis 의 차이

양쪽 모두, 간세포가 바이러스에 의해 감염되어 죽기 때문에 발생한다. 급성 간염(acute

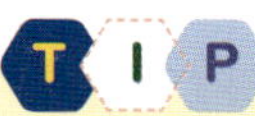

간질환의 분류

병형별 분류	원인별 분류
• 급성 간염 • 전격 간염 • 만성 간염 • 간경변 • 간암 • 기타(지방간, 간의 양성 종양 등)	• 간염바이러스성(A, B, C, D, E형 등) • 간염바이러스 이외의 바이러스성(EBV, CMV, 헤르페스 등) • 자가면역성(자가면역성 간염, 원발성 담즙성 간경변) • 알코올성 • 약인성 • 대사성 : 지방간, 혈철소증(hemosiderosis) • 유전성 : 체질성 황달 • 선천성 대사성 : 혈색소증, 윌슨병, Gaucher병, GM1강글리오시드증, Niemann pick병 등) • 기타 : 심부전에 의한 울혈, 쇼크·저산소혈증에 의한 허혈

hepatitis : AH)과 만성 간염(chronic hepatitis : CH)은 어떻게 진단하는 것일까? 여기에서는 「만성 간염이란 6개월 이상 간기능 이상과 바이러스 감염이 지속되는 병태를 말한다」고 정의되어 있다.

6개월 미만이라면 「급성 간염」이 된다. 급성 간염 중에는 간기능이 급격히 상실되어 예후가 나빠지는 「전격 간염」이 있다.

1) 급성 간염의 원인 (그림 9-1)

급성 간염의 원인은 HAV가 가장 많아 약 절반을 차지한다.

HCV에 의한 간염은 현재 감소 경향에 있다.

2) 만성 간염의 원인 (그림 9-2)

A형 간염은 평생면역을 얻기 때문에 만성화되지 않는다.

B형 간염은 모자감염 시에 종종 보균자화, 만성화되는데 성인이 된 다음에 발병하면 대부분 일과성으로 경과하여 보균자화되는 경우는 매우 드물다.

C형 간염은 혈액을 통해서 감염되는데 감염된 경우는 높은 비율로 만성화된다.

간염바이러스에는 몇 가지 형태가 있다. 각 바이러스가 어떻게 면역계에 인식되는가를 알게 되면 급성이나 만성의 의미를 이해할 수 있을 것이다.

1. 간염바이러스의 종류

A, B, C, D, E형의 5종류가 잘 알려져 있다. 최근에는 G형 간염에 대해서 화제가 되기도 하였으나 5종류만 공부해도 임상에서는 문제가 없을 것으로 생각된다.

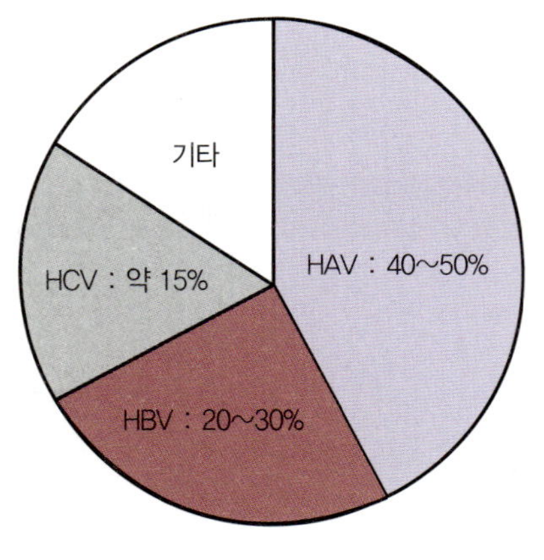

[그림 9-1] 급성 간염의 원인

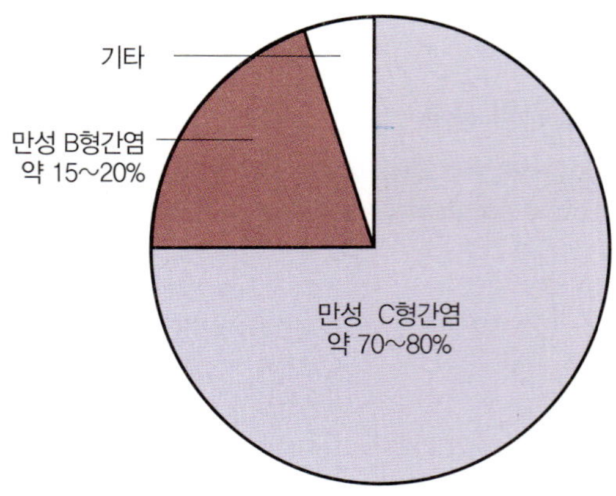

[그림 9-2] 만성 간염의 원인

2. 간염바이러스의 특징

간염바이러스는 다음과 같은 2가지 큰 특징을 가지고 있다.

1) 간세포에 강한 친화성을 가지고 있다(간세포에만 감염된다)
2) 간세포를 파괴하지 않는다

2)는 의외이지만 사실이다. 간염바이러스는 직접적으로 간세포를 파괴하지 않고 얌전하게 간세포에 기생한다. 그렇다면 왜 간염바이러스에 감염된 간세포는 죽는 것일까? 그것은 세포 면역계가 작용한 결과이다. 간염바이러스는 잠복하듯이 간세포에 몰래 기생하지만 면역계에 의해 발각되어 공격당하는 경우가 있기 때문이다.

- 잠복이 발각된다.
  → 간세포가 함께 공격을 받는다.
  → 간세포가 죽는다.
- 잠복이 발각되지 않는다.
  → 간세포는 바이러스의 기생과 함께 오래 산다.

IX

3. 간염바이러스에 감염된 후

앞서도 언급했듯이, 간세포가 간염바이러스에 감염되었다는 사실이 면역계에 발각되느냐 발각되지 않느냐가 포인트이며 이에 따라 간세포의 생사가 달라진다.

감염 후의 유형에는 3가지가 있다(**그림 9-3**).

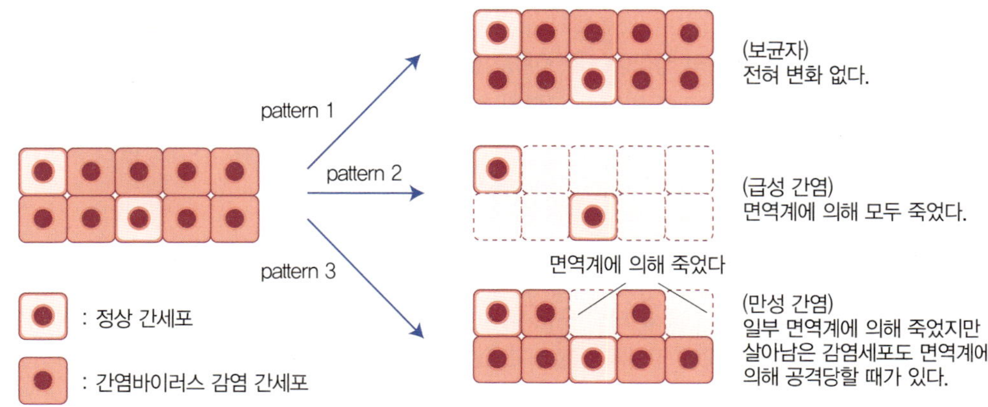

[그림 9-3] 간염바이러스 감염 후의 간세포

pattern 1. 면역계가 바이러스 감염을 인식하지 못한다(전혀 발각되지 않는다)

무증상성 carrier(보균자) 상태로서 간염바이러스와 간세포가 공생할 수 있는 상태이다. 면역계의 공격을 전혀 받지 않는다.

pattern 2. 면역계가 바이러스 감염을 모두 인식한다(전부 발각된다)

급성 바이러스간염(acute viral hepatitis)의 진행과정이다. 면역계에 의해 단번에 제거되기 때문에 간세포 손상이 심하지만 간염바이러스는 모두 퇴출된다. 가끔 매우 넓은 범위에 걸쳐 간세포가 손상되면 간이 기능할 수 없게 되어 생명 유지도 곤란해지는데 이러한 것을 전격 간염이라고 한다.

→ 바이러스에 감염된 세포는 모두 죽는다.

→ 바이러스에 감염된 세포는 남아 있지 않다.

→ 체내에서 바이러스가 없어진다.

pattern 3. 면역계가 바이러스에 감염된 세포의 일부밖에 인식하지 못한다(일부 발각된다)

만성 바이러스간염(chronic viral hepatitis)의 진행과정이다. 감염세포가 일부 죽고 일부 남는 것을 지루하게 반복하며, 간에서는 바이러스가 없어지지 않고 남아 있다.

이 상태를 보균자라고는 말하지 않는다.

→ 인식된 세포는 죽는다.

→ 인식되지 않은 세포는 살아남는다.

→ 바이러스도 남는다.

pattern 2.가 발생한 후 일부가 살아남아 pattern 3.의 경로를 밟는 유형이 있다. 즉, 급성 간염에서 만성 간염으로 이행하는 유형이다.

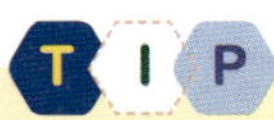

간세포와 면역의 속사정

바이러스에 감염된 간세포의 입장이 되어 이야기를 해 보자.

「나는 간염바이러스에 감염되어 있지만, 그다지 위화감을 느끼지는 않는다. 그러므로 내버려두었으면 한다. 그렇지만, 면역계의 감사에 걸리면 그 자리에서 죽음을 당할 것이다. 바이러스만 죽여주면 좋을 텐데, 나까지 함께 죽이다니 너무하다고 생각하지 않는가?」

면역계 쪽의 의견은,

「바이러스가 세포 밖에 있으면 항체를 사용해서 처치할 수 있다. 그러나 녀석들이 세포 안으로 들어가 버리면 항체를 세포 안으로 보낼 수는 없다. 따라서 우리가 할 수 있는 수단은 세포와 함께 죽이는 것뿐이다. 은행에서 인질극을 벌이고 있는 흉악범을 인질과 함께 사살하는 것 같아 씁쓸하지만……」

이상이 간세포와 면역계의 속사정이다.

4. 요점

급성 바이러스간염과 만성 바이러스간염의 차이는 면역의 인식 차이에 근거한다. 급성 바이러스간염에서는 감염세포가 단번에 죽지만, 바이러스 감염이 지속될 수가 있다. 그중에는 만성 간염으로 이행하는 것도 있다. 만성 바이러스간염에서는 감염세포의 일부가 계속 죽는다. 보균자에서는 감염세포가 면역체계의 표적이 되지 않는다.

2 만성 간염과 간세포의 재생

만성 바이러스간염에서는 면역세포에 의해 간세포가 죽고 재생하고 죽고 재생하는 식으로, 죽음과 재생을 몇 cycle이나 반복한다. 그러는 사이에 간 내에 섬유화가 일어나 간의 미세 구조가 붕괴되어 간다. 붕괴된 최종 단계를 간경변(liver cirrhosis)이라고 한다(**그림 9-4**).

따라서 간의 병리조직은 만성 간염의 진단뿐 아니라 섬유화의 진행도나 간염활동성의 파악에 중요하다.

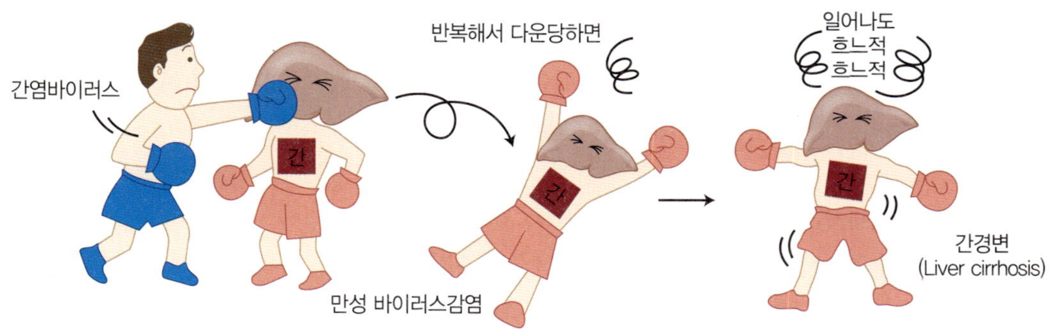

[그림 9-4] 만성 감염과 간경변

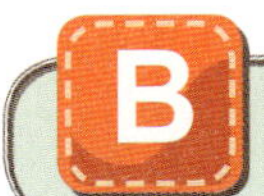

전격 간염 Fulminant hepatitis : FH

정의

전격 간염이란 증상이 나타난 후 8주 이내에 고도의 간기능장애에 의한 간성혼수 II도 이상의 뇌증을 유발하고, prothrombin time〈PT〉 40% 이하를 나타내는 질환이다. 그중에는 발병 후 10일 이내에 뇌증이 나타나는 급성형과 10일 이후에 나타나는 아급성형이 있다.

1) 증상 발현 후 8주 이내

만성 간염이란, 6개월 이상의 간기능 이상과 바이러스 감염이 지속되는 상태라고 정의할 수 있다.

이에 비해 전격 간염은 증상이 나타나고 8주 이내에 발생하므로 급성 간염이 기저질환이라는 것을 알 수 있다.

2) 간성혼수 II도 이상

급격하고 현저한 간부전 때문에 체내의 암모니아 등 독성 물질이 처리되지 않아 간성 뇌증을 일으킨다. 간성혼수 II~III도에서 퍼덕떨림(flapping tremor)이 나타난다. 이러한 상태의 환자를 접하게 되면 누구라도 이상하다고 느낄 것이다.

3) Prothrombin time(PT) 40% 이하

간부전 때문에 혈액응고인자가 합성되지 않아 PT시간이 연장된다. Prothrombin time〈PT〉은 중증도 판정에 가장 유용하다.

4) 요점

전격 간염 = 급성 간염 + 간성뇌증(혼수도 II 이상) +응고계 이상 + 8주 이내

병형과 원인

전격 간염에는 앞에서 설명한 바와 같이 급성형과 아급성형이 있는데 이 외에 간성뇌증이 나타날 때까지의 기간이 8~24주인 증례를 지연성 간부전(late onset hepatic failure : LOHF)이

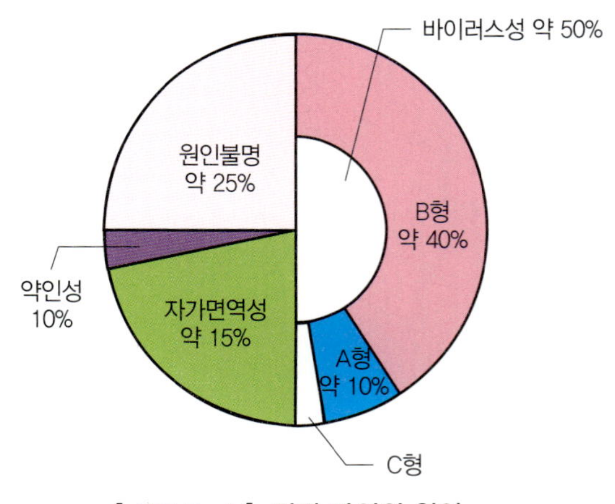

[그림 9-5] 전격 간염의 원인

라고 하며 전격 간염의 유사질환으로서 취급하고 있다. LOHF의 발생빈도는 전격 간염의 1/10이다.

전격 간염, LOHF의 원인에는 바이러스가 급성형의 70%, 아급성형의 30%를 차지하고 있다. 가장 많은 것은 B형으로 전체의 약 40%이다(**그림 9-5**).

 증상

전격 간염에서는 소화기 증상, 발열, 전신권태감 등이 나타난다. 급성 간염에서는 황달이 나타날 수 있으며 대개 증상이 호전되지만 전격 간염에서는 위험해진다.

 치료

전격 간염, LOHF의 치료에서 가장 중요한 것은 간이식 가부의 판정, 원인에 대한 치료, 간괴사의 진행 저지, 간부전으로 인한 증상을 억제하는 것이다.

 예후

전격 간염, LOHF에 대해 내과 치료만 실행할 때 생존율은 급성형 55%, 아급성형 25%, LOHF 10% 정도이다. 발병 후 간성뇌증이 나타날 때까지의 시간이 길면 길수록 예후가 나빠진다. 원인과의 관련에서는 A형은 양호, B형 보균자와 자가면역성 증례는 급성형, 아급성형 모두 예후가 나쁘다.

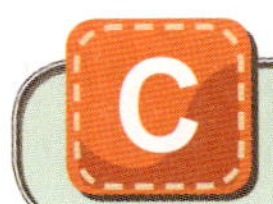

바이러스간염 Viral hepatitis : VH

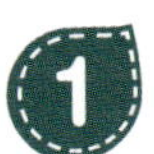

간염바이러스의 분류

간염을 일으키는 바이러스는 여러 가지가 알려져 있지만, 중요한 것은 A형~E형의 5가지이며 이 중에서 A, B, C의 3가지 형만 알아도 충분하다(**표 9-1**). 간염바이러스의 핵심은 다음의 4가지이다.

- 급성 간염이 되는가 만성 간염이 되는가?
- 감염경로
- 백신이 있는가?
- cancerization의 가능성

	A형간염	B형간염	C형간염	D형간염	E형간염
핵산	RNA	DNA	RNA	RNA	RNA
감염경로 (원인)	• 구감염(예: 생굴)	• 체액감염(예: 성교) • 혈액감염 (예: 바늘에 찔리는 사고, 수혈)	• 혈액감염(예: 수혈)	• 체액감염 • 혈액감염	• 경구감염
잠복기간	2 ~ 6주	1 ~ 6개월	2주 ~ 6개월	1 ~ 6개월	3 ~ 7주
감염양식	일과성 감염	일과성 및 지속성 감염			일과성 감염
	• 평생면역 획득으로 거의 만성화되지 않는다. • 젊은층이 겨울~봄 사이에 집단감염되기 쉽다.	• 만성 간염은 주로 무증상 보균자(모자감염, 영유아 감염)에서 발병.	• 수혈 후 감염이 대부분 • 성인 초감염으로 쉽게 만성화(60~70%) • 간경변까지 진행하면 간암 발생률이 높아진다.	• B형간염에 중복감염 • 지중해 연안, 북구, 북미에 많다. • 중증화, 만성화되기 쉽다.	• 우기(雨期)에 많다. • 임부에 감염되면 극증화되기 쉽다.
위험인자	• 젊은층 • 해외여행자	• 약물중독환자 • 의료종사자 • 동성애자	• 약물중독환자 • 의료종사자 • 수혈	• HBV 보균자	• 약물중독환자
급성기 진단	• IgM형 항HA항체	• HBs항원 • IgM형 HBc 항체 • HBV-DNA	• HCV항체(후기) • HCV-RNA	• HDV항체	• HEV항체 • HEV-RNA

[표 9-1] 간염바이러스의 특징

1. DNA 바이러스인가 RNA 바이러스인가?

B형 간염바이러스만이 DNA 바이러스이며 그 외에는 모두 RNA 바이러스이다.

2. 경구감염 Fecal to oral 인가 혈액 매개 감염 Parenteral 인가?

A형과 E형 간염바이러스만이 경구감염이고 그 외에는 모두 혈액을 매개로 한 감염이다.

3. 급성 간염인가 만성 간염인가?

만성화되는 것은 B, C, D형 바이러스인데, 이들 중에서도 특히 C형 간염이 만성화되기 쉽다. A, E형은 급성 간염이 되는 경우가 많다.

4. 백신이 있는가?

A형과 B형에만 백신이 존재하고 C형에는 없다.

5. 기타

1) D형 간염바이러스

D형은 B형 간염바이러스의 존재하에서 간에 감염될 수 있다(감염에 HBs Ag을 필요로 하므로).

2) E형 간염바이러스

임산부가 걸리면 증상이 심해진다.

급성 간염

간세포 내에서 증식하는 간염바이러스에 의해 간세포에 급성 염증병변을 초래하는 질환이다. 간염바이러스로서는 A~E형 간염바이러스 등이 있다. 우리나라에서는 대부분 A, B, C형 바이러스에 의한 급성 간염이 많다.

IX

1. 병태생리

전신권태감, 오심 · 구토, 식욕부진, 발열 등이 나타나고 황달, 간비대, 복부둔통을 초래한다.
트랜스아미나제의 급격한 상승(수백 단위 이상), 직접빌리루빈의 상승, 프로트롬빈 시간의 저하가 나타난다.

2. 원인

우리나라에서 급성 간염의 원인은 HAV가 가장 많아 약 절반을 차지하고 있다.
HCV에 의한 급성 간염은 감소 경향이 있으며 특히 수혈 후의 급성 바이러스성 간염은 수혈 혈액의 검사를 실시한 이후 격감되고 있다.

- HAV : 약 40～50%
- HBV : 약 20～30%
- HCV : 약 수～15%
- 기타

3. 증상의 경과

임상증상의 경과시간은 바이러스형에 따라 다르지만 증상 그 자체는 별로 차이가 없다.
AST, ALT의 상승도와 간염의 중증도와는 서로 상관이 없다.
황달기에서는 AST < ALT가 된다.
C형 간염에서는 A형, B형에 비해 AST, ALT의 상승의 정도는 가볍지만 상승이 길어지고 피크가 많이 나타나며 경과되기도 한다.

4. 검사

복부 영상검사에서 폐쇄황달(간내담관 확장)을 배제할 수 있으면 가장 먼저 급성 간염을 고려한다.
원인 바이러스를 검사하기 위해 HA항체(IgM형), HBs항원 · 항체, HBc항체(IgM형을 포함), HCV-RNA 등의 바이러스 표지자를 측정하여 바이러스를 분류한다.
급성 간염은 복부초음파나 CT에서 특징적인 소견이 없다. 영상진단은 바이러스성 간염 외에 간질환을 일으킬 수 있는 질환의 배제를 위한 목적으로서 중요하다.
복강경상에서는 간비대, 간변연의 둔화, 표면 발적 등이 나타난다.

5. 치료

일반적으로 보존적 치료(안정과 영양보급)가 중심이 되며 대부분 2~3개월로 치유된다.

누워서 안정을 취하며 필요한 최소의 칼로리 보급, 포도당액, 비타민제의 점적투여를 실시한다.

급성 간염은 대부분 특별한 치료 및 입원이 필요 없으며 아래와 같은 보존적 치료를 한다.

1) 안정 → 누워서 안정을 취하면 간혈류량이 증가된다.
2) 영양 → 충분한 영양 섭취(고단백, 고칼로리식)
3) 약물요법 → 포도당액의 점적, 비타민제, 소화효소제, 라미부딘(B형의 경우)

처음 발병 시에 복수, 말초부종, 간성뇌증 증상 등을 동반할 경우 일반적으로 예후가 나쁘며 대증요법이 적응된다.

통상적인 급성 간염에서 트랜스아미나제의 조기개선을 목적으로 한 스테로이드제, 글리틸리틴산 제제, 면역억제제 등은 증상을 오히려 악화시키기 때문에 사용하지 않는다.

3 만성 간염

만성 간염이란 간의 염증이 6개월 이상 지속되는 병태를 말한다.

A형 간염은 평생면역을 얻기 때문에 만성화되지 않는다.

B형 간염은 수직감염 시에 종종 보균화, 만성화되지만 성인발병에서는 대부분 일과성으로 경과하고 보균화는 거의 없다.

C형 간염은 혈액 감염되며 감염된 경우는 만성화되는 경우가 많다.

B형 · C형은 만성화 후 간염의 염증상태가 계속되면 서서히 섬유화가 진행되어 간경변으로 이행한다. 섬유화의 진행에 따라 간기능이 저하되어 간부전/간기능상실에 이르고 또한 세포분열을 반복함으로써 발암위험이 높아진다.

1. 병태생리

트랜스아미나제의 상승이 6개월 이상된다.

AST < ALT인 경우가 많다.

섬유화에 의해 혈소판이 감소되고 히알루론산의 상승이 나타난다.

2. 검사

간생검에서 조직학적으로 문맥영역의 섬유성 확대, 작은 원형의 세포침윤이 보이며 문맥영역 가장자리에 piecemeal necrosis가 나타나면 만성 간염으로 진단한다.
바이러스적 확정진단은 혈청학적으로 실시한다.

- HBs Ag(+), HBc Ab(IgG) 고역가양성, HBV-DNA(+) ⇒ 만성 B형 간염
- HCV-RNA(+) ⇒ 만성 C형 간염으로 진단한다.

간기능검사에서는 간기능저하를 반영해서 이상치를 나타낸다.

3. 치료 및 간호

B형 간염 : HBV-DNA의 억제, ALT의 정상화, HBe Ag의 음성화(seroconversion)
C형 간염 : HCV-RNA의 음성화와 ALT의 정상화(**표 9-2**)

만성 C형 간염에서 IFN의 효과가 양호하게 나타나기 위한 조건은 다음과 같다.

1) HCV-genotype이 2a, 2b일 것(1b는 효과가 잘 나타나지 않는다)
2) HCV-RNA양이 적을 것
3) 조직학적으로 섬유화가 가벼울 것
4) 충분한 양의 IFN을 투여할 수 있을 것

페그인테페론 α(Peg-IFN-α)는 기존의 IFN-α에 고분자 폴리에틸렌글리콜을 결합시킨 것으로 기존에 주 3회 투여했던 것에 비해 주 1회의 투여로 효과를 얻을 수 있으며 비교적 부작용도 적다는 장점이 있다.
식사요법은 적절한 칼로리식과 적절한 단백식을 실시한다.

대표적인 만성 간염	치료법
만성 B형 간염	항바이러스요법(인터페론, 엔테카빌, 라미부딘, 아데포빌)
만성 C형 간염	① 항바이러스요법(인터페론, 리바비린) ② 간보호요법 : 글리틸리틴 제제(강력 네오미노파겐시®), 우루소데키오시콜산 등 • genotype이 1형이고 바이러스량이 많을 때에는 페그인터페론 + 리바비린을 1년간 병용

[표 9-2] 만성 간염의 치료

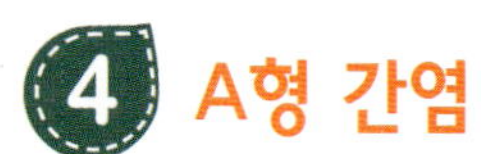

A형 간염

1. 감염경로와 경과

급성 간염에서 발병하며 만성화되는 일 없이 대부분 치유된다.

경구감염(생수나 날음식) → 급성 간염 → 치유(99%)의 과정을 거친다.

초진 시 IgM형 항HA항체(+)가 나타나면 A형 간염으로 확정진단한다(표 9-3).

주된 표지자	임상적 의의
IgM형 항HA항체*	발병 중 ~ 종료
IgG형 항HA항체	기감염
HAV-RNA(혈중)	발병초기

* 확정진단에 사용하는 표지자

[표 9-3] A형 간염의 표지자

2. 감염예방

A형 간염에는 항HA면역글로불린과 HA백신이 사용된다. 또한 해외여행 시에 생수나 날음식을 피하는 것이 중요하다.

B형 간염

1. B형 간염바이러스의 형태

B형 간염은 간에서 증식되는 DNA가 원인이다. DNA와 DNA polymerase(core protein)가 단백질의 껍질에 둘러싸인 상태로 존재한다(그림 9-6). 단백질 껍질은 이중으로 되어 있으며 안쪽을 캡시드(capsid), 바깥쪽을 껍질(envelope)이라고 한다. 캡시드를 구성하고 있는 단백질은 HBc Ag이며, 껍질(envelope)을 구성하고 있는 단백질은 HBs Ag이다.

이중 단백질껍질
envelope(HBs항원)
capsid(HBc항원)
core
DNA와
DNA-P
DNA-P : DNA polymerase
HBs항원의 과잉 생성
나머지는 불완전 입자로
공모양 입자
관모양 입자
전자현미경으로 본 형태

[그림 9-6] B형 간염바이러스의 형태(완전 입자)

1) 완전 입자와 불완전 입자

껍질 속에 유전정보(DNA)를 포함하며 이중 껍질로 싸여 있는 상태를 완전 입자(Dane

particle)라고 한다.

만약 DNA와 DNA－polymerase, HBc Ag, HBs Ag를 각각 1 : 1 : 1의 비율로 합성한다면 과부족 없이 완전 입자를 복제할 수 있다. 그러나 바이러스 복제 시에는 HBs Ag를 불필요하게 너무 많이 만들게 되면 외측 껍질만이 남아, 그것이 속이 텅 빈 불완전 입자를 형성한다. 혈중에는 완전 입자 1개에 대하여 불완전 입자가 100～1000개 존재한다. 불완전 입자는 HBs Ag 그 자체이다(그림 9－6).

완전 입자는 감염 · 복제능력이 있고 불완전 입자는 감염 · 복제능력이 없다. 우리가 일반적으로 B형 간염바이러스라고 하는 것은 완전 입자를 가리킨다.

2) 여분… HBe Ag란 무엇인가?

HBs Ag, HBc Ag는 완전 입자의 바깥쪽과 안쪽의 단백질이다. 그러면, HBe Ag란 무엇일까?

B형 간염바이러스를 복제할 때 반드시 필요한 것만을 합성하는 것은 아니다. 앞에서 언급했던 불완전 입자나 HBe Ag도 그와 같은 상황에서 생겨난 산물이다. 이 2가지에서 공통적인 것은 "여분"이라는 개념이다.

"여분"의 개념

HBs Ag의 여분 → 불완전 입자

HBc Ag의 여분 → HBe Ag(이름이 바뀐다)

바이러스를 복제하려면 DNA와 3가지의 단백질(DNA polymerase, capsid 단백〈HBc Ag〉, envelope 단백〈HBs Ag〉)이 필요하다.

과잉의 HBc Ag, HBs Ag는 단순한 "여분"이다(그 외의 여분도 몇 가지 알려져 있다). 간세포에서 바이러스(완전 입자) 복제가 성공하면, 여분은 완전 입자와 함께 세포 밖으로 나온다.

이상의 내용을 정리해 보면 다음과 같다.

- HBe Ag는 완전 입자에 편입되지 못한 HBc Ag의 여분
- HBe Ag는 단독으로 혈중에 존재한다.
- HBc Ag는 단독으로는 혈중에 존재하지 않는다.
- HBe Ag의 존재는 바이러스(완전 입자)가 증식, 방출하고 있다는 것을 의미한다(HBe Ag의 존재는 인슐린 분비에 있어서 C－peptide의 관계와 비슷하다).
- 불완전 입자(HBs Ag 자체)의 존재는 바이러스의 증식, 방출이 이루어지고 있다는 것을 의미한다.

'여분'이 모두 세포 밖으로 나오는 것은 아니다. 세포 속에 머무르고 있는 것도 있는데, 그것을 젖빛유리모양(ground glass appearance) 핵내봉입체라고 한다.

2. 항원 · 항체의 (+)(−)개념

B형 간염바이러스 감염에서 자주 문제가 되는 것은 HBs Ag · Ab, HBe Ag · Ab, HBc Ag · Ab의 양성 또는 음성 여부이다.

HBc Ag는 혈중에 자유로운 형태로 존재하지 않으므로 측정의 대상이 되지 않는다.

1) HBs Ag

B형 간염바이러스의 표면이기도 하고 불완전 입자 그 자체이기도 하다.

HBs Ag(+)

→ 현재 B형 간염바이러스에 감염되어 있다.

2) HBs Ab

일명 중화항체라고도 한다. 만약, 이 HBs Ab가 양성이라면, 다음에 B형 간염바이러스가 혈중에 들어와도 바로 이 항체가 결합하여 바이러스가 감염력을 상실하게 한다. 이 항체가 양성이면 B형 간염바이러스에는 감염되지 않는다.

그럼, 어떤 사람이 양성이 되는가?

다음의 2가지 형태를 생각할 수 있다.

HBs Ab(+)

→ 예전에 B형 간염바이러스에 감염되었다.
B형 간염바이러스의 백신을 접종받았다.

3) HBe Ag

HBe Ag가 양성일 때에는 감염세포가 바이러스를 방출하고 있을 때이다. 즉, 혈중에는 바이러스가 대량으로 존재한다. HBs Ag 양성이나 HBe Ag 양성은 모두 그 사람이 바이러스에 감염되어 있다는 것을 나타낸다. 이 2가지의 차이는 타인에 대한 감염력이다.

HBe Ag(+)

→ 혈중에 바이러스가 대량으로 존재하므로 타인에게 감염시키기 쉽다. 이때, HBs Ag는 원칙적으로 (+)이다.

4) HBe Ab

B형 간염바이러스에 감염되었음에도 불구하고, HBs Ag가 양성이고 HBe Ag가 음성인 경우가 있다. 이러한 사람은 타인에 대한 감염력이 매우 약하다. 이 경우 HBe Ab는 양성이 된다. HBe Ab가 양성이 되었기 때문에 HBe Ag가 소실되었다고도 생각할 수 있다.

HBe Ab (+)

→ 가령, B형 간염바이러스에 감염되었다고 해도, 타인에게 감염시키는 경우는 매우 드물다.

5) HBc Ab

HBc Ab는 감염 초기부터 양성이 되며 그 상태가 지속된다.

HBc Ag와 HBe Ag는 사용되는 것과 여분이라는 차이밖에 없으며, 본질적으로는 같은 물질이라고 설명하였다. 그러나 항원성(항체가 결합하는 부분)은 달라서 HBc Ab와 HBe Ab는 전혀 별개의 물질이다.

6) 요점

일반적인 B형 간염바이러스 감염과 그에 동반되는 Ag, Ab의 변동을 살펴보자. Ab는 c, e, s의 순서로 나타나며 HBs Ab가 나타나면 바이러스가 완전히 없어졌다고 할 수 있다(그림 9-7).

3. B형 간염바이러스 검사

- HBs : HBs Ab는 중화항체로, 이 존재는 원칙적으로는 HBV가 배제되어 감염되지 않는 것을 나타낸다. 그러나 HBs Ab(+) 환자를 공여자로 한 이식에서 수용자가 HBV에 감염되었다는 보고가 있다.
- HBe : HBe의 seroconversion(HBe Ag이 음성화하고 HBe 항체가 양성화하는 것)에 의해 간염의 활동성이 저하된다. 만성 간염에서는 인터페론, 라미부딘 등의 항바이러스 요법이나 스테로이드 이탈에 의해 이것을 목표로 한다. 그러나 HBe의 seroconversion 후에도 간장애가 지속되는 경우도 있다.

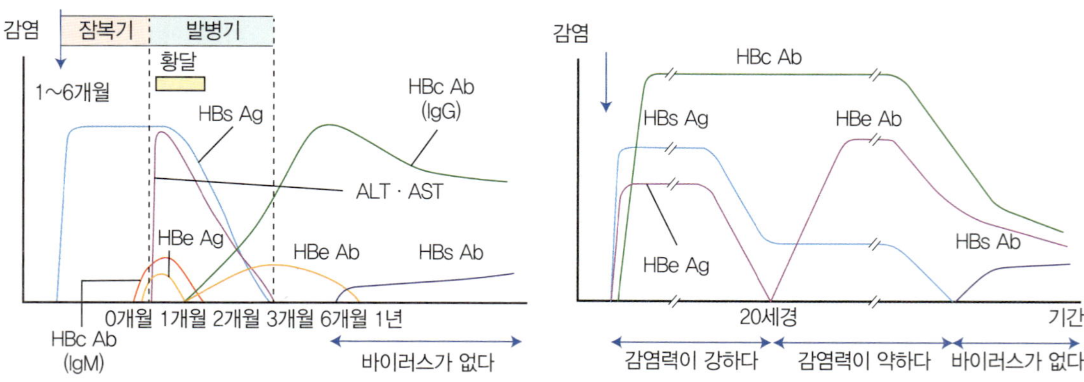

[그림 9-7] HBV 감염의 경과

- HBc : 만성 간염 및 무증상 보균자의 급성 악화에서는 성인 초감염의 급성 간염에 비해 IgM형 HBc 항체가가 낮아(IgG는 높다), 양자의 감별에 유용하다. HBc Ag은 혈중에 나타나지 않는다.

4. 보균자란?

일반적으로 보균자란 바이러스에 감염되어 있는 사람을 말한다. 감염되어 있음에도 불구하고 아무런 증상도 나타나지 않는 사람을 특히 무증상 보균자라고 한다. 보균자는 수직감염으로 발생하는 경우가 많으며, 성인 B형 바이러스 감염자가 보균자가 되는 경우는 드물다.

B형 간염바이러스의 경우 HBs Ag 양성 = 보균자이다.

HBs Ag 양성 중에는 다음의 2가지가 있다 **(그림 9-8)**.

- HBe Ag 양성(감염력이 강하다)
- HBe Ab 양성(감염력이 약하다)

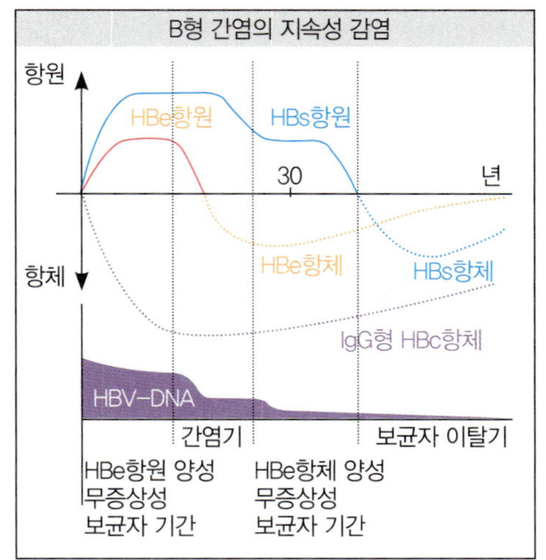

[그림 9-8] B형 간염의 지속성 감염

보균자 중에서 감염력이 강한지 약한지의 정도는 HBe Ag, Ab 양성을 기준으로 한다.

5. B형 간염바이러스의 백신(HBV 백신)

HBs Ag을 백신으로 사용하는데, 이 백신은 효모를 이용하여 얻을 수 있다. HBs Ag을 코드하는 DNA를 효모의 DNA에 편입시키면 효모는 HBs Ag만을 계속 만들어 낸다는 원리이다.

HBs Ag을 접종하면 체액면역이 작용하여 혈중에 HBs Ab가 존재하게 된다. 이렇게 되면 주사기 등을 통해 B형 간염바이러스가 혈관 안으로 침입하여도 간에 도달하기 전에 항체에 의해 감염성을 잃게 된다**(그림 9-9)**.

바이러스가 혈관 안으로 침입하는 데 성공한다고 해도 간세포를 감염시키는 사명을 다하지

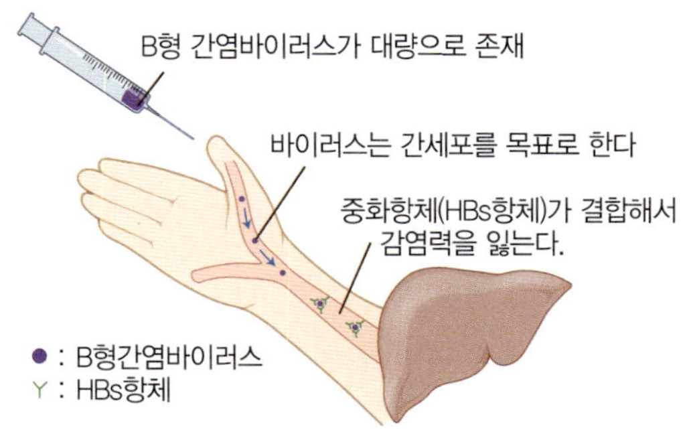

[그림 9-9] 백신을 접종해서 HBs항체가 양성이라면…

못한 채 조용히 망내계(RES)의 대식세포에 의해 처리된다. 즉, 바이러스 감염에 대한 면역계의 승리인 것이다.

6. 백신 대상자

보균자와 빈번하게 접할 기회가 있는 사람이 대상이 된다.

즉, 의료종사자, 보균자의 가족, 해외 장기체류자이다(여러분도 초등학교시절에 백신접종을 받았을 것이다). 또 빈번한 수혈, 혈액제제 투여가 예상되는 사람도 대상이 된다. 모자감염의 위험이 있는 경우도 백신을 접종한다.

7. 모자감염 방지

HBe Ag 양성 산모에게서 출생한 아이는 출생 직후에 single dose로 HBIG 0.5mL를 허벅지에 주사하고 생후 12시간 이내에 B형 간염 예방접종을 실시한다.

1) HBe 항원 양성 보균자 임부에서 출생한 경우

- HBIG를 2회 투여
- HB 백신을 3회 접종
- HBs Ab가 양성이 될 때까지 추가 접종할 수 있다.

2) HBe 항원 음성 보균자 임부에서 출생한 경우

- HBIG를 투여하는데 2회째는 생략해도 된다.
- HB 백신을 3회 접종

무엇보다도 HBe 항원 양성의 의미(감염력이 높다는 것)를 이해하는 것이 중요하다.

8. 인터페론 Interferon : IFN

면역계가 바이러스 감염을 감지하면 인터페론이라는 물질을 방출하여 바이러스에 대항한다.

인터페론은 바이러스의 복제를 억제하고 세포면역을 증가시키는 방법으로 바이러스 감염의 확대를 억제하며 바이러스를 제거하도록 도와준다.

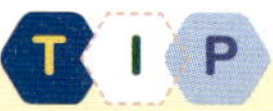

인터페론

인터페론(Interferon : IFN)에는 α, β, γ의 3가지 subtype이 있다.
IFN은 몇 가지 질환의 치료에 사용된다(치료에는 IFN-α가 많이 사용되고 있다).
중요한 질환은 다음 2가지이다.

- 만성 바이러스성 간염(chronic viral hepatitis)
- 만성 골수성 백혈병(CML)

HBV보다 HCV에 대해서 더 효과적이다.
IFN의 부작용으로는 다음과 같은 것이 있다.

- 발열(감기와 비슷한 증세)
- 우울증

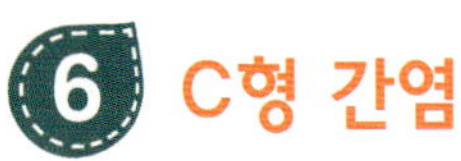

6 C형 간염

1. C형 간염의 진행

바이러스 감염 후 잠복기를 거쳐 C형 간염은 매우 가벼운 급성 간염(황달 증상은 50% 정도 나타남)을 나타낸 후 치유되는 경우도 있다(**그림 9-10의 치유 사례**). 그러나 대부분은 바이러스 감염 후, 급성 간염 증상을 나타낸 후에 바이러스의 지속감염 상태인 만성 간염이 된다(**그림 9-10의 만성화 사례**). 그중에는 감염 후 보균자가 되어 급성 간염의 증상을 나타내지 않고 바이러스 지속감염 상태에서 만성 간염이 되어 발견되는 경우도 있다.

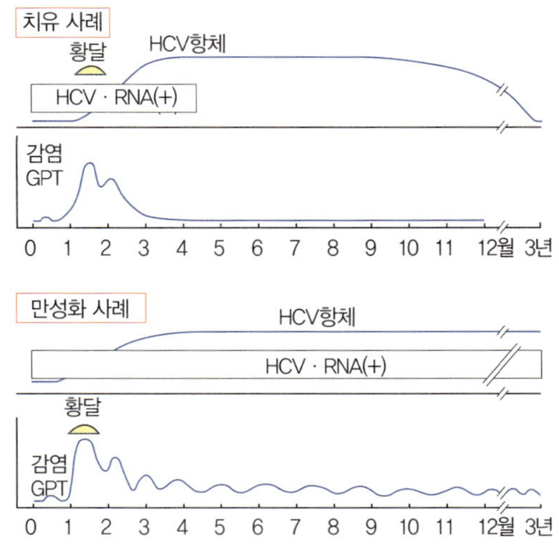

[그림 9-10] C형 급성 간염의 진행

바이러스의 지속감염 상태가 되면 B형 간염바이러스와 마찬가지로 간세포의 파괴가 계속되어 간경변, 그리고 그 후 간세포암종이 동반되는 경우도 있다. 이와 같이 C형 간염바이러스는 매우 골치 아픈 존재이다.

그러면, C형 간염바이러스는 왜 이렇게 골치 아픈 존재인지 살펴보기로 하자.

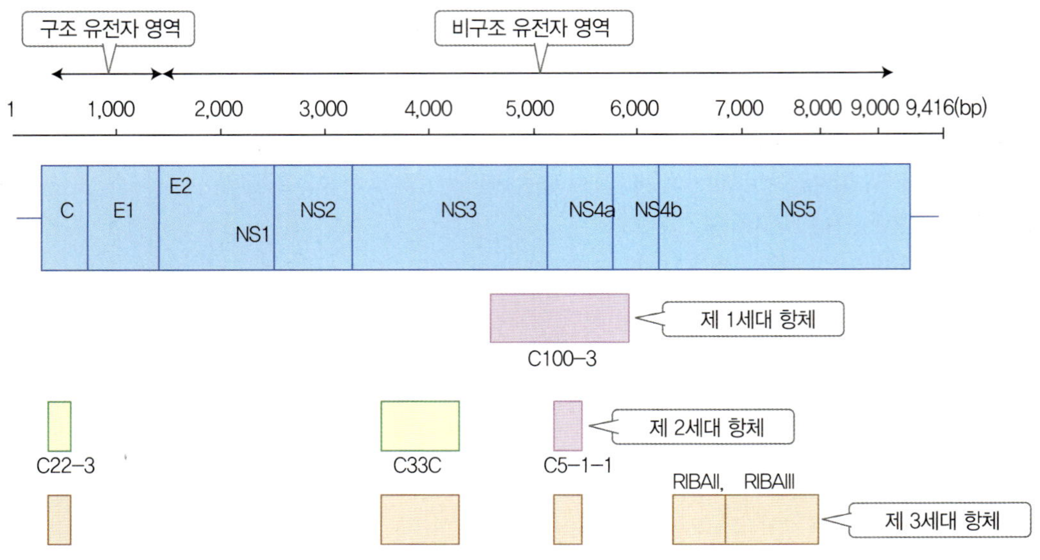

[그림 9-11] HCV의 유전자 구조와 발현 단백질

2. C형 간염바이러스의 성질

C형 간염바이러스는 한가닥 사슬 RNA바이러스인데 여기에는 core protein, envelope protein(E1단백, E2단백)이라는 구조단백을 코드하는 구조 유전자 영역, RNA polymerase 등의 효소를 코드하는 비구조 유전자 영역이 있다**(그림 9-11)**.

이 중에서 envelope protein을 코드하는 envelope 영역은 매우 변이되기 쉬운 성질이 있어 숙주의 면역반응에 대항해서 계속 모습을 바꾸어간다. 그래서 숙주의 면역기능에 이상이 없어도 C형 간염바이러스를 제거하지 못해 건강한 사람도 지속감염이 되어 버리는 것이다.

3. C형 간염바이러스 검사

C형 간염바이러스에 대한 검사로는 바이러스에 관한 항체를 검출하는 방법(HCV항체 검사)과 바이러스의 RNA를 직접 검출하는 방법(PCR법)이 있다.

1) HCV 항체 검사

검출이 가능한 HCV 항체는 급성 간염이 발병하기 조금 전부터 검출이 가능해져 HCV 항체가 양성이 된다. 급성 간염에서 바이러스 감염이 지속되어 만성 감염으로 이행된 경우는 HCV 항체 양성도 지속된다**(그림 9-10의 만성화 사례)**. 급성 간염 발병 후에 치유되었을 때**(그림 9-10의 치유 사례)**에는 감염 후 1~2년 안에 혈중에서 소실되어 HCV 항체가 음성이 되는데, 가끔 HCV 항체 양성이 지속되는 경우도 있다.

2) PCR법 등의 검사

Polymerase 연쇄반응(polymerase chain reaction : PCR)법 등에 의해 HCV의 RNA를 직접 검출할 수가 있다. 이것으로 검사 시점의 HCV 감염 상황을 확인할 수 있는데, PCR법에 의해 HCV-RNA가 양성이라면 그 시점에서 감염이 지속되고 있다는 것을 나타내는 것이다. 또한 HCV양도 알 수 있기 때문에 인터페론(interferon, IFN) 요법에 참고가 된다. 또 이것은 IFN요법에 의한 치유 판정의 기준(HCV-RNA 음성이 목표)이 되기도 한다.

4. C형 간염바이러스의 감염경로

우리나라의 HCV 항체 양성자는 성인 인구의 0.4~2.1%로 추정되고 있다. 감염경로를 보면 기본적으로 혈액을 통한 감염이다. 수혈을 통해서 감염되던 때도 있었지만 1990년 이후에는 HCV 항체 검사가 이루어지고 있기 때문에 현재 이것이 원인으로 감염되는 경우는 거의 없다. 또 예전에는 예방접종할 때에 같은 주사기를 여러 번 썼기 때문에 이것도 원인이 되었다. B형 간염의 경우와 같이 가족 내 감염, 성행위 감염, 모자 감염은 거의 일어나지 않는다. 그래서 감염 기회가 줄었고 환자 수도 줄어들었다고 생각된다. 최근에는 마약류의 주사나 문신이 원인이 되고 있다.

그런데 이외에도 의료 종사자가 주사바늘에 찔리는 사고 등이 문제가 되고 있다. 감염률은 1~10% 정도로 추측되어 B형 간염바이러스보다 낮은 비율이지만 사고 후에는 γ-globulin이나 인터페론을 투여해도 감염을 막을 수가 없다.

5. C형 간염바이러스에 의한 간외 병변

C형 간염바이러스는 간에서는 지속감염에 의해 간경변으로 진행되지만 다른 장기에도 병변이 나타난다. C형 간염바이러스는 장기의 염증에 관여하면서 섬유화를 촉진한다. 특발성 간질폐렴, 심근증, 만성 갑상선염 등과의 관련이 시사되고 있다.

바이러스 간염 핵심정리

병태생리로 보는 바이러스 간염

간염을 일으키는 바이러스는 여러 가지가 알려져 있지만, 중요한 것은 A형~E형의 5가지이다.

	A형 간염	B형 간염	C형 간염	D형 간염	E형 간염
병 인	• 경구감염 (예: 생굴) • 감염된 대변	• 체액감염 (예: 성교) • 혈액감염 (예: 수혈)	• 혈액감염	• 혈액감염 • 체액감염	• 경구감염
병 태	• 평생면역획득으로 거의 만성화되지 않는다. • 젊은층이 겨울과 봄 사이에 집단감염되기 쉽다.	• 주로 무증상 보균자(모자 감염, 영유아 감염)에서 발병	• 수혈 후 감염이 대부분 간경변까지 진행하면 간암 발생률이 높아진다.	• B형 간염에 중복감염 • 중증화, 만성화되기 쉽다.	• A형과 유사 • 임부에 감염되면 극증화되기 쉽다.
증 상	• TTT↑ 혈소판↓ CRP↑ ESR↑ 발열로 초발	• 중증화가 가장 많음	• 자각증상 적음	• 황달, 소화기 증상이 현저함	• A형간염과 유사
진 단 및 검 사	• IgM형 항HA 항체	• HBs항원 • IgM형 HBc 항체 • HBV-DNA	• HCV항체(후기) • HCV-RNA	• HDV항체	• HEV항체 • HEV-RNA
치 료	• 항HA면역글로불린 • HA백신(1~3회)	• 항HB면역글로불린 • HB백신 (3회 접종)	• 없음	• 없음	• 없음

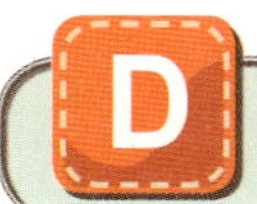

자가면역 간질환 Autoimmune liver disease

원발 경화성 담관염 Primary sclerosing cholangitis : PSC

1. 개념

원발 경화담관염(PSC)은 자가면역질환이라고 추정된다. 담즙 저류를 동반하고 담관에 만성 염증 질환을 일으키며, 최종적으로는 간경변에 이르게 된다.

2. 특징

담관에 군데군데 협착부위가 존재하고 그 사이에 정상 및 협착부위가 존재하기 때문에 ERCP상에서 담관 내면이 염주알 모양이다(그림 9-12).

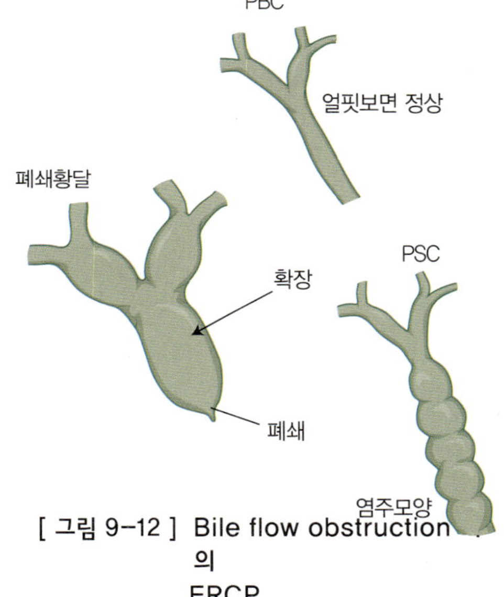

[그림 9-12] Bile flow obstruction의 ERCP

3. 원발 담즙성 간경화증과의 차이

1) 성별의 차

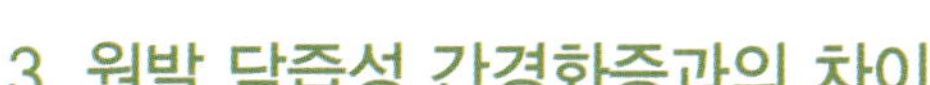

PBC는 여성에게, PSC는 남성에게 많이 발생한다.

2) 자가항체

PBC에서는 anti-mitochondrial Ab가 양성(90%)이 되는 비율이 높아 진단에 도움이 된다. 반면, PSC에서는 자가항체를 갖는 경우(P-ANCA ; 65%에서 양성)가 있지만 그 빈도가 낮다.

3) 동반되기 쉬운 질환

PBC에는 Sjögren증후군이 동반되기 쉽고, PSC에는 궤양결장염(궤양잘록창자염, ulcerative colitis)이 동반되기 쉽다.

- 남성에게 많다.
- ERCP에서 담관의 염주모양 협착
- 궤양결장염이 동반되기 쉽다.

4. 치료

가려움(pruritis)에 대해 콜레스티라민(cholestyramine), 담관염(cholangitis)에 대해 항생제, bone mass 소실 방지를 위해 비타민 D와 칼슘을 쓰는 등 보존적인 치료를 하게 되는데 이는 특별한 치료법이 없기 때문이다.

UDCA를 고농도로 사용하는 경우 LFT는 개선되나 질병의 진행, 합병증, 사망 등에는 큰 영향이 없다.

진행된 PSC의 유일한 치료는 간이식이며, 이식 후에는 예후가 좋다.

2 자가면역 간질환에서의 자가항체

자가면역 간질환에서는 여러 가지 이름의 자가항체가 나온다. 자가항체의 항원은 무엇인지, 어떠한 질환에서 양성이 되기 쉬운지 간단하게 정리해 보자.

1. 자가항체

자가면역 간질환의 자가항체에는 다음과 같은 것들이 있다.

항핵항체 ················· AIH
항미토콘드리아항체 ········ PBC
항평활근항체 ············· AIH
LKM 항체 ················ AIH

결합조직질환을 공부할 때 나오지 않았던 것도 몇 가지 있을 것이다. 적어도 이름 정도는 알아두기 바란다. 또한 자가면역 간염을 진단할 때에는 자가항체의 존재가 반드시 있어야 하므로 자가면역 간염은 모든 예에 있어서 자가항체 양성이 된다.

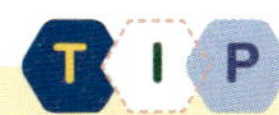

Antimitochondrial Ab : AMA

Antimitochondrial Ab에는 9가지 형태가 알려져 있는데(AMA-M_1~M_9), 그중에서 피루빈산탈수효소를 항원으로 하는 AMA-2라는 항체가 PBC에서 검출된다.

1) 항핵항체 Antinuclear antibody : ANA

결합조직질환처럼 자세히 구분하지 않고 "항핵항체"라고만 기억해도 된다.
자가면역 간염에서 양성이 된다.

2) 항미토콘드리아항체 Antimitochondrial antibody : AMA

PBC에 특이적이다.

3) 항평활근항체 Antismooth muscle antibody : ASMA

자가면역 간염에 특이적인데 PBC에서도 양성이 되는 경우가 있다.

4) LKM 항체 Liver/Kidney microsomal Ab

자가면역 간염에서 양성이 된다. 성인이 되어 발병하는 자가면역 간염에서는 HCV 감염에 의해 LKM 항체가 나타나는 경우가 있다.

3 자가면역성 간질환 정리

표 9-4, 5를 참고하여 정리하기 바란다.

I형	• 항핵항체(ANA), 항평활근항체(ASMA), 항호중구항체 등이 양성 – 자가면역 간염의 대부분이 이 형태
II형	• 간·신장 마이크로솜항체-1(liver/kidney microsome antibody-1 : LKM-1)이 양성 *최근 LKM의 항원은 특정 시토크롬(cytochrome) 효소라는 사실이 밝혀졌다. 어린 나이에 발병하고 진행이 빠르며 수년이 지나면 간경변이 되는 형태로 아주 드문 질환이다.
III형	• 가용성 간항원(soluble liver antigen : SLA) 항체가 양성이 되는 형태
IV형	• 항평활근항체가 양성이 되는 형태

[표 9-4] 자가항체에 따른 자가면역 간염의 분류

	AIH	PBC	PSC
성별	여성	여성	남성
자가항체	100% 양성 { 항핵항체, 항평활근항체, LKM항체	antimitochondrial Ab (90%)	P-ANCA가 가끔 양성 (65%)
조직	CAH	CNSDC	담관주위 섬유화
ERCP	정상	정상	염주모양
동반질환	만성 갑상선염 등	Sjögren 증후군 등	궤양결장염
스테로이드	현저한 효과	사용하기 어렵다	유효성이 인정되지 않았다

CAH : chronic active hepatitis
CNSDC : chronic non – suppurative destructive cholangitis

[표 9-5] 자가면역 간질환

E 약인성 간질환 Drug-induced hepatitis

약제의 대부분은 간세포에서 대사된다. 따라서 약제에 의해 간세포가 손상을 입는 경우가 있다. 약인성 간질환은 약물 투여에 의해 간질환이 생기는데 크게 2가지로 나눌 수 있다. 하나는 약제 그 자체 또는 그 대사산물이 원인이 되어 간질환을 일으키는 중독성 약인성 간질환이다. 또 하나는 약제의 대사산물 또는 그것이 간세포의 성분 등과 결합할 수 있는 화합물에 대한 알레르기 반응으로 간질환을 일으키는 알레르기성 약인성 간질환이다.

1. 간세포 손상형의 특징

간세포가 손상되기 때문에 간세포효소가 상승한다.

담도계 효소는 정상 또는 약간 상승한다. 담즙 저류가 없기 때문에 피부소양감은 동반되지 않는다. 약을 중단하면 문제는 없다.

2. 담즙/쓸개즙 저류형의 특징

담즙 저류형의 약인성 간질환에서는 담즙이 고이기 때문에 대개 피부소양감을 동반하는 경우가 많다.

3. 증상

대개 약제 사용 시 1~4주 후에 많이 발병한다. 간기능장애가 나타나며, 발열, 발진, 황달, 피부가려움증 등을 동반한다.

간세포 장애형에서는 AST 상승, ALT 상승, 황달, 발진이 나타나고 담즙 저류형에서는 ALT 상승, γ-GTP 상승, 발열, 피부가려움증이 나타난다.

4. 치료

병의 원인이 된 약제의 투여를 중지하면 신속하게 낫는 경우가 많다.

담즙 저류형에서는 스테로이드제를 사용할 수 있다.

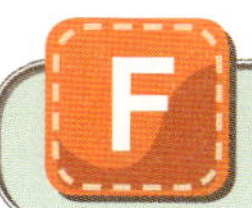

지방간 Fatty liver : FL

개념

정상적인 간에서는 간 중량의 약 3%가 지질이다. 지질은 2/3가 인지질, 1/3이 콜레스테롤이나 중성지방, 유리지방산으로 구성되지만, 여러 가지 원인으로 중성지방이 간세포 내에 이상 축적되어 지질이 간 중량의 5~10% 이상이 되는 것을 지방간이라고 한다. 간세포가 지방변성을 일으켜 조직학적으로는 간세포의 30% 이상에서 지방방울이 보이는 것으로, 본래는 병리학적으로 진단되는 병태이다. 현재 지방간은 복부초음파검사나 CT 등의 영상진단에 의해 거의 진단되고 있다.

진단

지방간에서는 간세포 내에 지방이 축적되기 때문에 초음파검사나 CT로 간의 밝기에 변화가 나타난다.

초음파검사에서는 간세포 내의 지방에 의해 초음파가 반사되어 간은 고에코(hyperechoic) 영역이 되어 영상에서는 하얗게 보이게 된다**(그림 9-13)**. 이 소견을 bright liver(밝은 간)라고 한다. 그리고 근접해 있는 신장에 비해 간이 하얗게 보이기 때문에 이 소견을 간 · 신장 contrast의 명료화라고 한다.

한편, CT에서는 간세포 내의 지방에 의해 CT값이 저하된다. 정상적인 간에서는 CT값이 60 정도이지만 지방간에서는 50 이하가 된다. 따라서 지방간의 CT영상을 보면 간이 보통보다 검게 보이게 된다**(그림 9-14)**. 이와 같이 임상적으로 지방간은 CT나 복부초음파검사로 진단되지만 혈액검사에서도 혈청 cholinesterase 〈ChE〉값이 상승한다는 특징이 있다.

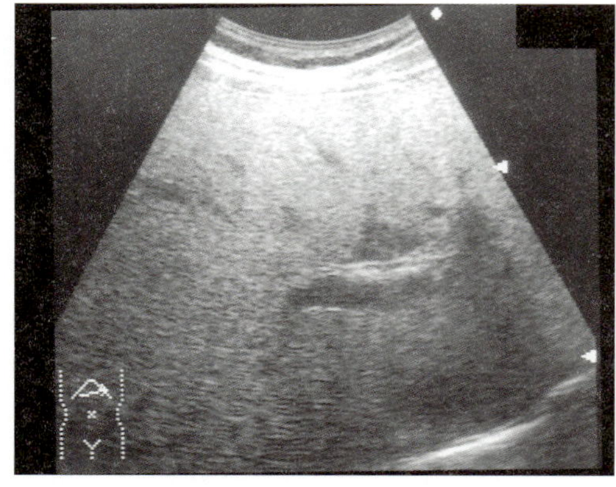

[그림 9-13] 지방간의 초음파사진

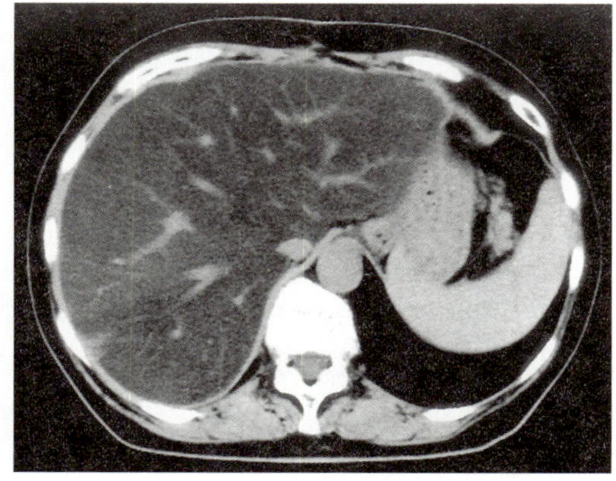

[그림 9-14] 지방간의 CT사진

3 원인물질

간 내에 중성지방이 축적된 결과로서 발병한 것이 지방간이다. 중성지방의 원인은 혈중에 지나치게 많은 포도당이나 유리지방산이다.

혈중에 유리지방산이 지나치게 많이 존재하면 이들은 간세포에 흡수되고 중성지방으로 합성되어 간세포 내에 지방방울로서 축적된다.

포도당도 소화관에서 흡수되어 간으로 들어온다. 포도당은 간세포로 흡수되어 보통은 글리코겐으로서 저장된다. 그러나 포도당이 지나치게 많으면 지방산으로 변환되어 중성지방이 된 다음 간세포에 축적된다.

4 원인질환

포도당이나 유리지방산이 지나치게 많아지는 주요 원인으로는 다음과 같은 것이 있다.

- 비만
- 당뇨병
- 알코올
- 고칼로리수액
- 내분비질환
- 저영양
- 고지혈증

1. 비만

비만은 과영양 또는 에너지소비 저하로 발병하며 체내의 지방조직이 증가하게 된다. 이 상태에서는 소화관에서 흡수된 포도당이나 유리지방산이 혈중에 저류되어 혈중에 포도당이나 유리지방산의 증가가 나타난다. 이것이 간으로 흡수되어 지방간을 나타낸다.

2. 당뇨병

비만과 마찬가지로 당뇨병의 경우도 혈중에 포도당이 지나치게 많이 존재한다. 비만을 계기로 해서 발병하는 당뇨병에서는 당뇨병이 발병하기 전에 인슐린 저항성이라는 병태가 존재하는데, 이 병태에서는 말초지방조직의 포도당수용체가 감소하여 혈중에 과잉된 포도당 처리가 불가능해진다. 따라서 과잉된 포도당은 간세포에 있는 포도당 수용체에 흡수되고 이 포도당으로 중성지방이 합성되는 것이다.

3. 알코올

알코올은 간미토콘드리아를 직접 손상시키는 등 간에 여러 가지 문제를 유발시킨다. 간세포가 알코올을 대사할 때에는 NADP-H를 소비해 버리기 때문에 간세포에는 NADP-H가 부족해진다. 이 NADP-H는 지방산을 β 산화할 때에 필요한 것이다. 알코올에 의해 간세포는 NADP-H가 부족해져 지방산을 처리할 수 없게 되기 때문에 간세포 내에 지방산이 축적되고 이것이 중성지방으로 합성되어 지방간을 만드는 것이다.

4. 고칼로리 수액

고칼로리 수액의 에너지원은 대부분이 포도당이다. 수액을 주입하면 포도당이 직접적으로 혈관 내에 들어가므로, 필요 이상의 칼로리가 투여되면 혈중에 포도당이 지나치게 많아진다. 이러한 과잉 포도당이 간세포 내에 흡수되어서 중성지방으로 합성되어 간세포 내에 축적되는 것이다.

5. 내분비질환

내분비질환의 중요한 원인으로는 스테로이드호르몬과 갑상선호르몬이 있다.

스테로이드호르몬 과잉상태에서는 비만이나 당뇨병 등의 대사이상이 일어난다. 이것은 스테로이드호르몬의 작용에 의해 지방조직에서 지방산이 유리되므로 혈중에 유리지방산이 증가하기 때문이다. 혈중에 증가한 유리지방산은 간세포에 흡수되어 간세포 내에서 중성지방으로 합성된다. 부신피질스테로이드제의 투여에 의해서도 이러한 병태가 동일하게 발생한다.

갑상선호르몬은 지나치게 많거나 또는 부족해도 지방간을 만든다. 갑상선기능 항진증에서는 식후 고혈당이 나타나는데 이것이 지방간의 원인이 된다.

갑상선기능 저하증에서는 당대사, 지질대사 모두 저하되어 간세포 내에 중성지방이 축적된다.

6. 저영양

기아 등의 영양실조에서 보이는 불룩한 배는 지방간 때문이다. 단백질, 인지질 등의 영양물질이 부족해지면 간세포가 VLDL로서 지방산을 처리할 때에 필요한 아포단백을 합성할 수 없기 때문에 간세포 내에 지방산이 축적되어 지방간이 된다.

5 치료

원인을 제거하고 체중감량, 지방섭취 제한, 운동 등의 생활습관을 개선하는 것이 중요하다. 그러나 간경변 및 담석 발생이 증가할 수 있으므로 급격한 체중감량은 피하도록 한다.

6 특수한 병태에 의한 지방간

조직학적으로 통상적인 간세포에서 보이는 지방방울과는 달리 간세포 내에 작은 지방방울이 산재하는 형태가 있다(소과립형 지방간). 여기에는 임신 후기에 발병하는 임신성 급성 지방간과 소아의 바이러스질환에 합병되어 발병하는 Reye 증후군이 있다. 모두 급성 간부전을 나타내 예후가 나쁜 질환이다. 특히 Reye 증후군은 인플루엔자 뇌증과의 관련으로 주목을 받고 있다.

플러스 코너

1. Reye 증후군 Fatty liver with encephalopathy

바이러스 감염(viral infection) 후 또는 아스피린 복용 후에 소아(15세 미만)에서만 발생한다. 구토, 심한 CNS 손상의 징후, 간손상의 징후, 저혈당(hypoglycemia) 등의 임상양상을 나타낸다. 간은 커지는데 황달은 없거나 경미하다.

사망률은 50%이고 치료는 10~15% glucose 용액, FFP, mannitol, 수액량 제한, hyperventilation 등의 대증요법을 실시한다.

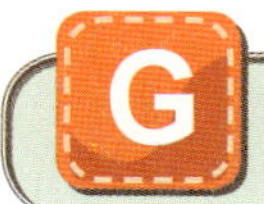

알코올 간질환 Alcohol(-induced)<alcoholic> liver disease : ALD

개념

알코올 간질환에는 4가지 유형이 있다.

- 알코올 지방간
- 알코올 간염
- 알코올 간섬유증
- 알코올 간경변

간경변까지는 진행하지만 간암이 되는 경우는 드물다는 것을 기억해두자.
단, HCV에 감염된 사람의 경우는 알코올이 발암 촉진물질이 될 가능성이 있다.

분류

앞에서도 설명했듯이 알코올 간질환에는 알코올 지방간, 알코올 간염, 알코올 간섬유증, 알코올 간경변이 있다(**그림 9-15 및 p.276 플러스코너 2 참조**). 이들은 기본적으로는 병리조직학적 진단이지만 이행되거나 중복될 수 있기 때문에 엄밀하게 구별하기가 곤란한 경우도 있다. 임상적으로는 혈액검사소견을 감별하는 데 참고가 된다.

알코올 지방간은, 지방간 부분에서 기재한 것과 같은 상태이다. 원칙적으로 염증반응이나 섬유화가 없는 것으로 생각하기 바란다.

알코올 간염은 염증반응이 강하게 나타난 것이다. 그래서 조직학적으로도 중심정맥 주변에 염증성 세포침윤이 나타나고 혈액검사에서도 말초혈액에 호중구가 증가된다.

알코올 간섬유증은 염증반응은 나타나지 않고 조직학적으로 섬유화 소견이 강하게 나타난다.

그리고 알코올 간경변은 조직학적으로 당연히 진단할 수 있지만, 병태생리를 생각하면 혈청콜린에스테라제(ChE)의 저하, 혈소판 수, 백혈구 수의 감소 등 간부전 소견이 동반된다.

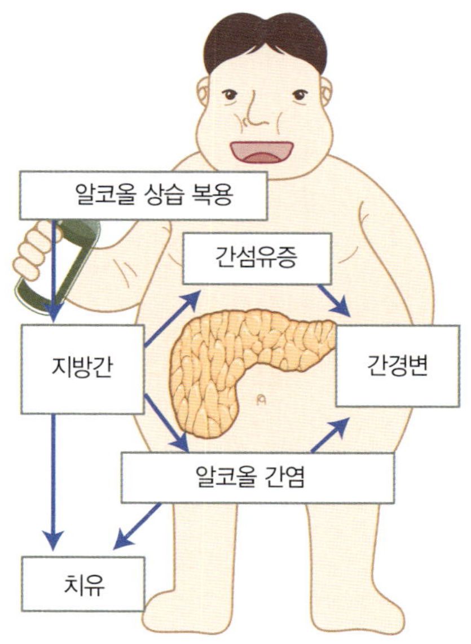

[그림 9-15] 알코올 간질환의 진행

3 발생기전

우리가 마시는 것은 에틸알코올인데 그 대사에 대해서 우선 살펴보자. 소화관에서 흡수된 에틸알코올은 간세포 내에서 NAD(nicotinamide adenine dinucleotide)의 작용에 의해 산화되어 아세트알데히드를 거쳐 아세틸 CoA가 되고 TCA회로에서 연소되어 생체에너지를 발생한다**(그림 9-16)**.

그러나 이 대사과정에서 간에 나쁜 작용을 한다. 한 가지는 아세트알데히드의 문제이고 또 한 가지는 아세트알데히드를 산화하기 위해서 산소와 NAD가 필요하다는 것이다.

우선 에틸알코올의 대사물인 아세트알데히드의 독성이다. 이것은 간세포 내의 미토콘드리아를 직접 손상시키는 작용을 한다. 이것에 의해 간세포는 변성되어 간세포 내에 Mallory 소체라는 것이 보이게 되고 간세포는 괴사되기도 한다. 이와 같은 비정상적인 상태가 된 간세포는 염증을 유발하여 알코올 간염이나 알코올 간경변에 이르게 된다.

Ethylalcohol
산화 NAD → NADH
Acetaldehyde
산화 NAD → NADH
CoA
Acetyl CoA
TCA회로
ATP 생산

[그림 9-16]
Ethylalcohol의 대사

이외에 아세트알데히드 그 자체에 콜라겐 합성효소를 활성화시키고 아교섬유의 증식을 촉진하는 작용이 있어 이것이 알코올 간섬유증이나 알코올 간경변을 유발하는 원인이 되기도 된다.

그리고 아세트알데히드의 산화 때문에 산소가 필요해진다. 이 **산소의 공급이 충분하지 못하면 간세포가 손상을 받기 쉬워진다**. 간세포에 산소를 공급하는 것은 간동맥이기 때문에 간동맥에서 가장 먼 간세포가 손상을 받기 쉬운 것이다. 이것은 간 속에서도 소엽중심정맥 주위의 간세포이다. 그래서 AST>ALT가 되고 간섬유증이나 간경변에서도 소엽중심정맥과 Glisson's capsule을 연결하는 섬유성 사이막으로 둘러싸인 작은 가짜소엽이 형성되는 원인이 된다.

또한 지방간 부분에서도 설명했듯이 에틸알코올, 아세트알데히드 등의 대사과정에서 NAD가 소비됨으로써 지방산의 β 산화에 의한 처리가 저하된다. 그 때문에 지방산에서 중성지방이 합성되고 간세포 내에 중성지방이 축적되어 알코올 간지방이 발생한다.

4 특징적인 검사소견

혈액검사에서 몇 가지 알아 두어야 할 항목이 있다.

① AST, ALT의 상승(AST>ALT)
② γ-GTP의 상승
③ IgA의 상승

④ ALP의 상승

그리고 병리소견으로는 다음과 같은 것이 나타난다.

⑤ Pericellular fibrosis(간세포 주위의 섬유화)

⑥ Centrolobular fibrosis(중심정맥 주위의 섬유화)

간과 관련하여 “fibrosis”라는 핵심단어가 나오면 알코올이라고 생각하고 문제를 풀어도 된다. 그 이유가 무엇인지 살펴보자.

 치료와 예후

술을 끊으면 간기능은 개선된다. 그러나 매일 술독에 빠져 사는 사람을 입원시켜서 술을 끊게 하는 경우에는 주의가 필요하다. 갑작스런 금주는 알코올이탈 증후군(alcohol withdrawal syndrome)을 일으키고 심할 때는 진전섬망/떨림섬망(delirium tremens), 경련을 일으키기도 한다. 또한 비타민 B_1 결핍에 의해 Wernicke 뇌증이 발생할 수도 있어 주의가 필요하다.

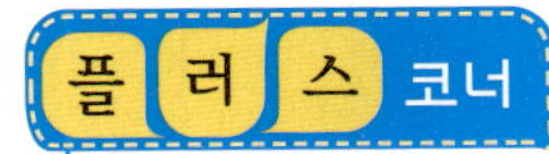

2. 알코올 간질환의 병형

알코올 지방간	• 음주기간이 짧아도 발병하며, 젊은 층에 많다. • 자각증상이 없으며 간기능검사는 경미한 이상을 나타내는 경우가 있다. • 간비대가 높은 빈도로 나타난다. • 금주하면 신속하게 개선된다.
알코올 간섬유증	• 자·타각적 증상, 임상검사 성적은 알코올 지방간, 경증의 알코올 간염과 유사하며 특징적이지 않다. • 금주로 개선, 금주하지 않으면 간경변으로 이행된다.
알코올 간염	• 비교적 젊은 층에 많으며, 급격한 음주량 증가를 계기로 발병한다. • 복통, 발열, 황달, AST·ALT의 상승, WBC의 상승 등이 나타난다. • 금주하지 않으면 신속하게 간경변으로 이행된다.
알코올 간염(중증)	• 간성뇌증, 소화관출혈, 신부전의 합병, 엔도톡신혈증, 프로트롬빈시간 고도 연장(50% 이하) 증례 • 대부분은 발병 1개월 이내에 사망한다.
알코올 간경변	• 금주가 지켜지면 다른 원인에 의한 간경변보다 예후가 좋으며, 간세포암의 발병빈도도 낮다(단,'알코올 바이러스성'에서는 높다).

3. 비알코올 지방간염 Nonalcoholic steatohepatitis : NASH

NASH는 비음주자의 지방간 가운데, 조직소견에서 알코올 간염과 유사한 염증세포 침윤이나 간섬유화를 볼 수 있는 경우를 말한다. 알코올성 간염과 마찬가지로 간경변으로 진행해 간암의 원인이 될 수 있다.

대사증후군(metabolic syndrome)의 합병이 반 정도로 보이며, 인슐린 저항성을 볼 수 있다.

1) 지방간의 분류와 알코올 간질환

알코올 과음에 기인하지 않는 지방간을 비알코올 지방간질환(Nonalcoholic fatty liver disease : NAFLD)이라고 총칭한다. 종래 NAFLD는 예후가 좋다고 인식되어 왔지만, 그중에서 간경변으로 진행하는 NAFLD가 존재한다는 것이 밝혀졌다.

NASH는 NAFLD의 10% 정도를 차지한다.

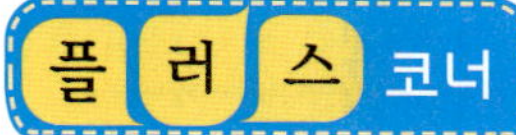

4. 대사증후군 Metabolic syndrome

1) 개념

비만(내장지방형 비만), 지질대사이상, 내당능이상, 고혈압 등, 동맥경화의 위험 요인들이 집적된 환자는, 증상이 경도라고 해도 위험인자의 수가 늘어날수록 동맥경화성 질환, 특히 허혈성 심질환이 발병할 확률이 가속도적으로 높아진다.

이러한 병태에 대해, 임상검사상의 대사이상에 주목한 개념인 'syndrome X', 상반신 비만과 당뇨병, 고지혈증 등의 대사성 질환의 존재를 중시한 'deadly quartet(죽음의 사중주)', 병태생리를 더욱 중시한 '내장지방증후군', '인슐린저항성 증후군' 등, 여러 관점에서 연구가 이루어지고 있다.

이것들을 총괄한 병태개념을 대사증후군이라고 한다.

2) 진단기준

여러 진단 기준이 있지만 일반적으로 다음의 기준 중 세 가지 이상이 해당되면 대사증후군으로 정의한다.

① 중심비만(central obesity) : 남자의 경우 허리둘레가 102cm 초과, 여자의 경우 허리둘레가 88cm 초과(한국인 및 동양인의 경우 대개 남자의 경우 허리둘레 90cm, 여자 80cm 이상)

② 고중성지방혈증(hypertriglyceridemia) : 중성지방이 150mg/dL 이상

③ 고밀도지질단백 콜레스테롤(HDL-cholesterol) : 남자의 경우 40mg/dL 미만, 여자의 경우 50mg/dL 미만

④ 공복혈당 : 100mg/dL 이상

⑤ 고혈압 : 수축기 혈압이 130mmHg 이상 또는 이완기 혈압이 85mmHg 이상

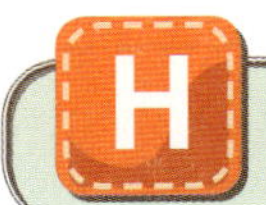

간경변 Liver cirrhosis : LC

정의

간세포의 죽음과 재생이 반복되는 과정, 즉 염증이 계속되는 사이에 내부 구조가 변화하는데 그 3대 변화는 다음과 같다.

- 섬유화(fibrosis)
- 재생결절(regenerative nodule)
- 혈관구조의 변형

섬유화는 간세포의 죽음 후에 이어지는 반응이다. 섬유화 때문에 간은 굳어져 작아진다. 살아남은 간세포는 재생하려고 분발하여 재생결절(가짜소엽이라고도 한다)을 만든다**(그림 9-17)**. 이렇게 되면 간소엽에서의 혈관구조는 파괴된다. 간경변은 그 원인이 바이러스 간염에 의한 것뿐만이 아니라 약물이든 알코올이든 만성 진행성 간질환의 마지막 모습이다. 특수한 것에는 자가면역질환으로 원발 담즙성 간경화증(PBC), 원발 경화성 담관염(PSC)이 있다.

주의해야 할 것은 간경변이라는 말은 간기능을 나타내는 용어가 아니라 본래는 병리조직학상의 용어라는 점이다. 간경변일 때의 간기능은 매우 나빠진다.

정상적인 간소엽의 구조가 있어야 간세포의 기능을 충분히 발휘할 수 있는데 간소엽의 구조가 붕괴된 간경변에서는 당연히 간기능이 저하된다.

혈관구조가 파괴된 결과 혈액이 간을 통과하기 어려워진다. 동굴모양혈관(sinusoid)압이 상승하고 이어서 문맥압이 상승하여 문맥압 항진증(portal v. hypertension)이 된다. 간경변이 발생하면 문맥압 항진증도 반드시 나타난다.

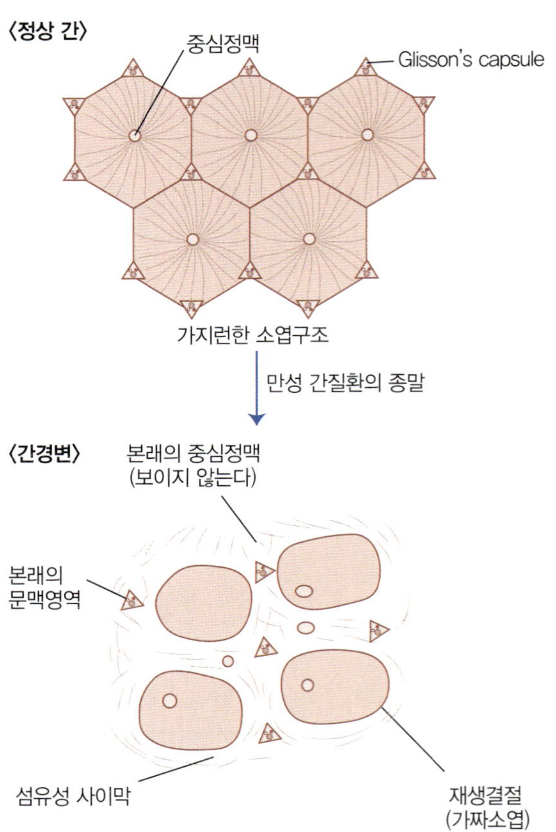

[그림 9-17] 간경변의 조직소견

원인

간염바이러스성 간경변이 80% 이상을 차지한다.

- C형 간염 : 65%
- B형 간염 : 15%
- 알코올성 간염 : 10%
- 기타 : 담즙정체성(PBC 등), 자가면역성, 대사성(혈색소증, 윌슨병, 당원병, α_1-anti-trypsin 결핍증 등), 울혈성(우심부전, Budd-Chiari 증후군 등) 등이 포함된다.

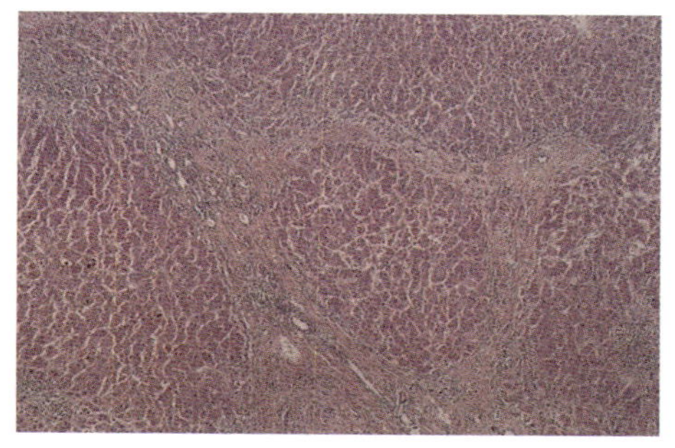

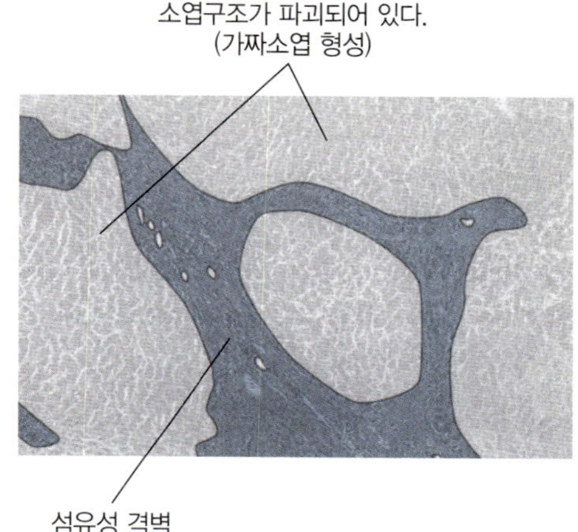

[그림 9-18] 간세포괴사, 섬유화의 조직사진

임상증상

간경변은 만성 간염 등 만성으로 진행되는 간 질환의 종말 소견이다. 그래서 자각증상이 거의 없는 상태인지 또는 만성 간염의 증상이 어느 정도 있거나 간부전 증상이 나타났는지에 따라 크게 2가지로 분류할 수 있다.

임상적으로 경미한 증상인 것을 보상성 간병변이라고 하고, 간부전 증상이 나타난 것을 비보상성 간경변으로 구별하고 있다(그림 9-19).

1) 자각증상이 있다면 만성 간염과 마찬가지로 미열, 피로감, 전신권태감, 식욕부진 등이다.
2) 그러나 이것이 비보상성 간경변이라면 간부전 증상이 나타나, 황달에 의한 피부가려움증, 복수에 의한 복부팽만, 간뇌증에 의한 불면증, 위장관 출혈로 인한 토혈 및 하혈이 보인다.

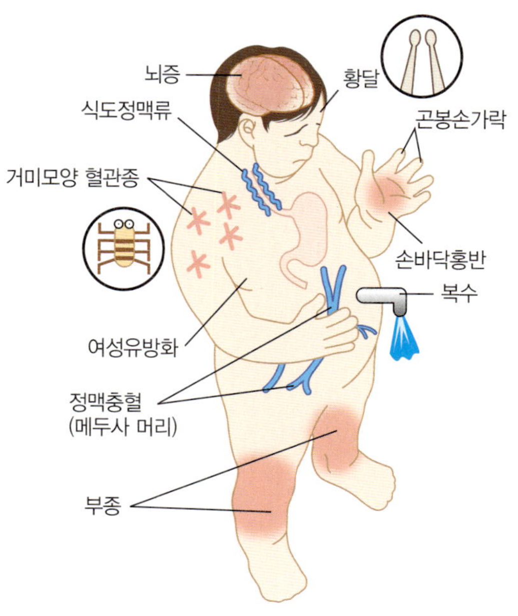

[그림 9-19] 비보상기에 나타나는 증상

4 합병증

간경변에서 문제가 되는 합병증은 다음과 같다.

원발성 간세포암	간경변의 대다수는 사망 시에 간세포암이 합병된다.
소화관 출혈	식도정맥류 파열 등이 원인이다.
간부전 증상	간성뇌증, 간신장증후군, 특발성 세균성 복막염 등이 합병된다.

치료

일반요법(보상기의 치료)과 합병증에 대한 치료(비보상기의 치료)로 나뉜다.

1) 일반요법(보상기의 치료)

안정을 취하게 하며 적절한 단백식(NH_3가 상승하면 저단백식), 적절한 칼로리식, 비타민 B·K 등을 보급한다.

간 보호제, 위장약을 투여한다.

소양감 호소시 항히스타민제를 투약한다.

2) 합병증에 대한 치료(비보상기의 치료)

① 복수, 부종 : 안정, 무염식, 이뇨제, 알부민제제 링거, 특수 아미노산 제제 복용

② 식도정맥류 : 내시경을 통한 경화요법

③ 간성뇌증 : 락툴로오즈(lactulose), 항생 물질(네오마이신), 분지사슬아미노산제제 (branched chain amino acids : BCAA), 저단백식

④ 기타 : 비장비대에 의한 비장기능항진에는 비장적출술을 실시

간경변(간경화) 핵심정리

병태생리로 보는 간경변(간경화)

간경변은 만성 간염 등 만성으로 진행되며 간 실질 세포의 퇴행과 파괴가 특징인 간질환의 종말 소견이다. 그래서 자각증상이 거의 없는 상태인지 또는 만성 간염의 증상이 어느 정도 있거나 간부전 증상이 나타났는지에 따라 크게 2가지로 분류할 수 있다. 임상적으로 경미한 증상인 것을 보상성 간경변이라고 하고, 간부전 증상이 나타난 것을 비보상성 간경변으로 구별하고 있다.

병 인

- 만성 B형 간염(약 70%), 알콜성 간염, 만성 C형 간염
- 간염바이러스성 간경변
- 담즙정체성(PBC 등)
- 대사성(혈색소증, 윌슨병, 당원병 등)
- 울혈성(우심부전 등)
- 알콜, 저영양, 약물과잉인 심신의 스트레스

병 태

- 간기능장애
- 간세포의 죽음과 재생이 반복됨
- 간세포의괴사, 섬유화, 재생결절, 혈관구조의 변형

증 상

- 대사장애, 소화불량, 오심, 구토
- 간비대
- 미열, 피로감, 권태감, 식욕부진, 체중감소, 복부 불편감
- 비보상성 간경변일 경우 : 황달, 복수, 간뇌증, 하지부종
- 혈청 빌리루빈 수치 증가로 인한 소양감

* **합병증**

- 원발성 간세포암
- 소화관 출혈(식도 정맥류 파열이 원인)
- 간부전증상(간성뇌증, 간신장증후군, 특발성 세균성 복막염)

* 초기 간경화의 경우 대부분 증상이 없다가 간경화 중기부터 합병증으로 나타남.

IX

진단 및 검사	**검사** • 혈액검사 • 영양상태검사 • 저알부민혈증, 글로불린 상승 • 간 생검 • 초음파, CT, MRI 검사 • 내시경 검사 • 복수천자
치료	**일반요법(보상기의 치료)** • 안정 • 식사요법 : 적절한 단백식, 부드러운 음식 섭취 • 비타민 투여(B, K등) • 간보호제 • 위장약 투여 **합병증에 대한 치료(비보상기의 치료)** • 복수, 부종 : 안정, 무염식, 이뇨제, 알부민제제, 특수 아미노산 제제 복용, 수분 제한 • 식도, 정맥류 : 락툴로오즈, 항생물질(네오마이신), 분지사슬아미노산제제(BCAA) **내시경적 치료** • 정맥류 결찰술(EVL) • 내시경적 경화요법(EIS)

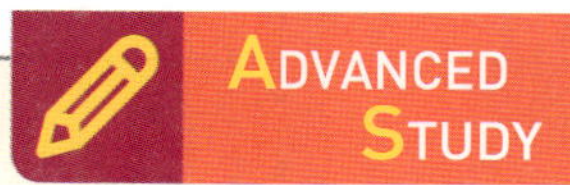

간부전/간기능상실 Hepatic failure

간세포의 죽음, 혈류동태의 파괴와 같은 문제가 발생하면 간기능저하가 나타난다. 그러나 잔존 간세포가 보상하는 경우에는 기능저하에 따른 증상은 나타나지 않는다. 그러나 간세포의 보상이 불가능해진 경우에 나타나는 간기능저하 상태를 간부전(hepatic failure)이라고 한다.

간기능저하 → 보상 가능 : 무증상
간기능저하 → 보상 불가능 : 간부전

간부전은 간기능이 저하되어 있는 상태에서 발생하는 것으로 특별한 이름이 붙어 있는 병태가 있다.

- Hepatic encephalopathy(간성 뇌병증)
- Hepatorenal syndrome(간신장 증후군)
- Fulminant hepatitis(전격 간염)

검사소견

1) 간세포의 합성능 저하에 의한 것
- hypoalbuminemia
- cholinesterase〈ChE〉 수치 저하
- 총cholesterol〈TC〉 수치 저하
- 혈액응고시간〈aPTT, PT〉 연장

2) 간세포의 대사능 저하에 의한 것
- 혈중 암모니아 증가
- ICG 15분 연장
- 간접 빌리루빈(Indirect bilirubin) 증가

3) 간세포가 죽을 때 일탈하는 것
- AST, ALT 증가
- 직접 빌리루빈(direct bilirubin) 증가

4) 기타
- 빈혈
- 혈소판(platelet) 감소
- 백혈구 감소

1. 혈중 암모니아

먼저, 암모니아(ammonia) 대사에 대하여 살펴보자.

1) 아미노산

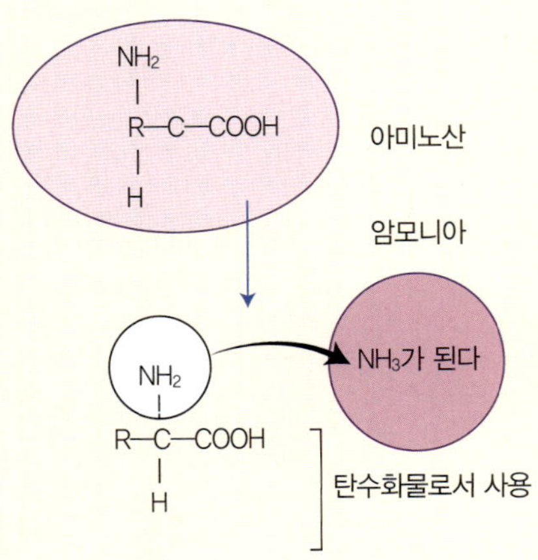

[그림 9-20] 암모니아의 생성

아미노산의 일반구조는 **그림 9-20**과 같다.

그런데 TCA cycle이라는 것을 기억하고 있는가? TCA cycle은 ATP를 생산하기 위한 대사경로이다. TCA cycle의 회전에는 주로 포도당의 대사물을 사용하고 있으며, 아미노산도 재료로서 사용하고 있다.

그러나 아미노산을 갑자기 사용할 수는 없다. 왜냐하면 TCA cycle의 대사물은 모두 탄소(C), 수소(H), 산소(O)로 구성되어 있기 때문이다. 아미노산에는 아미노기로서의 질소가 존재하기 때문에 방해가 된다(**그림 9-21**). 그래서 아미노기를 분리하는 반응(탈아미노화)이 일어난다.

떨어진 아미노기($-NH_2$)는 암모니아(NH_3)가 된다(**그림 9-20**). 암모니아는 독성물질이므로 해독하는 기전을 가지고 있다. 하나는 암모니아를 원료로 하여 요소(urea)를 만드는 방법이고, 다른 하나는 암모니아를 다른 아미노산에 붙이는, 2가지 방법이다. **요소를 합성할 수 있는 장기는 간뿐이다.** 후자의 처리는 골격근 및 뇌에서 주로 이루어지고 있다.

2) 요소 Urea

요소의 일반적인 구조는 NH_2, NH_2 > C = O이다.

조직에서 만들어진 암모니아는 간으로 운반되어 간에서 요소로 변환된다. 그 후, 혈중으로 방출되어 일부는 신장에서 배설되고 일부는 전신을 순환한다. 검사결과에서 BUN(혈중 요소질소)이라는 것이 있는데, 이것은 전신을 흐르는 요소치를 말한다.

3) 소화관과 암모니아

소화관은 암모니아 생산에 있어서 가장 중요한 장기이다. 골격근이나 뇌에서도 암모니아를 생산하지만, 소화관에서는 장내세균이 관여한다는 점에서 크게 다르다.

장내 세균은 다음과 같은 2가지 역할을 한다(**그림 9-22**).

- 음식물 중의 아미노산에서 아미노기를 분리시킨다(세균이 가진 deaminase가 원인).
- 소화관 내강에서 요소(urea)를 NH_3와 CO_2로 분해한다(세균이 가진 urease가 원인이다. 혈중 요소가 장관 내강으로 확산되므로, 소화관 내강에 요소가 존재할 수 있다).

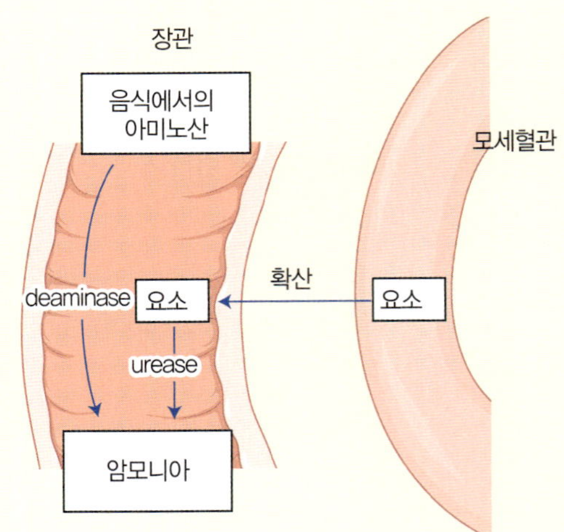

[그림 9-22] 장내세균과 암모니아

이것이, 암모니아 생산에서 소화관이 중요한 장기가 되는 원인이다.

암모니아는 독성을 가지고 있는데 소화관에서 많이 만들어내도 문제가 없는지 의문이 생길 수 있지만 그것은 전혀 문제가 되지 않는다. 왜냐하면 암모니아는 간문맥(portal v.)을 통해서 전부 간으로 들어가기 때문이다. 간에서는 독이 있는 암모니아를 독이 없는 요소로 바꾼다.

그 때문에 대량의 암모니아가 전신을 돌게 되는 일은 일어나지 않는다.

2. 빈혈과 혈소판 감소, 백혈구 감소

간에서는 혈소판 증식인자인 thrombopoietin이 생산된다. 그러나 간부전에서는 thrombopoietin이 감소되기 때문에 혈소판도 감소한다.

따라서 간부전에서는 빈혈이 나타날 수 있다. 비교적 진행이 완만한 만성 간염 등에 빈혈이 많이 나타난다. 간기능장애와 빈혈의 관계는 실제로 잘 알려져 있지 않다.

간경변이 배경에 있을 때에는 비장비대(splenomegaly)가 공존하는 경우가 많으므로, 비장비대에 의한 범혈구 감소(pancytopenia)가 나타날 수 있다.

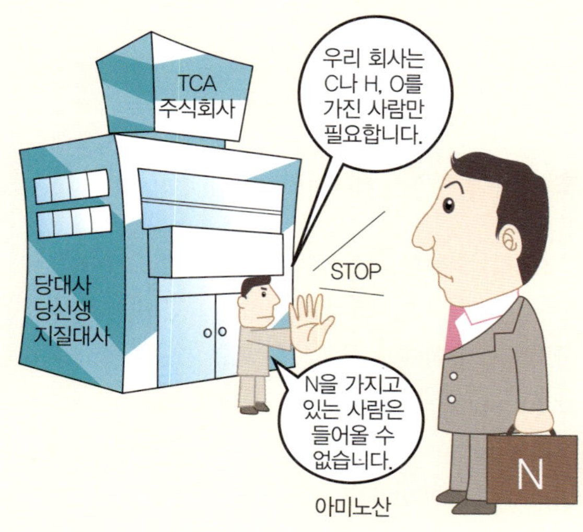

[그림 9-21] 아미노산의 이용

플러스 코너

5. 간부전에서 나타나는 검사소견과 그 원인

원인	검사치
간세포 괴사	• AST, ALT↑ *
간세포의 합성능 장애	• 알부민↓ • 콜린에스테라제↓ • 콜레스테롤 • 응고인자↓(PT, APTT 연장) • 분지사슬아미노산↓ (Fischer 비↓)
간에서의 흡수, 배설장애	• 혈중 암모니아↑ • ICG 15분 연장 • 빌리루빈↑

* 말기에는 간의 위축을 반영하는데, 정상범위인 경우도 있다.

범혈구 감소
- 비장기능 항진
- 골수에서의 조혈기능 저하

적혈구 감소
- 적혈구막의 취약화에 의한 용혈
- 출혈 반복에 의한 철 결핍

혈소판 감소
- 트롬보포에틴(thrombopoietin, 혈소판 증식인자)의 간에서의 생산 장애

간부전/간기능상실의 증상

의식장애(정신신경증상), 황달, 복수, 소화관출혈, 신부전, DIC 등의 증상이 여러 형태로 조합되어 나타난다.

간부전에서 볼 수 있는 임상증상의 최대 특징은 의식장애이다. 이것을 간성뇌증(hepatic encephalopathy)이라고 하며, 의식장애가 혼수로까지 진행된 경우를 간성혼수(hepatic coma)라고 한다.

간성뇌증 Hepatic encephalopathy

간부전에 의한 의식장애의 원인으로는 여러 가지를 들 수 있는데, 그중에서 특히 중요한 것이 암모니아이다. 그 외에도 아미노산 대사이상(branched chain amino acid 저하, aromatic amino acid 증가), mercaptan, 저급 지방산의 증가, benzodiazepine성 물질 등을 들 수 있다.

1. 아미노산 대사이상

왜 아미노산 대사이상이 일어나는가에 대한 원인은 지금까지 결정적으로 밝혀진 바가 없다.

단, 아미노산 대사이상에 관해서는 아래의 2가지를 기억하기 바란다.

1) Fischer ratio

Fischer ratio

$$= \frac{\text{BCAA(valine+leucine+isoleucine)}}{\text{AAA(phenylalanine+tyrosine)}}$$

BCAA(branched chain amino acid)인 valine, leucine, isoleucine의 총량과 방향족 아미노산(aromatic amino acid : AAA)인 phenylalanine과 tyrosine을 합친 총량의 mole ratio이다.

정상에서는 이 ratio가 대략 3~4이지만, 간성뇌증(hepatic encephalopathy)에서는 2 이하로 저하된다. 간성뇌증에서는 Fischer ratio가 저하된다는 것을 기억하자.

2) Fischer fluid에 의한 치료

BCAA를 중심으로 한 아미노산 수액제제를 Fischer fluid라 한다. 간성뇌증(hepatic encephalopathy)일 경우에는 부족한 BCAA를 보충하려는 목적으로 Fischer fluid를 투여한다. Fischer fluid를 투여함으로써 의식장애가 개선된다. 그러나 전격 간염에 의한 급성 간부전에는 투여하지 않는다.

2. mercaptan

Methionine(그림 9-23)의 대사물이 mercaptan이다. Mercaptan은 장내세균에 의해 methionine 만들어진다. 독성이 있는 물질이므로 간성뇌증(hepatic encephalopathy)의 원인물질 중의 하나이다.

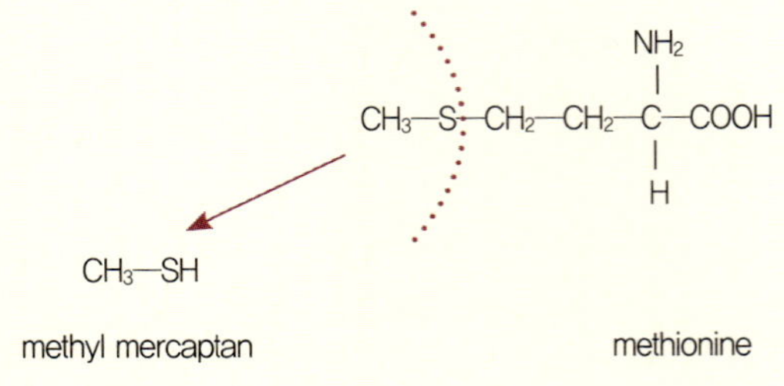

[그림 9-23] Methionine과 mercaptan

정상인의 경우 이것은 간에서 대사되지만 간부전(간성 뇌증)인 사람은 대사되지 않아 입냄새가 난다. 간부전인 사람은 독특한 입냄새(달걀이 썩는 듯한 냄새)가 난다. 이 구취를 간성구취(**그림 9-24**)라고 하는데, mercaptan이 이 구취의 원인으로 알려져 있다.

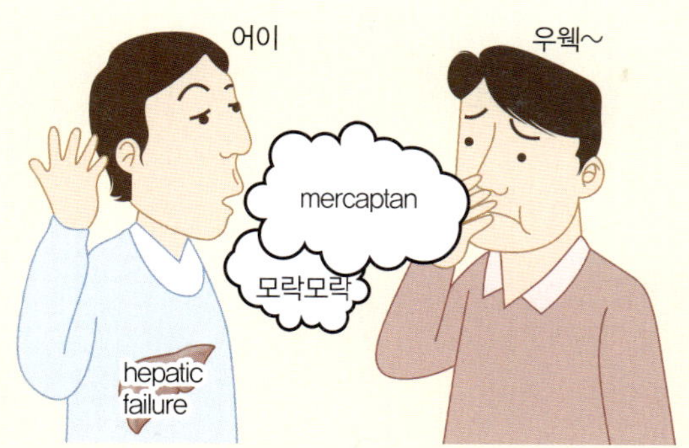

[그림 9-24] 간성구취

3. 혼수도의 분류

이 분류에서는 퍼덕떨림(flapping tremor)이 중요하다(**표 9-5**).

퍼덕떨림은 혼수도 II, III에서 나타나며 IV도 이상에서는 보이지 않는다.

혼수도가 높아짐에 따라 의식장애가 심해지며 중증이 되면 의식이 없어진다.

1) 퍼덕떨림 Flapping tremor 이란 무엇인가?

학생들에게 퍼덕떨림을 즉석에서 해보라고 지시하면 대부분의 학생들이 마치 백조의 날갯짓 같은 재미있는 행동을 한다.

실제로는 **그림 9-25**와 같은 소견이다.

환자가 누워 있는 상태에서, 환자의 손목 약간 아래부분을 들고 위팔을 들어올린다. 그러면 축 늘어졌던 손이 탁 올라갔다가 다시 축 늘어지고 또 탁 올라가는 것이 반복된다. 이것이 퍼덕떨림의 소견이다. 퍼덕떨림은 자세떨림의 하나이다.

2) 퍼덕떨림과 혼수도의 관계

퍼덕떨림(flapping tremor)은 혼수도 II~III에서 볼 수 있다.

「퍼덕떨림이 있다
= 간성뇌증의 정도가 심하다
= 혼수도 V」

혼수도	정신증상	참고사항
I	• 수면, 각성리듬의 역전, 행복한 기분, 때때로 우울 상태 • 단정하지 못하고 주의하지 않는 태도	• Retrospective*로만 판정할 수 있는 경우가 많다.
II	• 지남력(시간, 장소의 인식)장애, 착란, 혼동(confusion), 이상행동(예 : 돈을 뿌리거나 쓰레기통에 버린다) • 종종 경면상태(보통 말을 걸면 눈을 뜨고 대화할 수 있다), 무례한 언동을 하기도 하지만, 의사의 지시에는 따르는 태도를 보인다.	• 퍼덕떨림(flapping tremor)을 보인다. • 흥분상태가 없다. • 요실금, 대변실금이 없다.
III	• 종종 흥분상태 혹은 섬망상태를 동반하며 반항적인 태도를 보인다. • 기면상태(거의 자고 있다) • 외적 자극으로 눈을 뜰 수 있으나 의사의 지시에는 따르려 하지 않거나 따르지 않는다(간단한 명령에는 응한다)	• 퍼덕떨림(flapping tremor)을 보인다. • 지남력의 고도 장애(환자의 협력을 얻을 수 있는 경우)
IV	• 혼수(완전한 의식의 소실) • 아픈 자극에 반응한다.	• 자극에 대해 털어버리는 동작, 얼굴을 찡그리는 동작 등이 보인다.
V	• 깊은 혼수 • 아픈 자극에도 전혀 반응하지 않는다.	–

*retrospective : 나중에 진행이 되고 나서 이전의 상태를 혼수도 I도라고 판정할 수 있다는 의미

[표 9-5] 간성뇌증의 혼수도 분류

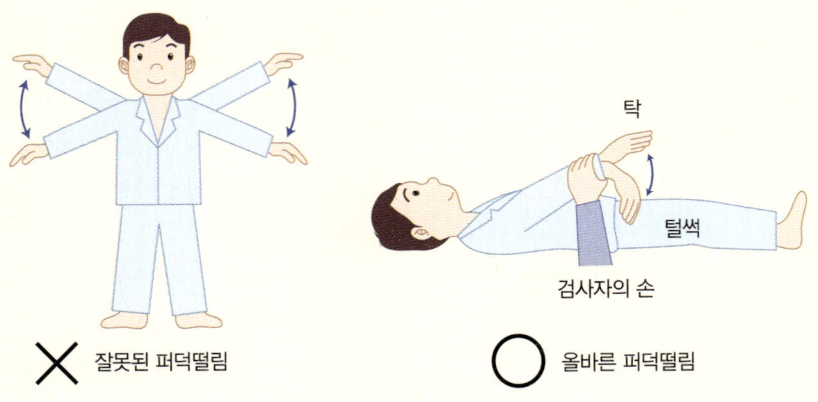

[그림 9-25] 퍼덕떨림

라고 잘못 알고 있는 사람이 가끔 있으므로 주의하기 바란다.

혼수도 V는 퍼덕떨림이 일어날 여지도 없을 정도로 깊은 혼수라는 것을 기억하기 바란다.

4. 의식장애와 뇌파

의식장애의 유무는 뇌파로 알 수 있다.

의식장애가 있을 때에는 느린파가 섞여서 나타난다. 삼상파(rhythmic triphasic wave)가 나타날 때에는 예후가 좋지 않다(그림 9-26).

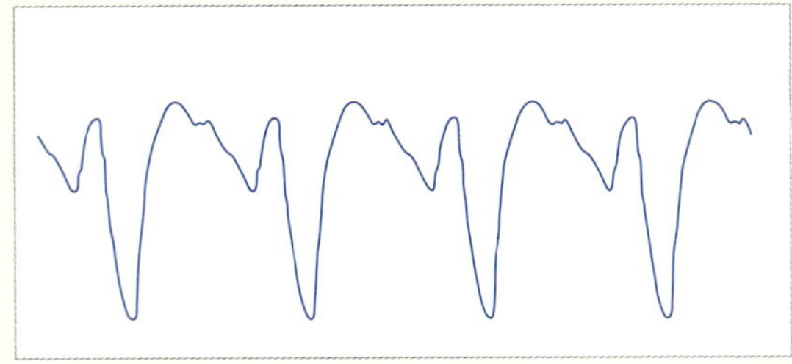

[그림 9-26] 삼상파

5. 간성뇌증 시의 검사소견

앞의 항목 "1. 간부전에서 나타나는 검사소견"에 덧붙여 다음의 2가지를 기억하자.

1) 간성뇌증 Hepatic encephalopathy 의 원인이라 생각되는 것

- 암모니아 증가
- branched chain amino acid 감소
- aromatic amino acid 증가
- mercaptan 증가
- 저급 지방산 증가

2) 뇌파

- 느린파(slow wave)
- 삼상파(rhythmic triphasic wave)

"간성뇌증에서 나타나는 증상"에 국한하여 검사소견을 기술했는데, 1)은 간부전이라면 반드시 나타난다.

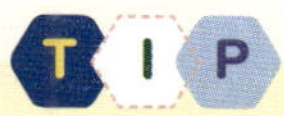

뇌파와 의식장애

오늘날은 의료기기, 검사방법 등이 눈부신 발전을 이루고 있다. 그러나 현재 의식장애의 유무를 판단할 수 있는 검사는 뇌파밖에 없다.

깨어 있을 때에는 주로 10Hz 정도의 파(1초 동안 10개의 파가 있다. 일명 α파)가 주로 나타난다. 그러나 수면 시에는 주파수가 감소된다(파의 폭이 넓어진다. θ파, δ파가 여기에 해당된다). 주파수가 적은 파를 느린파(slow wave)라고 한다.

의식장애가 나타날 때 뇌파를 검사해 보면 폭이 넓은 파가 혼입된다. 따라서 의식장애 시에는 깨어 있음에도 불구하고 자고 있는 것 같은 상태라고 할 수 있다.

치매와 의식장애의 감별, 정신장애와 의식장애의 감별 등에서 뇌파소견이 중요한 역할을 한다.

간부전에서 나타나는 신체소견

간부전/간기능상실에서는 여러 가지 신체소견이 나타난다. 원인(이라 여겨지는 것)에 따라 분류해 보자.

1. 전신증상

- 전신권태감
- 발열

2. 간의 단백질 합성기능 저하

- 저알부민혈증에 의한 복수, 부종
- 응고인자 감소에 의한 출혈경향

3. 간의 대사기능 저하

- Gynecomastia(여성형 유방)
- Spider angioma(거미모양 혈관종)
- Palmar erythema(손바닥 홍반)
  (이상 3가지는 에스트로겐의 대사기능저하가 원인이다)
- 암모니아를 요소로 대사할 수 없다.
  → 의식장애(간성뇌증)
- Mercaptan을 해독할 수 없다 → 간성구취
- 간접 빌리루빈(indirect bilirubin)을 직접 빌리루빈(direct bilirubin)으로 변환할 수 없다
  → 황달(jaundice)

4. 문맥압 항진증을 동반하는 경우 · portal v. ~IVC shunt가 존재하는 경우

- 비장비대(splenomegaly)
- 복벽정맥 팽대(engorgement)
- 복수
- 식도정맥류 파열(rupture of esophageal varix)
- 치핵(hemorrhoid)
- 소화궤양(소화관정맥 울혈)
- 의식장애(암모니아가 간을 통과하지 못한다)
- 간성구취(mercaptan이 간을 통과하지 못한다)

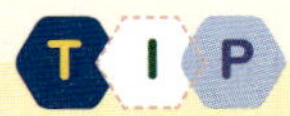

간부전의 기본검사에서 반드시 확인!

- 안구결막의 황달
- 거미모양 혈관종(상반신을 벗게 하여 빠짐없이 관찰한다)
- 손바닥 홍반(손바닥이 핑크색이다. 자신의 손바닥과 비교해 본다)
- 여성화 유방(남성의 경우)
- 종아리 부종
- 복벽정맥의 팽대(engorgement)
- 비장의 촉진(traube의 삼각을 타진할 것)
- 간의 촉진(간경변의 감촉을 잊지 않도록)

5. 다발성 장기부전 Multiorgan failurei : MOF

1) 간신장 증후군 Hepatorenal syndrome

원인은 아직 확실하게 밝혀지지 않았지만, 간부전에 의해 신장기능장애가 발생하는 경우가 있는데 이것을 간신장증후군(hepatorenal syndrome)이라고 한다.

Hepatorenal syndrome

= Hepatic failure+renal failure
단, 이 경우의 신부전은 간부전에서만 원인을 찾을 수 있는 것

2) DIC(파종혈관내응고 증후군)

광범위한 간세포 괴사가 원인이 되어 DIC가 발생하는 경우가 있다. 원래 응고인자가 부족한 상태에 DIC까지 겹쳐 출혈경향은 더욱 악화된다.

3) 뇌부종 Brain edema

전격 간염(fulminant hepatitis) 또는 그와 비슷한 병태로 뇌부종이 생기고, 또 이것을 계기로 뇌헤르니아가 생기는 경우가 있다. 치료에는 mannitol, glycerol을 사용한다.

4) 패혈증 Sepsis

간부전인 경우에는 면역력이 저하되어 감염증에 걸리기 쉽다. 특히 호흡기 감염증이 많이 발생한다.

6. 가장 위험한 것

- 식도정맥류 파열(rupture of esophageal varix)
- DIC
- 뇌부종, 뇌헤르니아
- 간신장증후군(hepatorenal syndrome)
- 패혈증(sepsis)

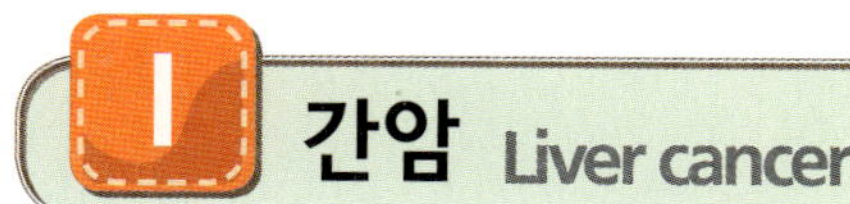

I 간암 Liver cancer

간암이라고 하면 간에 생기는 모든 악성 종양을 말한다. 크게 원발성과 전이성으로 나눌 수 있다(전이성 간암에 대해서는 여기에서 다루지 않는다).

간에 생기는 악성 종양에는 다음과 같은 것이 있다.

- 간세포암종(hepatocellular carcinoma)
- 담관암종(cholangiocarcinoma)
- 간모세포종(hepatoblastoma)
- 기타

간세포암종은 원발성 간암의 90%를 차지한다.

여기에서는 간세포암종에 대해서 살펴보기로 하자.

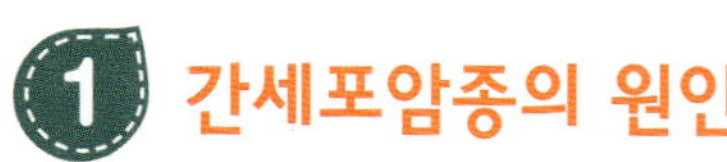

1 간세포암종의 원인

- 정상적인 간에 간세포암종이 발생하는 경우는 없다

1. 바이러스 감염

1) B형 · C형 간염바이러스

대부분의 간세포암종 환자에게서 바이러스 감염이 확인된다. B형 간염바이러스와 C형 간염바이러스이다.

B형과 C형의 혼합감염도 존재하는데, 일반적으로 HBs Ag 양성 간암보다 HCV Ab 양성 간암이 많아지고 있다.

2) 바이러스 감염 후 주의할 점

간세포암종은 결코 정상적인 간에서 발생하지 않는다. 대부분 만성 간염, 간경변과 같은 기저 질환에서 발생한다. 만성 간염, 간경변의 원인으로서 중요한 것도 간염바이러스 감염이다.

그래서 현재 간염바이러스에 감염되어 있고 만성 간염, 간경변을 앓고 있는 환자에 대해서는 정기적으로 간세포암종의 유무를 확인할 필요가 있다.

IX

그리고 감염은 되어 있지만 증상이 없는 무증상성 보균자에 대해서는 보유하고 있는 바이러스를 타인에게 감염시키지 않도록 교육시킬 필요가 있다.

2. 바이러스 감염 이외의 원인

간염바이러스 감염이 위험인자로서 가장 중요하지만, 그 외에도 간세포암종의 발생빈도가 높아지는 기저질환이 몇 가지 있다. 그리고 발생빈도가 높아질 것 같은 데에도 간세포암종의 동반이 그다지 문제가 되지 않는 질환에 대해서도 살펴보자.

1) 간세포암종이 흔히 동반되는 질환

B형, C형 간염바이러스 이외에도 다음과 같은 것이 있다.

(1) 혈색소증 Hemochromatosis

정상인보다 간세포암종의 발생빈도가 100~200배 정도 상승한다. 혈색소증은 철이 여러 장기, 특히 간, 심장, 췌장 등에 침착되어 간경변을 일으키는 질환이다.

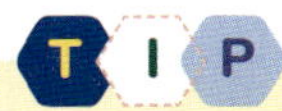

감염증 유무 확인에 유의하자!

새로운 입원 환자를 담당하게 되면 감염증의 유무를 반드시 확인해야 한다.
표적이 되는 미생물은 다음의 3가지이다.

- 매독(Treponema pallidum)
- HBV
- HCV

그러면, 무엇을 검사실에 의뢰해야 하는가?
대답은 TPHA(Treponema pallidum), RPR (이들 2가지는 매독의 screening)와 HBs Ag 및 HCV Ab의 4항목이다.

(2) 당원병 Glycogen storage disease : GSD

글리코겐의 대사이상인 당원병의 간 형태에서는 간선종(hepatic adenoma)이 동반되는 경우가 많고 그중에는 간세포암종을 동반하는 경우가 있다.

(3) 경구피임약이나 단백동화호르몬 Anabolic hormone 을 사용하는 경우

(4) 아플라톡신 Aflatoxin

지상에서 가장 강한 발암물질로 그 강도는 다이옥신의 10배 이상이라고 알려져 있다. 누룩곰팡이가 생성하는 대사산물로써의 독성물질이다.

2) 간세포암종의 합병률이 낮은 질환

간세포암종은 정상적인 간에서는 발생하는 경우가 거의 없다고 앞에서 말한 바 있다. 간세포암종은 만성 간염, 간경변과 같은 기저질환에서 발생한다. 그러나 간염, 간경변이 존재한다고 해서 반드시 악성화되기 쉬운 것은 아니다. 바이러스 외의 원인으로 간염, 간경변이 된 경우는 악성화되기 쉽다고 단정지을 수 없다.

이와 같이, 암이 동반되기 쉬울 것으로 생각되지만(= 만성 간염, 간경변이 있음에도 불구하고), 실제로는 거의 동반되지 않는 질환을 살펴보자.

(1) 알코올 간질환

C형 간염바이러스에 의한 암화(cancerization)는 알코올이 촉진한다는 것이 밝혀져 있다.

(2) 원발 담즙성 간경화증

(3) 원발 경화성 담관염

(2), (3)은 간경변에는 이르지만 간세포암종은 거의 동반하지 않는다. (2)는 예후가 나빠서 간세포암종이 발생하기 전에 사망한다는 설도 있다.

(4) 자가면역 간염

이것도 간세포암종은 거의 동반하지 않는다.

(5) Wilson병

금속인 구리가 침착되는 Wilson병에서도 간경변을 초래한다. 그러나 Wilson병에서 간세포암종을 동반하는 경우는 드물다.

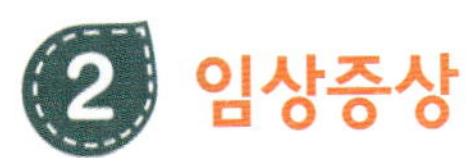

2 임상증상

조기에는 간암에 의한 특유의 증상이 적어 간암의 발견이 불가능하다. 따라서 정기적인 혈액검사, 특히 CT, 초음파검사 등의 검사는 반드시 받아야 한다. 암이 진행되면 발열, 복통, 복강내 출혈, 종양수반 증상, 각 장기 전이에 의한 증상이 나타난다.

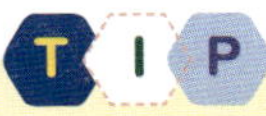

CT에서의 간경변 Liver cirrhosis 판독법

CT로 간경변을 확정진단할 수는 없지만, 사진소견으로 「간경변 징후가 있다」고 지적할 수는 있다. 이 「간경변 징후」란 다음과 같은 것이다.

- 간의 가장자리 선이 울퉁불퉁
- 우엽과 좌엽이 불균형
- 복수(ascites)
- 비장비대(splenomegaly)

등이다(그림 9-27). 그림으로 나타내면 그림 9-28과 같이 된다. 종양 비슷한 것이 있으면 「간경변 징후」가 있는지 확인하자.

「간경변 징후」가 있으면 간세포암종을 생각하기 쉽고, 한편 「간경변 징후」가 없으면 간혈관종, 전이 간암을 생각할 수 있다.

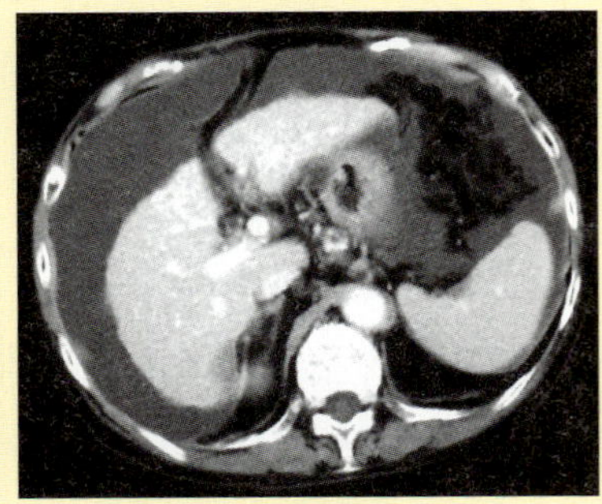

[그림 9-27] 간경변(Liver cirrhosis)의 CT사진

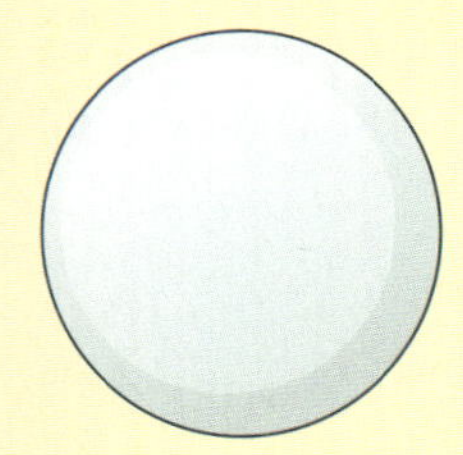

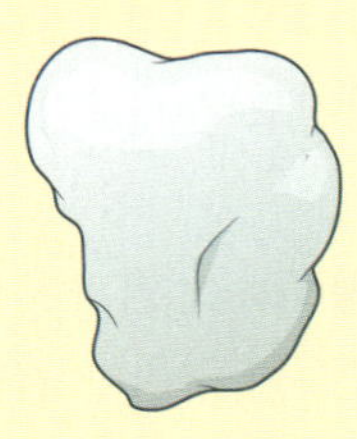

[그림 9-28] 간경변 징후

플 러 스 코너

6. 지방간과 간 · 신장 Contrast

지방간이 있으면 초음파검사에서는 간이 정상에 비해 하얗게 찍히고, CT에서는 거무스름하게 찍힌다. '하얗다, 거무스름하다'는 다소 주관적이기 때문에 다른 조직과 비교해 보자.

1) 초음파검사

초음파에서 간과 신장(물론 오른쪽)이 같은 화면에 들어오도록 한다. 그 상태에서 간과 신장의 색을 비교한다. 신장에 비해 간이 현저하게 하얀 경우는 간·신장 contrast(+)라 하여, 간에 지방변성이 있다는 것을 나타낸다. 그러나 간 · 신장의 contrast(+)라고 해도 어디까지나 눈에 비친 모습일 뿐이다(객관성이 부족하다).

2) CT

CT에서는 간과 비장의 CT값을 비교한다.

그 전에 CT값에 대해 설명하겠다(그림 9-29). X-선이 흡수되기 쉬운 정도를 나타내는 것이 CT값으로, -1,000에서 1,000까지 있다. -1,000은 아주 검은색이고(X-선이 전혀 흡수되지 않는다), 1,000은 아주 하얀색(X-선이 전부 흡수된다)으로서 공기가 -1,000, 물이 0, 뼈가 1,000에 가깝다.

여기에서의 포인트는 지방은 CT값이 낮다는 것이다. 즉 지방은 까맣게 찍힌다는 것이다.

그러면, 정상적인 간과 비장의 CT값을 보자.

- 간 : 60 정도
- 비장 : 50 정도

여기에서 알아두어야 할 것은, 얼핏 보면 간이 비장보다 약간 하얗다는 것이다.

지방간에서는 간세포에 지방이 침착되어 있어서 그만큼 CT값이 감소한다. 따라서 간의 CT값이 비장보다 작으면 확실히 지방간이 있다고 할 수 있다. 이때 CT를 보면, 간이 비장보다 조금 검게 보인다.

CT에서는, 간 · 신장 contrast라는 용어는 존재하지 않는다. 굳이 말하자면 간 · 비장 contrast이다.

지방간을 객관적으로 평가하려면 CT값을 측정하는 것이 가장 정확하다.

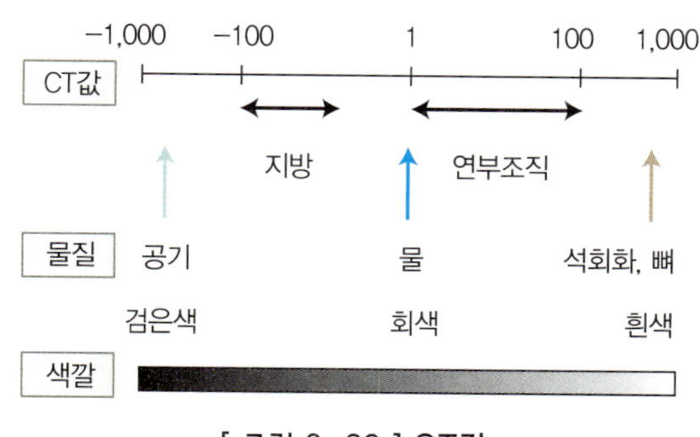

[그림 9-29] CT값

3 치료

간예비능과 간세포암종의 크기나 수에 따라 치료법을 결정한다. 간예비능은, 본래의 간에서 어느 정도의 기능이 남아 있는가를 본다. 만성 간염이나 간경변이 이미 존재한다면 간에 이미 손상이 있는데, 치료에 의해 남은 간이 더욱 손상을 받아 충분히 기능하지 않을 우려가 있다.

간세포암종의 주된 치료는 다음의 3가지이다.

- 간 절제
- 고주파 열치료(radiofrequency ablation : RFA)
- 경도관동맥색전술(transcatheter arterial embolization : TAE) or TACE(transarterial chemoembolization)

이 외에 다음의 방법도 시행되고 있다.

- 경피에탄올주입요법(percutaneous ethanol injection therapy : PEI)
- 마이크로파 응고요법(microwave coagulation therapy : MCT)
- 간이식, RT, 경구항암요법

1) 간절제

간세포암종은 문맥(portal v.)을 통해서 간 안으로 전이되므로 암이 존재하는 문맥구역(Couinaud 분류 참고, p.238)을 전부 절제한다. 간기능이 저하되어 있을 때, 간의 일부를 절제하면 간기능 상실을 초래할 수가 있으므로 간의 예비능을 평가하고 나서 간을 절제한다.

2) 고주파 열치료 RFA

간암에 대한 경피적 고주파 절제(RFA)는 새로운 국소요법으로 현재는 간암 치료의 주류가 되고 있는 치료이다. 다른 경피적 치료와 마찬가지로 경피적으로 간까지 바늘을 천자해서 종양 내로 전극을 유치하여 고열로 종양을 괴사시킨다.

3) 간동맥색전술 TAE, TACE

역사를 간단히 이야기하면, 옛날에는 간세포암종의 고식적인 치료로서 외과적으로 간동맥을 결찰했다. 이것을 카테터로 하자는 것이 TAE의 발상이다. TAE라는 용어에는 동맥색전이라는 의미밖에 없지만, TAE 직전에 항암제를 동맥에 주입하여 암에 손상을 주는 치료로 TACE를 동시에 실시한다.

(1) 간세포암종의 영양혈관 … TAE의 개념

간세포암종은 95~99%, 혈액과 산소 모두 고유간동맥의 가지에서 영양을 받고 있다(**그림 9-30**).

(2) TAE와 항암제의 병용(TACE)

항암제를 흘려보내는 방법도 깔끔하다. 유성 조영제 속에 항암제를 채우고 기름방울로 만든다(**그림 9-31**). X-선 투시하에서는 카테터의 끝에서 기름방울이 혈류를 타고 암을 향해서 튕겨가는 모습을 관찰할 수 있다. 이 기름방울들은 암에서 걸려 속에 있는 항암제가 서서히 방출된다. 이렇게 해서 국소에서 항암제의 농도를 높일 수가 있어 효과적으로 간세포암종을 공격할 수가 있다.

기름방울을 다 보낸 후에는 TAE로 이동한다. 카테터의 끝에서 젤라틴질의 gel form이 나오게 하여 간세포암종의 영양혈관을 막아 버린다(**그림 9-31**).

TAE의 금기

고도의 황달, 난치성 복수, 문맥 본간 폐쇄, serum Albumin 3.0g/dL이하, LFT 상승된 경우(AST/ALT ≧ 300 IU), iodine과민증 등에서는 금기이다. 특히, 문맥 본간이 종양으로 인해 폐쇄된 경우, 본래는 문맥을 통해 영양을 섭취하는 정상 간세포도 간동맥을 통해 영양을 섭취하게 된다. 따라서 TAE를 실시하면 정상 간세포로 가는 혈류가 차단되기 때문에 금기이다.

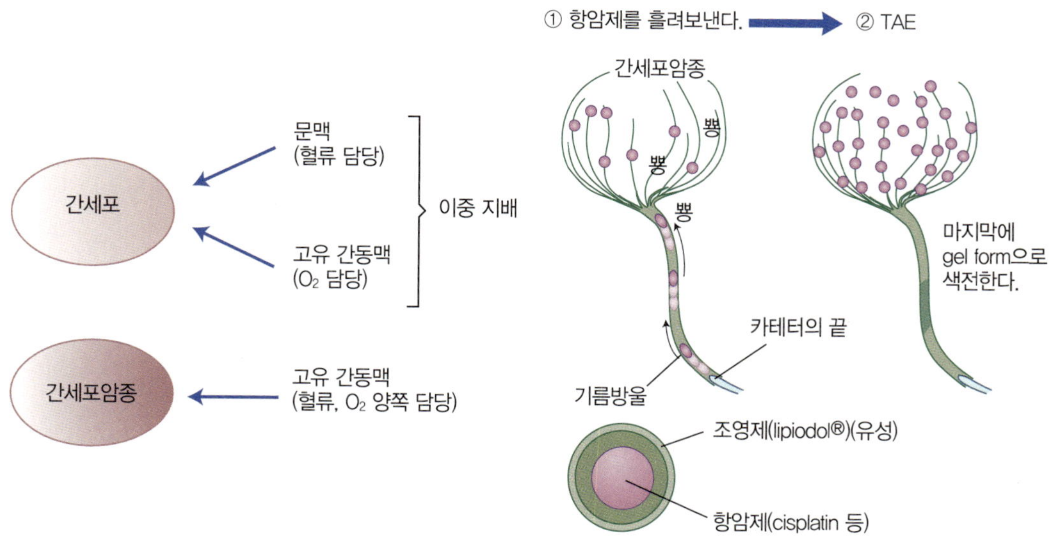

[그림 9-30] 간세포암종의 혈액분포

[그림 9-31] TAE와 항암제의 병용

4) 경피에탄올주입요법 PEI

초음파영상을 보면서 주사를 놓아 종양 부분에 에탄올을 주입하는 치료이다. 에탄올의 탈수응고작용에 의해 종양이 괴사한다. 조기 간세포암종에는 초기 치료로서 종종 행해지고 있다. 종양이 작고 개수도 적은 경우에 치료효과가 좋다.

금기는 고도의 황달, 치료저항성 복수, 문맥체간의 폐쇄 등이다.

플 러 스 코너

7. 간내 담관암

간내 담관에서 발생한 상피성 악성종양으로 선암이 많으며, 또한 고령자에 많다.

간문 부근에서 발생한 것은 폐쇄황달을 초래하기 쉬우나, 말초에 발생한 것은 말기에 이를 때까지 무증상인 경우가 많다.

혈액검사에서는 담도계 효소(ALP, LAP, γ- GTP)의 상승, 직접빌리루빈 상승, 종양표지자(CEA, CA19-9) 상승 등을 볼 수 있다.

영상검사는 초음파, CT, MRI를 이용한다. 조영에서는 hypovascular가 나타난다.

자각증상은 미미하며, 침윤경향이 강해서 림프절 전이를 일으키기 쉽다. 따라서 발견되었을 때는 이미 늦은 경우가 많고 예후도 나쁘다.

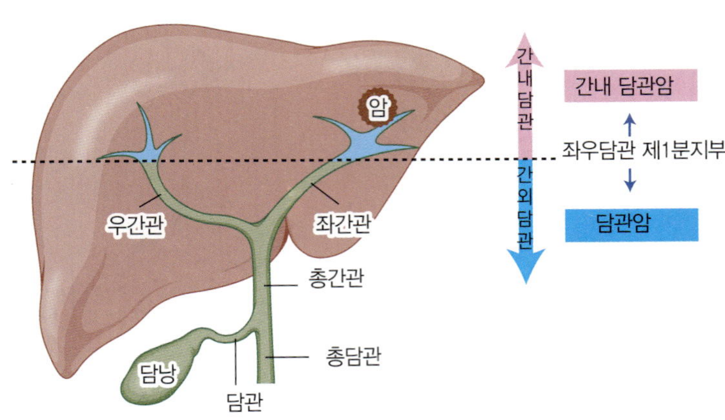

간암 핵심정리

병태생리로 보는 간암

간암이란 간에 생기는 모든 악성 종양을 말하며 크게 원발성과 전이성으로 나눌 수 있다. 원발성 간암에는 간세포암종, 담관암종, 간모세포종 등이 있으며 이 중에서 간세포암종은 원발성 간암의 90%를 차지한다.

병 인	**바이러스 감염** • B형, C형 간염 바이러스로 인한 만성 간염, 간경변 환자 **바이러스 감염 이외의 원인** • 혈색소증 • 당원병 • 경구피임약이나 단백동화 호르몬의 사용 • 아플라톡신 • 알콜, 약물 • 간경변증 • 알콜성 간질환 • 비만 또는 당뇨 등과 관련된 지방성 간질환
병 태	• 악성 세포가 증식하여 정상 간세포가 손상 * 손상된 간세포는 알부민을 합성하지 못하기 때문에 알부민-글로불린 비율이 감소한다. • 간기능의 저하, 간비대

증상 및 징후	• 초기에는 증상이 적다. • 영양·대사기능장애 • 약물대사·해독기능장애 • 담즙의 생성과 배설장애 • 혈액응고 기능장애 • 식도·위 정맥류 • 복수, 간비대, 황달 • 간성 혼수

진단 및 검사	• 정기적인 혈액검사 • CT검사 • 초음파 검사 • MRI 검사 • 종양표지자(AFP, PIVKA-Ⅱ) • 내시경검사 • 간종양생검

치료	• 간 절제, 간이식(수술 전 비타민 K 투여) • 고주파 절제(RFA) • 경피에탄올주입요법(PEI) • 간동맥색전술(TAE), TACE • 마이크로파 응고요법(MCT), 경피적 마이크로파 응고요법(PMCT) • 방사선 치료(RT), 경구 항암제

J 간농양 Liver abscess

1 감염경로

간농양의 원인에는 세균성(대장균이 많다)과 아메바성이 있다. 농양을 발견했을 때에는 어디에서 원인미생물이 침입했는지를 생각한다(**그림 9-32**). 세균은 두 갈래의 경로로 침입하는데, 하나는 동맥혈을 타고 오는 경우로서 균혈증(bacteremia)일 경우이다. 다른 하나는 장관에서 담관을 역류하여 침입하는 경우로서, 이때에는 장관에서 갑자기 간으로 오는 것이 아니라, 담낭이나 담관에서 일단 증식한 다음에 간으로 오는 경우가 많다. 즉, 담관염, 담낭염을 동반하는 경우가 많다.

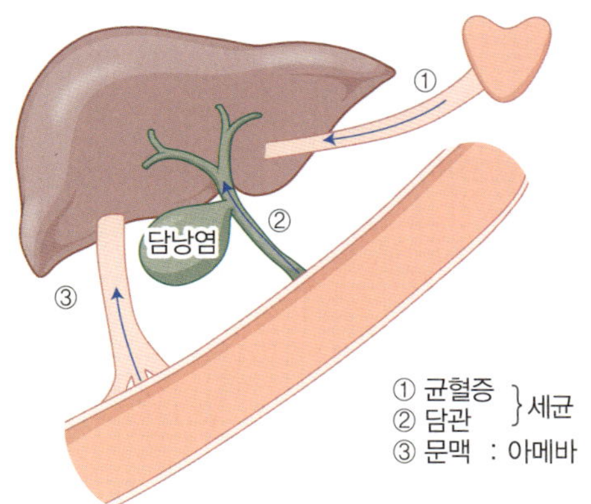

[그림 9-32] 감염경로

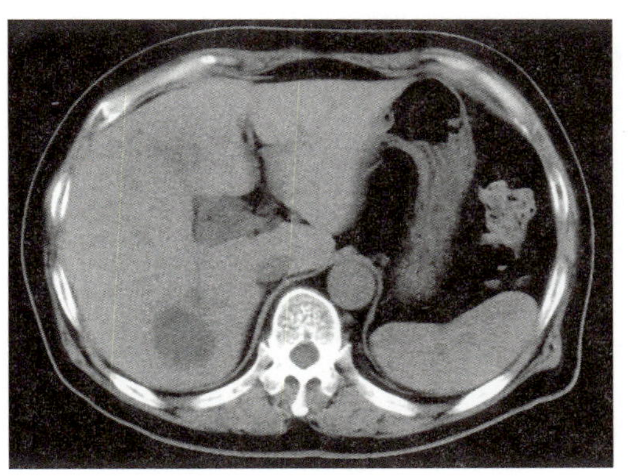

[그림 9-33] 간농양

	세균성 간농양	아메바성 간농양
원인균	간균(*E. coli* 가 많다)	이질 아메바
감염경로	담관 경유	문맥 경유
농양의 수	단발성 ~ 다발성	단발성이 많다
담관염의 동반	종종 있다	없다
염증반응	강하다	있다고 해도 약하다
아메바 혈청반응	음성	양성
농양의 내용물	황백색	적갈색
농양 내용물의 세균배양	80%가 양성	보통 음성이지만 20%에서 혼합감염이 있다
호발부위		오른엽에 많다
치료	항생제, 절개배농, 초음파 하에서 피부를 통한 배농술	흡인배농 Metronidazole에 의한 내과 치료가 유효

[표 9-6] 간농양(Hepatic abscess)의 식별

그러면, 아메바는 어디에서 들어오는 것일까? 이질 아메바는 대장에서 증식하는 경우가 많다. 이것이 focus가 되어 장관의 정맥으로 침입하고 문맥(portal v.)을 거쳐 간으로 들어온다. 세균은 담관으로 침입하지만 아메바는 문맥으로 침입한다는 것을 기억하자.

장간막정맥에서 유래하는 이물질은 오른쪽으로 흐르기 쉬워 아메바성은 우엽에 있는 경우가 많다. 세균성 간농양과 아메바성 간농양에 대한 비교를 **표 9-6**에 나타냈다.

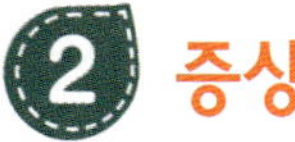

2 증상

발열, 오른쪽 늑골하부/갈비아래부위(right hypochondrium)의 통증, 간비대가 3징후이다.

3 치료

세균에 대해서는 항생제, 아메바에 대해서는 metronidazole이 사용된다. 농양의 증가와 함께 앞에서 설명한 증상이 악화되면 배농한다.

간농양 핵심정리

병태생리로 보는 간농양

간농양의 원인에는 세균성과 아메바성이 있다. 농양을 발견했을 때에는 어디에서 원인미생물이 침입했는지를 생각한다. 세균은 두 갈래의 경로로 침입하는데, 하나는 동맥혈을 타고 오는 경우로서 균혈증일 경우이다. 다른 하나는 장관에서 담관을 역류하여 침입하는 경우로서, 이때에는 장관에서 갑자기 간으로 오는 것이 아니라, 담낭이나 담관에서 일단 증식한 다음에 간으로 오는 경우가 많다. 즉, 담관염, 담낭염을 동반하는 경우가 많다.

병 인	• 세균성 간농양 – 간균 • 아메바성 간농양 – 이질 아메바
병 태	• 세균은 동맥혈을 타고 오는 경우와, 장관에서 담관을 역류하여 침입하는 두 갈래의 경로로 침입한다. 이질 아메바는 대장에서 증식하여 장관의 정맥으로 침입하고 문맥을 거쳐 간으로 들어온다.
증 상	• 발열, 오한 • 오른쪽 늑골하부(우상복부)의 통증 • 간비대 • 호흡곤란 • 식욕부진 • 오심, 구토 • 체중감소 • 빈혈 • 설사
진 단 및 검 사	• 조영제 강화 컴퓨터 단층촬영(CT)과 스캔, 초음파 • 간혈관 조영술은 간농양과 악성 종양을 감별진단하기 위해 이용된다. • 혈액 배양검사(세균성 간농양) • 대변 배양검사(아메바성 간농양은 *E. histolytica*를 확인) • 혈액검사에서 WBC, ALT, AST, 빌리루빈, ameba antibody 상승
치 료	**세균성 간농양** • 항생제 • 절개배농 • 초음파 하에서 피부를 통한 배농술 **아메바성 간농양** • Metronidazole • 흡인배농

담도 · 췌장

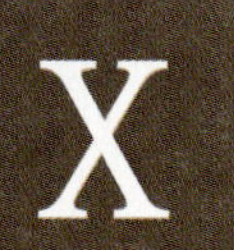

X 담도계·췌장의 구조와 기능

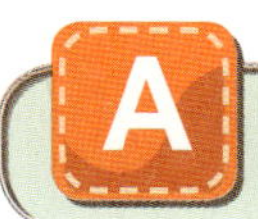

A 담도계/쓸개계통 · 췌장/이자의 구조

담낭 · 췌장 질환에 있어서 병태생리의 이해가 가장 요구되는 질환은 급성 폐쇄화농 담관염과 중증 급성 췌장염의 2가지이다.

이 장은 이 2가지 질환을 병태생리학적인 측면에서 이해하기 위한 디딤돌이라고 할 수 있다.

우선, 구조와 기능에서부터 접근해 가겠는데 지금까지 배워온 지식을 떠올리며 공부해 나가기 바란다.

1 담도계 Biliary system 의 구조

우선 각 부위의 명칭을 알아 두어야 한다(**그림 10-1**). 지금까지는 육안해부만을 공부해 왔는데 미세해부에 대해서도 잘 알아두자.

X

담낭/쓸개(gallbladder)는 간에서 생산되는 담즙(bile acid)이 저류하고 농축되는 기관으로 담관/쓸개관(bile duct)을 통해서 간과 십이지장에 연결된다.

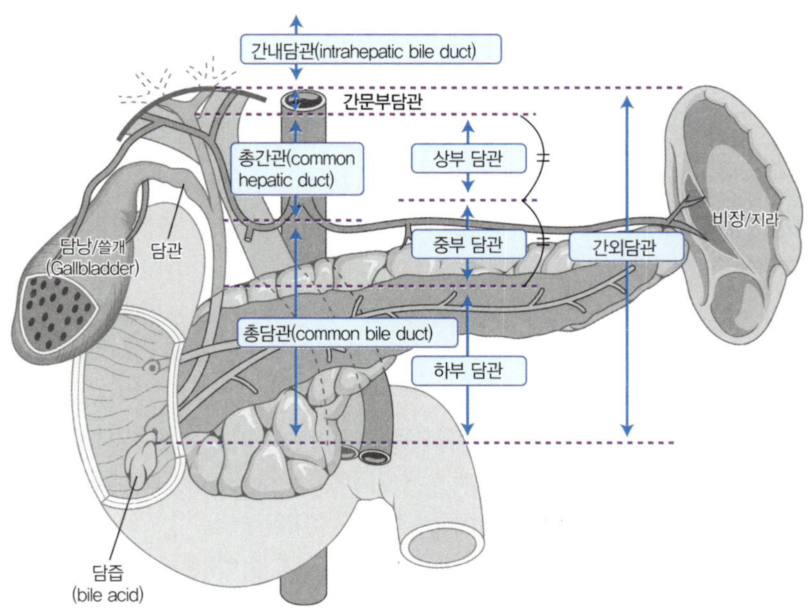

[그림 10-1] 담도계의 해부

담낭에는 점막근판, 점막하층이 없기 때문에 암이 장막 측으로 진행하기 쉽고, 직접침윤이나 전이가 일어나기 쉽다.

담관은 간내의 모세담관에서 십이지장유두(duodenal papilla)까지의 담즙 배출경로를 가리키는데, 부위에 따라 명칭이 달라진다.

2 췌장/이자 Pancreas

췌장에는 다음과 같은 몇 가지 특징적인 소견이 있다.

- 후복막 장기이다.
- 외분비 장기이다.
- 내분비 장기이기도 하다.

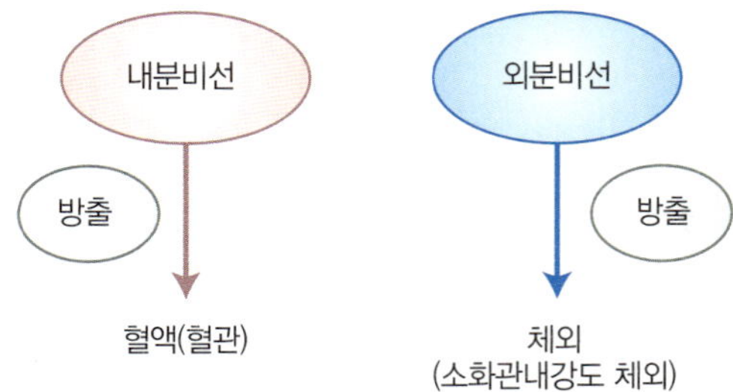

[그림 10-2] 내분비와 외분비

우선 외분비와 내분비라는 말을 이해하자.

내분비란 생산된 효소를 혈중으로 내보내는 것이며, 외분비란 생산된 효소를 체외로 내보내는 것이다(그림 10-2).

이 양쪽 기능을 모두 가지고 있는 췌장은 내분비선과 외분비선이 혼합된 상태로 존재한다.

췌장/이자은 제1 또는 제2 요추의 앞면에 가로놓인 분비선으로 후복막에 고정되어 있다. 췌장관(췌관)은 췌장액을 십이지장으로 유출하는 경로이다. 주췌장관(main pancreatic duct)이 부췌장관(accessory pancreatic duct)을 분지한 다음 총담관(common bile duct)과 합류해서 대십이지장유두/큰샘창자유두로 개구한다.

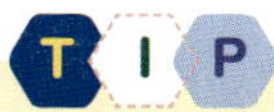

돌발 퀴즈

간 속에서 담관은 어떤 장기와 함께 주행할까?

문맥(portal v.)이 정답이다.

쉽게 이해가 안 되면 Glisson's capsule에 존재하는 것이 무엇인가를 생각해 보자. 문맥의 줄기는 Glisson's capsule와 주행한다고 배웠다. 문맥과 담관은 간문부에서 굴맥관/굴모양혈관(sinusoid)까지 함께 주행한다.

이것이 이해되면 초음파에서 담관을 찾기가 쉬워진다. 문맥의 벽은 초음파상에서 하얗게 보이고(high echogenicity), 간정맥(hepatic vein)의 벽은 검게(low echogenicity) 보인다. 담관을 찾으려면 우선 벽이 하얀 문맥을 찾고 나서 함께 주행하는 담관을 찾아야 한다.

정상에서는 담관보다 문맥이 굵다. 문맥보다도 담관이 굵을 때는 담관이 확장되었다고 본다.

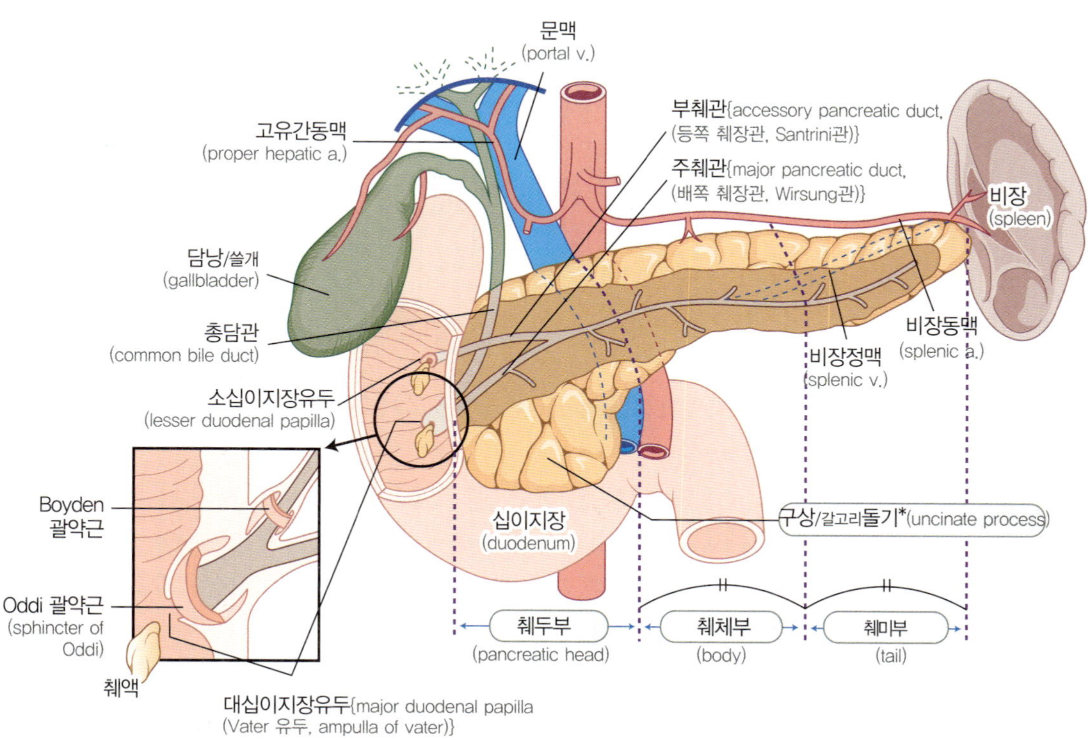

[그림 10-3] **췌장의 해부**

1. 후복막장기

췌장은 후복막장기(retroperitoneal organ)로, 제1, 2 요추의 앞쪽에 가로로 놓여 있는 분비선이다. 췌장의 뒤에는 비장정맥(splenic vein)이 주행한다.

췌장은 세 부분으로 나뉘어지는데, 상장간막정맥(sup. mesenteric v.)의 왼쪽모서리까지가 **머리(췌두부, head)**이고, 그 앞쪽이 **몸통(췌체부, body)** 및 **꼬리(췌미부, tail)**이다**(그림 10-3)**.

2. 세엽/샘꽈리 Acinus 이란 무엇인가?

십이지장유두(duodenal papilla)에서 거슬러 올라가면, 십이지장유두 → 총담관 → 큰췌장관 → 췌장관가지로 점점 가늘어진다. 여기에서 확대해 보면, **그림 10-4**처럼 췌장관의 가지 끝에 포도송이 같은 것이 달려 있다. 이것을 세엽/샘꽈

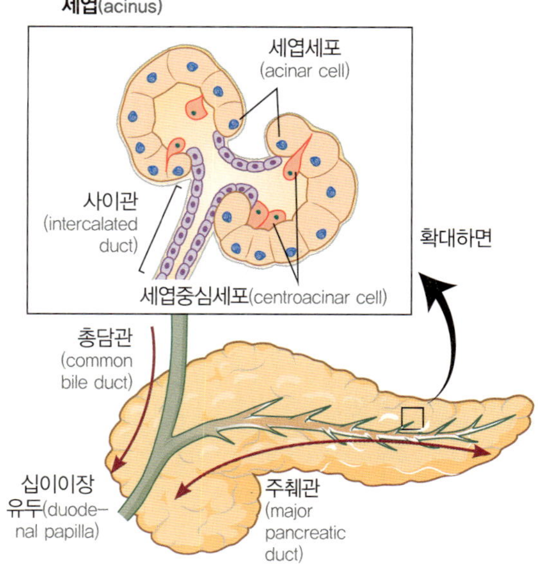

[그림 10-4] **거슬러 올라간다**

리(acinus)라고 한다. 세엽에 들어오기 직전의 관을 사이관(intercalated duct)이라고 하는데, 이 사이관은 잘 보면 세엽 안에 박혀 있다. 이 박힌 세포를 세엽중심세포(centroacinar cell)라고 한다.

결국 세엽은 다음과 같은 두 종류의 세포로 이루어져 있다.

- 세엽세포(acinar cell)
- 세엽중심세포(centroacinar cell)

세엽세포(acinar cell)에는 효소원과립(zymogen granule)이라는 과립이 존재한다. 이 과립 속에는 외분비효소로 채워져 있다.

세엽세포는 외분비효소, 즉 소화효소를 분비한다. 그러면, 세엽중심세포는 어떤 일을 하는가? 세엽중심세포는 탄산수소나트륨($NaHCO_3$)을 풍부하게 함유한 알칼리성 액체를 분비한다.

세엽세포에서 분비된 소화효소는 췌장액과 함께 췌장관을 내려가서 십이지장에 도달한다.

세엽세포(acinar cell) ································ 소화효소
세엽중심세포(centroacinar cell) ······················ 알칼리액
($NaHCO_3$)

이 2가지를 합쳐서 췌장액이라고 한다.

3. 내분비선은 어디에 있는가?

외분비를 형성하는 세엽(acinus)과 췌장관(pancreatic duct)은 포도에 비유할 수 있다(**그림 10-5**). 세엽이 포도 열매이고 췌장관이 줄기이다. 아무리 탐스럽게 열린 포도송이라 하더라도 자세히 들여다보면 틈새가 있다. 이 틈새에 내분비선이 존재한다(**그림 10-6**). 췌장의 절편을 H-E 염색해서 광학현미경으로 보면(100배 정도) 외분비 속에 듬성듬성 보라색의 세포집단이 보인다. 이것이 내분비조직이다. 바다에 떠 있는 섬과 같이 보이기 때문에 랑게르한스섬(Langerhans island)이라고도 한다(**그림 10-7**).

이 랑게르한스섬에는 세 종류의 주된 세포가 있다.

- α세포 ··························· glucagon 생산세포
- β세포 ··························· insulin 생산세포
- δ세포 ··························· somatostatin 생산세포

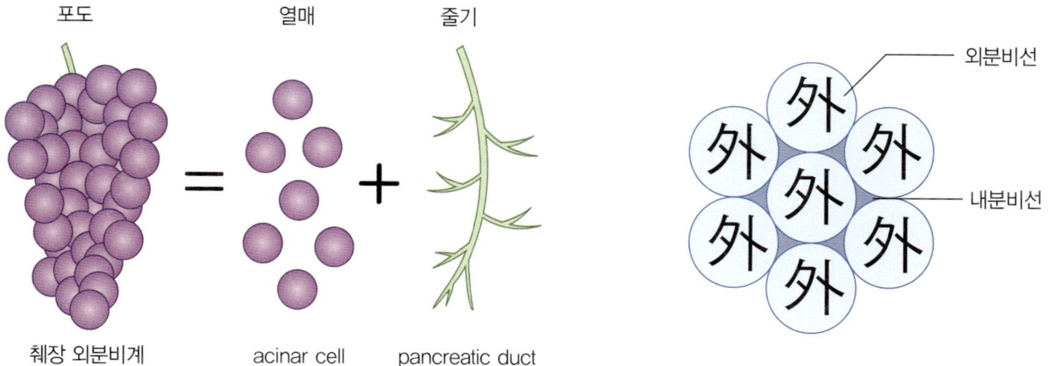

[그림 10-5] 포도와 외분비계

[그림 10-6] 외분비선(○)과 내분비선의 모델

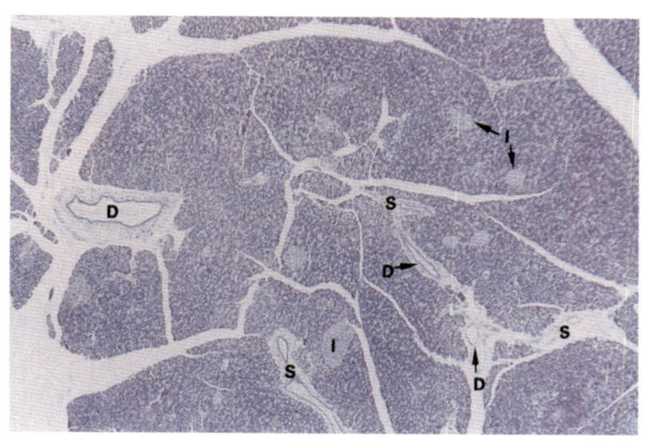

D : interlobar duct
I : Langerhans island
S : septum

[그림 10-7] Langerhans islands의 조직사진

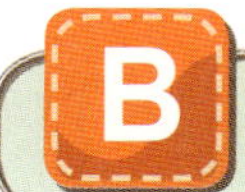

담도계/쓸개계통 · 췌장/이자의 기능

담도계의 기능 및 생리

1. 담낭의 기능

담낭은 담즙을 저장, 농축하고 수축을 통해 십이지장으로 배출하는 기관이다.

간세포에서 담즙을 생산하면 담낭에서 담즙을 저장, 농축(수분흡수, 점액분비)한다. 십이지장에 음식물이 들어오면 CCK(cholecystokinin)가 분비되어, 담낭이 수축하고 Oddi 괄약근이 이완된다. 이렇게 되면 담즙이 십이지장으로 배출되어 소장에서 지방의 소화와 흡수를 촉진한다.

2. 담즙의 조성과 작용

담즙은 담즙산과 담즙색소(직접 빌리루빈), 콜레스테롤, 인지질 등으로 구성되어 있다. 담즙은 지방의 소화, 흡수를 촉진하며 빌리루빈이나 콜레스테롤, 약물 등을 배출한다.

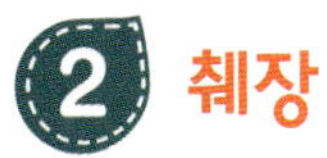

췌장

1. 췌장의 기능(그림 10-8)

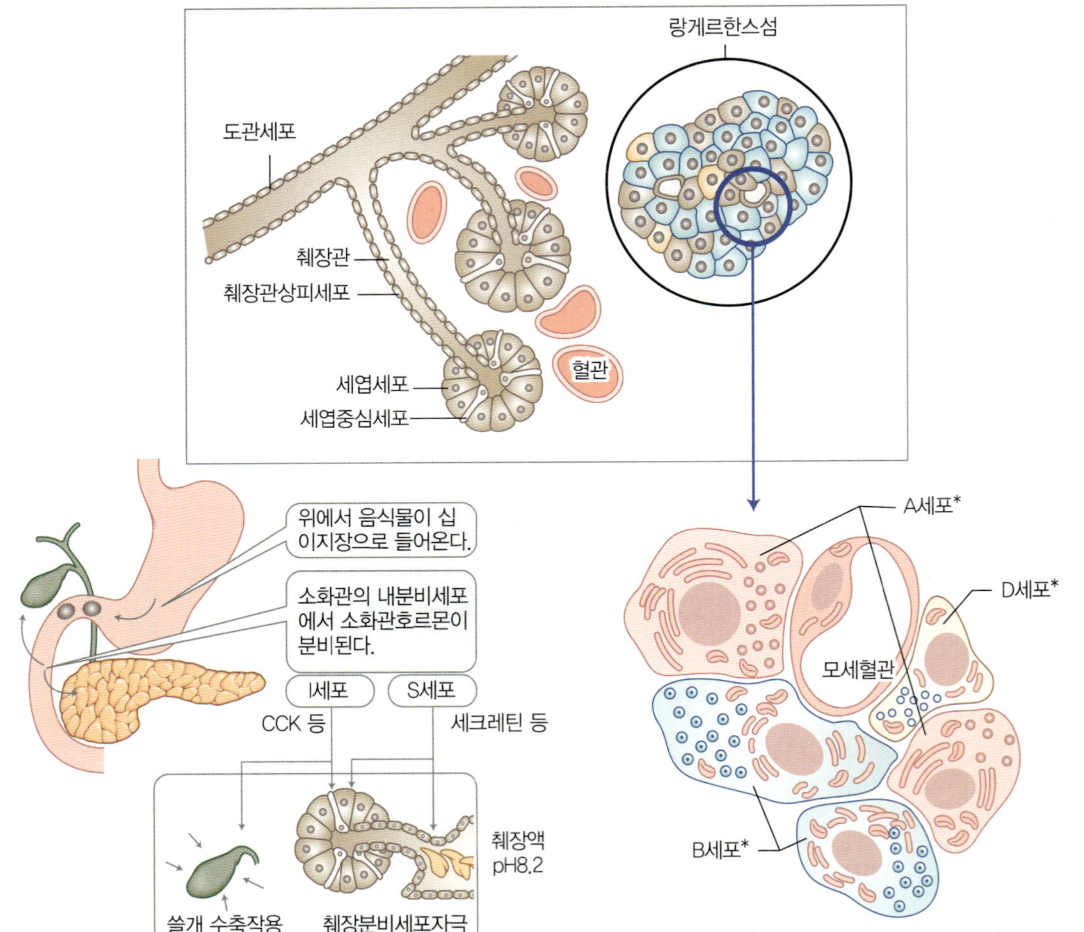

* 해부학적으로는 A,B,D 세포라고 하지만, 임상적으로는 α, β, δ세포라고 불리는 경우가 많다.

[그림 10-8] 췌장의 내·외분비 기능

1) 외분비기능 : 효소 분비

표 10-1을 참고하라.

2) 내분비기능 : 호르몬 분비(표 10-2)

분비과립이란 각종 분비세포에서 볼 수 있는 공모양 소체로 분비물을 내포하고 있다. 분비과립의 염색체 차이에 따라 세포를 구분하는데 A, B, D세포 외에 위산분비자극 작용이 있는 가스트린을 분비하는 G세포, 체외분비억제작용을 하는 폴리펩티드를 분비하는 PP세포도 존재한다.

여기에서 중요한 것은 주로 외분비에 대한 것으로 다음의 3가지이다.

① 췌장효소의 종류
② 어떻게 자가소화(self-digestion)를 방어하고 있는가?
③ 효소를 이용한 검사

①은 총론으로서, ②는 췌장염의 병태를 이해하기 위해, ③은 췌장기능검사를 이해하기 위해서 각각 공부할 필요가 있다.

분비세포	분비물질		작용
세엽중심세포(ceutroacinar cell, 중심선방세포)	중탄산염(HCO_3^-)		위에서 보내온 산성 내용물을 중화한다.
도관세포(intercalated duct cell)			
세엽세포(acinar cell)	소화효소	아밀라아제(amylase)	탄수화물을 분해한다.
		키모트립신(chymotrypsin), 엘라스타제(elastase)	단백질을 분해한다.
		리파아제(lipase)	지방을 분해한다.

[표 10-1] 췌장의 외분비기능

	염색성	분비물질	작용
A세포 (α세포)	· 붉은 산성색소로 물드는 분비과립을 가지고 있다.	글루카곤 (glucagon)	· 글리코겐(glycogen) 분해나 당신생(gluconeogenesis) 등에 의해 혈당치를 올린다.
B세포 (β세포)	· 특수한 염기성 색소에 푸르게 물드는 과립을 함유한다.	인슐린 (insulin)	· 세포 내에 글루코오스(glucose)를 흡수해 혈당치를 내린다.
D세포 (δ세포)	· 어느 색소에도 물들지 않는다.	소마토스타틴 (somatostatin)	· 인슐린이나 글루카곤 등의 분비를 억제한다.

[표 10-2] 췌장의 내분비기능

2. 췌장효소

췌장효소에는 다음의 3가지가 있다(표 10-3).

① 당을 분해하는 효소
② 단백질을 분해하는 효소
③ 지방을 분해하는 효소

① 당을 분해한다.
Amylase
② 단백질을 분해한다.
Trypsin Chymotrypsin Elastase
③ 지방을 분해한다.
Lipase Phospholipase A_2

[표 10-3] 췌장효소의 종류

1) 당을 분해하는 효소(p.23)

세엽세포(acinar cell)에서 amylase가 분비되며 전구체는 존재하지 않는다.

2) 단백질을 분해하는 효소(p.24)

① 트립신(trypsin)

세엽세포에서 trypsinogen으로 분비된다.

전구체인 상태로 십이지장으로 방출되어 장점막에 존재하는 enteropeptidase에 의해 trypsin이 된다.

어떤 단백질에 작용하여 어디를 절단하는가에 대해서는 외울 필요가 없다. 단백질을 분해한다는 것만 기억하자.

② 키모트립신(chymotrypsin)

Trypsin과 마찬가지로 세엽세포에서 전구체의 형태(chymotrypsinogen)로 분비된다. Chymotrypsinogen을 활성화시키는 것은 trypsin이다.

③ 엘라스타아제(elastase)

이것도 세엽세포에서 전구체(proelastase)로서 분비된다. Trypsin이 elastase로 변환한다.

3) 지방을 분해하는 효소(p.25)

① 리파아제(lipase)

중성지방(triglyceride)으로부터 지방산을 분리하는 효소이다(그림 10-9). triglyceride에서 지방산이 1개 떨어지면 diglyceride, 2개 떨어지면 monoglyceride이다. 전구체는 분비되지 않으므로 lipase로서 분비된다.

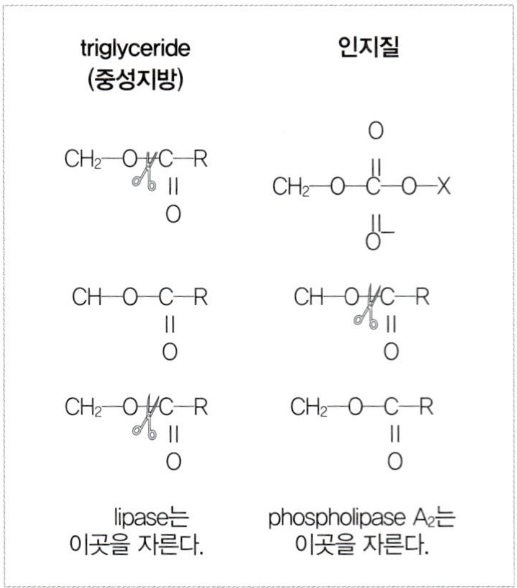

triglyceride (중성지방) | 인지질

lipase는 이곳을 자른다. | phospholipase A_2는 이곳을 자른다.

[그림 10-9] 지방분해효소의 작용

② **포스포리파아제(phospholipase) A_2**

Phospholipase A_2와 리파아제가 같다고 생각한다면 잘못이다. Phospholipase A_2의 목표는 인지질(phospholipid)이다. 중성지방과 인지질은 형태만 조금 닮았을 뿐, 생리학적인 의미는 전혀 다르다. Phospholipase A_2는 인지질에서 지방산을 1개 잘라낸다(**그림 10-9**). Prophospholipase A_2라는 전구체로서 분비되는데, 이것도 trypsin이 활성화한다.

담낭/쓸개에 작용하는 효소

Cholecystokinin(CCK)을 꼭 기억하자. CCK란 담즙(chole)주머니를(cyst) 움직이는(kinin) 효소라는 의미이다. 즉, CCK란 담낭을 수축시키는 호르몬이다(**그림 10-10**).

CCK는 십이지장 점막의 I세포가 분비한다. 식사 중의 아미노산과 지방산이 CCK의 분비를 촉진한다.

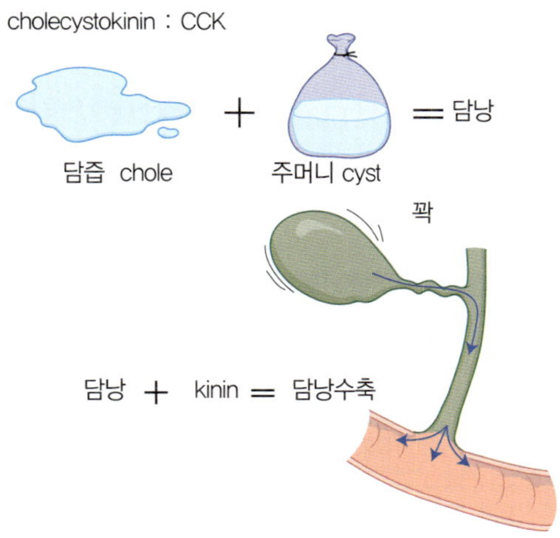

[그림 10-10] Cholecystokinin(CCK)

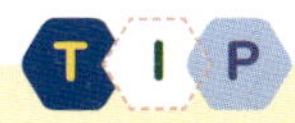

초음파검사 전에는 왜 식사를 하면 안 되는가?

초음파검사 전에는 식사를 금지시킨다.

식사를 하면 음식물의 기계적 자극만으로 담낭이 수축되거나, 식사 중의 아미노산이나 지방산 때문에 CCK가 분비되어 담낭이 수축된다. 담낭을 자세히 보고 싶은데 수축해 버리면 검사를 할 수 없기 때문이다.

4 췌장에 작용하는 호르몬

췌장외분비에 작용하는 호르몬을 2가지 외워 두자. 한 가지는 secretin이고 또 한 가지는 CCK이다.

1. Secretin

Secretin(p.20)은 십이지장 점막의 S세포에서 분비된다. 십이지장으로 유입되어 온 위액 중의 H^+가 secretin의 분비를 촉진한다.

Secretin은 세엽중심세포(centroacinar cell)에 작용하여 알칼리액($NaHCO_3$)의 분비를 촉진한다. 또한 CCK의 작용을 촉진하는 작용도 한다.

2. 요점

CCK, secretin 모두 십이지장 점막에 존재하며 각각의 분비자극에 의해 췌장외분비기능을 조절하고 있다. CCK는 담낭수축에 관여하고 secretin은 위산 분비에도 관여하고 있다(표 10-4).

담도계 질환에서는 어떠한 통증이 나타나며 췌장 질환에서는 어떠한 통증이 나타나는지 파악해 두자. 급성 복증(acute abdomen)을 신체소견으로 감별할 때 도움이 된다.

	생산부위	분비자극	표적세포	효과
CCK	십이지장 I cell	아미노산 지방산	세엽세포 (acinar cell)	췌장효소↑
Secretin	십이지장 S cell	위산(H^+)	세엽중심세포 (centroacinar cell)	$NaHCO_3$↑ (알칼리성 액↑)

[표 10-4] CCK와 secretin

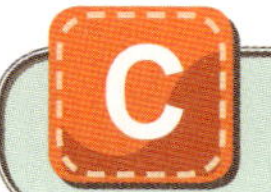

담도계 · 췌장 질환의 증상

담도계/쓸개계통 질환

담석/쓸개돌 발작과 황달이 2대 증상이다. 전자는 급성 복증의 중요한 감별질환의 하나이다. 총빌리루빈이 상승하면 황달이 나타난다. 담도계 질환에 의한 빌리루빈 수치의 상승은 담관 협착 및 폐쇄를 의미한다.

1. 담석/쓸개돌 발작

담석 발작의 키포인트는 다음의 3F이다.

- Fatty
- Forties
- Female

비만인 40대(중년) 여성이 튀김류의 음식(기름진 것)을 먹은 뒤 산통(간헐적인 통증, 심해지기도 하고 가벼워지기도 함)을 호소하면 우선 담석 발작을 생각해야 한다. 통증이 오른쪽 어깨로 방사된다는 것도 중요한 핵심포인트이다(**그림 10-11**).

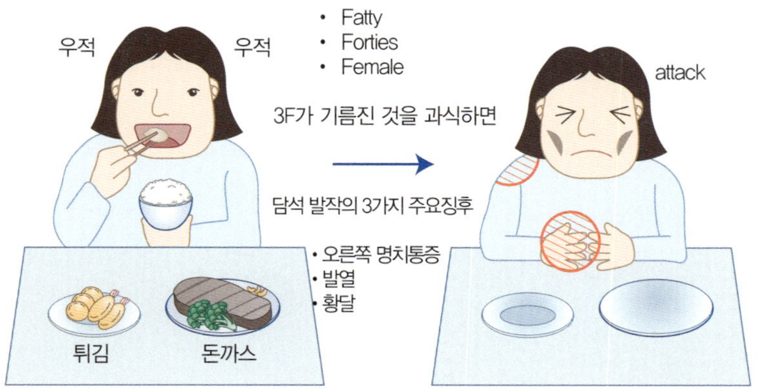

[그림 10-11] 담석 발작

X

2. 황달 Jaundice, icterus

담도계 질환에 의한 황달의 기전은 폐쇄황달(obstructive jaundice)이다. 폐쇄황달에서 볼 수 있는 증상에는 다음과 같은 것이 있다.

- 지방변
  하얀 지방으로 빛난다. 물에 뜨고 악취(산성 악취)가 난다(배설하는 지방은 1일 5g 이상).
- 전신 소양감(가장 유명한 것은 원발 담즙성 간경화증)
- Courvoisier 징후(췌두부암, 유두부암, 중부 · 하부 담관암) : 확장된 담낭이 통증 없이 촉지된다.

2 췌장/이자 질환

췌장 질환으로 인한 통증은 등쪽으로 방사되는 특징을 가지고 있다. 이것은 다른 소화기질환에서는 나타나지 않는 특징이므로 반드시 기억해 두자.

참을 수 없는 통증으로 인해 knee-chest position이 된다는 것도 유명하지만, 그보다도 "통증이 등쪽으로 방사"된다는 것을 기억해 두자.

D 담도계·췌장의 영상검사

영상진단은 담도계, 췌장 질환에서 중요한 위치를 차지하고 있다. 사용하는 영상에는 다음과 같은 것이 있다.

- 복부 단순 X-선사진
- 복부 초음파영상
- CT영상

조영제를 사용한 특수한 검사에는 다음과 같은 것이 있다.

- 배설성 담관조영술
- 직접 담관조영술
- 피부간경유 담관조영술(PTC)
- 내시경역행 담췌관조영술(ERCP)

최근에는 MRI를 사용해서 비침습적으로 담관, 췌장관을 찾아내는 기법(MRCP)도 활발하게 시행되고 있다. 이외에도 혈관조영, isotope 검사 등이 있다.

단순 X-선에서 간과하면 안 되는 것

1) 담석

담석 중에서 칼슘이 침착된 것(빌리루빈칼슘 결석)은 단순 X-선으로 알 수 있다. 콜레스테롤 결석은 단순 X-선으로는 알 수가 없다.

2) 췌석

췌장에 작은 석회화가 많이 발생한다. 사진을 보고 즉시 진단할 수 있어야 한다(**그림 10-12**). 석회화가 가로로 줄지어 있으면 췌석/이자돌을 의심한다. 알코올이라는 핵심단어도 놓쳐서는 안 된다.

3) 장관 Air … 장폐색(ileus)

급성 췌장염(acute pancreatitis)에서는 장폐색(ileus)을 초래한다. 다음의 2가지는 이름 정도는 알아 두자.

- sentinel loop sign
- colon cut off sign

2 초음파검사

· 초음파 사진에서는 무엇을 보는가?

실제 임상에서 담석을 보려면 초음파검사는 필수적인 것으로 매우 유용하지만, 시험문제를 푸는 데에는 많은 지식을 필요로 하지 않는다. 음향음영(acoustic shadow)이라는 용어만 외워두면 충분하다.

췌장관을 확실하게 보는 데는 무엇보다도 ERCP나 MRCP가 중요하므로 이것을 중점적으로 공부하자.

3 배설성 담관조영술

배설성 담관조영술에는 조영제를 경구복용하게 하는 경구 담낭조영술과 조영제를 정맥에서 지속적으로 주입하는 방울주입 담관조영술(drip infusion cholangiography : DIC)이라는 2가지 조영술이 있다. 조영제는 간세포에서 담세관/쓸개모세관(bile canaliculi)으로 보내져 담낭에 모인다.

이 조영술의 결점은 간부전이 있을 때에는 간세포가 조영제를 흡수하지 않으므로 담관이 찍히지 않는다는 점이다.

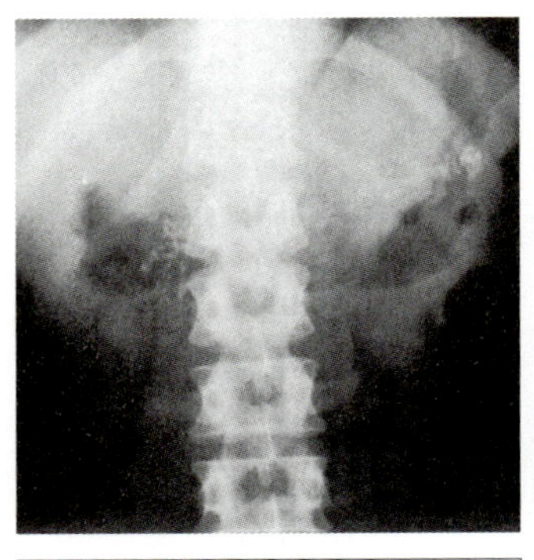

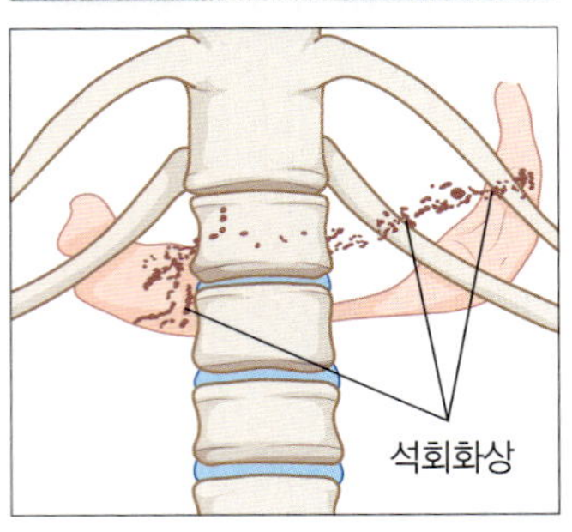

[그림 10-12] 석회화

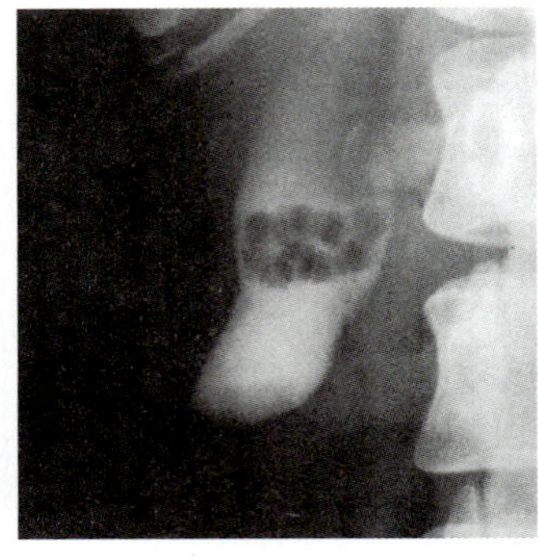

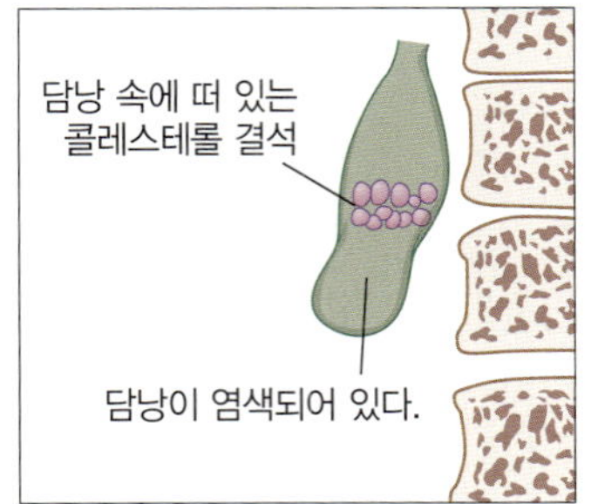

[그림 10-13] 경구 담낭조영술

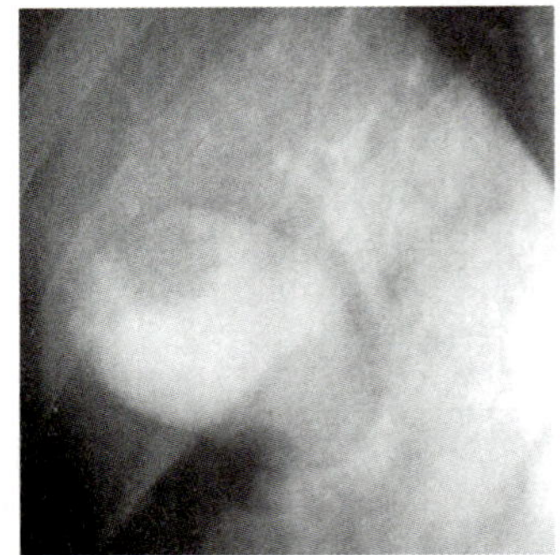

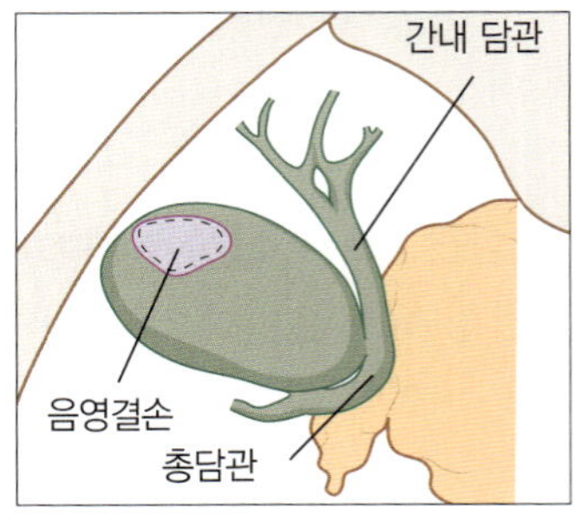

[그림 10-14] 방울주입 담관조영술

1. 경구 담낭조영술 Oral cholecystography : OCG

여기에서 사용하는 조영제는 소화관에서 흡수되어 간에 도달하고 담관으로 배설된다. X-선으로 포착하지 못했던 담낭 속의 결석(주로 콜레스테롤 결석)을 음영결손으로 확인할 수 있다.

그림 10-13은 선 자세로 촬영한 방사선 영상이다. 콜레스테롤 결석은 담즙보다 가벼우므로 뜬다. 검게 보이는 것이 결석이다.

2. 방울주입 담관조영술 Drip infusion cholangiography : DIC

DIC에서는 담낭뿐만 아니라 담관도 찍힌다. 경구 담낭조영술보다도 감도가 좋은 검사라고 할 수 있다. 여기에서도 음영결손에 주목한다.

그림 10-14를 살펴보자. 모식도의 점선으로 둘러싸인 부분은 잘 염색되지 않았음을 알 수 있다(약간 검다). 이것이 음영결손이며 이 증례에서는 담낭암이 의심된다.

4 직접 담관조영술

담관에 직접 조영제를 넣는 경우에는 다음의 2가지 접근 방법이 있다(**그림 10-15**).

① 체표면에서 담관까지 구멍을 만드는 접근 방법
② 십이지장유두(duodenal papilla)에서의 접근 방법

전자를 PTC(percutaneous transhepatic cholangiography)라 하고 후자를 ERCP(endoscopic retrograde cholangiopancreatography)라 한다. PTC의 장점은 구멍을 뚫어 놓은 상태에서 검사할 수 있고 원할 때에 담즙을 뺄 수 있다는 점이다. ERCP의 장점은 십이지장유두에 직접 접근할 수 있다는 점이다.

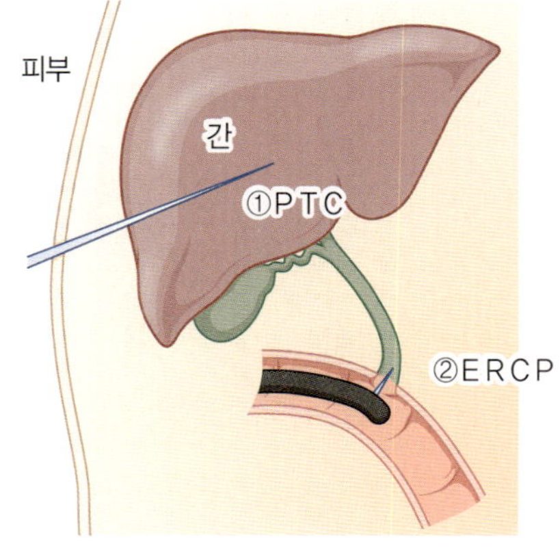

[그림 10-15] 담도의 접근

1. 피부간경유 담관조영술

Percutaneous transhepatic cholangiography : PTC

PTC는 초음파 가이드(초음파를 보면서 조작하는 것)하에서 실시한다. 담관(쓸개관)에 구멍을 뚫을 수 있으면 튜브를 남기고 조영제를 투여한다. X-선 투시하에서 진단한다.

다음과 같은 3가지 이점이 있다.

- 담관에 직접 조영제를 넣을 수 있다.
- 간기능 저하 시에도 담관을 묘사할 수 있다(DIC나 경구 담낭조영술에는 없는 이점이다).
- 배액(drainage)도 동시에 할 수 있다.

배액(drainage)을 함께하는 수기는 PTCD라고 한다. 담관이 확장될수록 천자는 하기 쉬워진다. 실제의 사진은 **그림 10-16, 그림 10-17, 그림 10-18, 그림 10-19**와 같다.

전자의 2장의 그림은 담관이 까맣게 찍혀 있고, 후자의 2장의 그림은 담관이 하얗게 찍혀 있다. 전자는 필시 PTC 시행 중에 X-선 투시하에서 나타나는 '본 그대로의' 사진(텔레비전 모니터의 영상)이고, 후자는 항상 접하는 X-선 사진이다.

주목해야 할 것은 담관의 확장과 돌연한 협착이다. 4장의 사진은 모두 폐쇄황달(obstructive jaundice)이다.

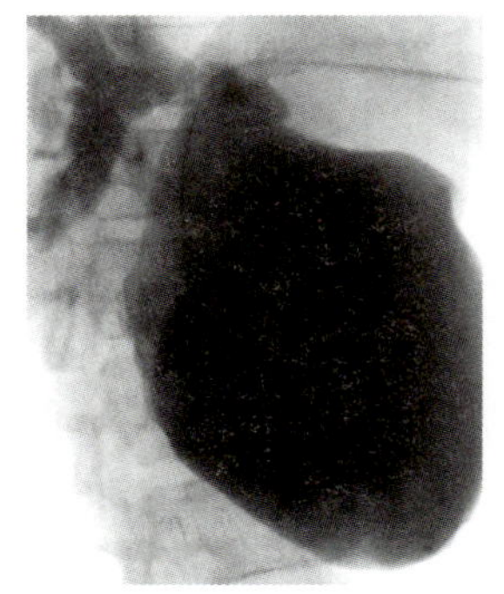

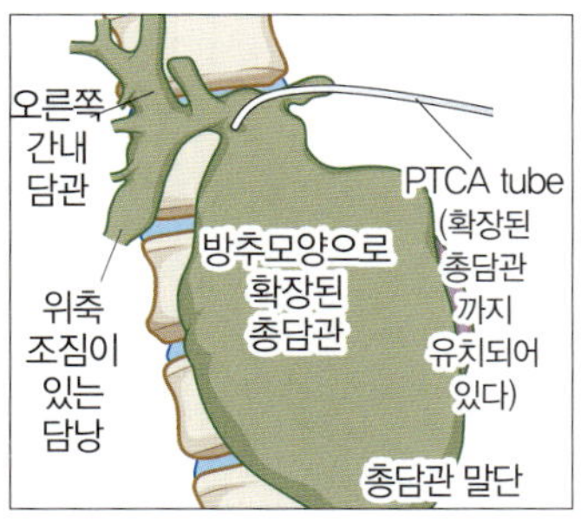

[그림 10-16] PTC

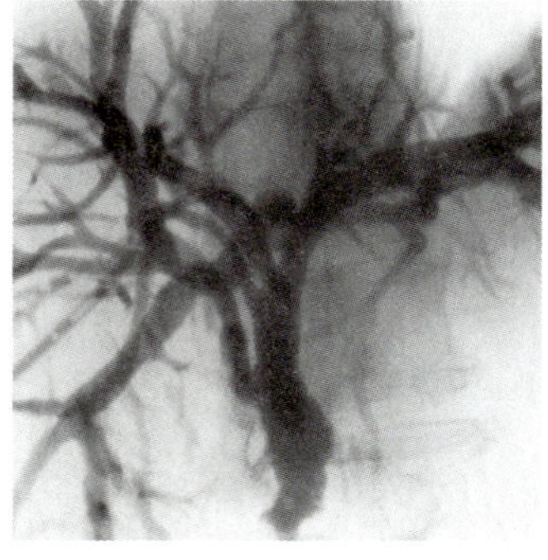

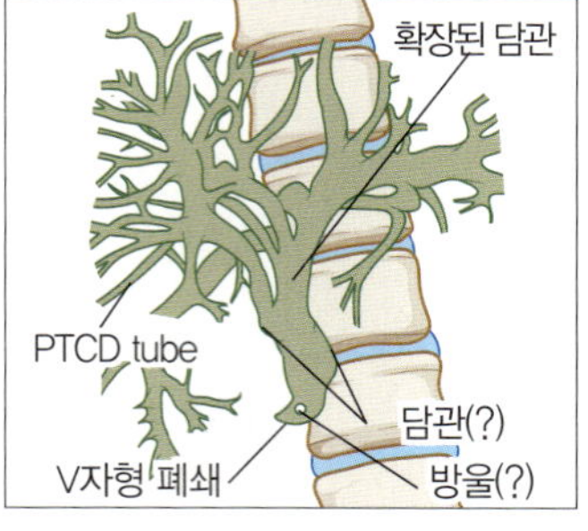

[그림 10-17] PTC

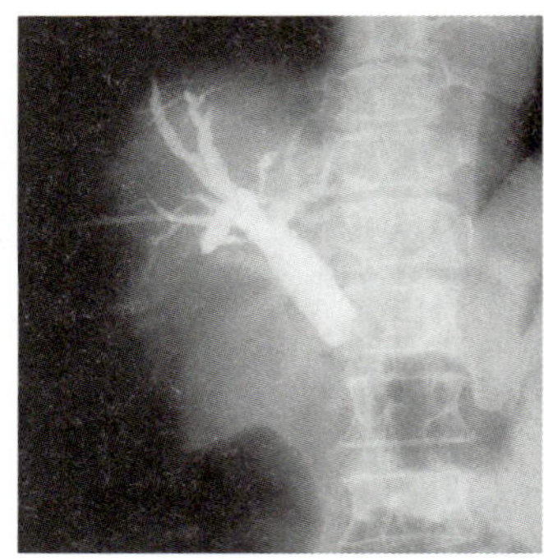

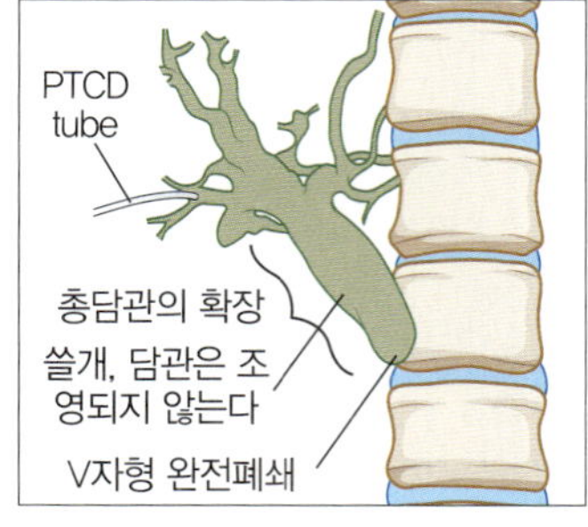

[그림 10-18] PTC

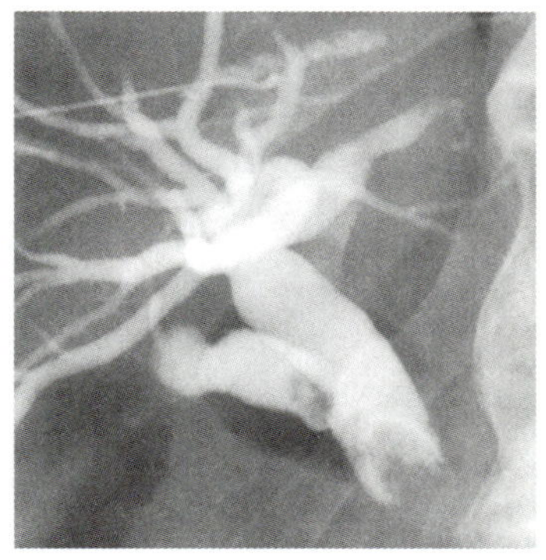

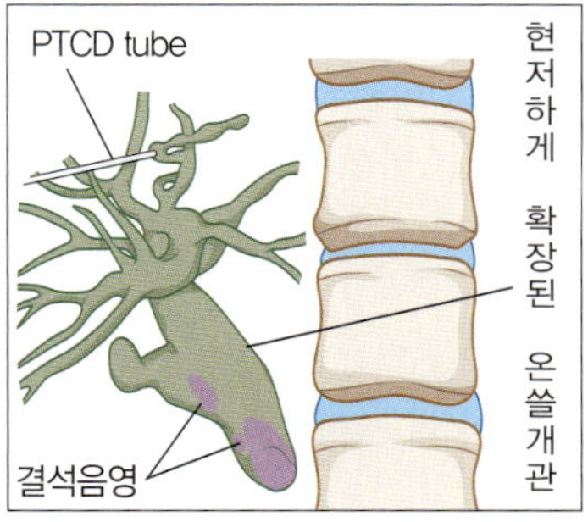

[그림 10-19] PTC

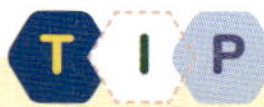

PTX

① PT라는 이름이 붙는 약자

(i) PTCD : percutaneous transhepatic cholangio drainage
PTC에 이어서 담관에서 담즙을 배출한다.

(ii) PTBD : percutaneous transhepatic biliary drainage

(iii) PTGBD : percutaneous transhepatic gallbladder drainage
쓸개 안에서 담즙을 배액한다.

② 있을 것 같지만 없는 것

(i) PTP : percutaneous transhepatic pancreatography

(ii) PTCP : percutaneous transhepatic cholangio pancreatography

주의할 점은, 췌장관을 조영할 목적으로 PTC를 실시하지는 않는다. 따라서 PTP라든가 PTCP 같은 단어는 존재하지 않는다.

2. 내시경역행 담췌관 조영술 Endoscopic retrograde cholangiopancreato graphy : ERCP

내시경을 십이지장까지 넣고 그곳에서 작은 fiber가 나오게 하여 유두 속으로 밀어 넣는다.

끝 부분이 유두를 지나면 그곳에서 조영제를 주입한다. 조영제의 흐름은 담즙, 췌장액의 흐름과 반대이므로 retrograde라는 이름이 붙은 것이다.

ERCP는 다음과 같은 장점을 가지고 있다.

- 췌장관 평가에 가장 뛰어나다.
- 십이지장유두를 눌러서 펴거나 괄약근을 자르는 것이 가능하다.
- 유두에 감돈된(incarcerated) 돌을 꺼낼 수 있다.

부작용에 대해서도 반드시 알아두어야 한다.

ERCP의 부작용에서 가장 많은 것은 급성 췌장염(acute pancreatitis)이다. 조영제를 무리하게 주입하면 췌장관의 압력을 높이고 급성 췌장염을 유발할 수 있다.

실제 시험에 출제되었던 사진을 보자.

그림 10-20은 얼핏 보면 PTC인 것 같지만 이것은 ERCP이다. 음영 결손에 주목해 보자. **그림 10-21**은 췌장암의 사진이다. 주췌관/주이자관이 갑자기 찍히지 않는 것을 알 수 있을 것이다. 정상 주췌관은 **그림 10-22**와 같은 굵기로 마지막까지 다 찍힌다. **그림 10-22**는 원발 경화성 담관염 사진이다. 담관이 염주모양으로 되어 있다는 것을 알아두자.

5 자기공명 담췌조영술

Magnetic resonance cholangiopancreatography : MRCP

MRCP는 ERCP에서 보이는 급성 췌장염 유발 등의 위험은 없다. 담관이나 췌장관을 검사하는 비침습적인 검사이다(**그림 10-23**). ERCP는 폐쇄부위 가까운 곳만 조영되지만 MRCP는 폐쇄부위의 먼 곳까지 볼 수가 있다.

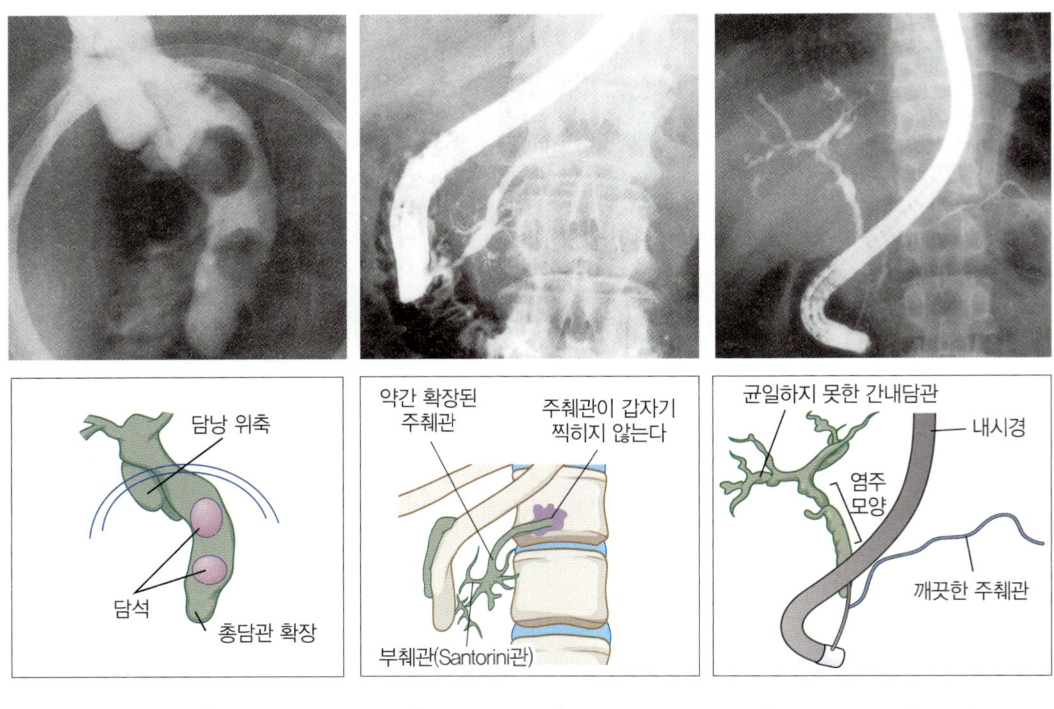

[그림 10-20] ERCP

[그림 10-21] ERCP

[그림 10-22] ERCP

6 CT에서 놓치면 안 되는 것

석회화(calcification)는 절대로 놓쳐서는 안 된다. 그것은 담석이나 췌석 등이다. 단순 X-선 사진에서 보이는 췌석은 CT에서는 **그림 10-24**처럼 보인다.

복수의 유무, 췌장의 확장 등 CT에서 얻을 수 있는 정보는 많다.

단순 CT에서도 많은 것을 알 수 있지만, 조영 CT나 dynamic CT에서는 그 외에도 혈류동태를 알 수 있다. 단, 췌장암의 대부분은 hypovascular하므로 간세포암종이나 신세포암에서와 같이 조영 CT나 dynamic CT와 같은 촬영법이 중요시되지는 않는다.

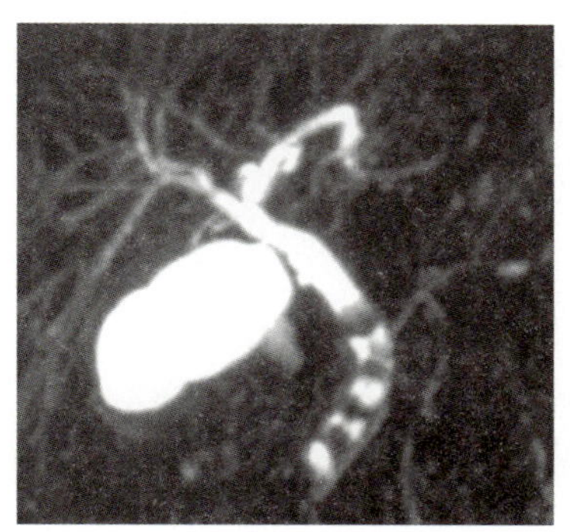

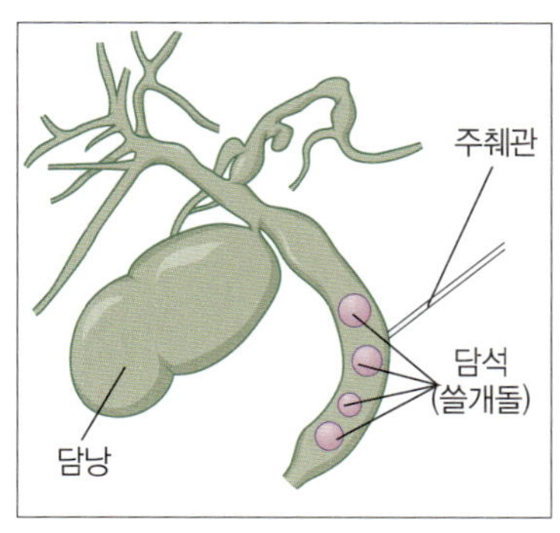

[그림 10-23] MRCP

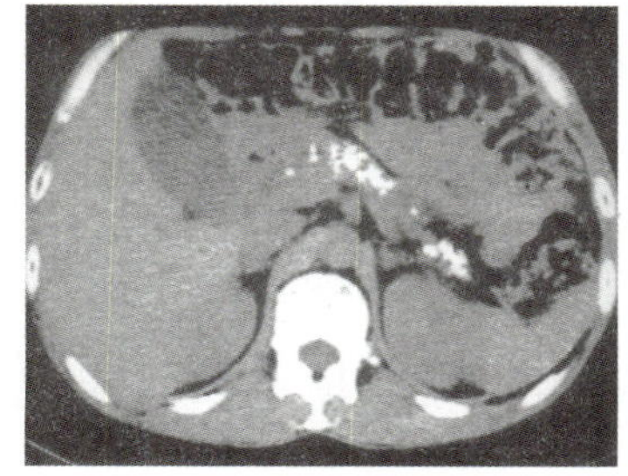

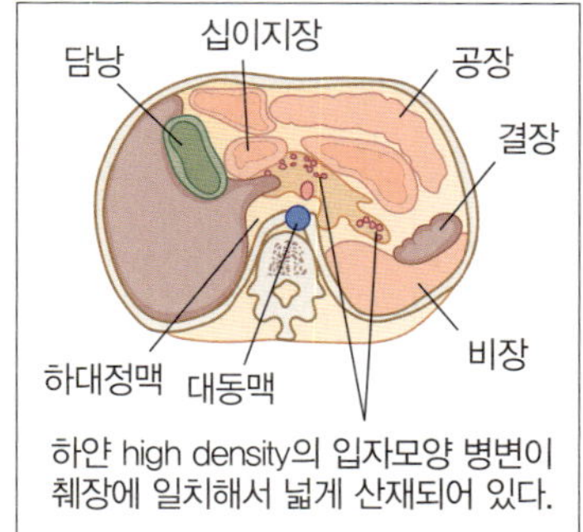

[그림 10-24] CT

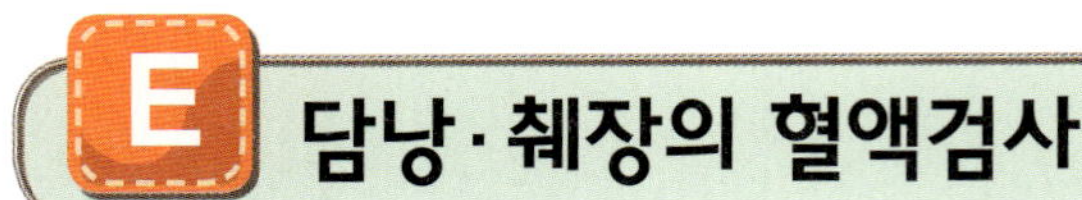

E 담낭·췌장의 혈액검사

1 담도계/쓸개계통 효소

담도계 효소라 불리는 γ-GTP, ALP, LAP라는 3가지 이름과 담도가 막히면 담도계 효소가 상승한다는 것을 알아두자.

2 췌장효소(외분비)

아밀라아제(amylase)가 대표이다. 아밀라아제에 관해서는 ① isozyme, ② amylase-creatinine clearance ratio, ③ 췌장염에서의 아밀라아제의 동태의 3가지를 파악하면 충분하다.

또한 췌장 질환 평가에 있어서 아밀라아제의 한계도 알아두기 바란다. 그것을 보충하기 위해 사용되는 것이 엘라스타아제(elastase)이다.

3 아밀라아제 Amylase : AMY

아밀로오스(amylose)를 말토오스(maltose)로 분해하는 효소이다. 췌장질환의 screening으로서 가장 중요한 위치를 차지하고 있다.

아밀라아제 ……………… screening으로서 최적

1. 아이소자임 Isozyme

아밀라아제는 췌장과 타액선/침샘에서 소화관 내로 분비되는 효소로, 일부는 혈중으로 일탈한다. 혈중의 아밀라아제에는 2종류가 있는데 췌장에서 오는 것과 침에서 오는 것이다.

혈청 아밀라아제의 수치가 높을 경우, 아이소자임(isozyme)을 검사할 필요가 있다. 췌장에 원인이 있는지 타액선에 원인이 있는지 알 수 있기 때문이다.

혈청 아밀라아제의 수치가 높을 경우, 실제로 타액선에 원인이 있는 대표적 질환은 유행성 이하선염이다.

2. Amylase–creatinine clearance ratio

혈청 아밀라아제는 신장에서 배설된다. 혈중의 아밀라아제를 어느 정도 신장으로 버리고 있는지 신장기능과 함께 평가하려는 것이 amylase-creatinine clearance ratio(ACCR)이다**(그림 10-25)**.

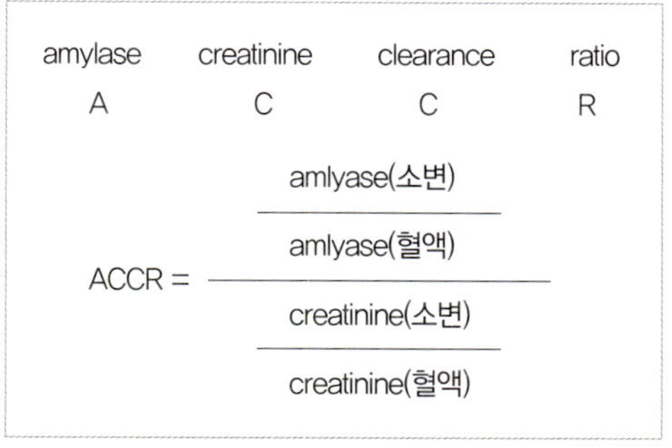

[그림 10-25] Amylase–creatinine clearance ratio

고아밀라아제혈증(hyperamylasemia)의 감별진단에서 반드시 나오는 것이 마크로아밀라아제혈증(macroamylasemia)이라는 상태이다. 마크로아밀라아제(macroamylase)란 글로불린(globulin) 등의 단백질이 아밀라아제와 결합해서 커진 것을 말한다**(그림 10-26)**. 분자량이 커지면 신장의 사구체 여과를 통과할 수 없게 되어 혈청 아밀라아제가 상승하게 된다.

마크로아밀라아제혈증(macroamylasemia)에서는 요중 아밀라아제가 감소하므로 ACCR이 저하된다. 급성 췌장염에서는 혈중에 증가한 아밀라아제를 신장이 차례차례 여과해 가기 때문에 ACCR은 상승하며 감소하지 않는다.

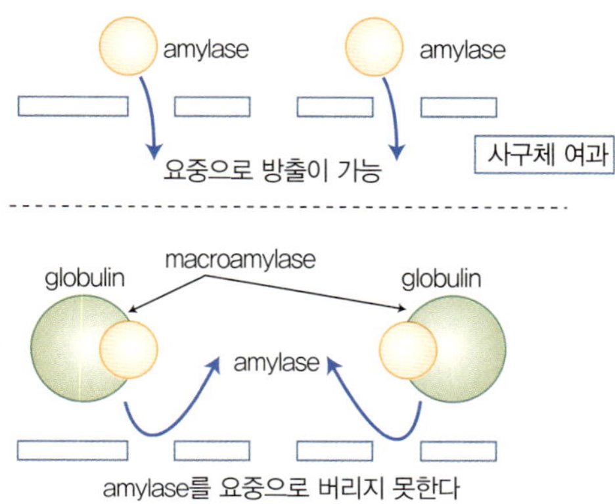

[그림 10-26] 마크로아밀라아제혈증 (macroamylasemia)

3. 췌장염에서 혈청 아밀라아제의 동태

급성 췌장염의 증상이 나타난 후, 수 시간 안에 혈청 아밀라아제가 상승하기 시작한다. 췌장관내압이 상승하여 아밀라아제가 혈중에 역류하면, 동시에 파괴된 세엽세포(acinar cell)에서 나온 아밀라아제가 혈중으로 회수된다고 하는 2가지의 기전으로 상승하는 것이다.

혈청 아밀라아제를 만드는 세엽세포(acinar cell)가 무한정 있는 것이 아니므로 상승은 곧 멈춘다. 또 혈청 아밀라아제는 신장에서 배설되고 반감기도 짧으므로(=신장에서 버려진다), 급성 췌장염 발병 시 증가하였다가 수일 후에 정상화된다.

4. 혈청 아밀라아제의 한계

혈청 아밀라아제의 수치와 임상증상과는 상관 관계가 없다. 따라서 경과를 추적하는 데에는 적합하지 않다.

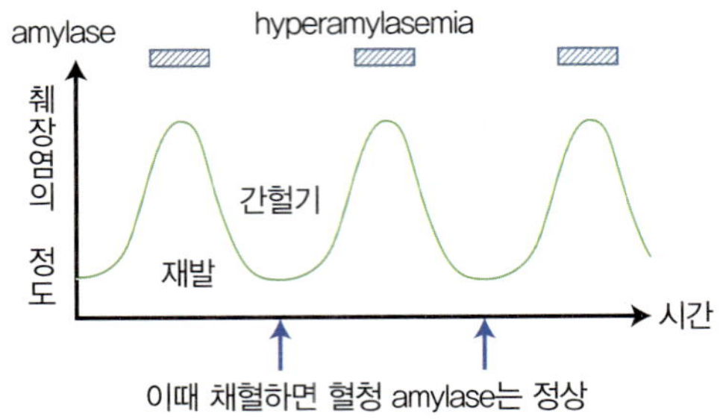

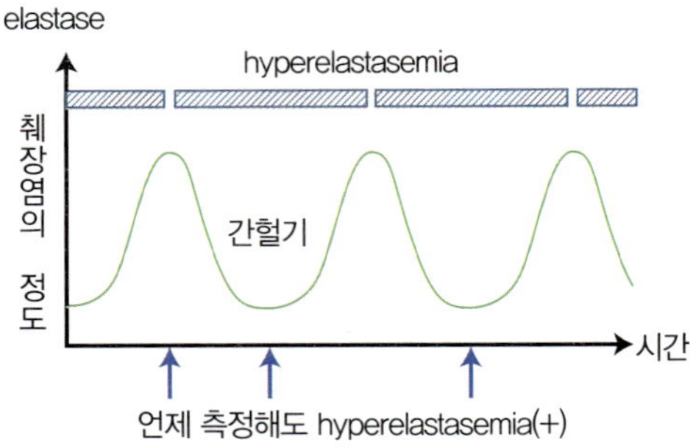

[그림 10-27] 만성 췌장염과 Hyperamylasemia

또한 반감기가 짧다는 것도 그 이유 중의 하나이다. 만성 췌장염의 간헐기 검사소견에서 혈청 아밀라아제가 정상이라고 해서 췌장염이 아니라고 결론지을 수는 없다. 그래서 아밀라아제보다 혈중 반감기가 긴 췌장외분비효소, 예를 들어 엘라스타아제를 측정하면 간헐기 진단의 실수가 적어진다(**그림 10-27**).

4 엘라스타아제 Elastase

엘라스타아제는 반감기가 길다는 점과 임상증상과 엘라스타아제 수치가 일치한다는 2가지 점이 최대의 특징이다. 엘라스타아제 1과 엘라스타아제 2가 있는데 혈중에 많은 엘라스타아제 1을 측정한다.

췌장염이 조금 호전된 후 경구 섭취의 지표로 삼는 것은 엘라스타아제 수치의 저하이다.

엘라스타아제 …………… 경과관찰에 가장 적당

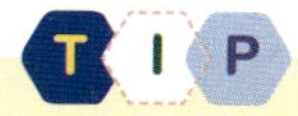

아밀라아제 보충

① 췌장형(이자형) 아밀라아제가 감소할 때에는 무엇이 의심되는가?

췌장형 아밀라아제는 세엽세포(acinar cell)에서 만들어진다. 따라서 만들어지는 장소인 세엽세포가 감소되면 혈중의 아밀라아제도 감소하게 된다.
이러한 병태로는 다음과 같은 것이 있다.

- 췌장 전절제술
- 췌장암 말기
- 만성 췌장염

② 췌장암이나 만성 췌장염에서는 아밀라아제가 증가하는 증례도 있고 감소하는 증례도 있다.

- 췌장암
  췌장암으로 췌장관이 협착되어 아밀라아제가 역류하면 혈청 아밀라아제는 증가하고, 암세포가 광범위하게 세엽세포에 침윤하면 정상 세엽세포가 현저하게 감소하므로 혈청 아밀라아제도 감소한다.
- 만성 췌장염
  재발 시에는 고아밀라아제혈증(hyperamylasemia)이 초래되고 만성 췌장염이 진행되어 정상 세엽세포의 대부분이 섬유화되면 혈청 아밀라아제가 감소한다.

X

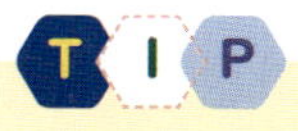

용어정리

- Chole – : 쓸개(gallbladder)를 의미
- Choledocho – : 담관(bile duct)을 의미
- Hepatico – : 간관(hepatic duct)을 의미
- lith : 돌(stone)

ex) Cholelithiasis : 담석증(GB stone)
Choledocholithiasis : 담관돌(CBD stone)
Hepaticolithiasis : 간관결석(hepatic duct stone)
Choledochojejunostomy : 담관공장문합술

XI 담도계 질환

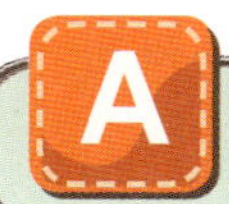

담석/쓸개돌 Gallstone, biliary stone, biliary calculus(calculi)

1 담석의 조성과 분류

담석 조성의 2대 요소는,

- cholesterol
- bilirubin

이다.

담석의 명칭은 조성과 성분의 분포에 따라 달라진다(**표 11-1**).

콜레스테롤을 주성분으로 하는 담석을 콜레스테롤 담석(cholesterol gallstone)이라 하며, 형상에 따라 3가지로 분류한다.

혼성 담석(combination gallstone)과 혼합 담석(mixed gallstone)은 구별해서 취급하고 있으므로 주의하기 바란다.

콜레스테롤담석(cholesterol gallstone)
① 순콜레스테롤 담석(pure cholesterol gallstone) ② 혼성 담석(combination gallstone) ③ 혼합 담석(mixed gallstone)
색소담석(pigment gallstone)
④ 흑색 담석(black gallstone) ⑤ 빌리루빈칼슘 담석(calcium bilirubinate gallstone)
희귀담석(rare gallstone)
⑥ 탄산칼슘 담석(calcium carbonate gallstone) ⑦ 지방산칼슘 담석(fatty acid calcium gallstone) ⑧ 기타 혼합 담석(other combination gallstone) ⑨ 기타 담석(miscellaneous gallstone)

[표 11-1] 담석의 분류

빌리루빈을 주성분으로 하는 담석을 색소 담석(pigment gallstone)이라고 한다. 색소 담석에는 흑색 담석(black gallstone)과 빌리루빈칼슘 담석(calcium bilirubinate gallstone)의 2가지가 있다. 각각의 특징을 살펴보자.

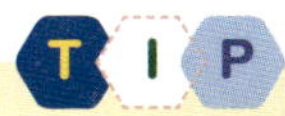

혼성 담석 Combination gallstone과 혼합 담석 Mixed gallstone

이 2가지는 혼동하기 쉽지만 둘 다 콜레스테롤 담석이라는 정도로 알아두면 충분하다. Bilirubin이 섞여 있기 때문에 '혼'이라는 단어를 앞에 붙였다. 그러나 cholesterol 함량이 압도적으로 많은 것은 cholesterol gallstone으로 분류된다.

1. 순콜레스테롤 담석 (그림 11-1)
Pure cholesterol gallstone

단면이 하얗고 방사상으로 되어 있는 것이 특징이다. Cholesterol 함량이 95% 이상으로 칼슘 함량이 매우 적어서 CT로도 찍히지 않는다.

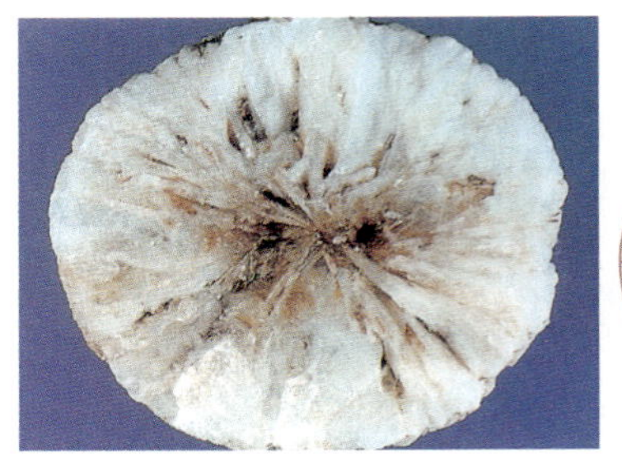
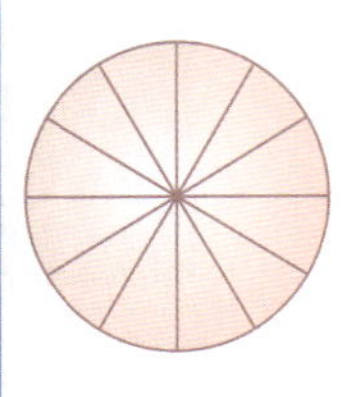

[그림 11-1] 순콜레스테롤 담석

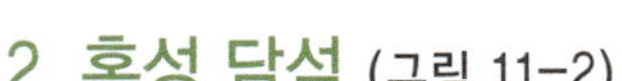

2. 혼성 담석 (그림 11-2)
Combination gallstone

속층과 바깥층으로 이루어졌으며 바깥층은 층모양, 속층은 부챗살모양이다. 일반적으로 단순 X-선 사진에서는 석회화를 포착하기 힘들다.

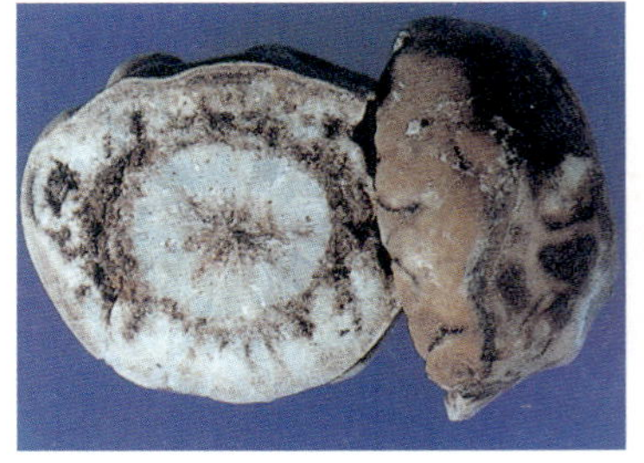
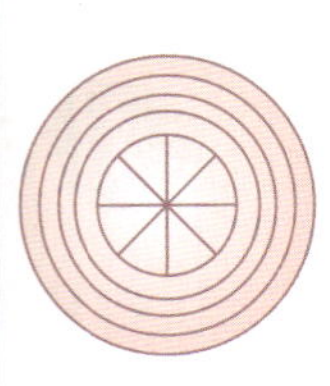

[그림 11-2] 혼성 담석

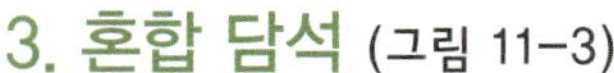

3. 혼합 담석 (그림 11-3)
Mixed gallstone

단면은 층모양과 부챗살모양이 혼합된 상태이다. 이것도 단순 X-선 사진에서는 잘 찍히지 않는다.

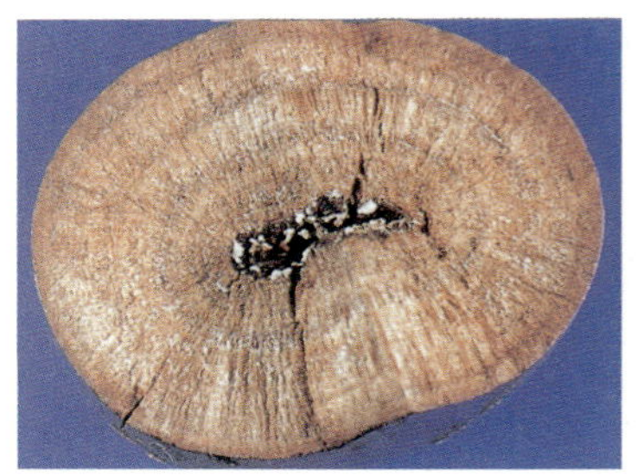
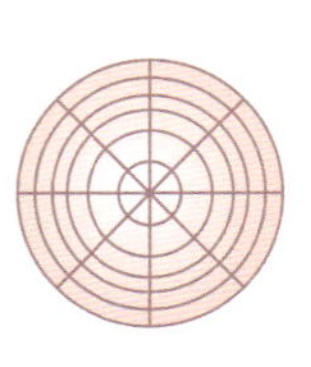

[그림 11-3] 혼합 담석

4. 흑색 담석 (그림 11-4)
Black gallstone

흑색 담석은 새까만 사탕 같은 모양이며 담낭 안에서 많이 발생한다(단독으로 생기는 경우는 거의 없다). 무기 빌리루빈이 결정화된 것으로 보인다. 흑색 담석의 약 반수는 단순 X-선 사진에서 석회화가 나타난다.

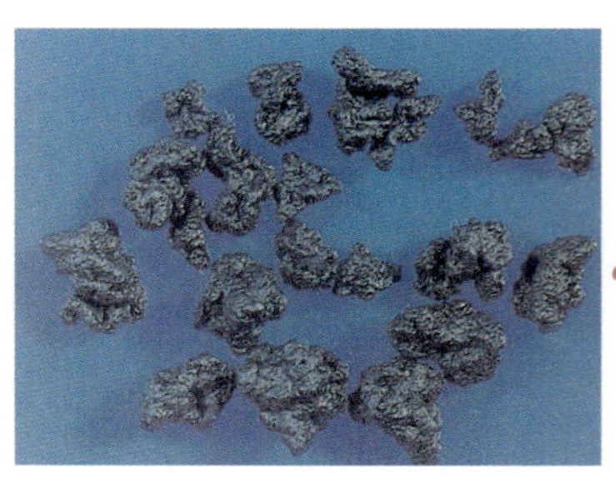
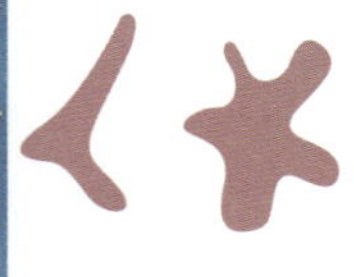

[그림 11-4] 흑색 담석

5. 빌리루빈칼슘 담석 (그림 11-5) Calcium bilirubinate gallstone

단면이 층모양이고 색은 갈색이며, bilirubin calcium이 주성분이다(주성분이라 해도 30~50% 정도이다). 단순 X-선 사진에서 석회화가 나타나는 경우가 있다. 앞에서부터 석회화라는 말을 강조하고 있는데, 보통 칼슘이라고 하면 무엇이든 X-선에서 하얗게 찍힌다는 인식을 바꾸어야 하기 때문이다.

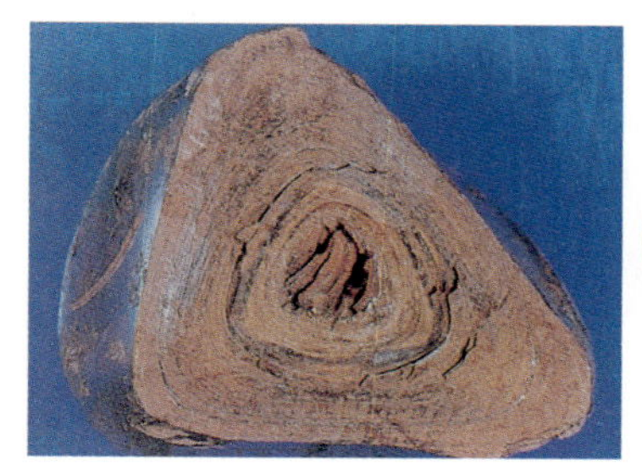
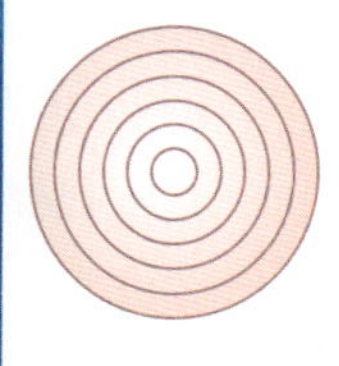

[그림 11-5] 빌리루빈칼슘 담석

담석의 형성 원인

담석이 생기는 원인을 콜레스테롤 담석(cholesterol gallstone)과 색소 담석(pigment gallstone)로 나누어 생각해 보자.

1. 콜레스테롤 담석은 왜 생기는가?

간세포에서 합성된 콜레스테롤은 굴맥관(sinusoid)을 통해 혈중으로 방출되는 것과 담세관(bile canaliculus)을 통해 담즙 속으로 방출되는 것이 있다. 담즙 속으로 방출된 콜레스테롤은 그대로 변과 함께 배설되어 버린다. 요컨대, 담즙 속의 콜레스테롤은 불필요한 콜레스테롤인 것이다. 담즙 속의 콜레스테롤은 미포(micelle)를 형성한다.

1) 미포 Micelle 의 구성

담즙 중의 미포 표면은 담즙산과 lecithin으로 구성된다. 콜레스테롤의 주위는 담즙산과 lecithin이 둘러싸고 있다.

콜레스테롤을 흡수할 때는 물론이고 버릴 때에도 미포를 형성한다.

2) 미포를 형성하지 못한 콜레스테롤은?

미포 속에 들어오지 못하는 콜레스테롤은 결정으로서 침전된다. 이러한 상태를 "콜레스테롤이 과포화되어 있다"라고 표현하고 이러한 상태에 있는 담즙을 "담석(쓸개돌)이 생기기 쉬운 담즙"이라고 한다(그림 11-6).

3) 어떤 경우에 콜레스테롤 담석이 생기는가?

담석이 생기기 쉬운 담즙의 상태, 즉 ① 콜레스테롤이 많고, ② 담즙산과 lecithin이 적을 때에 돌이 생긴다. 또한 ③ 담즙이 저류되는 상태도 결석을 만드는 원인이 된다.

XI

① 담즙 속에 배설된 콜레스테롤이 많을 때

- 비만
- 고지혈증
- 당뇨병
- 경구피임약 복용
- clofibrate 복용

② 담즙 속에 담즙산이 적을 때

담즙산의 장간순환(enterohepatic circulation)에 문제가 있는 경우를 생각할 수 있다 (p.26).

- 회장 병변(회장절제, 크론병 등)
- 문맥압 항진증(간경변 포함)

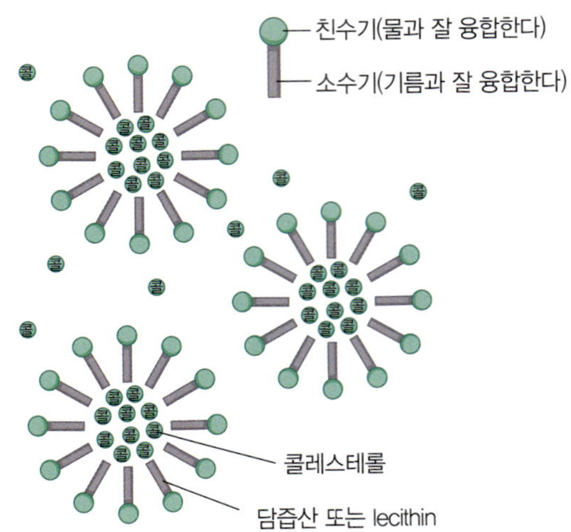

[그림 11-6] 담석을 생성하기 쉬운 담즙과 미포(micelle)의 구조

③ 담낭수축력 저하

- 중심정맥영양(Total Parenteral Nutrition : TPN)

IVH(intravenous hyperalimentation, 고칼로리수액) 관리 중에는 CCK(p.315)의 방출을 자극하지 않기 때문에 담낭이 수축하지 않아 담낭 안에 담즙이 고인다. 따라서 결정이 침전되기 쉬워진다.

2. 색소 담석은 왜 생기는가?

1) 빌리루빈칼슘 담석

담즙의 빌리루빈은 물에 녹기 쉽지만 세균감염이 일어나면 세균이 가지고 있는 β-glucuronidase라는 효소가 직접빌리루빈에서 글루쿠론산을 분리하여 물에 녹기 어려운 간접빌리루빈으로 바뀐다. 결론을 말하자면 **담도가 감염되지 않으면 빌리루빈칼슘 담석은 생기지 않는다**는 것이다.

2) 흑색 담석

흑색 담석의 생성기전은 불명확하지만 흑색 담석을 형성하는 합병증은 다음과 같다.

- 간경변
- 용혈빈혈
- 심장판 치환술 후
- 위 절제술 후(특히 미주신경 절단한 경우)

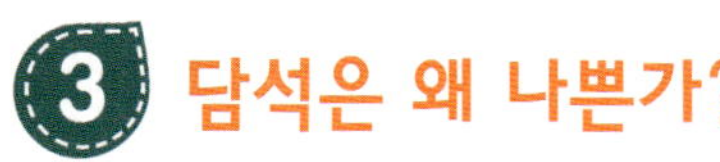

3 담석은 왜 나쁜가?

1. 담석으로 인한 통증의 원인

그림 11-7처럼 담낭관에 결석이 걸리면 담낭벽의 평활근은 수축을 일으켜 어떻게든 통과시키려고 애쓰기 때문에 통증이 나타나는 것이다. 담관에 결석이 걸린 경우에도 마찬가지이다.

단순성 장폐색증으로 장관연동이 왕성해져 통증이 일어나는 것과 같다고 생각하면 될 것이다. 이 통증에 대해서는 평활근 수축을 억제하기 위해 anticholinergic agent를 투여한다.

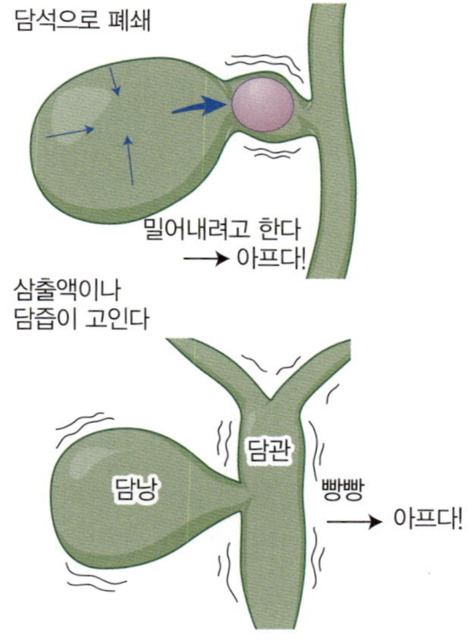

[그림 11-7] 왜 아픈가?

2. 담석이 담도를 막으면 열이 나는가?

폐쇄만으로 열이 나지는 않는다. 열이 날 때에는 담도 감염증이 동시에 발생했다고 생각해야 한다.

정상이라면 담도 안에 세균이 존재할까? 정답은 No이다. 그러나 2가지의 조건으로 담도 안의 세균 양성률이 높아진다. 한 가지는 고령이고, 또 한 가지는 담석 보유이다(**표 11-2**).

	세균 양성률
중년(담석 없다)	거의 0
중년(담석 있다)	상당히 높다.
고령자(담석 없다)	상당히 높다.
고령자(담석 있다)	거의 100%

[표 11-2] 세균 양성률

정상에서는 담즙의 흐름이 원활하여 고이지 않으므로, 세균이 자리를 잡고 살기가 힘들다. 그러나 이 흐름을 유지하지 못할 때에는 소화관에서 상행성으로 감염되어 세균이 증식한다.

담도 감염증의 원인균은 *E. coli*(대장균), *Klebsiella, Pseudomonas aeruginosa*(녹농균)이다.

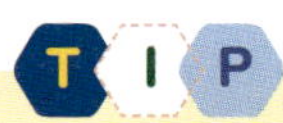

담석과 담도감염증의 관계

담도(쓸개길) 감염증이 원인이 되어 담석이 생긴다. 그러나 담석이 존재함으로써 담즙이 고이고 감염이 생기기 쉬워지는 것도 사실이다. 즉, 양쪽의 관계는 닭과 계란의 관계와 마찬가지로 어느 쪽이 먼저인지 논쟁의 대상이 되는 부분이다. 어쨌든 담석과 담도 감염증과는 밀접한 관계가 있다.

XI

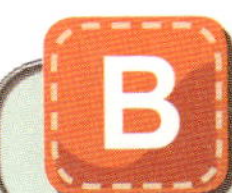

담석증/쓸개돌증 Gallstone disease, cholelithiasis

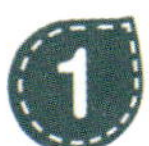

증상

담석 발작은 3F(fatty, forties, female)만 외워두면 된다(p.317 참고). 즉, 비만인 중년여성이 기름진 음식을 먹은 후 명치부위(epigastric region) 통증을 호소한다면 담석 발작을 생각하자.

황달은 반드시 일어나지는 않는다는 것, 발열증상을 보이면, 감염증을 동반하였을 가능성이 높다는 것을 염두에 두어야 한다. 그 외의 증상으로서 외워 두어야 하는 것은 Murphy 징후이다. 그림 11-8처럼 엄지손가락으로 늑골궁(costal arch) 아래를 압박한 상태에서 환자에게 심호흡을 하게 하면 통증 때문에 들숨이 도중에서 멈춰 버린다. 이것은 매우 기본적인 신체 소견의 하나이므로 반드시 기억하기 바란다.

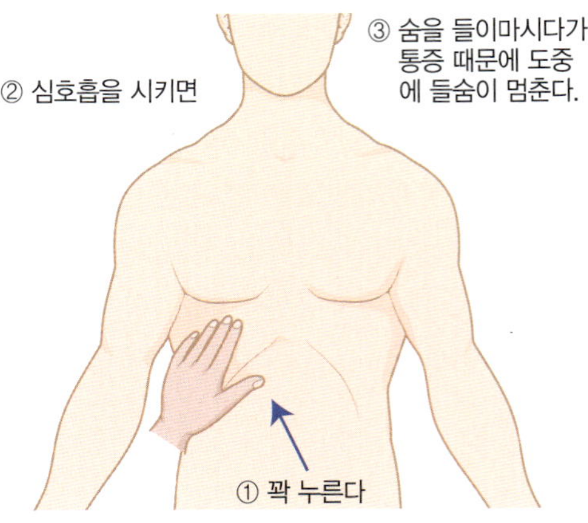

[그림 11-8] Murphy's sign

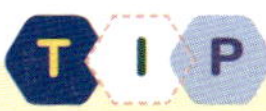

석회화와 음향음영

석회화와 음향음영은 별로 관계가 없다. 실제로는 색소 담석(pigment gallstone)보다 콜레스테롤 담석(cholesterol gallstone)에서 음향음영이 나타나기 쉽다고 한다. 음향음영은 초음파가 담석에서 반사되기 때문에 생기는 것이므로 석회화와는 관계가 없다.

초음파검사

초음파 소견에서 놓쳐서는 안 되는 것은 음향음영(acoustic shadow)이다(그림 11-9).

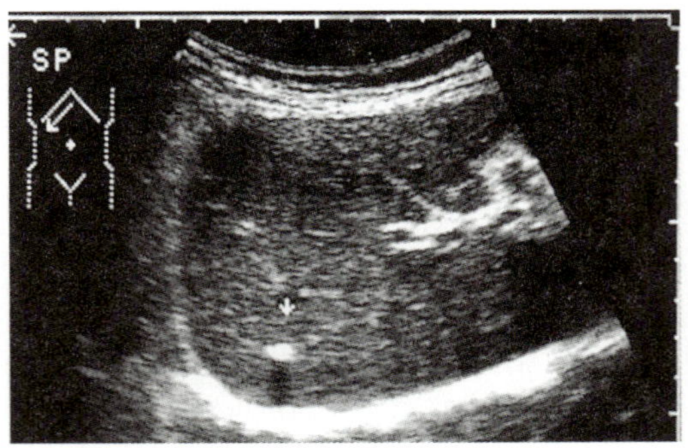

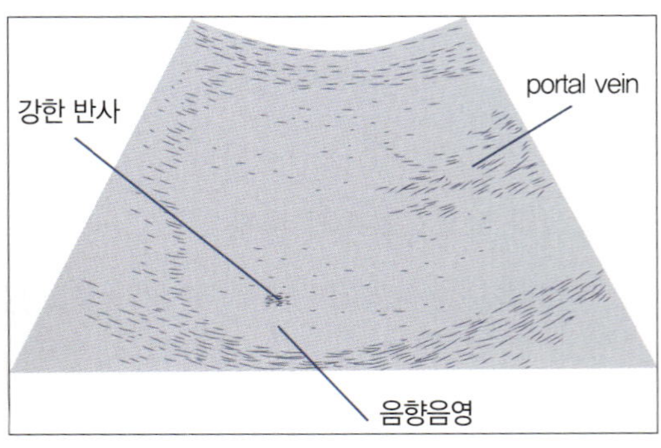

[그림 11-9] 음향음영

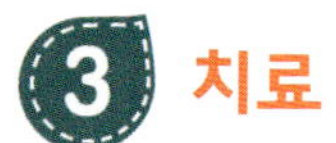

치료

내과 치료에는 다음과 같은 것이 있다.

- 경구 담석용해요법
- 직접 담석용해요법
- 내시경 유두괄약근절개술(endoscopic sphincterotomy : EST)
- 체외충격파쇄석술(extracorporeal shockwave lithotripsy : ESWL)

외과 치료에는 다음과 같은 것이 있다.

- 복강경하 담낭적출술
- 개복에 의한 담낭적출술, 총간관절개술

1. 경구 담석용해요법

UDCA 또는 CDCA를 경구투여한다. 그런데UDCA, CDCA란 무엇인가?

간세포가 만드는 담즙산/쓸개즙산의 구조식은 **그림 11-10**과 같다. UDCA와 CDCA는 담즙산과 구조식이 약간 다를 뿐이다. 그런데 왜 이들 담즙산은 담석을 녹일 수 있는 것일까? 또 어떤 담석에 효과가 있는 것일까?

1) UDCA와 CDCA가 담석을 녹일 수 있는 이유

콜레스테롤 담석(cholesterol gallstone)이 생기는 원인으로서 담즙 속의 담즙산(bile acid) · lecithin · cholesterol ratio가 중요하다는 것은 앞에서 언급하였다**(p.333~334)**. 따라서 담즙 속에 콜레스테롤이 많고 담즙산 · 레시틴(lecithin)이 적은 경우, 담즙산 유사물질을 경구로 투여하면 담석 용해제의 역할을 하는 것이다.

UDCA와 CDCA는 담즙산과 함께 미포(micelle)의 바깥껍질로서 작용한다. 상대적으로 담즙산이 많아지면 여분의 담즙산은 결정화된 담석에서 콜레스테롤을 빼앗아 미포를 만들려고 한다 **(그림 11-11)**. 이것이 UDCA와 CDCA가 목표로 하는 작용이다.

담즙산 / UDCA / CDCA

Ursodeoxycholic acid
(3α, 7β-dihydroxy-5β-cholanic acid)

Chenodeoxycholic acid
(3α, 7α-dihydroxy-5β-cholanic acid)

[그림 11-10] 담즙산(bile acid)의 구조식

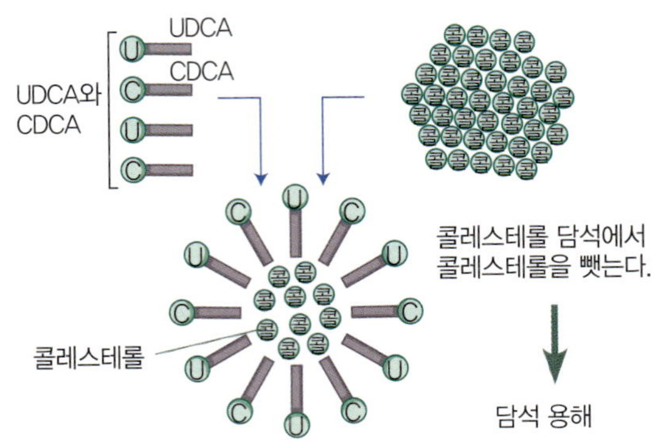

[그림 11-11] 콜레스테롤 담석을 녹인다

UDCA와 CDCA는 그 외에도 콜레스테롤 대사에 영향을 주는데 특별히 공부할 필요는 없다. 위에서 말한 개념이 이해된다면 충분하다.

UDCA와 CDCA의 부작용으로서 설사가 발생하는데 CDCA가 설사를 유발하기 쉽다. 이유는 담즙산이 설사를 일으키는 원리와 같다.

경구 CDCA는 태아 간독성이 있어 간질환자와 임부에게 사용하지 않는다.

2) 적응되는 담석

콜레스테롤 담석(cholesterol gallstone)이다. 동시에 작고(직경 15mm 미만) 석회화가 적은 담석의 용해 효과가 좋다. 그 외에 약제의 담낭내 이행이 좋아야 하는데 그것은 배설성 담도 조영법으로 판단할 수 있다. 담낭기능이 양호하면 담낭이 뚜렷하게 잘 찍힌다.

2. 경피경간담도경 제석술 Percutaneous transhepatic cholangioscopic lithotomy : PTCL

간내 담석증에 대해서는 PTCD를 실시해서 누공을 확장하고 담도내시경을 삽입해서 담석을 꺼낸다.

3. EST 또는 EPBD ERCP의 응용

내시경유두괄약근절개술(endoscopic sphincterotomy : EST), 내시경유두부풍선확장술(endoscopic papillary balloon dilatation : EPBD)은 내시경을 이용해서 총담관으로 유두절개도(papillotome)를 넣어 시술하는 방법이다. 십이지장에서 총담관으로 들어갈 때에 십이지장유두괄약근을 절개하거나 유두부위를 풍선(balloon)으로 확장한다. 이 방법의 장점은 담도내의 압력을 줄일 수 있을 뿐만 아니라 유두에 감돈된 담석을 제거할 수 있다는 점이다. 담관결석에 좋은 적응이 된다.

4. 체외충격파 쇄석술

Extracorporeal shockwave lithotripsy : ESWL **신장결석에 대한 ESWL의 응용**

충격파를 한 점에 모아서 담석을 파쇄하는 방법이다. 파쇄한 다음에는 내시경으로 담석을 회수하거나 경구 담석용해제를 병용하는 등의 방법을 함께 실시한다.

적응은 복부 단순 X-선에 투과성이 있으며 석회화가 적으며 직경이 30mm 이하인 것으로 제한한다. 또 하나씩 부수어야 하기 때문에 많이 있는 경우는 어려워 갯수가 3개 이하인 것으로 제한한다.

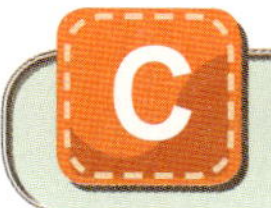

담도 감염증/쓸개길 감염증 Inflammatory disease of biliary tract

담도 감염증에서는,

- 급성 담낭염/급성 쓸개염(acute cholecystitis)
- 급성 담관염/급성 쓸개관염(acute cholangitis)
- 급성 폐색성 화농성 담관염(acute obstructive suppurative cholangitis)

에 대하여 공부한다.

담석/쓸개돌과 감염증과의 관계, 담관염이 패혈증(sepsis)으로 진전되기 쉬운 해부학적 이유에 대하여 이해할 수 있으면 충분하다. 마지막 부분에서는 만성 담낭염에 대해서 간단히 살펴보겠다.

담도 감염증은 염증부위에 따라 담낭염/쓸개염과 담관염/쓸개관염으로 분류된다. 담관염에서는 담낭염이 병발하는 경우가 많고, 급성적인 경과를 거치며, 일반적으로 담낭염보다 증상이 무겁다.

담낭염은 경과에 따라 급성과 만성으로 나뉘는데, 담낭염의 90% 이상에서 담석 합병증이 보이지만 약 7%는 돌이 없다(무결석).

특히, 담석과 감염증과의 관계, 담관염이 패혈증(sepsis)으로 진행되기 쉬운 해부학적 이유에 대해서 알아두기 바란다.

XI

플러스 코너

1. 담도 감염증의 비교

	담낭염	담관염
병태	간 담석 담낭 내강과 벽의 염증 담낭	담관 내강과 벽의 염증 담석 또는 종양
진행	담석 등에 의한 담즙 정체 ↓ 담낭내 세균감염 ↓ 담낭벽 염증 ↓ 급성 · 만성 담낭염	담관 폐쇄 또는 담즙 정체 ↓ 상행성 세균감염 ↓ 담관 내강과 담관벽의 염증 ↓ 급성 담관염
중증화	• 천공 • 복막염	• 급성 폐쇄성 화농성 담관염 • 간농양

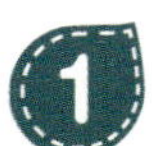

급성 담낭염/급성 쓸개염 Acute cholecystitis

이 질환의 발생 원인은 담석의 담낭경/쓸개목 ~ 담낭관/쓸개주머니관 감돈이다. 감돈된 다음에는 어떻게 진행되어 가는지 살펴보자.

우선, 담석의 감돈

→ 담낭 안에서 세균 증가, 염증반응 증가

→ 담낭이 팽팽하게 붓는다.

→ 너무 부어서 혈관이 압박을 받아 짓눌린다.

→ 순환장애

→ 괴사

더욱 진행되면, 괴사 → 담낭 천공(perforation)이 발생한다. 담낭과 소화관이 접해 있으면 관통(penetration)으로 끝나고 담낭 천공 시에 소화관을 끌어넣으면 누공(fistula)이 형성된다. 담낭이 천공되면 세균 등을 포함한 담낭 내용물이 복강 안에 흩어져 복막염(peritonitis)을 동반해서 위험해진다. 누공이 형성되면 환자는 병이 나은 것 같이 느끼는 경우가 많아, 담도 조영 등에서 발견되기도 한다.

적당한 시기에 항생제로 치료하면 천공까지 진행되지는 않는다. 염증은 진정되고 만성 담낭염으로 이행하는데, 일부는 담낭주위 농양을 형성하는 경우도 있다.

① 천공(perforation)만 일으키지 않으면 위험하지 않다.
② 담낭이 세균감염의 파급을 저지한다.

급성 무결석담낭염/급성 무결석쓸개염 Acute acalculous cholecystitis

결석을 동반하지 않은 급성 담낭염으로 전체 급성 담낭염 중 5~10%를 차지한다.

임상양상은 결석 담낭염(calculous cholecystitis)과 같으나 결석 담낭염보다 합병증 발생률이 높고 예후가 나쁘다.

1. 유발인자

- 심한 외상, 화상, 수술, 지연 분만, TPN, 패혈증
- 폐쇄 담낭암, 담낭 꼬임, 담낭 허혈, 담즙 정체
- 담낭의 세균 및 기생충 감염
- 전신질환 : 당뇨병, 심혈관 질환, 결핵, 매독 등

그러나 50% 이상에서는 원인이 분명하지 않다.

2. 치료

응급수술로 담낭절제술을 실시한다.

급성 담관염/급성 쓸개관염 Acute cholangitis

발생 원인은 담관결석의 담관 내 감돈이다.

담관 폐쇄와 담낭 폐쇄의 차이점이 무엇인지 명확히 알아두자.

1. 담석의 감돈

급성 담낭염이 일어난다. 세균 감염은 담낭 안에 국한되어 있다가, 마지막에는 천공되어 그 담낭 안의 내용물이 전부 복강 안으로 쏟아진다. 따라서 마지막에는 복막염으로 이행되지만, 담낭이 주머니 역할을 하여 어느 정도 염증의 파급을 막아 준다.

2. 담관결석의 감돈

총담관에서 출발하여 담즙의 흐름을 거슬러 올라가 보자.

총담관 → 간관 → 가는 담관 → 소엽간담관/소엽사이쓸개관 → 담세관/쓸개모세관 → 간세포까지 거슬러 올라갈 수 있다. 이것은 담관결석 감돈에서는 담즙이 전부 간세포까지 역류할 수 있다는 것을 의미한다. 더욱이 담석 감돈 시의 담즙은 단순한 담즙이 아니라, 세균 투성이의 더러운 담즙이므로 간 전체에 세균을 뿌리게 된다. 간에 세균이 살포되면, 여기저기에서 호중구와의 싸움이 벌어져 간내에 농양이 다발하게 된다.

3. 샤르코 3징후 Charcot's triad

급성 담관염에서는 다음의 3가지가 중요한 소견이다.

① 복통(abdominal pain) : 감돈에 의해 담도(쓸개길)내압이 상승했기 때문

② 발열(fever) : 감염증의 증거

③ 황달(jaundice) : 폐쇄황달

이들을 특히 샤르코 3징후(Charcot's triad)라고 한다.

① 처치하지 않으면 순식간에 위험해진다.

② 감염의 파급을 막는 것은 아무것도 없다.

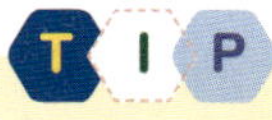

암과 담관결석 감돈에 의한 폐쇄황달의 차이

췌두부암(이자머리암), 담관암(쓸개관암), 유두부암에 의해서도 폐쇄황달이 나타난다. 그러나 같은 폐쇄황달이라고 해도 모두 발열이 나타나는 것은 아니다. 암으로 인해 반드시 담도 감염증이 동반된다고는 할 수 없기 때문이다. 담관결석의 감돈에서는 담도 감염증이 반드시 일어난다고 배웠다. 「담도 감염 없이 빌리루빈칼슘결석(calcium bilirubinate stone)은 없다」라는 말의 의미를 다시 한번 새겨 보기 바란다.

4. 치료

중증의 경우, 담관 배액(drainage)을 전제로 하여 초기치료를 실시한다.

1) 초기치료

절식, 수액, 항균제 투여, 진통제를 투여하며 쇼크에는 항쇼크요법을 실시한다.

모르핀은 담낭이나 유두괄약근을 수축시키기 때문에 금기이다.

2) 근치적 치료

내시경적 담도배액(endoscopic biliary drainage : EBD)이 제1선택이다.

EBD가 불가능한 경우에는, 피부간경유담관배액(percutaneous transhepatic cholangio drainage : PTCD)을 실시한다.

PTCD를 실시하기에도 무리이면 개복 배액(총담관 절개 + T튜브 배액)을 실시한다.

급성 폐쇄화농담관염

Acute obstructive suppurative cholangitis : AOSC

급성 담도 감염증에는 급성 담낭염과 급성 담관염 2가지가 있다. 급성 담관염은 방치해 두면 죽게 되므로, 특별히 급성 폐쇄화농담관염이라는 이름을 붙여서 주의를 환기시키고 있다.

1. 담관결석 감돈에서 급성 폐쇄화농담관염까지

그림 11-12에 발병기전에서 중증이 될 때까지의 흐름을 나타내었다.

세균으로 오염된 담즙이 담관 안에 고여 있으면 급성 담관염 상태가 된다. 더욱이 역류가 혈액까지 진행되면 급성 폐쇄화농담관염 상태로 진행된다.

이것은 세균이 내놓는 내독소(endotoxin)가 굴맥관(sinusoid)으로 새어 나오기 때문이다.

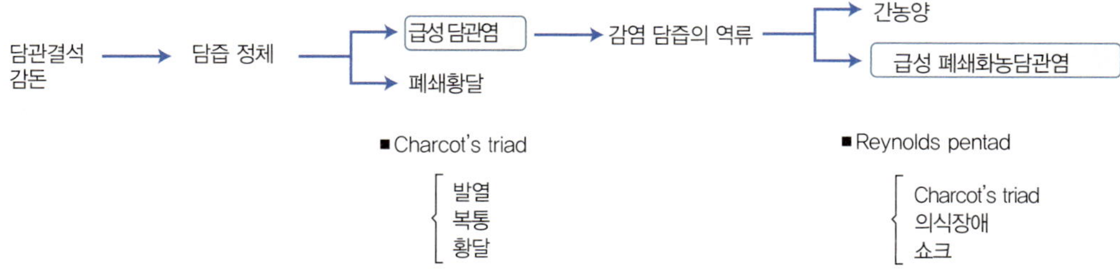

[그림 11-12] 콜레스테롤 담석을 녹인다

2. Reynolds pentad

급성 폐쇄화농담관염은 급성 담관염이 악화된 병태이다. 세균감염이 전신으로 파급되었기 때문에 쇼크와 의식장애를 일으키게 된다. Reynolds pentad란 다음의 5가지를 말한다.

① 복통
② 발열
③ 황달
④ 의식장애…기면, 착란
⑤ 쇼크…패혈증이 원인

Charcot's triad에 전신상태가 나쁜 것을 나타내는 ④, ⑤를 추가한 것이 Reynolds pentad이다.

3. 치료

담도 내압의 상승, 담도 감염증, 2가지가 발병 원인이므로 이 2가지에 초점을 맞추어 치료를 개시한다.

1) 담도 내압을 내린다

복부 초음파검사로 체표에서 확장된 간내 담관을 쉽게 관찰할 수 있다. 이 간내 담관에 배액튜브를 삽입하는 PTCD(피부간경유 담관배액술)를 우선 실시한다. 또는 내시경을 이용해 ERBD(endoscopic retrograde biliary drainage)나 EST를 실시한다. 배액뿐만 아니라 담관결석을 제거할 수도 있다.

2) 세균을 죽인다

담도 감염증 원인균의 대부분은 대장균이다. 치료 초기에는 원인균이 대장균(*E. coli*)이라고 단정하지 말고, *Klebsiella, Pseudomona*에도 효과가 있는 항생제를 사용한다. 빨리 항생제를 사용하는 것이 중요하다.

3) 외과 수술

PTCD, ERBD, EST로 담도의 압력을 충분히 감소시키지 못할 때에는 개복해서 총담관을 절개하여 담관을 막고 있는 담석을 제거한 다음 T-튜브로 배액한다.

만성 담낭염/만성 쓸개염 Chronic cholecystitis

담도 감염증의 만성형에서 만성 담관염이라는 것은 존재하지 않는다. 만성 담낭염은 급성 담낭염에서 이행하는 것이 대부분이다(그림 11-13).

만성 담낭염의 치료는 대증요법이 기본이 된다.

초음파검사 소견상, 담낭벽이 비후되어 있는 것이 포인트이다(초음파검사에서 정상보다 담낭벽이 하얗다).

- 무증상성 담석이 있는가 하면, 급성 폐쇄화농담관염처럼 위험한 질환이 존재한다는 것을 명심하기 바란다.
- 간 · 췌장 · 담낭 질환이 의심되면 신속하게 초음파검사를 해야 한다. 얻을 수 있는 정보가 매우 많으며 또한 중요한 소견도 많다.
- 담석 발작이 의심되는 환자는 체온을 검사하여 발열이 있으면 곧바로 항생제 투여를 시작한다.
- 담석 발작에서 황달이 나타나지 않는 경우는 매우 많다.

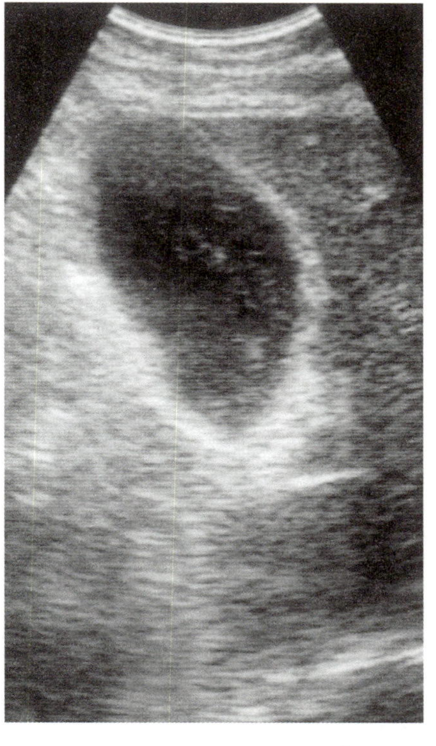

[그림 11-13] 급성 담낭염의 초음파사진

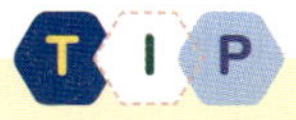

급성 폐쇄화농담낭염이 없는 이유

급성 폐쇄화농담관염은 있는데 왜 급성 폐쇄화농담낭염은 없는 것일까? 지금까지의 설명으로 해답은 충분히 구할 수 있겠지만, 다시 한번 복습해 보자.

해답은 해부학적으로 구할 수 있다. 하나는 담낭의 존재, 그리고 다른 하나는 간의 미세구조이다. 담낭염에서는 담낭(쓸개)이라는 주머니가 감염의 파급을 저지할 수 있는데 비해, 담관염에서는 그러한 감염의 파급을 저지하는 장치가 없다는 것을 우선 들 수가 있다. 다음으로 감염이 간까지 파급되면 쉽게 패혈증이 되어 버리는 구조상의 이유가 있다.

견딘다

순식간에 굴러 떨어진다 (패혈증으로)

이얏

흔들

담낭

급성 담낭염

데굴데굴

데굴데굴

급성 폐쇄화농 담관염

쿵!

급성 폐쇄화농 담관염

6 총담관결석/온쓸개관돌증 Choledocholithiasis, CBD stone

담낭에서 생성되어 총담관으로 이동된 것이 대부분이다.

총담관에서 생성된 경우는 대부분 빌리루빈 칼슘으로 형성된 갈색 색소성 담석(brown pigment stone)이다.

1. 증상

1) 담관염(쓸개관염) Cholangitis

약 70%에서 Charcot's triad가 나타난다. 우측상부 1/4의 담낭급통증(담도산통, RUQ pain), 황달, 간헐성 발열이 나타나며, 흔한 원인균으로는 *E. coli, Bacteroides, Klebsiella, Clostridium* 등이 있다.

2) 폐쇄황달 Obstructive jaundice

황달, 가려움, 빌리루빈뇨(bilirubinuria), 회색변이 나타나며, 초기에는 대부분 담낭급통증(biliary colic, 담도산통)이나 담관염 증상을 동반하지 않는다.

빌리루빈이 5mg/dL 이상인 담관염 환자는 반드시 총담관결석증(온쓸개관돌증)을 의심해야 한다.

3) 담석성 췌장염 Pancreatitis

비알코올성 급성 췌장염의 가장 흔한 원인으로 담낭염의 15%, 총담관결석증의 30% 이상에서 발생한다.

4) 속발 담관 간경화증 Secondary biliary cirrhosis

5) 지용성 비타민(A, D, E, K) 결핍

2. 진단

1) 복부초음파 Transabdominal ultrasonography : TUS

초음파검사에서 결석(stone)이 의심되면 치료까지 고려하여 ERCP를 시행하고, 종양 등 다른 원인이 의심되면 spiral CT, MRCP, EUS 등을 시행한다.

2) 담관조영술 Cholangiography : ERCP, MRCP, PTC

담도결석 진단의 예민도는 ERCP > MRCP, EUS > spiral CT이다.

3) CT Spiral CT

담관의 확장 및 종괴의 유무, 췌장병변을 관찰할 수 있다.

총담관결석증(온쓸개관돌증)의 진단 예민도는 70 ~ 90% 정도되나 조영제 부작용이 단점이다.

3. 치료

총담관결석증은 무증상이라도 발견되면 반드시 치료해야 한다.

1) 내과적 치료

담관염(쓸개관염, cholangitis)이 존재하면 우선 항생제로 조절해야 한다.

흡수장애를 동반하면 지용성 비타민을 투여한다.

2) 내시경적 유두괄약근 절개술 Endoscopic sphincterotomy : EST 또는 내시경적 유두풍선확장술 Endoscopic papillary balloon dilatation : EPBD

2cm 이하의 총담관결석은 내시경적 방법으로 제거하며 2cm 이상의 큰 돌은 분쇄해서 제거한다.

원칙적으로 복강경하 담낭적출술(laparoscopiccholecystectomy : LAP－C)도 추가 시행한다.

3) 외과적 치료

개복하여 담낭적출술 + 총담관절개 + T－tube drainage를 실시한다.

그러나 개복수술이 필요한 경우는 거의 없다.

담낭염·담석증 핵심정리

병태생리로 보는 담낭염·담석증

담도 감염증은 염증부위에 따라 담낭염(쓸개염)과 담관염(쓸개관염)으로 분류된다. 담관염에서는 담낭염이 병발하는 경우가 많고, 급성적인 경과를 거치며, 일반적으로 담낭염보다 증상이 무겁다. 담석(쓸개돌) 발작은 3F(fatty, forties, female)가 중요하다. 즉, 비만인 중년여성이 기름진 음식을 먹은 후 명치부위 통증을 호소한다면 담석 발작을 생각하면 된다.

병 인

- 비만인 중년의 여성
- 지방 음식의 과잉섭취(콜레스테롤)
- 담즙의 저류
- 경구 피임약 복용

증 상 및 징 후

- 명치 부위의 통증
- 방사통(우측 어깨, 견갑골)
- 황달
- Murphy 징후(통증으로 들숨이 멈춤)
- 오심·구토
- 급성담낭염
- 담낭벽의 수축
- 담즙 울체에 따른 내압상승
- 담석장폐쇄증
- 소화불량
- 복통
- 발열
- 비만
- 고지혈증
- 당뇨병

*** 합병증**

- 간경변
- 용혈빈혈

진 단 및 검 사

진단

- 복통, 수반증상
- 염증징후
- Murphy's sign

검사

- 복부초음파 검사(음향 음영)
- CT, ERCP
- 담관조영술, 담낭조영술

치 료	**내과요법** • 체외충격파쇄석술 • 경구 담석용해요법 • 직접 담석용해요법 • 내시경 유두괄약근절개술 • 방사선 치료 **외과요법** • 담낭적출술(복강경하 담낭적출술, 개복에 의한 담낭적출술) • 총간관절개술

XI

ADVANCED STUDY **종양 질환**

양성 융기질환(담낭)

담낭폴립(콜레스테롤 폴립, 선종/샘종), 선근증/샘근육증(adenomyosis)은 항상 담낭암 진단에서 감별에 거론되는 질환이다. 초음파 검사의 보급으로 발견되는 빈도가 높아졌다. 양성 질환이지만, 암으로 의심될 때는 담낭 절제술을 실시한다. 그리고 불규칙적으로 심한 통증을 호소할 때에도 절제를 고려해야 한다.

1. 콜레스테롤 폴립

콜레스테롤 폴립 속에는 콜레스테롤을 탐식한 대식세포가 가득 들어 있다. 5mm 이하가 많으며 다발한다(**그림 11-14**).

2. 담낭폴립

크기는 10mm 전후로 단발하는 경우가 많다.

3. 담낭 선근증

담낭벽 내에 담낭점막이 끼여서 동굴(sinus)모양이 된 Rokitansky-Aschoff sinus의 증식성 병변이다. 증상이 나타나지 않는 경우가 많지만 담낭염이나 담석을 동반하는 경우가 많다. 담낭조영에서 특징적인 Rokitansky-Aschoff sinus에 조영제가 고여 있는 것을 볼 수 있다.

MRCP에서는 쉽게 진단할 수 있다.

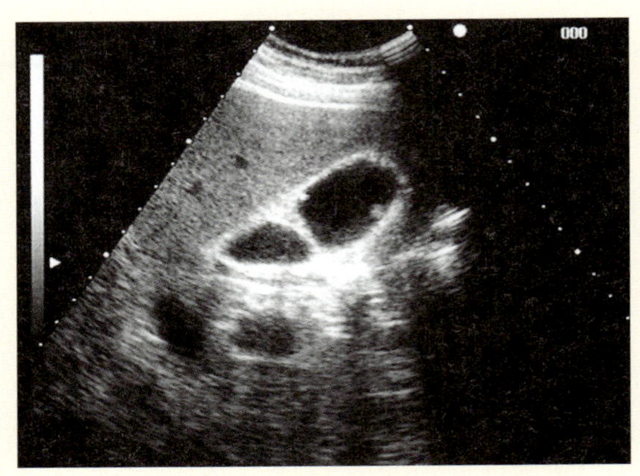

[그림 11-14] 콜레스테롤 폴립의 초음파사진

담낭암/쓸개암 Gallbladder cancer

1. 원인

원인으로는 담석증, 췌관 · 담관 합류 이상, 선종이 있다. 담낭암에 담석이 동반(특히 콜레스테롤 결석)되는 경우는 흔히 있다. 그러나 그 반대는 성립하지 않는다. 담석이 있다고 해서 높은 빈도로 암이 발생한다고는 할 수 없다.

췌관 · 담관 합류 이상에서는 췌액이 담낭으로 흘러 들어와 점막을 자극하여 담석과 같은 이유로 암을 유발한다고 생각된다.

담낭폴립과 담낭암의 관계는 대장선종과 대장암의 관계와 같다. 즉, 선종도 커지면 암이 될 가능성이 높다는 것이다. 대장선종에서는 2cm 이상인 것이 암이 되기 쉽다. 마찬가지로 담낭폴립에서도 2cm 이상 크기의 폴립을 확인한 경우에는 담낭 절제술을 실시한다.

2. 증상

초기에는 황달이 나타나지 않는다. 만약, 황달이 보인다면 담낭암이 직접 담관으로 침윤되었을 가능성이 높다. 이때의 황달 형태는 폐쇄황달이다.

3. 치료

발견 시에 이미 진행성 암이 많이 진행되었으며, 70~80%는 근치수술이 불가능하다.

조기암(m, mp암)에서는 담낭절제술만 가능하며, 진행암(ss 이상 깊은 암)인 경우 수술이 가능하다면, 확대 담낭절제술(담낭 절제 + 간 부분 절제 + 림프절 절제)을 실시한다.

담관암 Cholangiocarcinoma

1. 부위에 따른 분류

담관암은 부위에 따라 상부 담관암, 중부 담관암, 하부 담관암의 3가지로 분류한다.

이 분류는 담관암 취급규약으로 정해져 있다(**그림 11-15**).

상부 담관 ·············· 총간관에 해당
중부 담관 ·············· 총담관에 해당
하부 담관 ·············· 총담관 중에서 췌장 속을 통과하는 부분

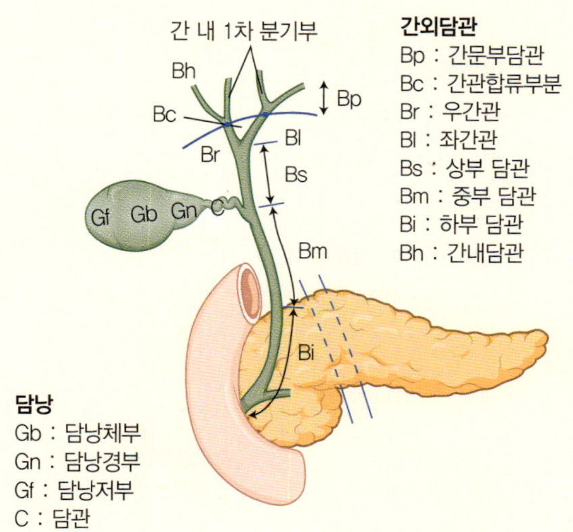

[그림 11-15] 간외 담도계의 구분

2. 2가지 특징

담관암에는 2가지의 큰 특징이 있다. 한 가지는 폐쇄황달(obstructive jaundice)이고 또 한 가지는 Courvoisier 징후이다.

1) 폐쇄황달

조기부터 나타나는 경향이 있고 진행성으로 악화되어 간다.

2) Courvoisier 징후

Murphy 징후(**p.336**)와 함께 담도계 질환의 신체 소견에서 중요한 항목이다.

Courvoisier 징후(**그림 11-16**)란 총담관 이하가

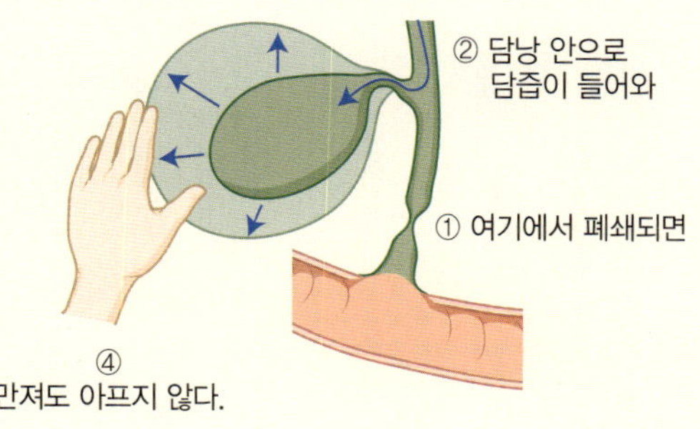

[그림 11-16] Courvoisier 징후

XI

막혀서 갈 곳이 없어진 담즙이 담낭에 고여 담낭이 빵빵하게 부풀어 오르는데 급성 담낭염과 달리 통증을 동반하지 않는 것이 특징이다. 이때 부풀어 오른 담낭을 접촉해서 통증이 나타나지 않으면 Courvoisier 징후 양성이라고 한다. 일명 무통성 담낭 촉지라고도 한다.

담도계 종양에서는 Courvoisier 징후가 양성과 음성인 경우가 있는데, 그 이유를 그림으로 나타내었으므로 이해하는 데 참고하기 바란다(그림 11–17).

Courvoisier 징후 양성

· 중부 담관암
· 하부 담관암 } (합쳐서 총담관암)
· 췌두부암
· 유두부암

Courvoisier 징후 음성

· 상부 담관암(총간관암)
· 담낭암
· 췌체 · 췌미암

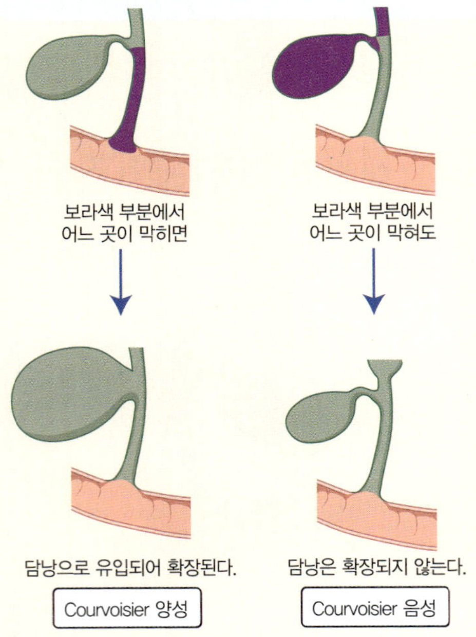

[그림 11–17] Courvoisier 징후의 양성과 음성

3. 치료와 예후

황달이 심한 경우에 갑자기 수술을 하면 합병증이 발생하기 쉽고, 수술 후의 사망률도 높아진다. 그러므로 우선 배액술을 실시해서 황달을 완화시키고 압력도 감소시켜야 한다. 여기에는 PTCD 또는 내시경을 이용한 naso–biliary tube의 삽입, Endoscopic Naso–Biliary Drainage(ENBD)를 실시한다.

다음으로 수술을 실시한다.

간문부 상부 담관암에 대해서는 담관 절제 외에 간엽도 절제한다. 중부 · 하부 담관암에 대해서는 담관 절제 외에 췌두부, 십이지장도 절제한다.

수술이 불가능한 증례는 황달을 완화해서 담낭 내부의 압력을 낮춘 다음 대증적으로 치료한다.

예후가 나쁜 질환이지만 중부 · 하부 담관암은 황달로 인해 다른 것보다 빨리 발견되므로 예후가 비교적 좋다.

4. 담낭암과 담관암의 비교

담낭암(쓸개암)은 담석증(쓸개돌증)을 50~60%의 비율로 동반하여, 인과관계가 강하게 시사되고 있다(담석증의 2~3%에서 담낭암을 볼 수 있다). 따라서 담석증에서는 초음파에 의한 암의 판별이 중요하다.

담낭암, 담관암은 모두 초기증상은 경미하지만, 암이 진행되면 담낭암보다 담관암 쪽이 증상과 검사 결과가 모두 강하게 나타나는 경우가 많다(표 11–3).

CA19–9나 CEA 등의 종양표지자는 암이 진행하지 않으면 상승하지 않기 때문에, 조기진단에는 도움이 되지 않는다. 따라서 진단보다 진행도나 치료 효과의 판정에 유용하다.

	담낭암	담관암
배경인자	• 콜레스테롤돌 • 췌담관 합류 이상	• 췌담관 합류 이상(선천성 담관 확장증) 등
역학	• 60세 이상의 여성에게 많다.	• 50세 이상의 남성에게 많다.
증상	• 초기증상이 부족하다. • 담석증, 담낭염의 증상(복통이 많다)	• 폐쇄황달(진행성) • Courvoisier 징후
혈액검사	• 초기에 이상을 발견하기 힘들다.	• 담도계 효소 상승 • 직접빌리루빈 상승 • 프로트롬빈 시간 연장(비타민 K 흡수 저하) • 요중 우로빌리노겐(urobilinogen) 음성

[표 11-3] 담낭암과 담관암

유두부암 Cancer of the papilla

1. 유두부의 범위와 구분

그림에서 점선으로 둘러싸인 부분이 십이지장의 유두부이다(그림 11-18). 유두부는 ① 유두부 담관(Ab), ② 유두부 췌장관(Ap), ③ 공통 관부(Ac), ④ 대십이지장 유두(major duodenal papilla)의 네 부분으로 나뉘어지며 각 부분은 전혀 다른 조직으로 이루어져 있다.

2. 증상

역시 폐쇄황달(obstructive jaundice)과 Courvoisier 징후가 주된 증상이다. 특히 황달이 조기에 나타나며 통증은 발생하지 않는다.

3. 진단

ERCP, PTC, MRCP 등에 의해 총간관 말단부에 음영결손이 나타난다. 담관, 췌장관의 확장이 나타난다.

4. 치료와 예후

황달이 나타나면 PTCD 등으로 배액술을 실시한다. 그 다음에 췌두부(이자머리부분), 십이지장 절제 수술을 실시한다. 예후는 십이지장에서 유래된 암이 가장 좋고 췌장관에서 유래된 암이 가장 나쁘다.

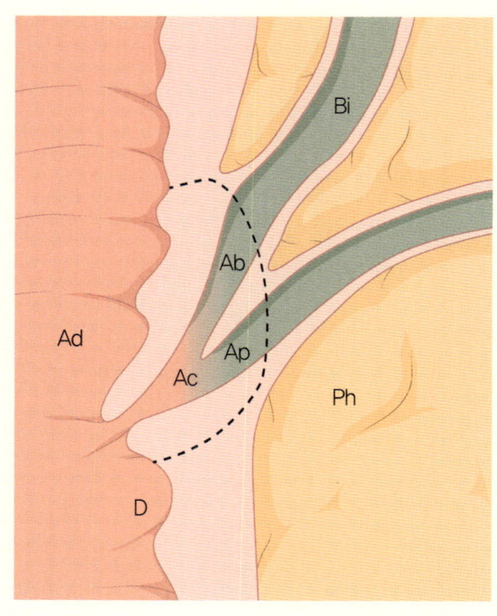

Ac : 공통 관부　D : 십이지장　Ph : 췌두부
Bi : 하부 담관　Ad : 대십이지장유두　Ab : 유두부 담관
Ap : 유두부 췌장관

[그림 11-18] 유두부의 범위와 구분

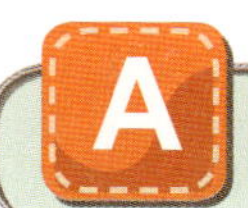 췌장 질환

A 췌장염 Pancreatitis

췌장 질환에서 가장 중요한 것은 중증 급성 췌장염에 대한 이해이다.
먼저, 췌장염이란 무엇인가부터 순서대로 깊이 있게 이해해 가도록 하자.

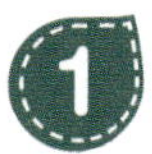 개념

여러분은 왜 췌장에 염증이 생긴다고 생각하는가?「술 때문에」라는 대답은 물론 맞지만,「그럼, 왜 술이 췌장에 염증을 일으키는 것일까?」라고 구체적으로 질문하면 대답하기 어려워진다. 여러 가지 대답을 할 수는 있지만 사실 이렇다 할 정답을 찾기가 힘들다. 알코올 이외에도 여러 가지 원인이 있지만 모두「왜 염증이 생기는가?」하는 것을 잘 설명해 주지 못한다.

일반적인 질환에서는 사고의 흐름이「원인 → 병태생리 → 현상」으로 이어져야 하지만, 췌장염에서는 "병태생리"에 관해서 아직 밝혀지지 않은 점이 많다. 그래서 원인론에 집착하지 않고 "현상"에 초점을 맞춰 설명하겠다. 현상으로서 일어나는 것은 **췌장효소에 의한 자가소화(self-digestion)**이다. 췌장효소가 췌장 내에서 활성화하지 않도록 몇 중이나 안전장치를 해 두었음에도 불구하고 자가소화가 발생하는 경우가 있다.

췌장효소가 췌장 안에서 활성화되면, 췌장의 세엽/샘꽈리(acinus) 자신을 소화해 버린다. 이어서 염증이 발생하고 조직이 탈락 · 괴사한다. 괴사부가 깨끗하게 재생되면 치유된다. **괴사부에 섬유화가 발생하면 간경변과 같이 췌장의 형태 · 기능에 비가역적인 변화가 일어난다.** 형태의 변화는 췌관 내압에 영향을 주므로 이것이 또한 자가소화의 원인이 될 수 있다(**그림 12-1**).

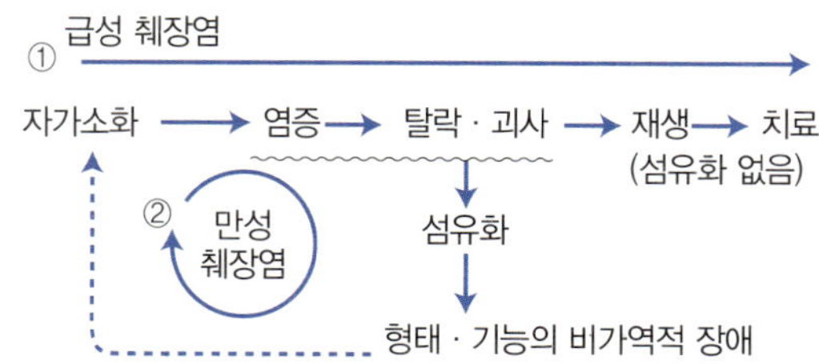

[그림 12-1] 췌장염의 기전

XII

그림 12-1의 ①코스는 급성 췌장염(acute pancreatitis)의 모델이다. ②코스는 만성 췌장염(chronic pancreatitis)의 모델이다. 급성 췌장염의 경우, 염증, 탈락, 괴사가 너무 격렬해서 전신 증상을 유발하는 경우가 종종 있으며 목숨을 잃는 환자도 많다. 만성 췌장염에서는 염증, 탈락, 괴사가 그다지 격렬하지 않지만 췌장의 기능저하 문제가 발생한다.

1) 급성 췌장염 Acute pancreatitis

- 염증이 심하므로 다장기 장애로 발전하기 쉽다.
- 사망 위험이 높다.
- 췌장이 재생의 기미를 보이면 치유가 가능하다. 즉, 일과성이다.

2) 만성 췌장염 Chronic pancreatitis

- 췌장의 섬유화
- 췌장의 외분비 · 내분비조직이 섬유조직으로 치환되므로 기능저하가 문제가 된다.
- 오래 지속된다.

이처럼 췌장염은 자가소화(self-digestion)에서 시작하여 어떤 환자에서는 급성 췌장염으로 진행하고, 어떤 환자에서는 만성 췌장염으로 진행한다. 간단하게 췌장염이라고 해도 나타나는 증상은 상당히 다르다는 것을 알아야 한다.

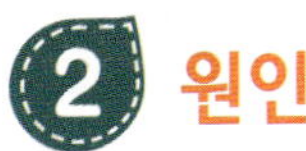

원인

알코올은 급성, 만성의 어느 쪽 원인도 될 수 있다. 췌장염과 알코올에는 밀접한 관계가 있다는 사실을 머릿속에 넣어 둔 다음 그 외의 원인을 살펴보자.

1. 급성 췌장염의 원인

3대 원인

- 1위 알코올 · · · · · · · · · · 37%
- 2위 특발성(원인 불명) · · · 24%
- 3위 담석 · · · · · · · · · · · 23%

그 밖의 원인

- 수술 후 합병증
- ERCP 시술 후(p.323~324)
- 고지혈증(매우 드물다, 고중성지방 형태)

- 부갑상선기능 항진증(매우 드물다)
- 약물

  furosemide

  thiazide계 이뇨제

  azathioprine

  tetracycline,

  salazosulfapyridine

  estrogen 등
- 췌장암
- 간손상(복부수술, 외상)
- 췌관 · 담관 합류 이상
- 비타민 D 과잉
- 감염증(mumps virus, coxsackie virus 등)

최근, 트립신의 유전자 이상에 의한 급성 췌장염이 밝혀졌다. 상염색체 우성유전으로 20세 미만에서 발병하는 경우가 많다.

2. 만성 췌장염의 원인

1위 알코올 · · · · 68%

2위 특발성 · · · · 21%

- 알코올이 더 중요한 위치를 차지한다.
- 담석은 만성 췌장염의 유발인자가 아니다.

알코올이 중요하다는 것을 여기에서 다시 강조한다. 이 외에 췌관계(이자관계) 전체가 협착을 나타내고 자가면역 이상이 관여한다고 의심되는 자가면역 췌장염이 있다.

3. 남녀의 차이

췌장염은 남성에게서 많이 발생하는 질환이다. 급성 췌장염의 발병률은 남성이 여성의 약 2배나 높으며, 남성은 50대, 여성은 70대에 많이 발병한다. 만성 췌장염의 발병률은 남성이 더욱 높아 여성의 3배에 달한다. 남성은 50대, 여성은 60대에 많이 발병하며 남성에서는 알코올성이 77%, 여성은 특발성이 50%로 알코올과 깊은 연관이 있어 중요하다.

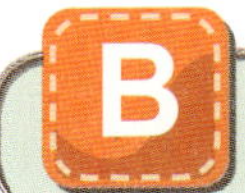

급성 췌장염 Acute pancreatitis

급성 췌장염은 경증인 것부터 사망률이 높은 중증인 것까지 다채로운 양상을 보인다. 중증 급성 췌장염의 진단기준 항목은 모두 중요하여 시험에는 반드시 관련문제가 출제된다. 중증 급성 췌장염의 사망률은 약 30%로 높으며 치료하기 매우 어려운 질환이다.

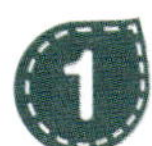

1 병태생리

여러 가지 원인에 의해 췌장효소가 활성화되어 췌장조직을 자가소화하는 병태이다(**그림 12-2**). 병태는 원인, 병기, 중증도에 따라 크게 다르며, 시간과 함께 변화한다.

2 원인

가장 큰 원인은 알코올이며, 특발성이나 담석에 의한 것도 많다. 그 외에 ERCP, 부갑상선기능 항진증(췌석/이자돌을 형성하기 때문)이나 고지혈증(I, V형) 등도 원인이 된다.

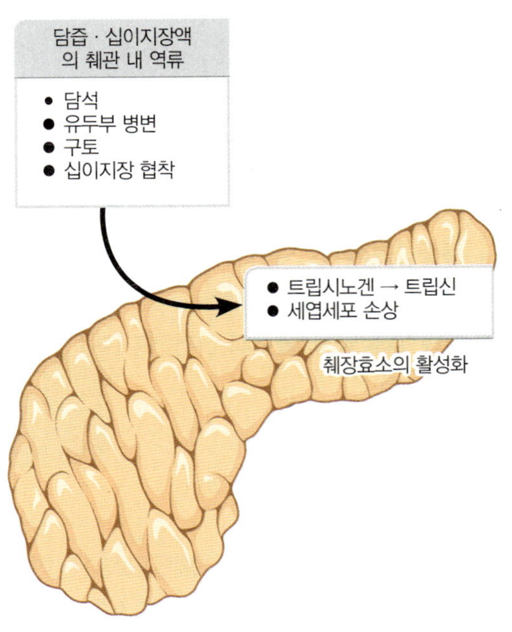

[그림 12-2] 급성 췌장염의 발생기전

3 임상증상

췌장효소의 일탈에 의한 영향은 전신에 미치며, 그중에서도 혈관투과성 항진에 의한 순환혈장량의 저하는 쇼크와 신부전을 초래하여, 중증화에 이르는 큰 요인이 된다(**표 12-1**).

발병 직후부터 1주일 동안은 상복부통, 쇼크, 호흡부전, 신부전 등이 주로 나타나지만, 2주 이후에는 감염증, DIC, MOF 등이 나타난다.

자각증상으로는 **명치부위(심와부)에서 뒤쪽에 걸쳐 강하고 지속적인 통증**을 느낀다. 이것은 **앞으로 구부린 자세에서 감소되고, 알코올 · 지방 섭취로 악화된다.**

급성 췌장염에서는 피하출혈 얼룩이 보이는 경우가 있는데, 그중에서 왼쪽 복부에 나타나는 것을 Grey-Turner 징후, 배꼽주위에 나타나는 것을 Cullen 징후라고 한다.

병태는 개선되고 있는데 아밀라아제 수치가 높게 지속되는 경우에는 낭포의 존재를 의심한다.

장기	증상
뇌	• 의식장애
폐	• 폐부종 • 폐렴 • ARDS • 흉수 • 무기폐
심장·순환	• 쇼크 • DIC
간·담도	• 황달
췌장	• 부종 • 괴사 • 낭포 • 농 • 췌장비대 • 내당능 이상
복부	• 심한 복통 • 피하출혈반
신장	• 신부전 • 핍뇨
복강	• 복수 • 복막염
소장, 횡행결장	• 마비성 장폐색증

[표 12-1] 급성 췌장염의 임상증상

1. 상복부에 급성 복통발작과 압통이 있다. 2. 혈액, 소변 또는 복수 속에 췌장효소가 증가되어 있다. 3. 사진에서 췌장에 급성 췌장염을 동반한 이상이 보인다.
위의 3항목 중, 2항목 이상을 충족하고, 다른 췌장질환 및 급성 복증을 제외한 것을 급성 췌장염으로 진단한다. 단, 만성 췌장염의 급성 발병은 급성 췌장염에 포함시킨다. 그리고 수술 또는 부검에서 확인한 것은 그 요지를 부기한다.
주) 췌장효소는 췌장 특이성이 높은 것(P-amylase)을 측정하는 것이 좋다.

[표 12-2] 급성 췌장염의 임상진단기준

4 진단

다음의 3가지를 근거로 진단한다(표 12-2).

- 자각적으로는 복통, 타각적으로는 압통
- 췌장효소의 상승
- 방사선 영상진단

1. 복통 Abdominal pain

급성 복증(acute abdomen)의 하나로 환자는 몹시 고통스러워한다. 이때, 배를 둥글게 하고 웅크리는 특징적인 자세(knee-chest position)를 취한다. 통증은 폭음·폭식 후 몇 시간 지나서 나타난다는 것도 중요한 포인트이다.

2. 췌장효소의 상승

급성 췌장염 = amylase 수치가 높다는 도식이 머릿속에 있다고 해서 이것만으로 실제 감별에 임하게 되면 낭패를 본다.

「복통+높은 amylase 수치」가 되는 질환에서 간과해서는 안 되는 질환을 살펴보자.

- 복막염
- 상장간막동맥/위창자간막동맥(sup. mesenteric a.)폐쇄증

장폐색증을 일으키는 질환은 혈중 아밀라아제가 상승하므로 혈중 아밀라아제 → 급성 췌장염이 틀림없다는 식으로 속단해서는 안 된다.

- 당뇨병성 케토산증(diabetic ketoacidosis)

당뇨병성 케토산증(diabetic ketoacidosis)에서는 복통을 일으키고 또 아밀라아제가 상승하는 경우가 종종 있으므로 실수하지 않도록 주의하기 바란다. 의심이 되면 공복 시 혈당, 요중 케톤체 등을 측정한다.

3. 방사선 영상진단

CT는 매우 중요하다. 급성 췌장염 사진을 눈으로 잘 익혀 두자(그림 12-3).

급성 췌장염의 사진상 포인트는 「복강의 중심이 뭉크러져 보여 정상 구조를 확인할 수 없다」는 점이다. 뭐가 뭔지 잘 모르겠다고 포기할 것이 아니라, "뭐가 뭔지 잘 모르겠다"는 느낌 자체가 훌륭한 소견이라는 것을 깨닫는 것이 중요하다.

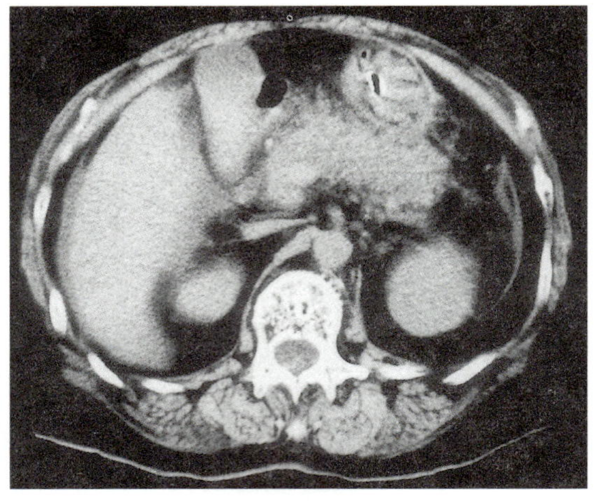

[그림 12-3] 급성 췌장염의 복부 CT사진

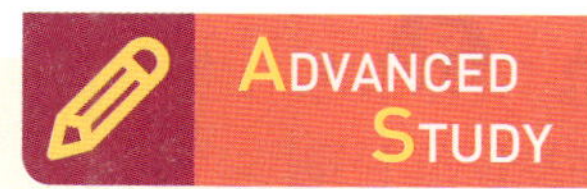

급성 췌장염-중증도 판정기준

이것은 급성 췌장염에서 가장 공부하기 어려운 부분이다. 병태생리의 핵심을 파악해 가면서 급성 췌장염에서 발생할 수 있는 합병증도 함께 기억해 두자(표 12-3).

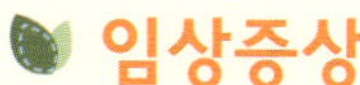

임상증상

1. 쇼크

염증반응에 의해 혈관투과성이 증가하고 혈장성분이 third space로 흘러 들어가 순환혈액량이 감소한다. 이렇게 되면 저혈량쇼크(hypovolemic shock) 상태가 되어 혈압이 저하된다. 이것은 어디에 가장 나쁜 영향을 미치는가? 바로 신장이다. 순환혈액량이 감소되기 때문에 신전성(콩팥앞성) 신부전이 발생한다.

또한 췌장의 괴사부분에서 복강내로 출혈이 발생하는 경우도 있는데, 이렇게 되면 출혈성 쇼크도 일어난다.

2. 호흡곤란

혈관투과성 항진에 의해 폐포 안으로 물이 고여, 폐부종을 중심으로 하는 호흡기장애가 발생한다. ARDS로 진행되는 경우도 있다.

3. 신경증상

의식장애가 일어난다. 간부전(hepatic failure)에서 볼 수 있는 간성뇌증(hepatic encephalopathy)에 대응시켜 췌성뇌증이라 불리던 때도 있었다.

예후인자(1)	쇼크, 호흡곤란, 신경증상, 중증감염증, 출혈경향, Ht≤30%, BE≤−3mEq/l, BUN≥40mg/dL(또는 Cr≥2.0mg/dL)	각 2점
예후인자(2)	TP≤6.0g/dL, LDH≥700, IU/l, Ca≤7.5mg/dL, FBS≥200mg/dL, PT≥15초, Plt≤10×104/mm3, PaO2≤60mmHg, CT Grade≥IV	각 1점
예후인자(3)	SIRS 진단기준의 양성 항목 수≥3	2점
	연령≥70세	1점

주) 예후인자(2)의 LDH는 측정법에 관계없이 기준치 상한의 2배 이상으로 한다.

예후인자(1)이 1항목, 또는 예후인자(2)가 2항목 이상 양성인 것을 중증 급성 췌장염이라 하고, 중증 급성 췌장염의 예에서는 예후인자(3)을 포함한 각 예후인자의 양성 항목의 점수를 합계해서 그것을 중증도 스코어로 한다. 중증도 판정은 입원 48시간 이내에 내리는 것을 원칙으로 하고 그 후에는 시간 경과에 따라 검사해서 결정한다.

- 혈중 아밀라아제나 리파아제 수치의 높고 낮음이나 그 추이가 반드시 중증도를 반영하지는 않는다.
- 내원 시 경증이었더라도 급격하게 중증화하는 경우가 있다(특히 발병 후 48시간 이내). 내원 후 24시간 이내는 경증이라도 24~48시간에 중증이 된 증례의 사망률은 10% 이상이 된다는 보고가 있다.
- 췌장 괴사의 유무나 그 범위, 췌장염의 염증성 변화의 확대는 중증도나 예후와 관련이 있고 췌장괴사 범위의 정확한 평가에는 조영 CT가 필요하다. 그러나 조영에 동반되는 신장기능의 악화나 알레르기 반응 등의 가능성에도 유의하지 않으면 안 된다.
- 충분한 모니터링이나 치료를 하지 못한 경우에는 수액루트를 확보해서 수액을 실시하면서 전문성이 높은 의료기관으로 수송한다. 특히 충분한 수액이 필요한 발병 초기에 수송에 오랜 시간이 걸린다면 병태에 영향을 미칠 수도 있으므로 여기에 대해서도 충분히 고려해서 판단해야 한다.

[표 12-3] 급성 췌장염 중증도 판정기준

4. 중증 감염증

급성 췌장염에 감염증을 동반하는 경우가 있다. 그 유형에는 다음 3가지가 있다.

① 감염성 췌장괴사(사망률이 매우 높다)
② 췌장농양(사망률이 조금 높다)
③ 췌장의 감염성 가성낭포(사망률이 낮다)

판정기준에 있어서 중증 감염증의 정의는, 발열이 있고 세균배양 양성 또는 복강내 농양이 나타나는 경우이다. 위의 3가지의 감염증 중, 판정기준에서 말하는 중증 감염증은 감염성 췌장괴사 단 한 가지이다.

췌장염에 의해 췌장실질이 괴사된 것을 괴사성 췌장염이라 하고, 여기에 감염이 동반된 것을 감염성 췌장괴사라 한다. 감염성 췌장괴사는 쉽게 패혈증으로 이행하므로 외과 치료가 적응되는 경우가 있다.

5. SIRS(전신성 염증성 반응증후군)

System inflammatory response syndrome의 약자로, 염증반응이 지나친 결과 전신성 증상이 초래된 질환을 말한다. 염증성 시토카인의 방출에 의해 혈관 투과성이 높아지고, 이렇게 되면 혈장성분도 통과하기 쉬워짐으로써 순환 혈류량이 저하되어 쇼크에 빠진다. 이것은 지나친 염증반응이라고 할 수 있다.

SIRS는 다음의 4항목 중에서 2항목 이상 충족되었을 때 진단할 수 있다.

① 체온 38℃ 이상 또는 36℃ 이하
② 심박수 90회/min 이상
③ 호흡수 20회/min 이상 또는 PaCO2 32Torr 이하
④ 백혈구 수 12,000/㎕ 이상 · 4,000/㎕ 이하 또는 백혈구 분획에서 band form이 10% 이상

SIRS 발병의 원인이 되는 것에는 다음과 같은 것이 있다.

- 패혈증
- 외상
- 화상
- 급성 췌장염
- Bacterial translocation(장내세균이나 진균이 장관벽을 통과해서 장간/창자사이 공간 림프 근육이나 문맥에 침입한다)

6. 출혈경향

DIC(disseminated intravascular coagulation, 파종내혈관응고)가 일어난다. 시진에서는 복강내 출혈을 반영하는 Cullen 징후, Grey-Turner 징후가 확인된다(그림 12-4).

- Cullen 징후 · · · · · 배꼽 주위의 피하출혈
- Grey-Turner 징후 · · 옆구리의 피하출혈

7. 중증도 판정기준에는 없지만 중요한 사항

간부전을 일으킨다. 담석에 의한 급성 췌장염에서는 간질환을 유발하기도 하고 또한 쇼크에 의한 간혈류의 저하는 간부전에 영향을 미친다.

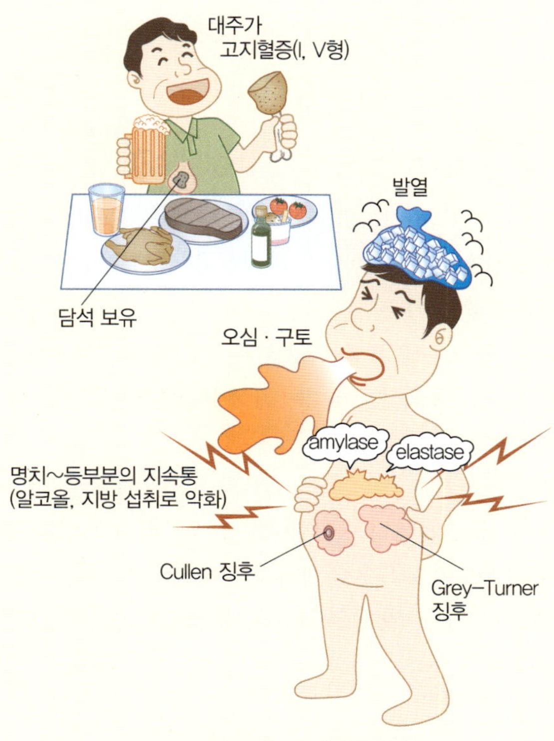

[그림 12-4] **급성 췌장염**

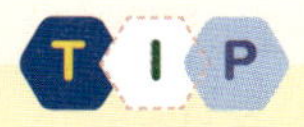

주의하자!

「부갑상선기능 항진증에 의해 급성 췌장염이 발생하는 경우가 있으므로 급성 췌장염에서는 혈중 Ca이 증가한다」는 식으로 암기하는 것은 위험하다. 혼동의 원인이 되기 때문이다. Ca의 증감에 대해서는 원인과 결과로 나누어 기억해 두자.

원인에 대한 문제가 나오면, (증상발현 전)
Ca이 높은 수치 - 급성 췌장염 ○
중증도에 대한 문제가 나오면, (증상발현 후)
Ca이 낮은 수치 - 급성 췌장염 ○

5 치료

급성 췌장염은 항상 중증화를 생각해야 하므로 처음의 2, 3일은 전신적인 집중관리를 해야 한다.

췌장효소가 활성화된 것이 발병의 원인이므로 췌장효소 활성화의 억제를 목적으로 아래와 같은 처치를 실시한다.

1. 췌장효소의 활성화 억제

1) 음식섭취 금지

음식물의 기계적 자극이 췌장효소를 방출시키는 작용을 하므로 음식 섭취를 금지하여 췌장효소의 방출을 억제한 상태에서 환자를 관찰한다.

식사를 하면 지방이나 아미노산이 CCK를 방출시켜, 세엽/샘꽈리세포(acinar cell)에서 췌장효소를 방출시킨다. 이 때문에 **음식물의 경구투여는 급성 췌장염에는** 금기이다.

2) 단백분해효소 억제제

급성 췌장염으로 진단했거나 또는 의심되는 시점에서 단백분해효소 억제제를 사용한다. 활성화된 트립신을 비롯한 췌장의 단백분해효소를 억제하기 위해서 사용한다. FOY나 메실산가벡세이트(Gabexate mesilate) 등을 투여한다. 발병 조기부터 대량의 지속점적 정맥주사도 실시한다.

2. 통증 관리

통증은 심하고 지속되기 때문에 조절하는 것이 중요하다. 항콜린제(anticholinergic agent)나 길항성 진통제(pentazosin)를 사용한다.

모르핀(morphine)은 오디괄약근(Oddi sphincter)을 조이기 때문에 췌관압을 상승시켜 췌장염을 악화시킨다. 따라서 금기이다.

3. 합병증에 대한 대증요법

1) 쇼크에 대하여

신속하게 수액을 실시한다. 순환혈액량이 유지되도록 공급한다. 혈압 · 맥박의 유지와 적절한 요소의 확보를 목표로 한다. 경증이라도 처음에는 충분한 수액을 실시한다.

2) 호흡기장애에 대하여

산소 투여, PaO_2의 저하가 나타나면 인공호흡기를 사용한다.

3) 신부전/콩팥기능상실에 대하여

급성 췌장염에 동반되는 신부전은 신전성(콩팥앞성) 신부전이므로, 우선은 순환동태(circulation)의 개선을 목적으로 치료한다.

급성 췌장염에 복막관류(peritoneal lavage)나 지속적 혈액여과투석(continuous hemodi-afiltration : CHDF), 혈장교환(plasma exchange)과 같은 신부전에 이용하는 치료를 실시하는 경우가 있다.

TIP

신속한 수액

깜짝 놀랄 정도로 많은 수액을 필요로 하는 질환이 3가지 있다. 경우에 따라서는 1시간에 3ℓ나 수액하는 경우도 있다.

① 넓은 범위의 화상

Hypovolemic shock가 발생한다. 충분한 수액을 하지 않으면 모두 third space로 도망가 버리므로 신속한 수액이 필요해진다.

② 급성 췌장염

Abdominal burn이라는 별명이 붙을 정도로 전해질 동태가 화상과 비슷하다.

③ Ketoacidotic coma와 nonketonic hyperosmolar coma

심한 탈수가 일어나므로 신속하게 보정해야 한다.

화상과 급성 췌장염에서는 시간이 경과하면 third space로 도망간 물이 온몸순환으로 돌아온다. 이것을 refilling이라고 한다. refilling할 시기인데 대량 수액을 하면 폐부종, ARDS, 심부전 등이 발생한다. 막연하게 수액을 하는 것은 위험하다.

수액의 양은 중심정맥압으로 판단한다.

XII

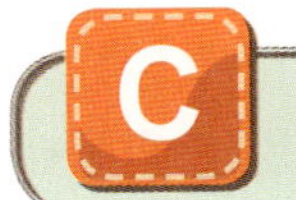

만성 췌장염 Chronic pancreatitis

진행과정

알코올 과음, 담석 등에 의해 췌장 실질에 섬유화 · 석회화 등의 불가역성 변성을 초래하며 췌내분비 · 췌외분비기능의 저하를 동반하는 병태이다.

폭음, 폭식과 과로, 스트레스로 복통발작을 유발하며 또한 이것이 반복된다. 복통발작 중에는 강력한 것이 있어 급성 췌장염과 구별하기가 힘든 경우도 있다.

복통이 일어날 때마다 췌장은 손상을 받는다. 손상이 아주 적을 때에는 남아 있는 췌장조직으로 보상이 가능하지만, 손상이 축적되면 최종적으로 췌장부전이 일어난다.

만성 췌장염의 진행과정은 세 부분으로 나눌 수가 있다(그림 12-5).

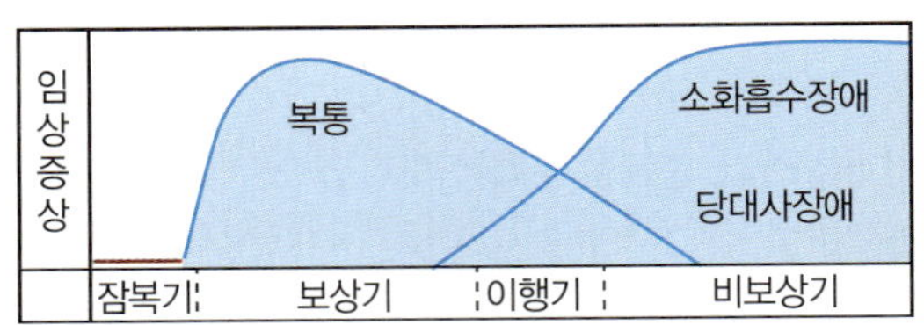

[그림 12-5] 만성 췌장염의 진행

1. 보상기 Compensatory period

복통발작으로 고통은 있지만 췌장의 기능장애는 보상할 수 있다. 보상기(compensatory period)는 급성 재발기(아프다)와 간헐기(아프지 않다)로 나눌 수 있다.

2. 이행기 Transitional period

복통발작과 췌장기능장애가 모두 나타난다.

3. 비보상기 Non-compensatory period

복통 발작이 일어나지 않는다. 췌장이 섬유화되어 췌장효소를 만들 수 없는 상태이다. 췌장효소를 만들지 않기 때문에 췌장효소에 의한 자가소화(self-digestion)도 일어나지 않는다.

그 대신 췌장효소가 분비되지 않음으로써 기능장애가 나타나고 이것은 일생 지속된다.

배가 아프다는 것은 췌장효소가 나오고 있다는 증거이므로 그래도 좋은 상태이다.

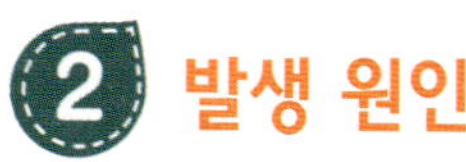

2 발생 원인

만성 췌장염의 발생원인을 비롯해 2대 증상은 다음과 같다(**그림 12-6**).

- 음주 (70%)
- 특발성 (20%)

담석은 만성 췌장염의 유발인자가 아니다.

3 증상 및 치료 (표 12-4)

만성 췌장염은 췌장의 내 · 외분비기능이 유지되고 있는 보상기와 불가역적으로 기능부전을 초래한 비보상기로 나뉜다. 보상기에서는 췌장의 외분비기능 억제를 중심으로 하면서 급성 재발에 항상 대비한다.

비보상기에서는 당뇨병 대책과 소화효소 보충을 중심으로 한다.

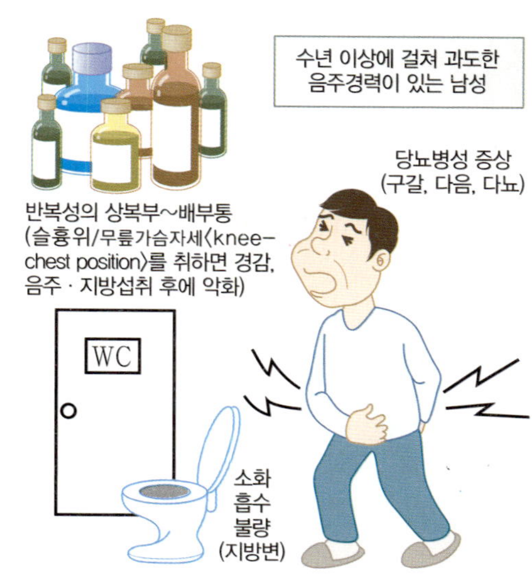

[그림 12-6] 만성 췌장염의 원인과 증상

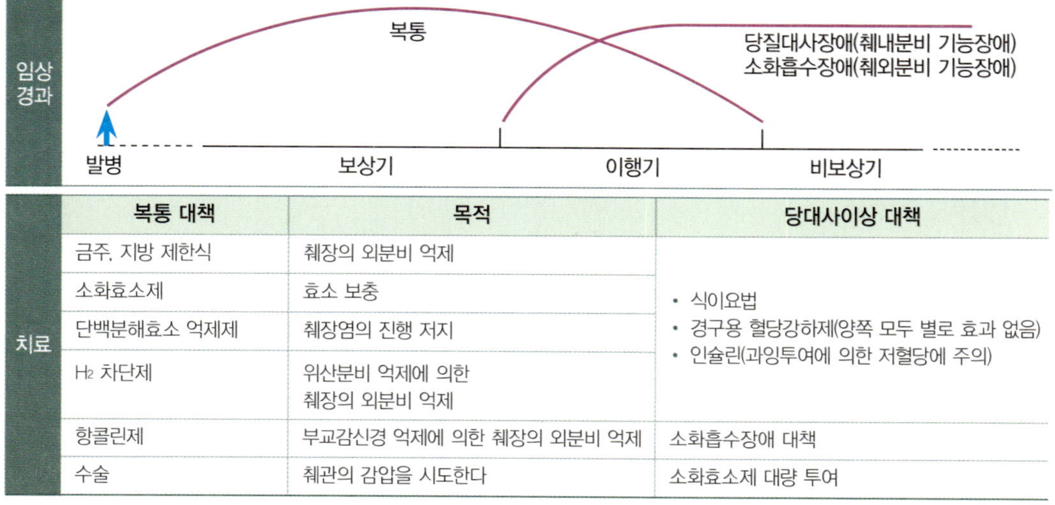

치료	복통 대책	목적	당대사이상 대책
	금주, 지방 제한식	췌장의 외분비 억제	• 식이요법 • 경구용 혈당강하제(양쪽 모두 별로 효과 없음) • 인슐린(과잉투여에 의한 저혈당에 주의)
	소화효소제	효소 보충	
	단백분해효소 억제제	췌장염의 진행 저지	
	H_2 차단제	위산분비 억제에 의한 췌장의 외분비 억제	
	항콜린제	부교감신경 억제에 의한 췌장의 외분비 억제	소화흡수장애 대책
	수술	췌관의 감압을 시도한다	소화효소제 대량 투여

[표 12-4] 만성 췌장염의 증상 및 치료

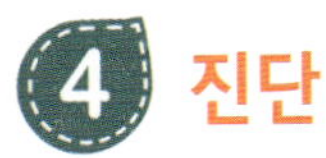

진단

임상증상이 있고 검사소견이 나타나면 만성 췌장염을 진단할 수 있다고 앞에서 서술하였다. 현재 췌외분비기능을 평가하는 검사법(secretin시험, BT-PABA시험)은 실시되지 않고 있다. 임상적으로는 임상증상과 영상으로 진단하고 있다.

1. 초음파검사에서의 췌석 초음파

췌석/이자돌은 초음파검사에서는 담석과 마찬가지로 밝기가 높아 하얀 초음파상으로 나타나고 그 초음파상 뒤쪽에는 검은 음향음영이 나타난다. 섬유화에 의한 췌장의 위축, 대췌관/큰이자관의 변형으로 인해 불규칙하게 확장된 것이 관찰된다(그림 12-7).

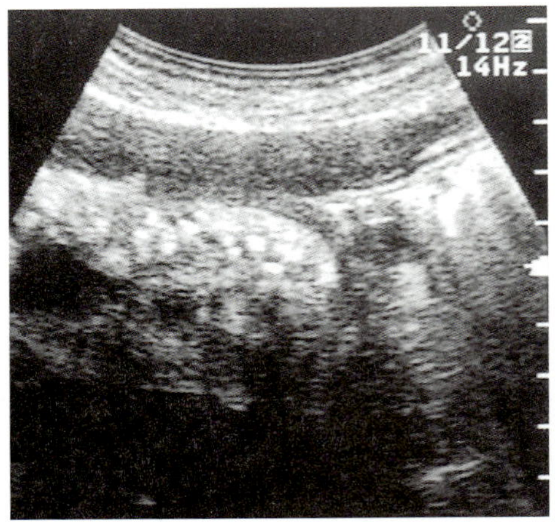

[그림 12-7] 만성 췌장염의 복부초음파상

2. CT에서의 췌내 석회화 Calcification

이것은 꼭 외워두기 바란다. 판단하기 쉬운 소견이므로 복부 초음파, 복부 CT소견을 보면서 눈에 익혀 두자(그림 12-7, 8).

석회화의 정체는 췌석이다. 췌액의 점조도가 높아져 그곳에 칼슘이 침착해서 췌석을 만든다. 탄산칼슘이 주된 성분이다.

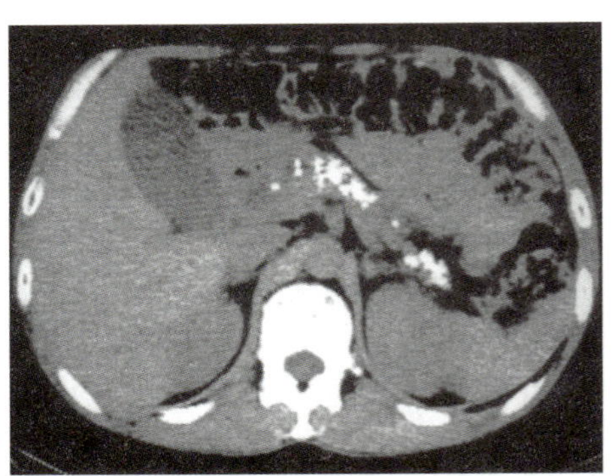

[그림 12-8] 만성 췌장염의 복부 CT상

3. MRCP, ERCP에서의 불규칙한 췌관 (협착, 확장)

췌관을 평가하는 데 가장 적합한 ERCP에서 불규칙한 췌관을 발견할 수 있다. 췌석은 음영결손으로 나타난다. 췌관은 변형이 진행되면 염주알 모양의 확장을 나타낸다.

4. 조직소견

재생결절이 없는 간경변과 같은 형태로 파악하면 될 것이다.

5. 무엇이 중요한가?

만성 췌장염이란 췌장이 파괴되어 췌외분비기능, 췌내분비기능의 상실을 초래했거나 또는 그 과정 중의 상태를 말한다. 영상소견에는 여러 가지가 있지만 우선 석회화를 발견하는 것이 중요하다.

6. 자가면역 췌장염

만성 췌장염의 본 임상진단기준에 맞지 않는, 췌장의 만성 염증에 췌관계(이자관계) 전체가 협착을 나타내면 자가면역이상의 관여가 의심되는 자가면역 췌장염이 있는 것으로 추측할 수 있다(표 12-5).

① 췌장의 방사선 영상검사에 의해, 췌관에 특징적인 주췌관(주이자관) 협소상이 췌장 전체의 1/3 이상 범위에서 나타나고 또한 췌장비대가 나타난다.

② 혈액검사에서 hypergammaglobulinemia, hyperimmunoglobulinemia, 자가항체 등이 나타난다.

③ 병리조직학적 소견으로서 췌장에 림프구, 형질세포를 중심으로 하는 현저한 세포침윤과 섬유화가 나타난다.

위의 ①을 포함해서 2항목 이상 충족시키는 증례를 자가면역 췌장염으로 진단한다.

[표 12-5] 자가면역 췌장염의 진단기준

XII

췌장염(이자염) 핵심정리

병태생리로 보는 췌장염(이자염)

췌장염은 남성에게서 많이 발생하는 질환이다. 급성 췌장염의 발병률은 남성이 여성의 약 2배이며, 만성 췌장염의 발병률은 남성이 더욱 높아 여성의 3배에 달한다.

병 인

- 과도한 알코올 섭취(남성에게서 흔함)
- 췌장 효소에 의한 자가소화
- 특발성(원인불명)
- 담석(여성에게선 흔함)
- 과로, 스트레스
- 낭성섬유증(소아)

병 태

- 췌장조직의 자기소화
- 불규칙한 췌관(협착, 확장)
- 췌장실질의 괴사
- 혈관벽의 파괴
- 췌장 농양
- 부종, 출혈, 지방괴사
- 복막염
- 상장간막동맥폐쇄증
- 췌장분비기능의 저하

증 상

- 쇼크
- 혈압저하
- 의식장애
- 명치에서 방사되는 지속적인 상복부통(상체를 구부린 자세에서 통증 감소)
- 구토, 호흡곤란
- 신부전(핍뇨)

진 단 및 검 사

진단

- 복통, 수반증상 관찰
- 췌장 효소의 상승 관찰

검사

- 복부 초음파 검사
- 혈액검사
  (혈청 아밀라아제↑, 혈청 리파아제↑)
- 소변검사
- 방사선 영상검사
- 복부 CT 검사

	췌장효소의 활성화 억제	통증관리	외과적 치료	합병증에 대한 대증요법
치료 및 간호	• 음식섭취금지 • 단백분해효소 억제제 • 항산화제, 췌장 효소분비 억제제, 단백효소길항제	• 항콜린제 • 길항성 • 진통제 (meperidine) * Morphine은 췌장 파열의 위험이 있으므로 금지	• 감염성 췌장 괴사 • 경피적 배농술로 대처할 수 없는 췌장 농양 • 소화관 천공이나 협착 등 소화관 합병증 • 담도계의 합병증	• 쇼크 : 신속한 수액공급 • 호흡기장애 : 산소투여 • 신부전 : 복막관류나 지속적 혈액여과투석, 혈장교환 • 감염증 : 항균제 사용

급성 췌장염과 만성 췌장염의 비교		급성 췌장염	만성 췌장염
	원인	• 알코올 • 담석증 • 외상	• 만성 알코올 중독 • 급성 췌장염의 만성화 • 낭성섬유증(소아)
	증상	• 지속적인 상복부 통증 • 오심, 구토 • 발열 • 빈맥 • 황달(드물다) • 출혈 • 복막염, 늑막삼출 등의 합병증 • 복부팽만	• 타는 듯한 상복부 통증 • 지방변 • 오심, 구토 • 체중감소 • 복부팽만, 복부강직 • 고지혈증, 고혈당 • 호흡곤란 • 저칼슘혈증
	진단	• 혈청 아밀라아제, 혈청 리파아제 상승 • WBC 증가 • 고혈당, 고지혈증, 고빌리루빈혈증, 저칼슘혈증	• 혈청 아밀라아제, 혈청 리파아제 수치 정상이거나 약간 상승 • 빌리루빈, 알칼라인 포스파타아제 상승
	치료 및 간호	• 진통제 투여(모르핀 금지) • 항콜린성 제제, 히스타민 길항제, 항생제 투여 • 저단백, 저지방식이를 소량으로 자주 하도록 하고, 음주 및 자극성 음식을 금한다.	• 진통제 투여 • 이완요법, 마사지 • 기름진 음식이나 과식을 피하고 소량의 음식을 자주 섭취하도록 한다. • 고열량, 고탄수화물, 고단백, 저지방식이 권장 • 제산제, 췌장효소 등 투여

XII

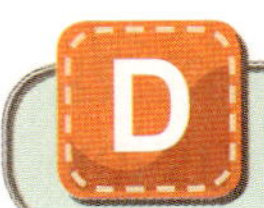

췌장암/이자암 Pancreatic carcinoma(cancer)

췌장암의 발생 장소

1. 조직별 분류

췌장은 크게 외분비선과 내분비선으로 나누어진다. 외분비선은 세엽/샘꽈리(acinus)과 췌관으로 이루어져 있다. 내분비선, 즉 랑게르한스섬(Langerhans islands)은 α, β, δ의 3개의 세포로 이루어진다.

암은 췌장의 어느 부위에서도 발생할 수 있다(그림 12-9, 10).

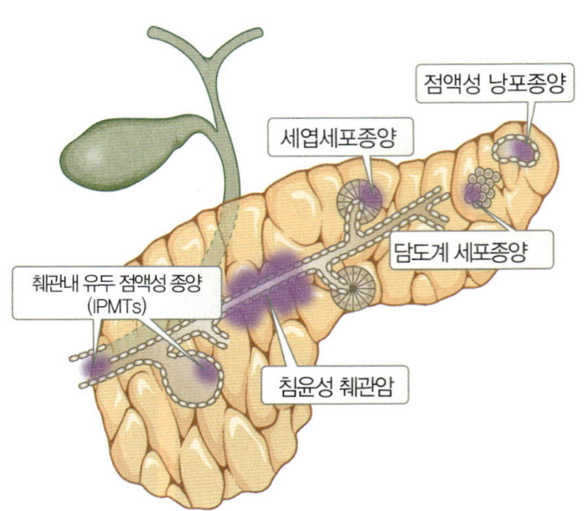

[그림 12-9] 췌장종양의 발생부위

발생부위별로 이름을 붙여 보면 다음과 같다.

- 췌관암 : 압도적으로 많다. 췌장암의 85%를 차지한다.
- 세엽세포암종(acinic cell carcinoma)
- 췌도세포종(islet cell tumor)
- 기타

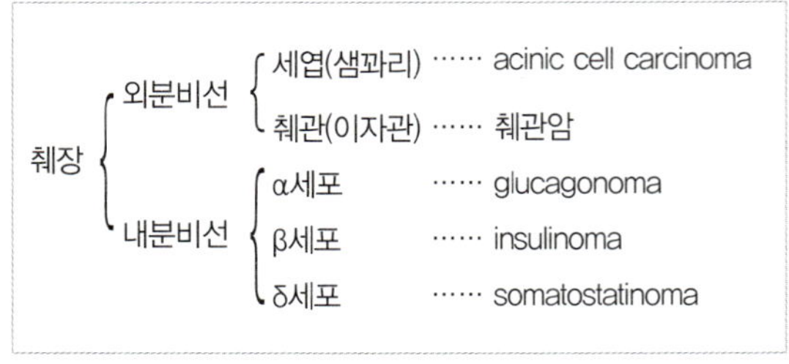

[그림 12-10] 췌장암의 발생부위

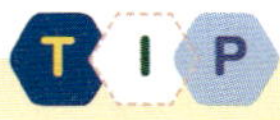

Hypervascular vs Hypovascular

췌장암은 일반적으로 hypovascular라고 하는데, 이것은 췌관암이 hypovascular라는 말이 된다.

반대로, 세엽세포암종(acinic cell carcinoma)과 섬세포암종(islet cell carcinoma)은 hypervascular이다. 이상으로 미루어 보아 enhance CT로 검사하면, 어느 정도 조직형을 감별할 수 있다는 것을 알 수 있다.

일반적으로 췌장암이라 하면 췌관암을 말한다. 그리고 췌내분비종양(islet cell tumor)에는 글루카곤종(glucagonoma), 인슐린종(insulinoma), 소마토스타틴종(somatostatinoma) 외에도 가스트린종(gastrinoma, Zollinger-Ellison's syndrome, p.108, 381), VIPoma(WDHA syndrome)가 포함된다.

2. 발생부위별 분류

췌장암의 2/3는 췌장의 머리부분에 생기고 1/3은 췌장의 몸통 · 꼬리 부분에 생긴다. 일반적으로,

췌두부암은
→ 담도를 막기 때문에 황달을 초래한다.
→ 황달이 나타나므로 환자는 알게 된다.
→ 발견이 빠르다.
→ 췌장의 몸통 · 꼬리 부분 암보다 조기에 치료할 수 있다.

췌장의 몸통 · 꼬리 부분에 암이 발견되었을 때에는 이미 치료시기를 놓친 경우가 많다.

머리부분 70%	황달이 나타남으로써 발견되는 경우가 많다.
몸통부분 20%	} 늦게 발견된다.
꼬리부분 10%	

XII

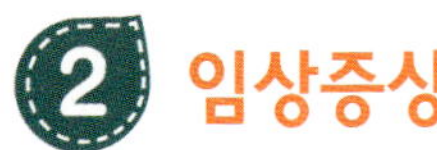

임상증상

통증(pain)이 가장 많이 나타나는 초기증상(80% 정도)이며 이것은 등쪽으로 방사된다. 그 외에는 식욕부진, 오심 · 구토, 황달이 나타난다.

통증의 원인으로는 췌관압의 상승에 의한 췌장염의 발생 및 암의 신경침윤을 생각할 수 있다. 특히 췌장의 몸통 · 꼬리부분 암은 고유의 피막이 없기 때문에 후복막지방조직이나 후복막신경총으로 직접 침윤한다. 췌장암의 경우에도 knee-chest position을 취하면 통증이 가벼워진다.

앞에서 설명한 바와 같이 황달은 췌두부암인 경우에만 나타난다. 이것은 온간관을 폐쇄시킨 결과이기 때문에 담즙 정체에 의한 폐쇄황달이다. 약 반수는 무통성의 담낭 비대인 Courvoisier 징후가 양성이 된다.

플러스 코너

1. 췌장에 발생하는 내분비종양

내분비종양	유래	악성도	증상과 특징
인슐린종 (insulinoma)	췌도 β세포	저	• 비만에 많다. • 저혈당증상(Whipple 3징후) • 교감신경자극 증상을 나타낸다.
가스트린종 (Zollinger–Ellison증후군)	췌도 비β세포	고	• 다발성 내분비종양 Ⅰ형(MEN–Ⅰ)에 합병하기 쉽다. • 위산과다 • 수양성 설사 • 복통 • 난치성 궤양
글루카곤종 (glucagonoma)	췌도 α세포	고	• 고혈당 • 구내염·설염 • 괴사성 유주성 홍반
수양성 설사 저칼륨혈증 무위산증후군(WDHA증후군) [VIP생산종양(VIPoma)]	췌도 비β세포	고	• 수양성 설사(Watery Diarrhea) • 저칼륨혈증(Hypokalemia) • 위무산증(Achlorhydria)

3 종양표지자 Tumor marker

- CA19–9 : 담낭암에서도 상승한다.
- CEA : 대장암에서도 상승한다(흡연이나 연령 증가에 따라서도 CEA는 가볍게 상승한다).
- SPan–1

이상 3가지를 암기하자. 또 수반되는 췌장염에 의해 아밀라아제, 엘라스타아제 1의 수치도 높아진다.

4 진단

췌장암은 조기에 증상이 나타나지 않고 초발증상이 비특이적이며, 조기암에 유용한 판별법도 없기 때문에 조기 발견이 매우 어렵다. 따라서 다음과 같은 비특이적인 증상을 보았을 때는 췌장암을 염두에 두고 진단을 진행시켜 나가야 한다(그림 12–11).

비특이적인 증상
- 허리 등쪽의 통증
- 만성 췌장염
- 황달
- 당뇨병의 발병
- 상복부통
- 체중 감소

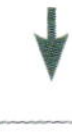

검사진행

스크리닝을 위한 검사
- 췌장효소
- 종양표지자
- 초음파
- 조영CT

↓

확정진단 · 진행도 진단을 위한 검사
- MRCP
- 초음파내시경(EUS)
- ERCP(췌액, 찰과세포진)

↓

절제술의 여부를 판단하기 위한 검사
- 상기 검사와 더불어 MDCT나 혈관조영으로 혈관상을 본다.

↓

진행도에 따른 치료

[그림 12–11] 췌장암의 진단

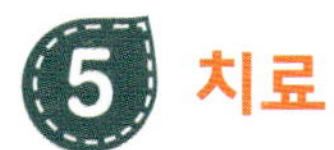

치료

췌장암은 조기 발견이 어려워 증상이 나타났을 때는 진행성 암인 경우가 많기 때문에 절제 가능한 예가 적고 예후가 좋지 않다.

폐쇄황달을 초래한 경우는, 우선 피부간경유 담관배액술(PTCD) 또는 내시경적 담관배액(EBD)에 의해 황달을 감소시킨다. 최근에는 환자의 삶의 질(quallity of life : QOL)을 고려해 확대수술을 실시하지 않는 경향이 있다.

췌장암에서는 병의 상태에 따라 절제가능, 국소진행, 원격전이로 나누어 각각의 상황에 적합한 치료법을 선택한다.

화학요법에는 겜시타빈이나 TS－1®이 이용된다.

1) 절제 가능한 경우

원격전이가 없어 원발병소를 완전히 절제할 수 있는 경우

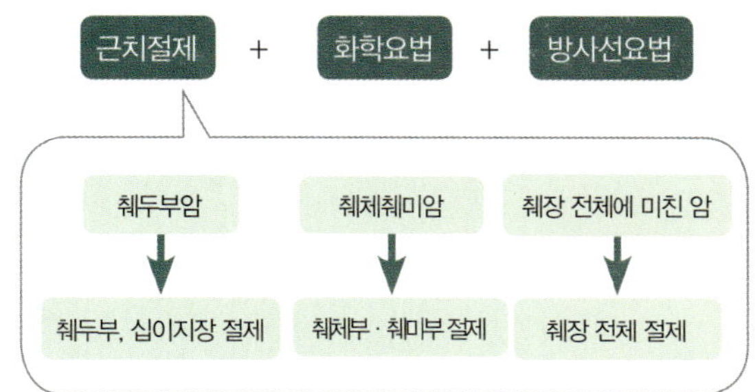

2) 국소적으로 진행된 경우

원격전이는 없으나 주변의 주요장기(복강동맥, 상장간막동맥 등)로의 침윤 때문에 절제가 곤란한 경우

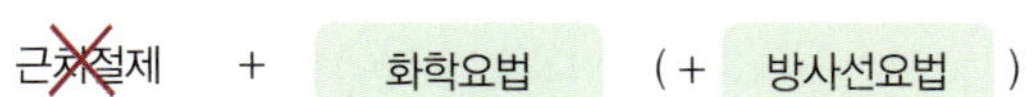

3) 원격전이된 경우

복강 외(폐 등), 복강 내(복막, 간 등)에 원격전이가 있는 경우

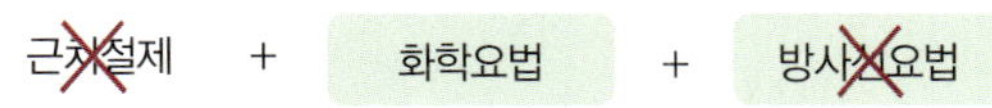

또한 증상에 따라 완화치료와 대증요법을 실시한다(표 12－5).

담도 폐쇄	• 담관 우회로술 (총담관 · 십이지장연결술 등) • 피부간경유담관조영술(PTCD) • 내시경적 역행성 담즙배액술(ERBD)이나 스텐트 유치
소화관 폐쇄	• 소화관 우회로술(위 · 공장연결술 등)
통증	• 경피적 복강신경절 차단

[표 12－5] **췌장암의 완화치료와 대증요법**

췌장암(이자암) 핵심정리

병태생리로 보는 췌장암(이자암)

일반적으로 췌장암이라 하면 췌관암을 말한다. 그리고 췌내분비종양에는 글루카곤종, 인슐린종, 소마토스타틴종 외에도 가스트린종, VIPoma가 포함된다. 60~70%가 췌장머리에서 발생한다. 췌장암은 암 진단 후 5년 생존율이 가장 낮은 암으로 조기 발견을 위해 정기적인 검사가 필요하다. 예방을 위해서는 고지방 · 고칼로리 음식을 절제하고 과일과 채소를 충분히 섭취한다.

병 인	• 췌관의 암 발생 • 외부환경인자 : 흡연, 식습관, 음주 등 • 내부환경인자 : 당뇨병, 만성 췌염 등의 합병증
병 태	• 췌두부암(이자머리암)은 황달을 초래함 • 췌관압의 상승에 의한 췌장염의 발생 및 암의 신경 침윤 • 만성 췌장염 • 황달 • 당뇨병의 발병
증 상	• 식욕부진, 오심, 구토, 황달 • 허리 등쪽의 통증 • 상복부의 극심한 통증 • 체중감소 • 야간에 더욱 악화(밤중에 자주 깸)

진 단 및 검 사	**검사** • 스크리닝을 위한 검사 – 췌장 효소 – 종양표지자 – 초음파 – 조영CT, X-선 검사, MRI 검사 • 확정진단을 위한 검사 – MRCP(MR 담관췌관 조영) – 초음파 내시경 – ERCP(췌액, 찰과세포진) • 혈액 검사 – 혈액 내 리파아제, 아밀라아제 상승
치 료	**폐쇄황달** • 피부간경유 담관배액술(PTCD) • 내시경적 담관배액(EBD) **수술요법** • 근치절제 **화학요법** • 겜시타빈 **완화 관리** • 담도 폐쇄(담관 우회로술 등) • 소화관 폐쇄(우회로술) • 통증 치료(경피적 복강신경절 차단)

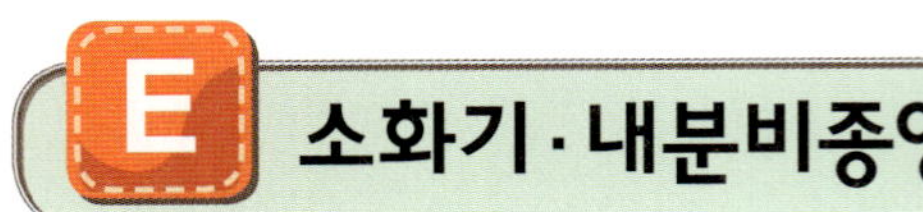

E 소화기 · 내분비종양

1 소화관 카르시노이드 Carcinoid of the alimentary tract

1. 개념

창자 유래의 쿨치스키 세포(Kulchitsky's cells)에서 발생하는 종양으로 종종 전이하지만 발육은 완만하다. 호발부위는 소화관, 기관지인데 소화관이 압도적으로 많다. 그중에서도 충수/막창자에 가장 많고 소장/작은창자이 그다음이며 드물게 위나 식도에 발생하는 경우도 있다.

2. 증상

이 질환은 serotonin(5-hydroxytryptamine, 5-HT) 등의 화학전달물질(autacoid)을 분비해 그에 따른 증상이 나타난다. 즉, 평활근 수축작용, 혈관의 반사적 확장에 의한 피부홍조, 장관의 운동항진에 의한 설사, 기관지 협착에 의한 천식발작 등이 나타난다. 또 serotonin의 우심계 심내막의 섬유화 촉진작용에 의해 삼첨판 폐쇄부전증과 폐동맥판 협착증이 나타난다. 그러나 serotonin은 간에서 분해되어 불활성형의 5-hydroxyindoleacetic acid(5-HIAA)가 된다. 따라서 소화관 카르시노이드에서 이러한 증상이 나타났다면 간에 이미 전이되었거나 간기능이 저하된 경우이다.

기관지 카르시노이드의 경우에는 정맥혈이 간을 우회하기 때문에 간 전이와 상관 없이 이러한 증상이 나타난다.

3. 검사

혈액검사에서 serotonin(5-HT)의 수치가 상승했다면 간에 전이된 경우이고, 대사산물인 5-HIAA의 수치가 상승했다면 간에 전이되지 않은 경우이다.

소화관조영술에서는 점막하종양의 소견이 나타난다. 진행되면 점막표면으로 나와 궤양을 형성한다.

내시경검사에서도 점막하종양의 소견을 나타내며 진행하면 궤양을 형성한다.

생검을 실시하여 종양세포를 찾아내면 진단은 확실해진다.

또한 생검 표본에 은도금 염색을 하면 검게 염색되는데 이것은 대부분의 종양이 은과 친화성이 있기 때문이다.

4. 치료

작은 종양은 내시경적으로 적출하고, 큰 종양은 개복해서 적출한다.

5. 예후

간에 전이되지 않은 경우 5년 생존율은 거의 100%이지만, 간에 전이된 경우는 5년 생존율이 50~60%로 낮다.

 췌장 내분비종양 Endocrine tumor of the pancreas

1. 개념

췌장암이 췌장의 외분비기관에서 발생하는 악성종양이었던 것에 비해 췌장 내분비종양은 췌장의 내분비 기관에서 발생한다. 예전에는 췌도(이자섬)종양이라고 하였다.

췌장에서는 인슐린이나 글루카곤을 비롯해 몇 가지 호르몬이 분비된다. 이에 따라 췌내분비종양도 몇 가지 종류가 있는데, 가장 많이 발생하는 인슐린종(insulinoma), 그다음이 가스트린종(gastrinoma)이며 글루카곤종(glucagonoma)과 VIPoma(vasoactive intestinal polypeptide-secreting tumor)는 드물게 발생한다.

또 소마토스타틴종(somatostatinoma)도 매우 드물게 볼 수 있다. 이 외에 호르몬을 생산해도 혈중으로 분비하지 않는 비기능적 췌장 내분비종양이 있다.

췌장 내분비종양은 다발성 내분비선종증(multiple endocrine neoplasia syndrome ; MEN) I형의 일부로서도 발생한다. MEN I형은 뇌하수체종양, 부갑상선 기능항진증, 췌장 내분비종양의 조합으로 발생하는 상염색체 우성 유전질환이지만 이 경우 췌장 내분비종양은 가스트린종이 가장 많다.

그러나 **췌장 내분비종양은 모두 혈류가 풍부하여 혈관조영에서** hypervascular가 된다. 한편, **췌장암의 경우** hypovascular로 정반대가 된다.

혈관조영에서 hypervascular 소견이 나타나면 혈중의 호르몬 수치가 정상이라고 해도 췌장 내분비종양을 의심해야 한다.

XII

2. 인슐린종 Insulinoma

1) 개념

췌장 내분비종양 중에서 가장 많이 발생한다. 대부분이 췌장에서 발생하지만 매우 드물게 췌장 이외의 장기에서 발생하는 경우가 있다.

췌도/이자섬 B세포에서 발생한다고 알려져 있었지만 실제로는 외분비기관에 분포되어 있는 인슐린 생산세포에서 발생하는 경우도 많은 것으로 추정된다.

췌장 내분비종양은 악성이 많지만 인슐린종은 대부분 양성 종양이다.

2) 증상

종양이 불규칙하게 인슐린을 분비해 저혈당 증상을 유발한다. 즉, 공복 시 저혈당(<50mg/dL), 중추신경증상을 동반하는 저혈당 증상, 포도당 정맥주사에 의한 회복이라는 3가지 징후를 나타낸다. 또 환자는 저혈당 증상을 피하기 위해 과식하는 경향이 있으므로 비만이 되기 쉽다.

3) 검사

(1) 혈액검사 · 부하시험

불규칙하게 인슐린을 분비하므로 공복 시에도 혈중 인슐린 수치(전구체 물질인 C펩티드 수치)가 높은 상태를 유지한다.

금식시험을 해도 인슐린 분비는 조절되지 않는다.

(2) 영상진단

복부초음파의 경우 작은 종양들이 많으며, 경계가 선명하고 둥근 저에코상을 나타낸다.

단순 CT에서는 검출률이 높지 않고 조영 CT에서는 hypervascular라는 점이 반영되어 하얗게 찍힌다. 특히 dynamic CT를 통해서는 상당히 작은 종양까지 파악할 수 있다.

현재, 가장 감도가 높은 검사는 선택적 혈관조영이다. 이것으로도 종양을 발견하지 못하는 경우에는 카테터를 문맥 내로 삽입해 인슐린 수치를 구한다. 종양 국소부위의 인슐린 수치는 높아서 췌장의 어느 부위인지 파악하는 데 큰 도움이 된다.

4) 치료

원칙적으로 종양 적출술이 적응된다. 그러나 종양의 크기가 크거나 심재성이어서 주췌관의 손상이 우려되는 경우에는 췌장의 부분절제술이 적응된다.

3. Zollinger–Ellison 증후군/가스트린종, Gastrinoma

1) 개념

1955년 미국의 외과의사인 Zollinger 박사와 Ellison 박사에 의해 보고된 난치성 위산과다증과 소화성 궤양을 동반한 췌도/이자섬 종양이 후에 가스트린 생산종양(gastrinoma)이라는 사실이 밝혀졌다.

이 질환의 90% 이상은 췌장에서 발생하고 10%는 십이지장에서 발생한다. 원래 가스트린은 위 유문과 십이지장 구부에 존재하는 G세포에서 분비되지만 태생기에는 췌도(pancreatic islet, 이자섬)에서도 분비되기 때문에 가스트린종이 췌장 내분비종양으로 발생하는 것이다.

이 질환은 인슐린종과 달리 악성 종양의 빈도가 높고 다발하는 특징이 있다.

2) 증상

종양이 불규칙적으로 가스트린을 분비하기 때문에 위의 벽세포는 필사적으로 위산을 분비한다. 따라서 위산과다증에 의한 소화성 궤양으로 복통, 구역, 구토 등이 나타난다.

위산은 공복 시나 수면 중에 관계 없이 계속해서 분비되므로 심각한 소화성 궤양, 잦은 하혈과 빈혈, 천공도 초래된다. 또한 난치성 수양성 설사가 자주 나타나며, 지방 성분이 많은 식사 후에는 지방성 설사가 되기도 한다. 이러한 흡수불량 상태가 지속되면 체중감소가 초래된다.

3) 검사

(1) 위액검사

계속해서 분비되는 가스트린으로 인해 위산까지 계속 분비되어 기초 위산분비량(basal acid output : BAO)은 현저하게 증가한다. 히스타민과 가스트린 자극을 통해 위산이 어느 정도까지 분비되는지 검사할 수 있는데 이것을 최고 위산분비량(maximum acid output : MAO)이라고 하며, 이 질환에서는 별로 상승하지 않는다. BAO/MAO 비율은 높은 수치를 나타낸다(6.0 이상).

(2) 가스트린수치 검사

이 질환은 가스트린 생산종양이기 때문에 혈중 가스트린 수치가 상승한다. 위산 분비가 항진하고 고가스트린혈증이 나타나면 이 질환을 의심해야 한다.

임상에서는 세크레틴 부하시험을 시행한다. 세크레틴은 본래 가스트린을 억제하는 호르몬이지만 종양화가 되면 오히려 가스트린 분비가 항진되는 변형된 유형을 나타낸다(paradoxical rise). 그러나 정맥주사용 세크레틴 시약의 제조가 중지되어 현재는 특정 시설 외에서는 실시할 수 없다.

(3) 영상진단

a. 소화관 조영술

이 질환은 소화성 궤양을 동반하기 때문에 궤양오목(ulcer niche), 위와 십이지장의 변형 등의 소견이 나타난다.

b. 복부초음파 및 CT 영상

복부초음파의 경우 인슐린종과 마찬가지로 작은 종양들이 많아 관찰률이 높지 않고, 경계가 선명한 둥근 저에코상을 나타낸다. 또 다발하는 경향이 있어 1개를 발견했다고 해서 안심할 수 없다.

단순 CT에서도 검출률이 높지 않고 소견도 인슐린종과 거의 같다.

c. 혈관조영

호르몬 생산 종양이므로 선택적 혈관조영에서는 hypervascular로 찍힌다. 침습성이 있지만 현재 가장 신뢰할 수 있는 영상진단이다. 그러나 이 질환은 종양이 다발하는 경향이 있고 작은 종양은 혈관조영으로도 찍히지 않기 때문에, 혈관조영에 이어 카테터를 문맥 내로 삽입해 국소부위의 가스트린 수치를 구한다.

4) 치료

이 질환에서는 악성 종양의 확률이 높아 췌장 부분절제술과 소속 림프절의 절제를 실시한다. 그러나 진단 시에 이미 간 등으로 전이된 경우가 많아 절제할 수 있는 경우는 제한되어 있다. 절제할 수 없는 경우에는 히스타민 H_2 수용체 길항제와 프로톤펌프 억제제(PPI)를 투여해 위산분비를 억제한다.

WDHA 증후군

Watery diarrhea, hypokalemia, achlorhydria syndrome

1) 개념

WDHA 증후군은 수양성 설사(water diarrhea), 저칼륨혈증(hypokalemia), 무산증(achlorhydria)의 머릿글자를 나열한 것이다. 이 질환은 미국의 Verner박사와 Morrison박사가 보고한 질환으로 Verner－Morrison 증후군이라고도 한다. 수양성 설사가 콜레라와 비슷해 췌장성 콜레라(pancreatic cholera)라고도 한다.

이 질환의 정체는 VIP(vasoactive intestinal polypeptide, 혈관작용장펩티드) 생산종양으로, VIP는 소화관의 자율신경 속에 존재해 그 신경섬유의 말단에서 분비된다. 따라서 자율신경이 존재하면 어디에서나 발생할 수 있는데 성인에서는 대부분 췌장 내분비종양으로 발생한다. 소아의 경우는 신경모세포종이나 신경절종양의 증상으로 발생한다. 매우 드문 질환으로 악성과 양성이 있다.

2) 증상

VIP는 소장에서 나오는 수분과 전해질 분비를 현저하게 상승시키므로 수양성 설사를 유발한다. 또 창자 속에는 K^+이 풍부하게 함유되어 있는데 설사와 함께 배설물 속으로 상실되므로 저칼륨혈증을 초래한다.

VIP에는 또 위산분비 억제작용이 있어 무산증을 유발한다. 불규칙적으로 분비되는 VIP로 인해 가스트린과 히스타민을 투여해도 위산은 분비되지 않는다. 또 VIP에는 말초혈관 확장작용이 있어 안면홍조와 저혈압 등을 유발하는 경우도 있다.

3) 검사

혈액검사에서 혈중 VIP치의 상승이 나타나면 복부초음파, CT영상, 혈관조영 등의 영상진단을 통해 종양을 찾아낸다. 혈관조영에서는 hypervascular가 된다.

4) 치료

수액으로 수분과 전해질을 보충하면서 외과적으로는 종양절제술을 시행한다. 그러나 예후는 불량하다. 현재, VIP 작용에 길항하는 적절한 약제는 개발되지 않고 있다.

4 글루카곤종 Glucagonoma

글루카곤을 생산하는 췌장 내분비종양(대부분은 악성)으로 매우 드문 질환이다. 글루카곤에는 혈당상승 작용이 있어 당뇨병 증상을 유발한다. 또 아미노산을 당 신생에 사용하므로 저아미노산혈증을 유발하며, 그 영향으로 괴사용해이동홍반(necrolytic migratory erythema)을 나타낸다.

이 질환은 불규칙하게 글루카곤을 분비하므로 혈중의 글루카곤 수치가 현저하게 증가한다.

진단에서는 비교적 큰 종양이 많아 영상진단을 통해 쉽게 발견할 수 있다.

치료에서는 외과적으로 종양절제술을 실시하지만, 발견 시 이미 간 등으로 전이된 경우가 많아 예후가 불량하다.

소마토스타틴종 Somatostatinoma

췌도/이자섬(pancreatic islet) D세포에서 somatostatin이 생산되므로 췌장 내분비종양으로서 소마토스타틴종(somatostatinoma)이 발생한다. 실제로는 극히 드물게 볼 수 있는 질환이다.

소마토스타틴은 성장호르몬, 인슐린, 글루카곤, 세크레틴, 가스트린, VIP 등 다양한 호르몬 분비를 억제하는 작용을 한다. 그러나 실제로 이에 해당하는 임상증상을 나타내는 경우도 거의 없다.

플 러 스 코너

2. 췌장과 십이지장에는 왜 장간막이 없는가?

위는 앞뒤에서 2장의 장간막으로 고정되어 있는데(**그림 A**), 십이지장에서 항문에 걸친 부분에서는 전장간막/앞창자간막이 소실된다(**그림 B**). 하지만 십이지장에는 후장간막/뒤창자간막이 남아 있어야 한다.

그러나 실제로 십이지장은 장간막을 갖고 있지 않는 후복막장기이다. 왜 그럴까?

그림 C를 보기 바란다. 위의 회전이 끝난 직후, 십이지장과 췌장은 앞뒤 양면에서 복막으로 둘러싸이고 장간막도 존재한다. 그러나 다음으로 십이지장과 췌장이 등쪽으로 이동하면 등쪽 복막은 겹쳐져 곧 없어져 버린다(흡수된다). 따라서 장간막은 소실되고 십이지장 및 췌장은 후복막장기가 되는 것이다.

이처럼 원래 있었던 장간막이 흡수되어 후복막장기가 된 장기에는,

· 상행결장/오름잘록창자

· 하행결장/내림잘록창자

이 있다.

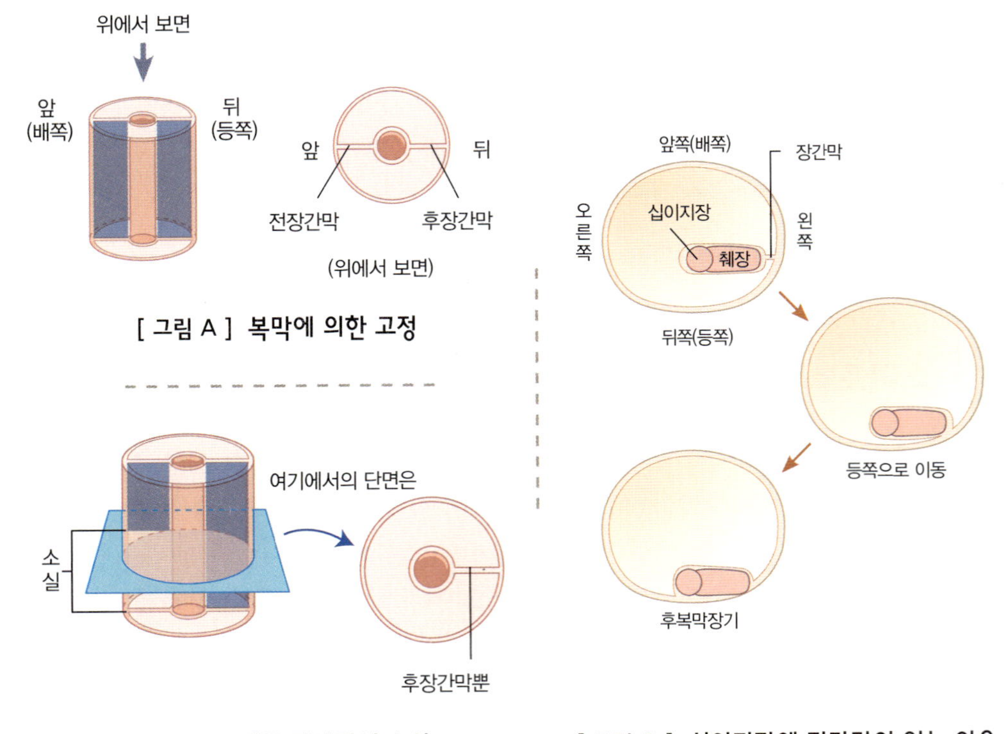

[그림 A] 복막에 의한 고정

[그림 B] 배쪽 장간막이 소실

[그림 C] 십이지장에 장간막이 없는 이유

찾아보기

ㅂ

ㅅ

ㅇ

ㅈ